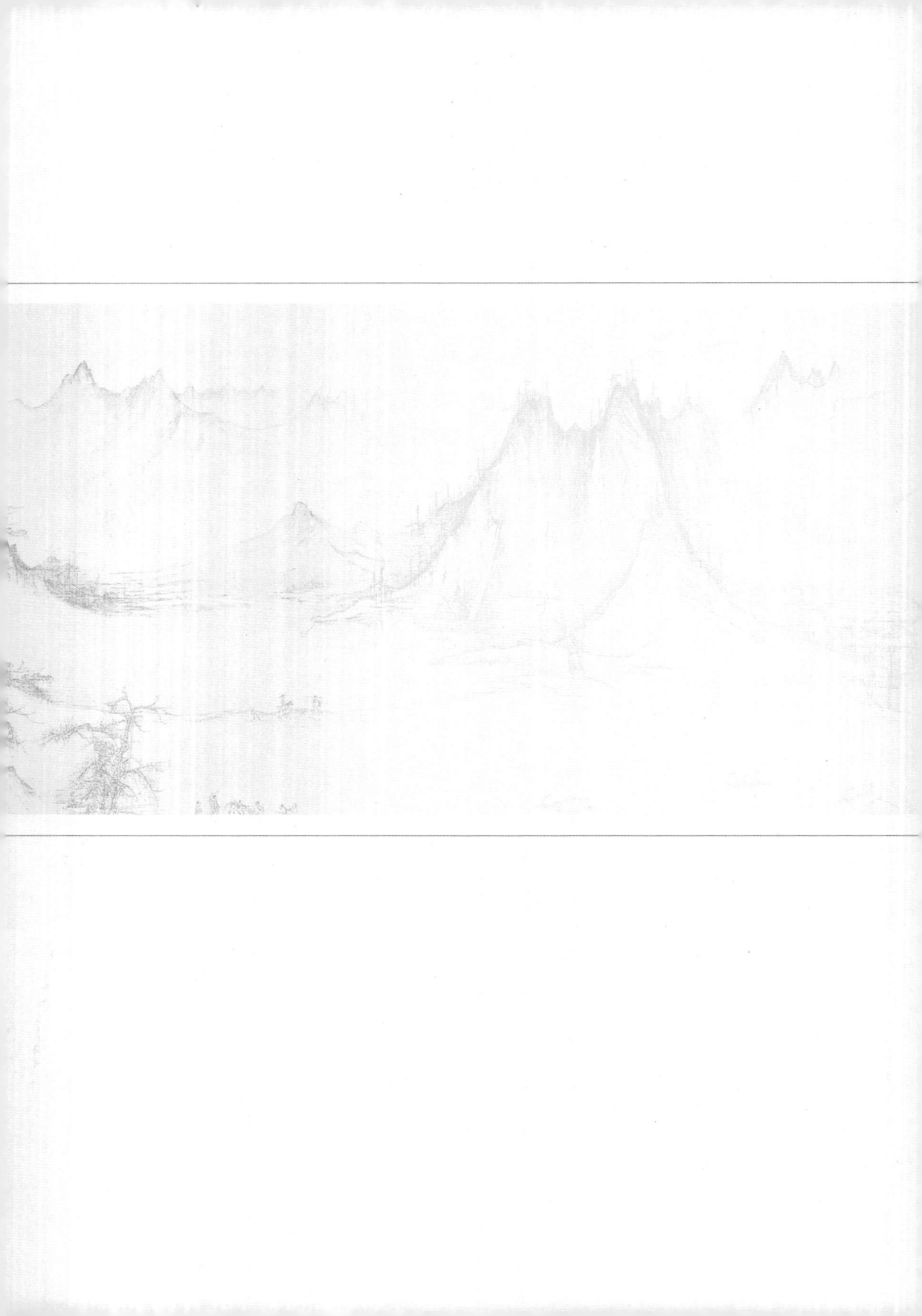

荆楚中医药继承与创新出版工程

荆楚医学流派名家系列（第三辑）

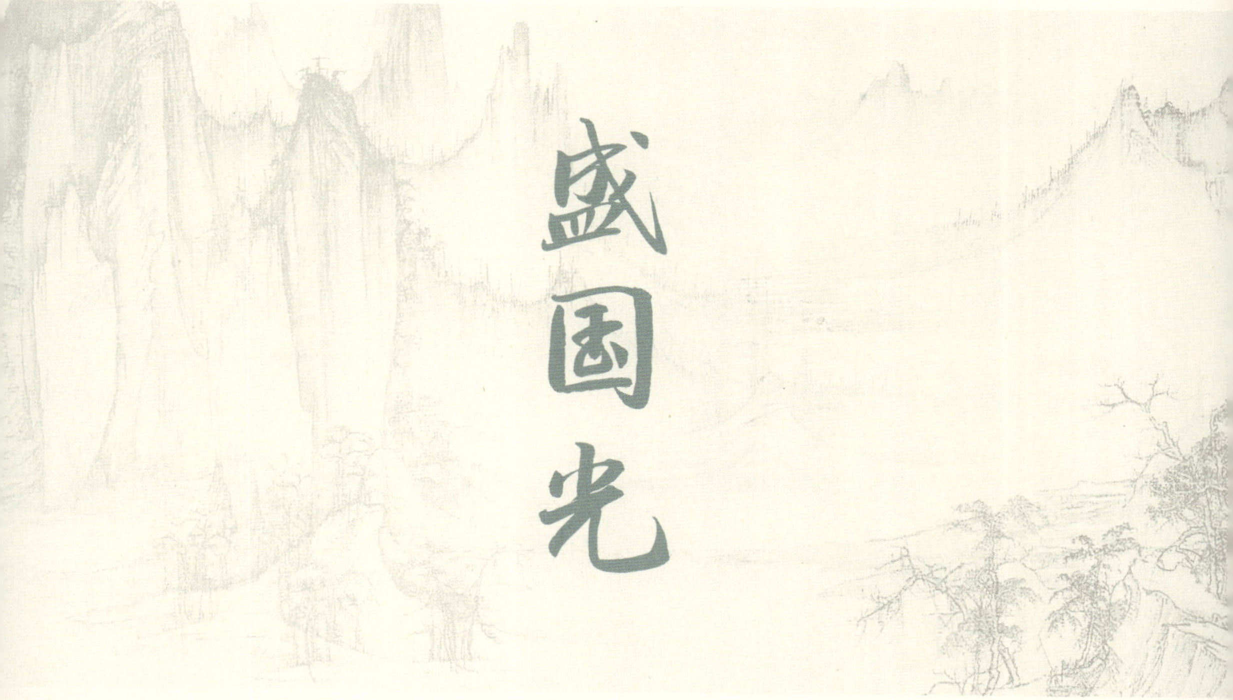

盛国光

编　著　盛国光

副主编　徐建良　李晓东　黄育华

编　者　(按姓氏笔画排序)

于慧杰　王伟明　叶　雯　付桃利　吕建林　朱清静

李　刚　李　红　李　进　李恒飞　李晓东　杨　妮

肖明中　吴辉坤　张云城　周亚娜　郑通通　胡振斌

徐建良　郭明星　黄育华　黄腊平　曹　婷　龚钰清

盛国光　崔　翔　曾　兰　黎运呈

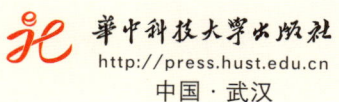

华中科技大学出版社

http://press.hust.edu.cn

中国·武汉

图书在版编目(CIP)数据

盛国光 / 盛国光编著. -- 武汉：华中科技大学出版社，2025.6. --（荆楚中医药继承与创新出版工程·荆楚医学流派名家系列）. -- ISBN 978-7-5772-0749-0

Ⅰ. R256.4

中国国家版本馆 CIP 数据核字第 20250XP676 号

盛国光
Sheng Guoguang

盛国光　编著

策划编辑：黄晓宇　周　琳	
责任编辑：方寒玉　余　琼	
封面设计：廖亚萍	
责任校对：阮　敏	
责任监印：曾　婷	

出版发行：华中科技大学出版社(中国·武汉)　　　电话：(027)81321913
　　　　　武汉市东湖新技术开发区华工科技园　　　邮编：430223

录　　排：华中科技大学惠友文印中心
印　　刷：湖北新华印务有限公司
开　　本：710mm×1000mm　1/16
印　　张：27.75　插页：10
字　　数：489 千字
版　　次：2025 年 6 月第 1 版第 1 次印刷
定　　价：168.00 元

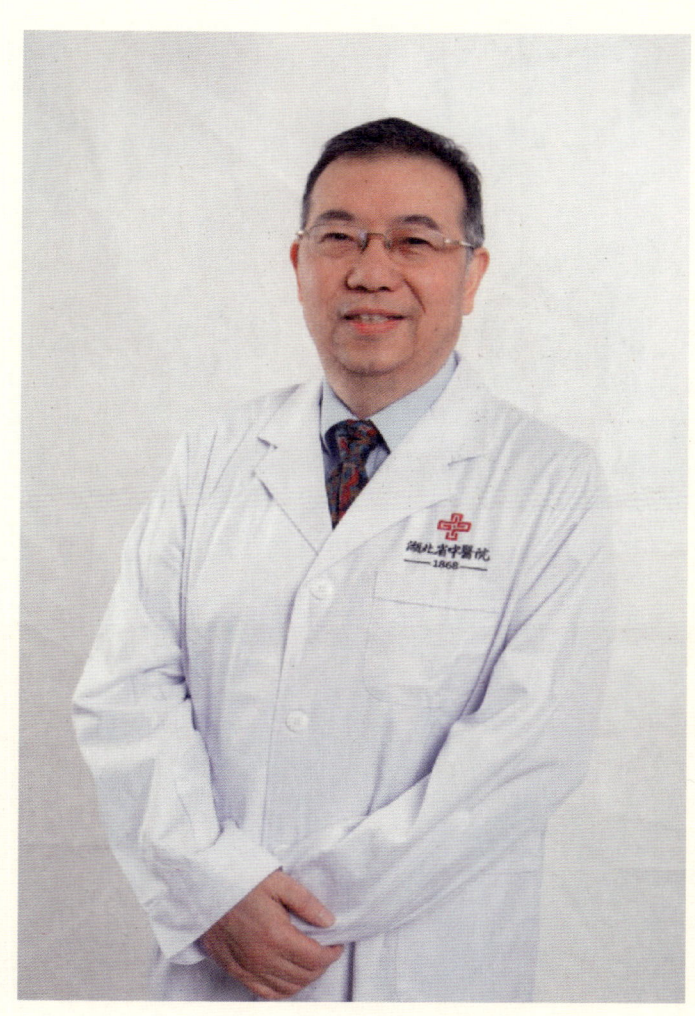

盛国光教授

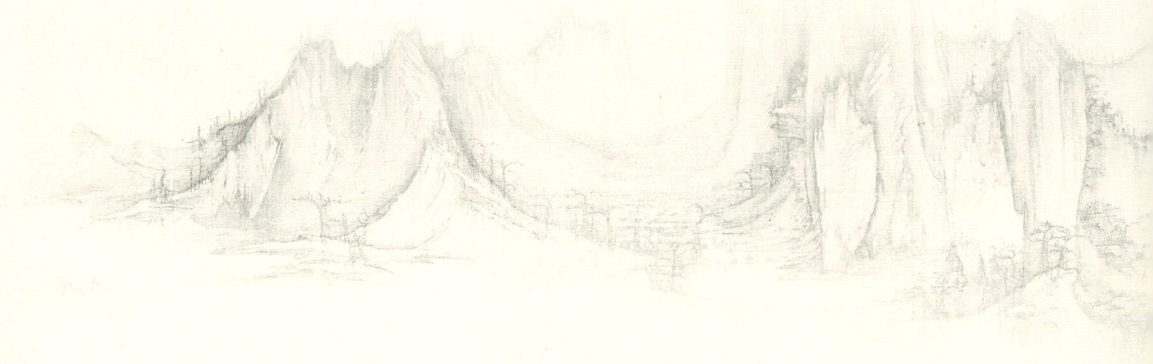

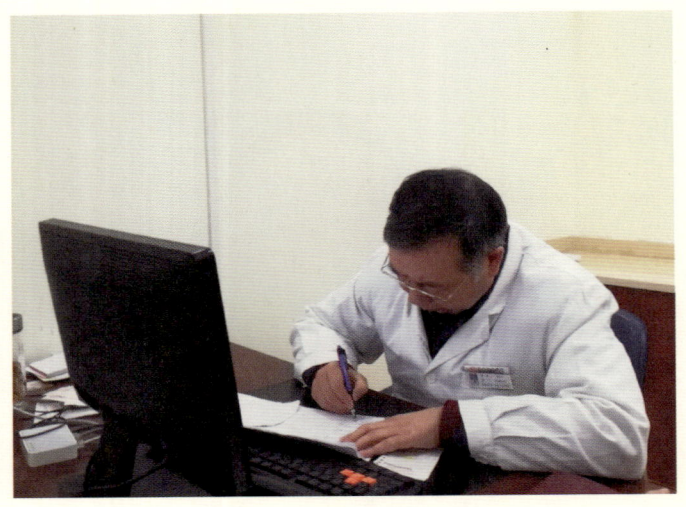

盛国光教授在伏案工作

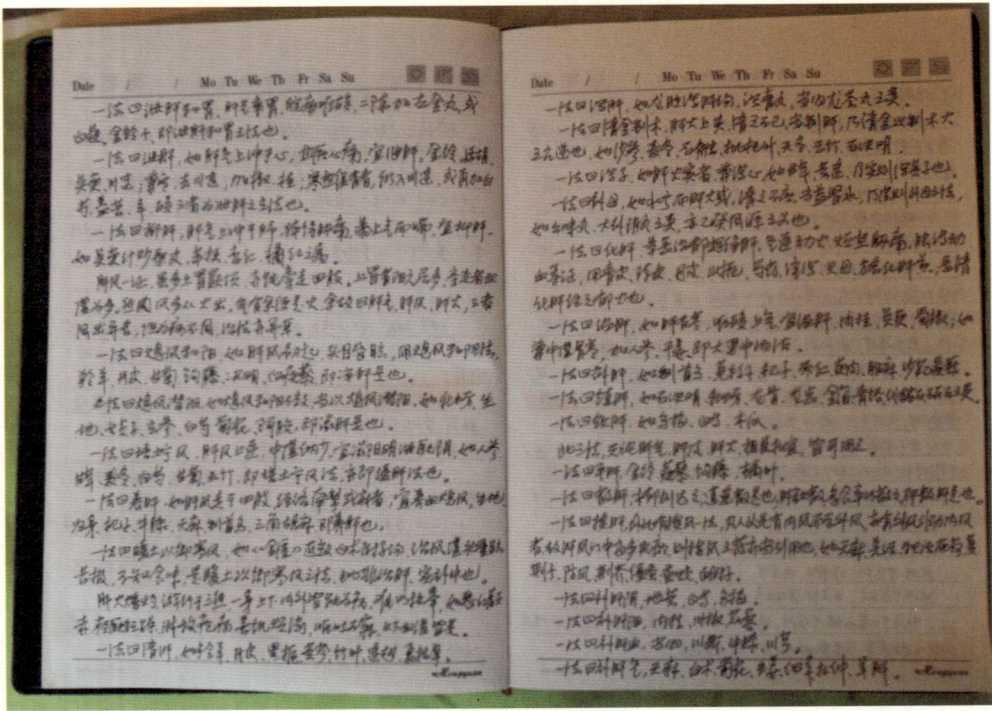

盛国光教授手稿原件（一）

中毒性肝病

第一节 药物性肝病

概述

药物性肝病是由于药物及其代谢产物引起的肝病，据报道，药物性肝病占所有黄疸病人的10～15名，目前发现约有200多种药物能引起药物性肝病。根据发病机理，可将这些药物分为两类，一类是本质性肝毒，如四氯化碳、乙硫氨酸、四氧化磷等，本类性肝毒主要损伤肝脏的潜伏期很短，病变程度常与剂量大小有关，凡接触此类毒者，在一定条件下都可致病。另一类是药物引起的过敏反应或某种反应而引起的肝脏损害，如氯丙嗪、甲睾酮等，这类药物性肝损伤并非完全是剂量引起的。潜伏期长，剂量关系不大，损伤者多不规律，可因用药量累积，随着用药的种类和数量的不断增加，药物性肝病有逐渐增多的趋势。

药物性肝病都属于中毒性肝病，从临床上肝病同属中毒性肝病的范畴。药物性肝病可分为八种临床类型，其中药物性肝病两大类，两类共约有八个临床类型，即肝细胞损伤性型、肝内胆汁淤积型、慢性肝细胞型、胆汁性肝硬化型、活动性肝炎型、肝血管病变和肝肿瘤型。本书属中医范畴，实属，现将，临床常见的论述。

盛国光教授手稿原件（二）

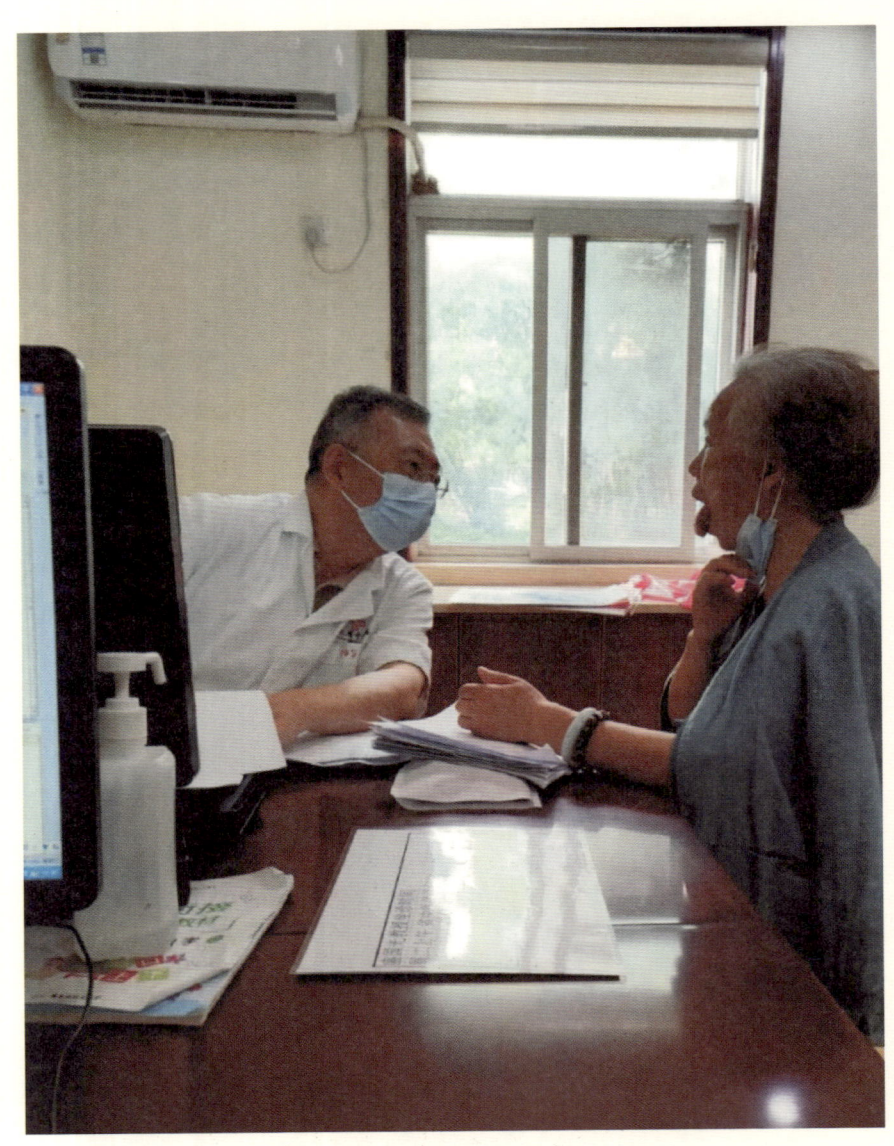

盛国光教授为患者看诊

批准 盛国光 同志
为湖北省有突出贡献中
青年专家。

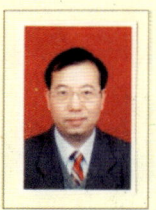

工作单位	湖北省中医院
出生年月	1953.11.01
专业技术 职务（职称）	主任医师
证书编号	2005C942077

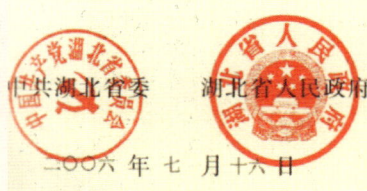

二〇〇六 年 七 月 十六 日

2006 年湖北省有突出贡献中青年专家证书

荣誉证书

盛国光 同志于2004年3月至2007年3月参加全国优秀
中医临床人才研修项目，研修期满，考核合格，特授予
"全国优秀中医临床人才" 称号。

国家中医药管理局

编号：QYYR07159

二〇〇七年十月

2007 年全国优秀中医临床人才称号证书

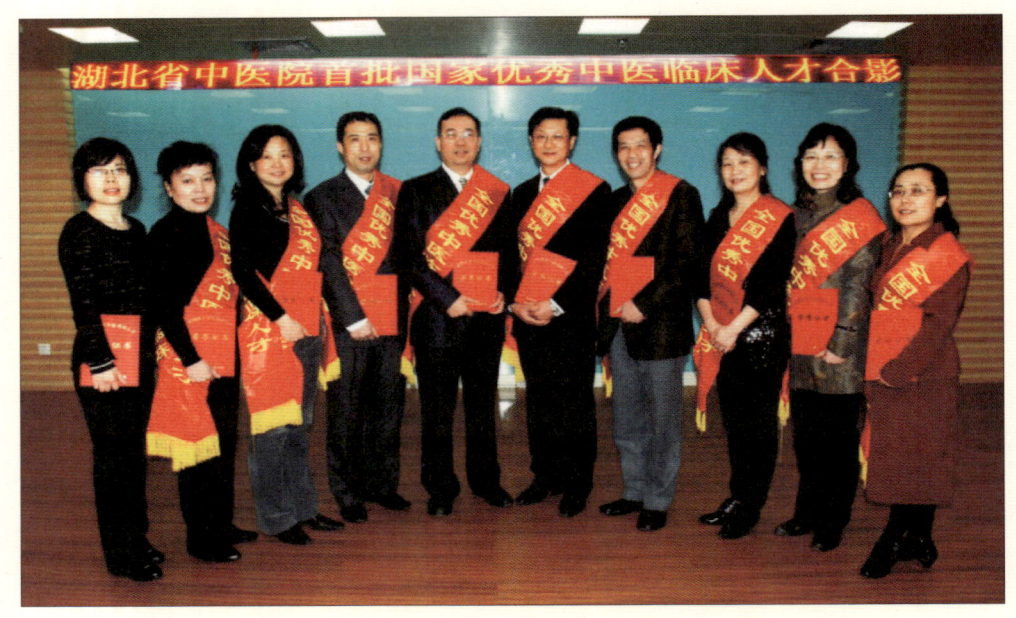

湖北省中医院首批国家优秀中医临床人才颁奖仪式（左5）

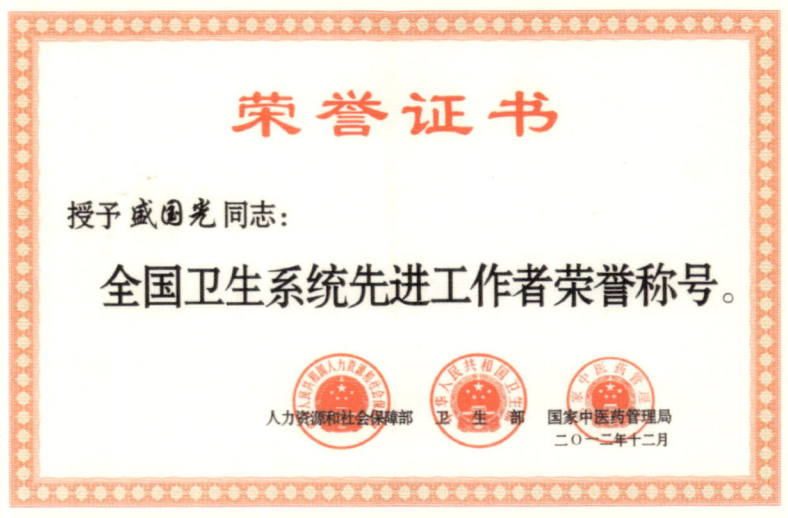

2012年全国卫生系统先进工作者荣誉称号证书

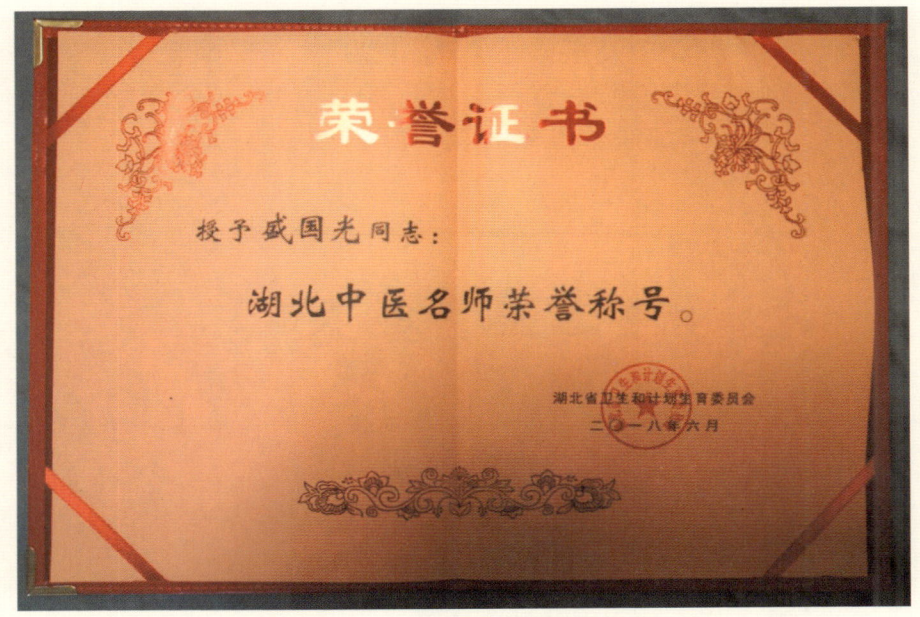

证　书

盛国光同志：

为了表彰您为发展我国

医疗卫生　事业做出的突

出贡献，特决定发给政府特

殊津贴并颁发证书。

国务院

政府特殊津贴第2012-017-043号　　　2013 年 2 月 5 日

2013 年国务院政府特殊津贴证书

荣誉证书

授予盛国光同志：

湖北中医名师荣誉称号。

湖北省卫生和计划生育委员会

二〇一八年六月

2018 年湖北中医名师荣誉称号证书

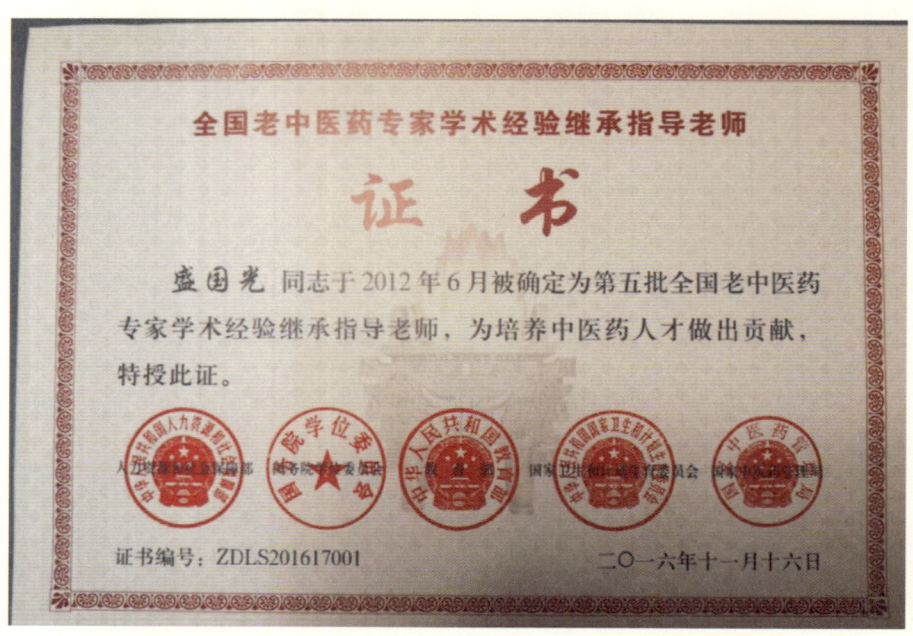

第五批全国老中医药专家学术经验继承指导老师证书

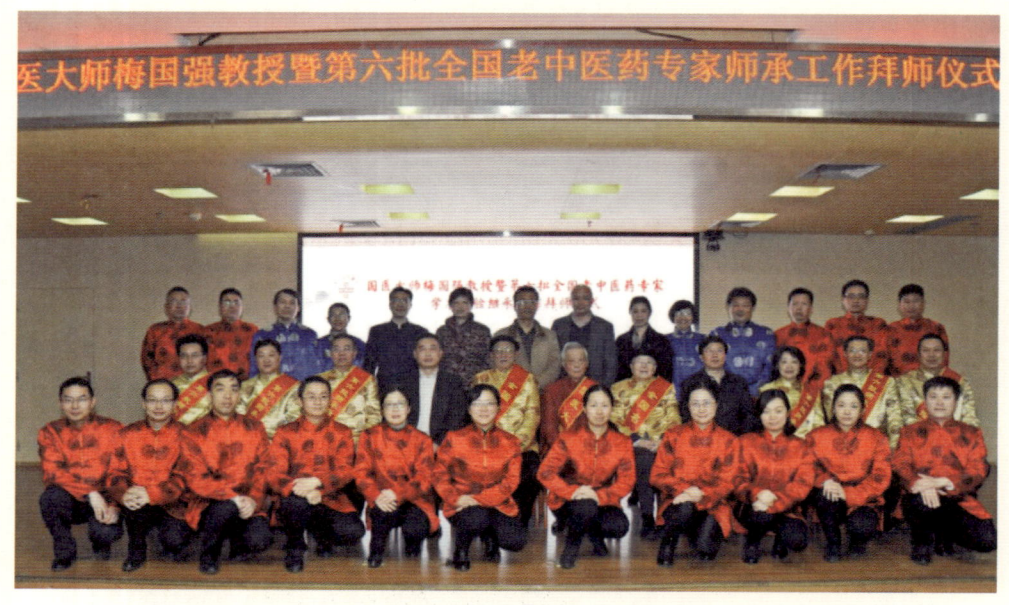

第六批全国老中医药专家（学术经验继承指导老师）
师承工作拜师仪式（第二排左 3）

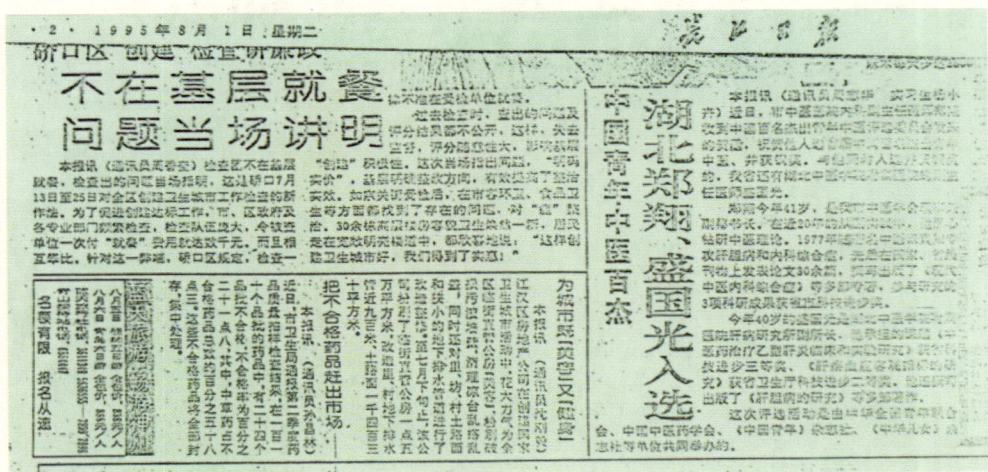

专题报道1：中国青年中医百杰——湖北郑翔、盛国光入选
（《长江日报》1995年8月1日）

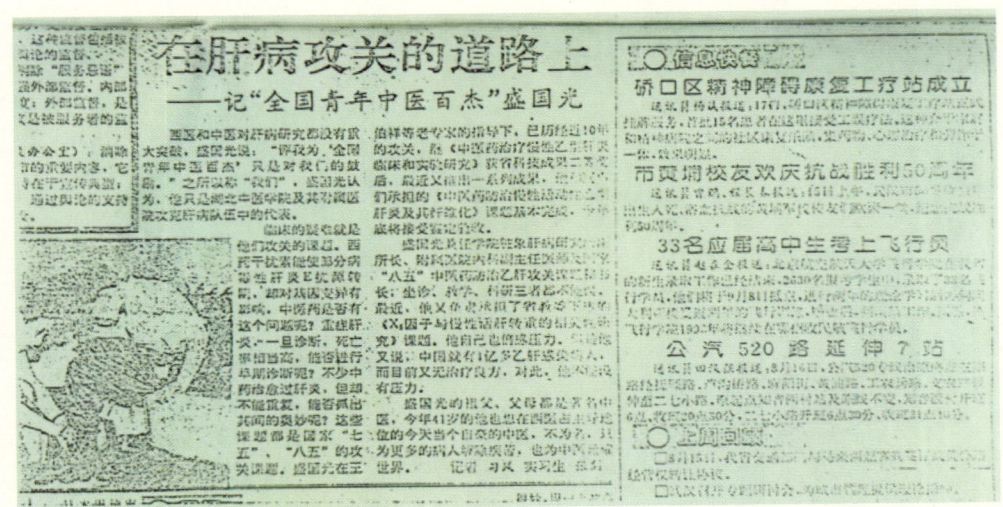

专题报道2：在肝病攻关的道路上——记"全国青年中医百杰"盛国光

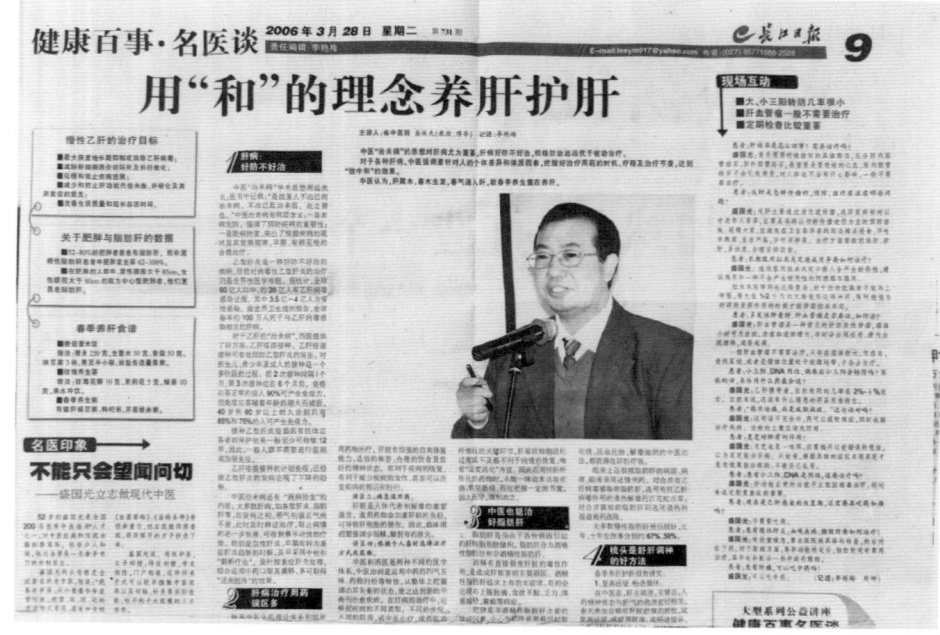

专题报道 3: 慢性乙型肝炎中医病因病机探讨
（《中国中医药报》1997 年 5 月 19 日第 933 期）

专题报道 4: 用"和"的理念养肝护肝
（《长江日报》2006 年 3 月 28 日第 731 期）

求学·求医热线

武汉晨报

责任编辑 郭佳 电话:85771889—3804

过度关注形象 脱牙噩梦缠身

求医热线
85748843
周一至周五
下午 3:00—4:00 开通
热线记者 管青

中考体育测试引发校园运动潮
初一学生提前"热身"

无偿献血 情系万家

名医传奇
读兵书 治肝病
——记中医治疗肝病专家盛国光

久攻不下后研习"兵法"

用药前要火力侦察

医学每日都在创新

致命"三招擒拿"双色球大奖

专题报道 5: 读兵书 治肝病——记中医治疗肝病专家盛国光
（《武汉晨报》2004 年 2 月 28 日）

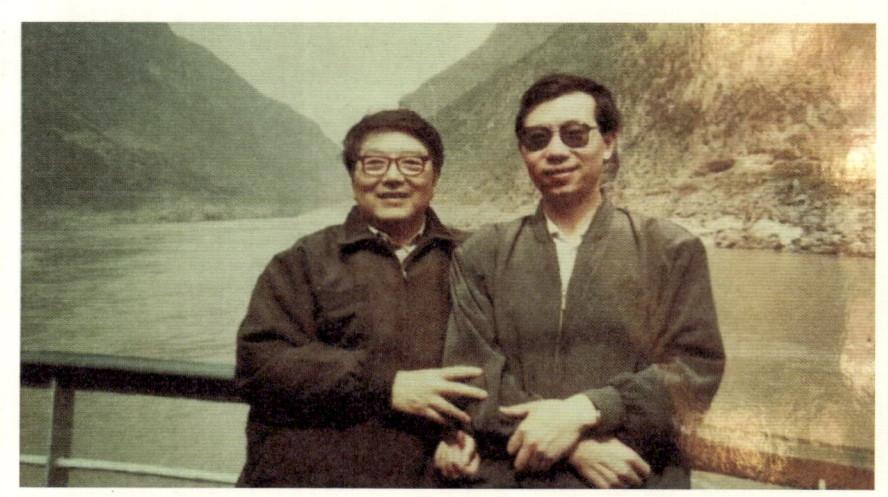

1993 年与王伯祥教授于三峡合影

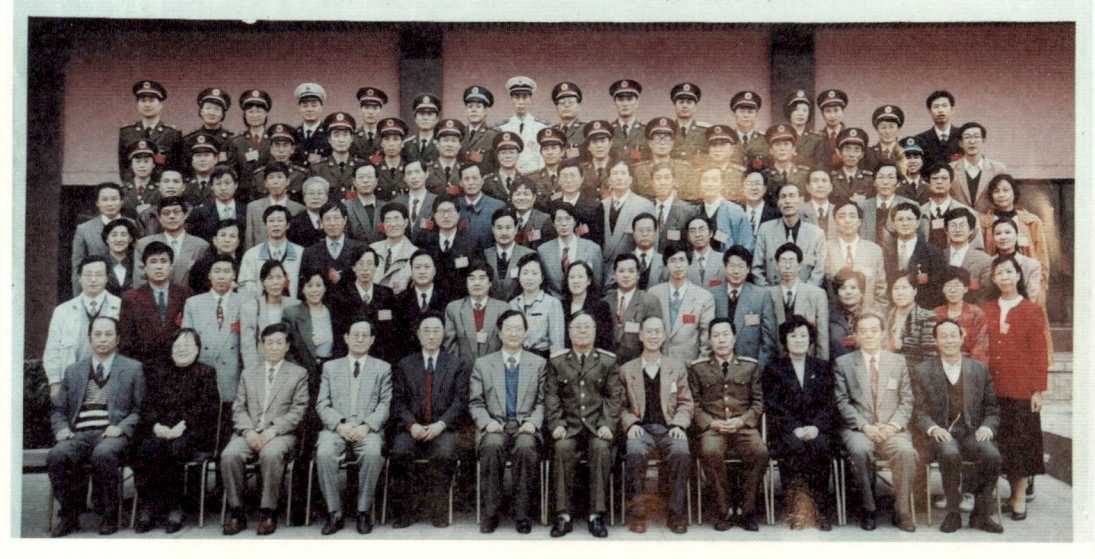

第二届全国中青年医学科技之星表彰会代表合影（第四排左 6）

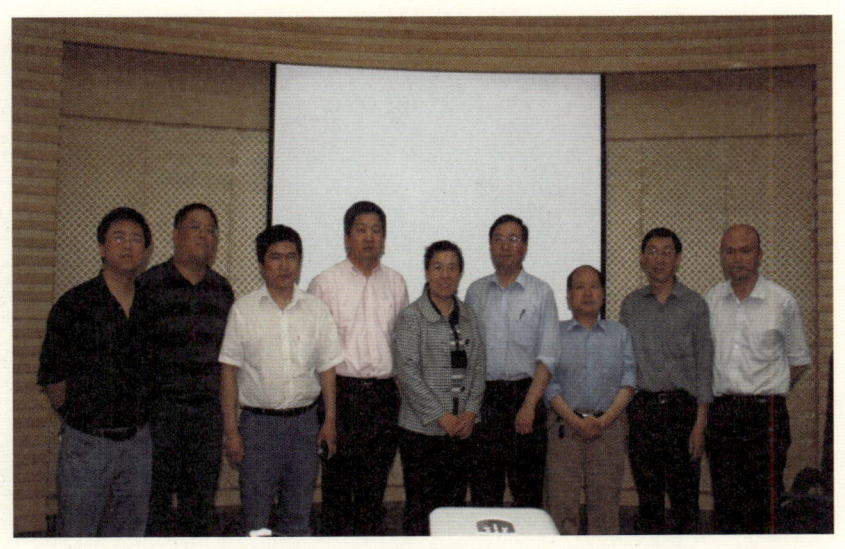

2008 年 3 月 27 日组织召开中医肝病协助组（脂肪肝）工作会议（右 4）

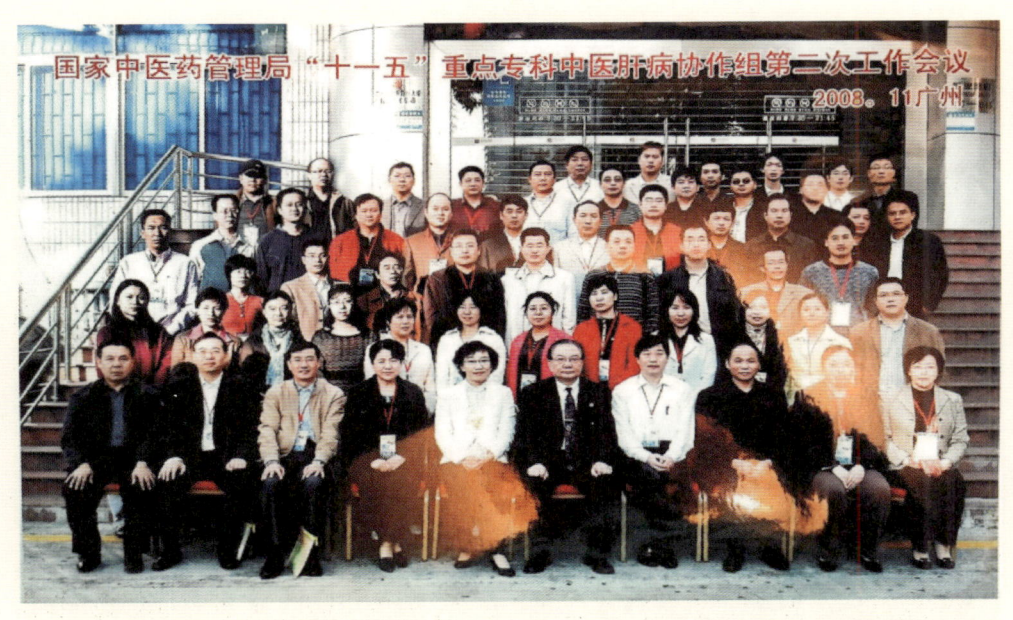

2008 年国家中医药管理局"十一五"重点专科中医肝病协作组
第二次工作会议（第一排左 2）

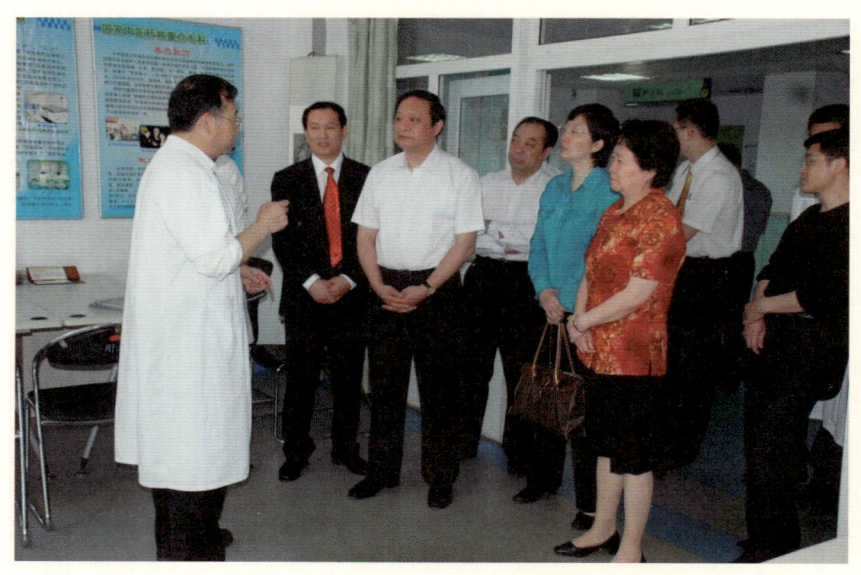

2008年在湖北省中医院肝病科向前来调研的卫生部副部长、国家中医药管理局局长王国强及湖北省副省长张岱梨、湖北省卫生厅党组书记杨有旺、湖北省卫生厅厅长焦红汇报工作

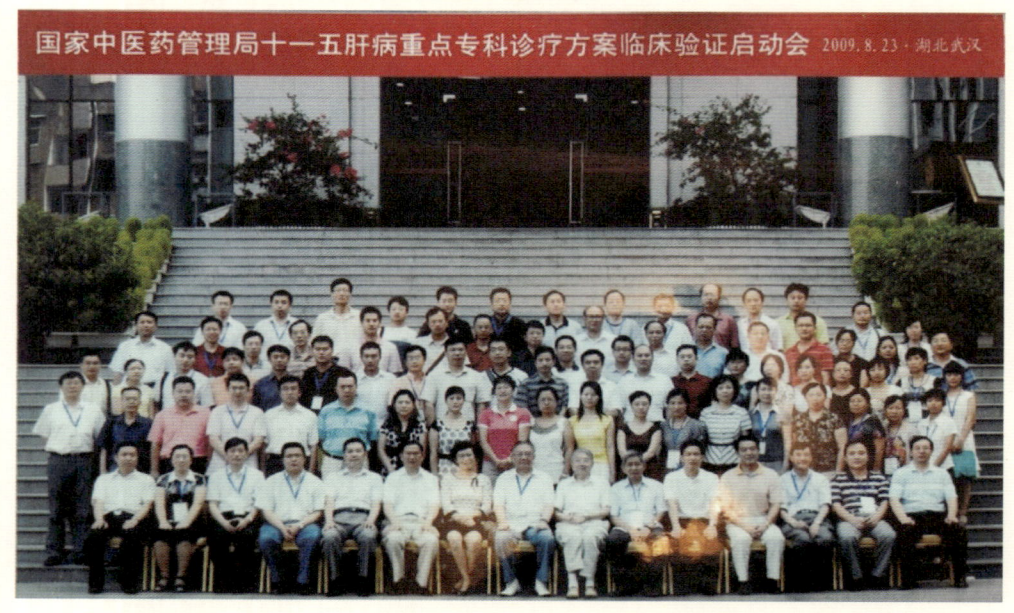

2009年国家中医药管理局"十一五"肝病重点专科诊疗方案临床验证启动会（第一排右1）

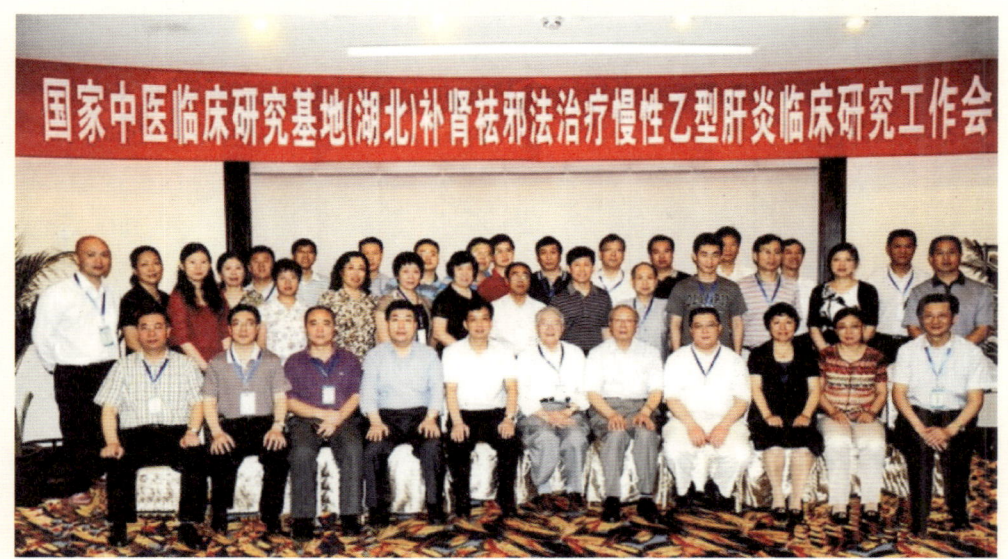

2012 年国家中医临床研究基地（湖北）补肾祛邪法治疗慢性乙型肝炎
临床研究工作会（第一排左 1）

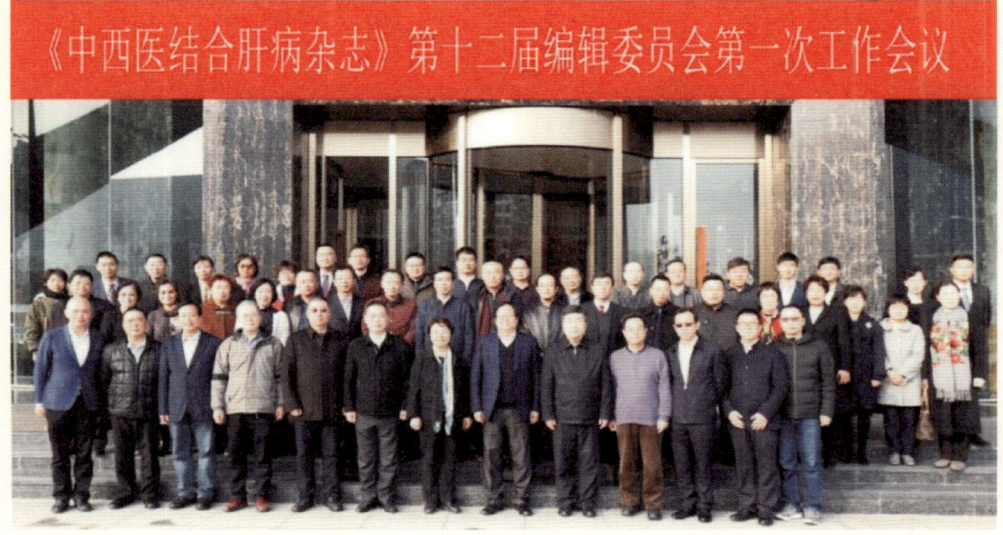

2018 年《中西医结合肝病杂志》第十二届编辑委员会第一次工作会议
（第一排左 5）

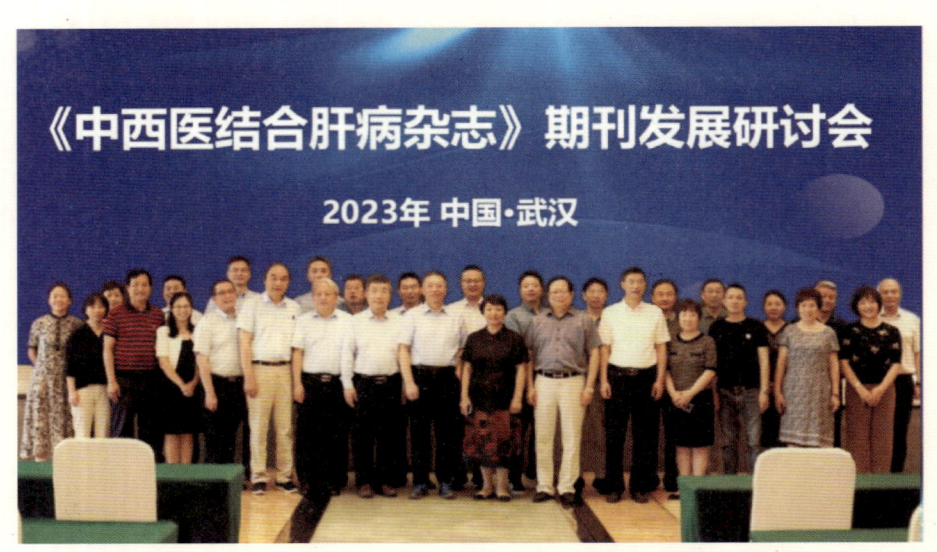

2023年《中西医结合肝病杂志》期刊发展研讨会（第一排右8）

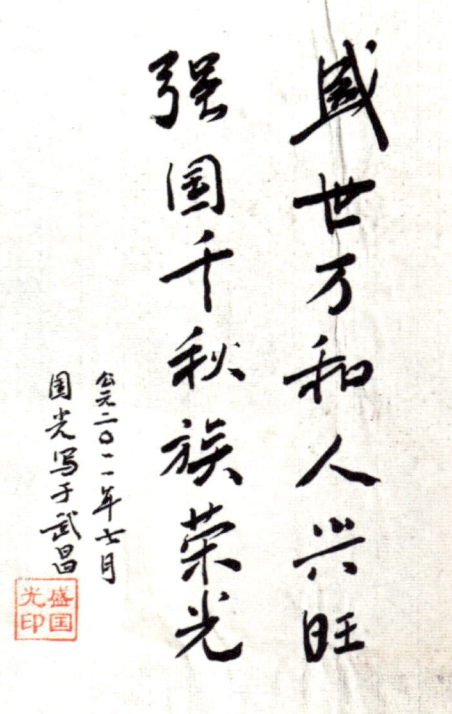

2011年为盛氏族谱题词

内容简介

本书是"荆楚中医药继承与创新出版工程·荆楚医学流派名家系列(第三辑)"丛书之一。

本书内容包括医家传略、学术特色、名医传承、著作简介、医论医话、临床与实验研究、验案精选、创新成果、大事记。本书是将盛国光亲自撰写的论著、对中医肝病的研究、典型的临床病案、经临床反复验证所拟定的经验方及加减运用、学生研究盛国光学术思想与临床经验等的相关成果一并整理,并汇总编写而成。

本书可供中医及中西医结合临床医师、中医药院校师生以及中医爱好者参考阅读。

总　序

　　中医药传承与创新非常重要，没有传承，创新就是无根之木、无源之水，而只有不断实践、创新，才能发展，并得以很好地传承。因此，要加强中医药文献整理和学术流派的研究，以及地方名医学术经验的整理与发掘工作。近些年来，很多业内人士已经清楚地看到，中医药文献与学术流派是现代中医药科学研究、教育以及临床发展的重要基础，系统梳理中医药历史源流，整理中医药学术思想精华，总结历代名医名家临证经验、学术思想和治学方法，尤其是对具有地域特色的医学体系、学术流派和临证经验进行整理，对于继承和发展中医药事业具有重要意义，也是践行习近平总书记提出的"传承精华，守正创新"指示的具体举措。在这方面尚有很多工作可做，值得大家重视。

　　中医学术流派是在长期的历史过程中通过不断积淀、传承、演变并凝练出独具特色的学术思想和诊疗技术而形成的，具有一定的历史影响和社会公认度，也是中医药文化传承发展的重要载体。中医学术流派特别是名医的学术思想和临证经验作为中医传统技艺的重要组成部分，已经成为中医理论和临床经验传承发展的关键。湖北省（荆楚）地域辽阔，历史悠久，九省通衢，交通便利，文化积淀深厚，药物资源丰富，历代名医辈出，具有鲜明的发展特色和规律。

　　荆楚医学源远流长。神农尝百草是荆楚医药学研究的开端。到了商周时期，荆楚医学开始发展，出现了具有个别性、自发性的零散的经验和认识，这一点从先秦的文献中可以看出。正是这些前期积累为战国到两汉时期医学体系的构建奠定了基础。湖北江陵张家山汉墓出土的医书竹简包括《脉书》《引书》。从内容可以看出，其出现的时间早于《黄帝内经》。毫无疑问，这些著作为《黄帝内经》的成书做出了贡献。晋唐到宋这一时期可以说是荆楚医学的兴起时期，这一时期出现了以王叔和、庞安时为代表的名医大家。王叔和精于脉学，整理编次了《伤寒论》，庞安时提出寒温分治，两人对《伤寒论》都深有研究。明清时期是荆楚医学发展的鼎盛时期，这一时期出现了临床大家万全、伟大的医药学家李时珍，此外，还有本草学家刘若金、"戒毒神医"杨际泰、内科名家梁学孟、制药名家叶文机（他开设了知名药店"叶开泰"）。近现代，荆楚地域更是名医辈出，有倡导扶阳的王和安，有内科名家蒋玉伯、张梦侬、熊魁梧，有与哈荔田有"南黄北哈"之称的妇科名家黄绳武，有伤寒名家李培生、洪子云，除此之外，还有很多当代的名医名家，他们所做的工作不仅推动了荆楚地域中医学的发展，而且对中国传统医学的发展做出了巨大的贡献。因此，对荆楚地域医家的学术思想以及临证经验进行研究既有必要，也有可为。

本丛书通过深入研究文献，勾勒出从汉水流域至长江中段荆楚医学从源到流的发展脉络，揭示了从东汉末年到明清的荆楚中医药学的发展历史，延续至今，一代代中医名家学术相承赓续，不断地传承与创新，特别是通过对当代代表性医家的医学思想、理论、技术的挖掘，系统而深刻地梳理出荆楚医学的传承与发展脉络，具有重要的社会意义和文化影响，亦是对中医药传承创新的贡献，也为全国各地中医流派整理、发掘研究做出了示范。

本丛书适合中医医史学、中医学术流派、中医药临床及中医药文化的研究和学习者阅读。

书将付梓，先睹为快，不揣粗简，乐而为序。

张伯礼

中国工程院　　院　　士
天津中医药大学　　名誉校长
中国中医科学院　　名誉院长
2021 年 7 月于天津团泊湖畔

前 言

　　盛国光,男,1953年出生于中医世家,湖北鄂州人。教授,二级主任医师,博士研究生导师,曾任湖北中医药大学省级重点二级学科"中西医结合临床"学科带头人,湖北省中医院肝病研究所名誉所长,湖北省中医院国家中医肝病临床研究基地业务建设领导者,湖北省中医院国家中医药管理局慢性肝病肝肾论治重点研究室主任。

　　盛国光教授少时在中医学院长大,从小耳濡目染,对中医有着浓厚的兴趣,勤学苦读,1977年高考时以第一志愿被湖北中医学院(现湖北中医药大学)录取。1978年3月进入湖北中医学院开始学习,1982年毕业于湖北中医学院中医系,以优秀的成绩毕业留校在附属医院(现湖北省中医院)外科从事临床及教学工作。1985年转入湖北省中医院肝病研究所后一直从事中医及中西医结合防治肝病的临床、科研及教学工作。多年来主编或参编学术专著6本,发表及交流学术论文50余篇,招收指导硕士研究生14名、博士研究生16名。先后主持或参与完成科研课题12项,为国家"九五"科技攻关课题负责人。1995年被评为"全国青年中医百杰",1996年被卫生部授予"全国中青年医学科技之星"称号,2007年6月担任湖北中医学院省级重点二级学科"中西医结合临床学科"带头人,同年获"全国优秀中医临床人才"称号。2012年12月获"全国卫生系统先进工作者"荣誉称号,2013年2月获批享受国务院政府特殊津贴。

　　盛国光教授从医四十余年,热爱中医事业,勤勉治学,严谨求实,临床经验丰富,擅长应用经方诊治肝病、内科杂病及妇科杂病。本书集录了盛国光教授求学、行医、科研、临床四十余年的心得体会,侧重于对临床实践经验的总结,同时还列举了临床验案以供参考。全书主体分为"医家传略""学术特色""名医传承""著作简介""医论医话""临床与实验研究""验案精选""创新成果"等方面。"医家传略"主要介绍盛国光教授的成长经历及从医之路,以时间为序。"学术特色"介绍了盛国光教授倡导、崇尚的学术理念,探索的辨治规律以及中医药防治疾病的学术特点。"名医传承"主要介绍全国名老中医专家盛国光传承工作室及盛国光教授所指导学生的学习与工作经历。"著作简介"介绍了盛国光教授代表性著作的主要内容。"医论医话"与"临床与实验研究"则介绍了盛国光教授的科研成果及临床研究，收录了盛国光教授及其学生的代表性文章。"验案精选"分别从肝病、内科杂病及妇科、男科杂病等病种中，选取盛国光教授临床诊治患者疗效颇佳的医案，每篇医案系统记录患者的症状及证候变化，并对处方的用药思路及特点进行分析总结归纳，以期为读者临床诊疗提供参考。"创新成果"记录了盛国光教授的发明专利、理论成果、经验方、院内制剂及所获得的奖项等。"大事记"则是对盛国光教授学习、工作及生活中的重大事件，以时间为序进行了系统梳理。

　　本书在整理编写过程中，得到学校及医院等领导、教授的大力支持，在此表示最衷心的感谢！

　　本书可供中医师及中医学相关专业人员参考，由于编者水平有限，加之时间仓促，书中不妥之处在所难免，恳请广大读者不吝赐教，予以指正。

编　者

目 录

荆楚中医药继承与创新出版工程·
荆楚医学流派名家系列（第三辑）

盛国光

医家传略

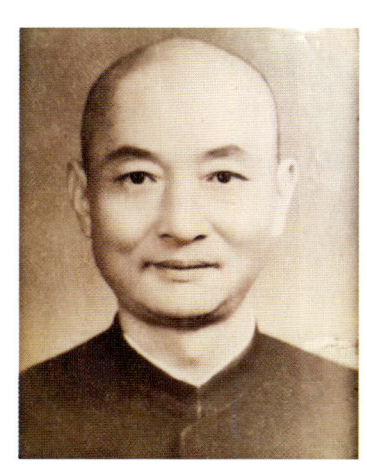

家学渊源

小时候常听奶奶说,我们老家在鄂州梁子湖的梁子岛上,那里的湖水低头清澈见底,放眼一望无边。直到2005年4月的一个周末,我和弟弟国荣相约回乡探访梁子岛,才得以一睹其真容。记得那天春光明媚,浩渺的湖水碧波荡漾,在阳光的照射下熠熠生辉。站在船头,遥望梁子岛秀丽的身姿,湖面上和煦的微风迎面吹来,令人心旷神怡、浮想联翩。光阴似箭,岁月如梭,我们家族从祖父少时赴武汉求学并谋生,至今离开梁子岛已有九十余年了,然而梁子岛的文化一直滋育着盛氏家族,使本族形成了悬壶济世的医学传统,薪火相传,已历三代。

本族医业的开山鼻祖是我的祖父盛贯一先生,原湖北中医学院著名老中医,他少年勤学经史,曾就读于武昌勺庭中学、湖北省立第一中学,1932年考取汉口医药学社。不久,转入湖北国医专门学校,探研岐黄之术。1935年以优异成绩毕业,留校任教。武汉沦陷后在汉口永宁巷开设盛贯一诊所,开始治病救人。此间,还定期至武胜路天兴愈药店坐堂应诊。1945年春,诊所毁于战火,遂携妻偕子回梁子岛,起初应聘行医,后自行开设澍生诊所。中华人民共和国成立后迁归

祖父盛贯一照片

老籍西长岭街,开设"寿人药铺"。不久,祖父便被选为区卫生工作者协会主任和县人民代表大会代表。1951年,他组织全区医务人员,挨家挨户接种牛痘,注射预防伤寒、霍乱等传染病的疫苗。1954年,数万灾民被洪水围困于长岭,他挺身而出,不分白天黑夜,不畏高温酷暑,各处巡诊。

祖父为人正直,待人诚恳,治学严谨,医理娴熟,擅长内、妇、儿科,深受病家信任,慕名求医者纷至沓来。10余年间足迹踏遍鄂城、长岭、梁子岛、月山一带,为民服务,救死扶伤,活人无数,闻名遐迩。

1955年祖父盛贯一受聘于湖北省中医进修学校任教,平素悉心整理文献,

深入研究中医理论。1959年湖北省中医进修学校改名为湖北省中医学院（1964年更名为湖北中医学院），当时教师缺少，课时较多，祖父讲授多门课程，如"中药学""方剂学""伤寒论""五运六气"等，认真备课、批改作业，常废寝忘食。祖父时与洪子云、黄绳武、张梦侬、刘武荣等名中医促膝交流，切磋经典；先后参与编写了《伤寒》《金匮》《方剂》等教材，积累了丰富的教学和临床经验；学而不厌，诲人不倦，为中医事业作出了积极贡献。1962年祖父边从事教学，边在省委高干门诊负责医疗工作。

祖父办事认真，一丝不苟，刻苦砥砺，持之以恒。对经典医籍，反复研读，手不释卷，每有心得，则批注圈点。教诲弟子读书须细心体会，深思明辨，博览群书，撷采众长，切忌观花；临床应思维开阔，不得胶柱鼓瑟；提倡博览而不盲从，应以实践证之。祖父认为《黄帝内经》《伤寒杂病论》是中医理论与临床之范本，医者不谙经典著作，则根基不固，辨证不清，临床则茫然无从。

祖父推崇李东垣的脾胃学说和吴鞠通的《温病条辨》，赞赏王清任的《医林改错》，善于治疗各种内科疑难杂病。另外，喜读《傅青主女科》，擅补肾中阴阳，注重奇经八脉之调理。在治疗妇科病方面，亦积累有丰富的临床经验，如用巴戟天、紫石英以调冲脉，龟板、白果以益任脉，用鹿角胶、紫河车以补冲任，用黄芪、鹿角片以固督脉，用白芍、艾叶等强带脉。治疗肾虚不孕，在运用《景岳全书》毓麟珠的基础上加紫河车、鹿角胶、龟板胶等药，取其血肉有形之品，填补精血，益养奇经，每收良效。

祖父盛贯一早年参与编写全国中医学院《金匮要略讲义》教材。后十数年，祖父年事渐高，罹患慢性病，仍坚持教学和临床，并且不断学习现代医学知识。1974年任湖北中医学院方剂教研室顾问。祖父的一生，悬壶济世、救死扶伤，为中医事业的传承和发展作出了积极的贡献。

本族医业的第二代传人是我的父亲盛文彦、母亲杨文兰，以及父亲的妹妹盛文秀和盛文华。父亲、母亲二人均为湖北中医学院附属医院主任医师。父亲有四个妹妹，其中大妹盛文斌和小妹盛文贤从事教师职业，二妹盛文秀、三妹盛文华均从事医疗工作。盛文秀1965年毕业于湖北医学院，后在武汉大学中南医院工作；盛文华1970年毕业于湖北医学院，后在湖北中医学院附属医院中医内科工作。盛家第二代形成了一个渊源相同、相互影响的医疗群体。父亲少时随祖父学医，在医术上深得祖父真传。1951年父亲与母亲结婚后，母亲在和谐的中医之家中，也萌发了学习中医的志向。父亲与母亲先后师从蒋玉伯、何

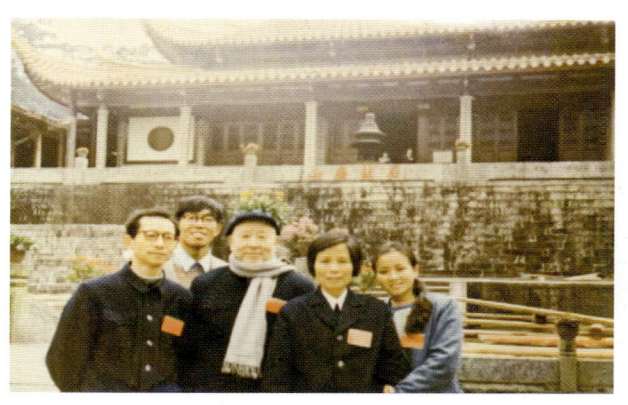

父亲同刘云鹏老先生等人合影

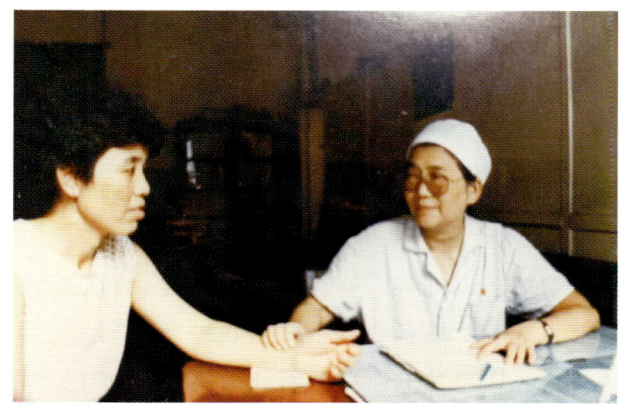

母亲杨文兰在接诊患者

见页右上。

晓峰、陈伯安、黄绳武等著名中医,在学习他们临床诊疗经验的同时,还协助他们查阅、整理有关资料及收集、总结临床经验。父亲、母亲分别于1955年、1956年进入湖北省中医进修学校学习,结业后留校工作。

父亲1959年参加湖北中医学院师资班深造,1961年毕业。母亲1960年进入湖北中医学院夜大学习,1965年毕业。父亲和母亲毕业以后,先后留湖北中医学院附属医院从事中医妇科的临床、教学及科研工作。他们擅长中医妇科、内科和儿科,尤其在妇科方面造诣颇深,积累了丰富的临床经验,在治疗不孕不育症、月经病、功能失调性子宫出血及癥瘕等疾病上有独到的效果,形成了一整套行之有效的治疗妇科各种疑难杂症的方法,尤其在治疗不孕不育症方面声名鹊起,为无数不孕不育症患者治愈了顽疾。《知音》杂志曾专题报道了母亲杨文兰的事迹,赞誉其为"送子观音"。《长江日报》《湖北广播电视报》等也曾报道他们的医学成就,二人个人传记被载入《中国名医列传·当代卷》《中国大陆名医大典》《中国专家人名辞典》和《鄂州人物》等。

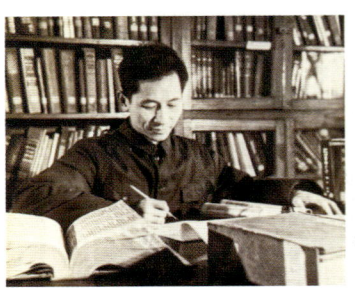

父亲盛文彦在湖北中医学院图书馆编写妇科方面百科全书

父亲和母亲在从事中医妇科繁忙临床工作的同时,还在教学和科研工作上取得了不凡成就。父亲盛文彦1972年承担了湖北中医学院《中医妇科学》教学工作,1997年参与编写《中国医学百科全书·中医妇科学》。母亲杨文兰1976年承担了全省举办的妇科病学习班及子宫脱垂治疗学习班的教学工作,负责学习班的中医教材编写和授课工作,并亲自指导学员进行临床治疗操作。他们在麻城、石首两地培训学员百余人,收治患者数百例,采用中西医结合291—3针剂治疗方法,临床应用取得了显著的成效。1984年父亲盛文彦和母亲杨文兰开始撰写《不孕不育证治》一书,共同主持了省级科研项目"中药育宫片治疗女性功能性不孕症、月经不调的临床及实验研究",该研究于1988年12月通过了湖北省卫生厅主持的鉴定,被认为已达国内领先水平。该成果获湖北省卫生厅科学技术进步奖,1990年被列为全国医药卫生科技成果展览会参展项目。1990年,《不孕不育证治》一书由中医古籍出版社出版。多年来,父亲和母亲临床指导进修生、实习生、研究生上百名,可谓桃李满天下。

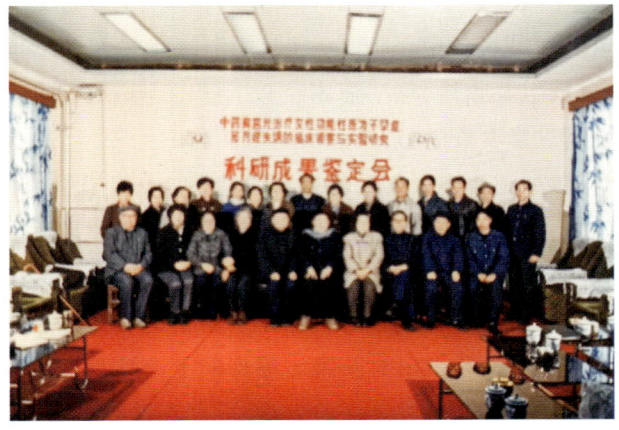

育宫片科研成果鉴定会

　　父亲和母亲认真负责的敬业精神、热心为患者服务的工作态度和扎实丰富的专业知识,不仅使他们在中医妇科方面获得了突出成就,而且使他们成为深受广大妇科疾病患者信赖的良医。2003年父亲、母亲退休后,带领弟弟盛国荣、妹妹盛瑞琪一起开办了盛杨中医诊所(后改名"盛文彦中医内科诊所")。诊所为无数的患者解除了疾苦,为许多的家庭带来了欢乐。人们口耳相传,许多患者慕名前来求医。

　　本人盛国光为盛氏中医第三代,1953年冬月初六出生于鄂城县梁子湖区长岭镇,祖籍在梁子湖的梁子岛,梁子岛位于碧波万顷的梁子湖中央,面积约2.2平方千米,形如黄鹰,岛上物华天宝,人杰地灵,是一块难得的风水宝地。梁子岛在抗战前后,曾是著名的水码头,集散四乡的农副产品,是一个宁静而繁华的商业小镇,岛上人口多达五千人,有"小汉口"之称。我的曾祖父盛濯吾、曾祖母万兆知,年轻的时候都是湖乡的船民,以打渔为生,辛苦劳作10余载后,稍有积蓄,后才上岸改行从商,他们以两人的姓氏加上一个"和"字,即"盛万和"作为商号的招牌。经过他们的辛勤努力,"盛万和"商号逐步发展,两经起落后成了百里湖乡深有名望的大商号,曾位居梁子镇四大商号之首。

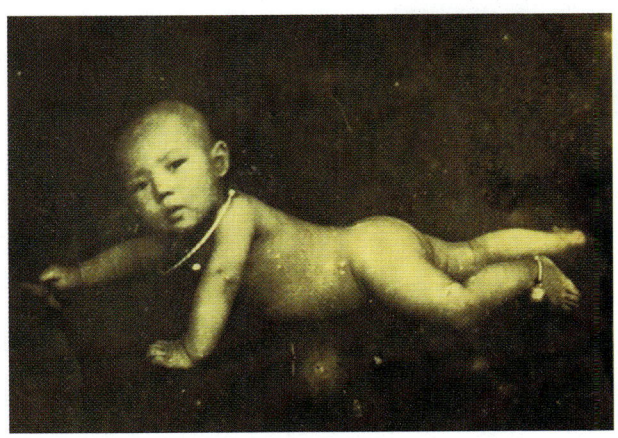

盛国光8个月

　　在我2岁那年,因祖父调入湖北省中医进修学校任教,我们一家老小随祖父移居武汉。那时我们家住在武昌烈士街,也就是湖北省中医进修学校院外家属区,烈士街往南靠近张之洞路、紫阳湖,往北走到阅马场湖北省中医进修学校大概有两千米的路程。我们家当时住的房子是一栋红砖结构的两层楼房,我们家位于一楼，因我在家中是长子长孙，且父母忙于学习和工作，所以我从小是跟着爷爷、奶奶长大的。我奶奶叫郑成一，是一个勤劳而知性的传统女性，个子不高，形体偏瘦。她不仅能识字看报，三字经、育儿经、唐诗宋词也能背诵如流。早年间爷爷在汉口开诊所的时候，奶奶能抓中药、管账。后来爷爷在湖北省中医进修学校工作时，1个月的工资大概是114元，这在当时是非常高的薪水了，养活了一家上下十口人。在奶奶的精心操持下，家庭充满了温馨和幸福的感觉。

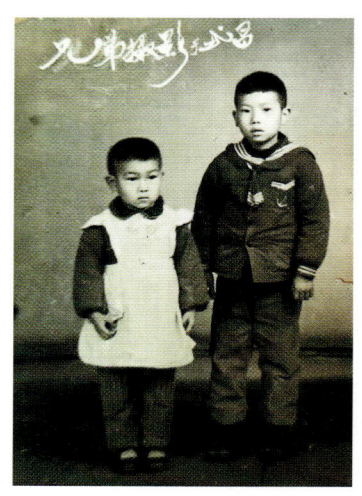

8 岁兄弟二人合影于武昌霞光楼

（右 1 为盛国光）

大约 5 岁那年的夏天，吃完午饭后，我和弟弟国荣在房间水泥地上的竹席上睡觉，我们睡不着就起来做游戏。弟弟国荣小我 2 岁半，长得很可爱，一双眼睛又大又圆，稍向里陷，显得额头有点往前突。我俩在竹席上首尾相对而立，然后向竹席当中相向而行，口里大声用沔阳话喊："你是哪里人呐？我是沔阳人呐！"碰到以后就一起倒地翻滚，一轮游戏结束再进行下一轮。那天我们兄弟俩刚玩到第三四轮的时候，突然听到一个声音从窗外传来，"冰棒、冰棒、美丽牌冰棒"，这个声音极具诱惑力，我俩立即终止了游戏，想去买冰棒吃。但我俩身上都没有钱，于是乎迅速地翻遍了房间的每一个角落，终于在柜子下面找到一分钱，我马上拿着这一分钱向室外跑去，弟弟紧跟随在我的后面，去追赶叫卖冰棒的人，跑了大概百米，我们终于追上卖冰棒的人，说"我要买冰棒"。他接过我手中的一分钱一看，说"冰棒三分钱一根，一分钱不卖"，把钱塞回了我的手中，掉头就走。我心有不甘，急忙追着喊："我一分钱买一坨。"他头也不回地喊道："不卖。"我们兄弟俩在炎热的阳光下，眼巴巴地看着他扬长而去。

1960 年秋季我就近入学，就读于武昌区张之洞路小学，在小学二年级上学期时，因我家从烈士街搬到了阅马场的湖北中医学院校园内，为了上学方便，我想转学到阅马场小学，但因张之洞路小学是 6 年学制，阅马场小学是 5 年学制，学习课程不相衔接。所以，后来我转学到 6 年学制的学校——首义路小学。我生在新社会,长在红旗下,小学生活无忧无虑,幸福快乐。小学三年级时,我加入了中国少年先锋队(少年队),并担任了中队委。当脖子上系着鲜红的红领巾,左臂上戴着有红色两杠的臂章时,我心里美滋滋的。1966年我小学毕业,升至紫阳湖中学(当时叫"烈火中学")读初中,当年该校初一新生共招收18个班,我被编入初一(三)班。

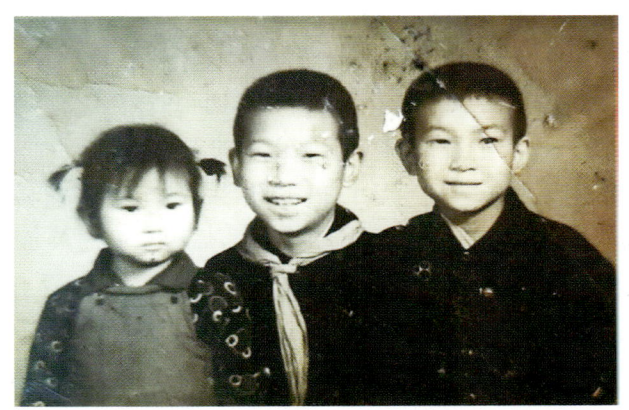

9 岁加入少先队留影(左 2 为盛国光)

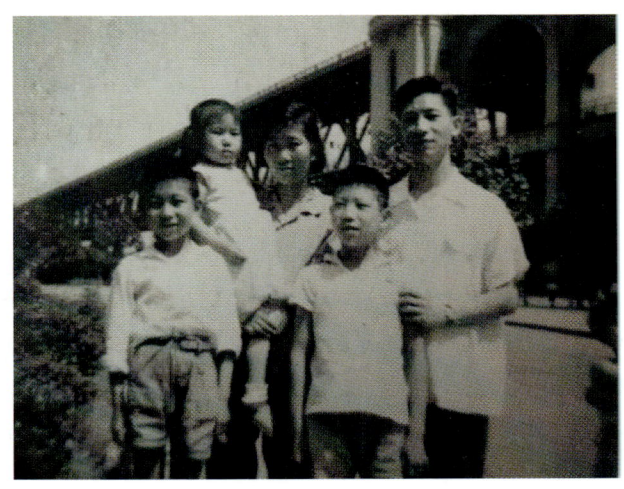

一家五口于长江大桥合影(第一排右 1 为盛国光)

湖北中医学院老校区坐落在阅马场东边偏北的方向,北面背靠蛇山,南面紧邻武珞路,东边紧邻湖北省图书馆旧馆,西边靠近横穿蛇山的武昌路,是一座闹中取静的美丽校园。我家住在湖北中医学院校园内的 7 号楼,7 号楼位于学院大门进门后往西偏北方向约 200 米的地方，是一栋坐南朝北，两层带院子的洋楼，楼房底座为花岗岩结构。我家住在一楼，一楼共有 6 户人家，我家住在东起第三家。每家有南北串联的两间房，二层的楼房北面七八米间距前，有一排平房，楼房与平房通过几道砖墙连成一体，被分割成三个小院。每个小院的平房有三间，其中两间为对应楼房住户的厨房，另外一间为厕所。西边小院内长着一棵非常粗壮、高大的梧桐树，每年我们都能吃到梧桐树上掉下来的梧桐果，梧桐果炒熟后香味扑鼻，十分美味。7 号楼的北面是 6 号楼，两楼之间有一条水泥路，6 号楼是一栋两层的教学楼，每层楼有三四个教室，6 号楼的西北边是一个水泥篮球场，那是我们小时候经常流连忘返的地方，我们经常与大学生一起打篮球。我记得 653 班有一个叫陶才远的大学生，他个子不高，身材精瘦，但动作灵活，篮球打得非常好，带球过人是他的强项，后因患肝癌英年早逝。他的女儿陶缨后来成了我的研究生。

我家周围住着好几位老中医，其中住 7 号楼的有李沛霖、张梅方、叶国芝。住周围的还有张梦龙、刘武荣、洪子云等。洪子云老先生是鄂州人，和我们是老乡。他的小儿子叫洪亨惠，与我曾经是小学同学，有一次我到亨惠家约他上学，刚进他家门，洪子云老先生就塞给我一块冰糖月饼。洪子云老先生偶尔会来我们家聊天，我记得有一次我爷爷还带着我与洪子云老先生一起到黄鹤楼茶馆喝茶。我与亨惠这些年来往虽然不多，但我们一直是好朋友。还有曹冰清、龙子明、陈伯庄、熊魁梧、李今庸、田玉美、魏绍经、贺有炎等，这些都是当时住在湖北中医学院校园内，偶尔可以在路上碰到的一些老中医。

水泥篮球场北面是 1 号楼，1 号楼依山而建，楼高 4 层，楼顶有阳台，站在阳台的小屋顶上，向北可见蛇山南麓的美景，向南可以俯瞰校园全貌，此处也是我们幼时放风筝的最佳地点。1 号楼一楼有一个大教室，湖北中医学院 58 级的毕业生，有 4 对大学生的集体结婚典礼，就是在这里举行的。他们 8 个人好像是张六通、朱荣秀；孙国杰、陈陶后；梅国强、刘小平；魏喜宝、毛美容。当时我爷爷作为老师代表，带我一起去参加他们的集体婚礼，婚礼现场热闹非凡。

青春年华

1969 年我初中毕业，我们这届初中毕业生中 80％下农村，20％上高中，我当时比较幸运，成为"文化大革命"中第一批高中生，1970 年升学进入华师一附中。我们的初中班主任是一个刚参加工作不久的年轻女教师,她叫卢志红。我后来回想,我能到华师一附中上高中应该是因为她的推荐。高中的学生生涯是我最难忘的青春年华。高中时期,我们年级所有学生全部在学校住读,实行军事化管理,每个年级设有军代表,学生按连、排、班编组,全年级分成四个排、十二个班,共有200多人,我被分配在一连二排五班。1971年我光荣地加入了中国共产主义青年团。高中生活丰富多彩,有很多社会活动,我们或到中国人民解放军七四三五工厂学工,或到崇阳"五七"干校学农,或参加国庆大游行,或参加野营拉练,或参加对外军事表演。对外军事表演队分队列队和射击队,在对外军事表演队的选拔过程中,我使用崭新的半自动步枪,4发子弹打了37环(3个9环、1个10环),成绩为全年级并列第2名。第1名的同学叫高国林,他打了38环(2个9环、2个10环),于是我进入了射击队,经常去汉口高级步兵学校靶场实弹射击。每次打靶后我们都要擦洗枪械,先把枪的零件按要领拆卸下来,再重新组装,擦洗后的枪械锃亮如新。虽然学校的社会活动较多,但我们还是以学业为主,在各种文化课的学习过程中,收获颇丰。我们学校有一支非常优秀的师资队伍,老师们的谆谆教导使我们终身受益。其中语文老师吴六林,他是我们年级语文教学备课组组长,博学识广,讲起课来抑扬顿挫。数学老师肖树静,她学术涵养深厚,治学态度严谨,非常敬业。她十分瘦小,每到讲课关键之处,为了方便在黑板上写板书,她总是跳到一把椅子上,站在椅子上手舞足蹈地讲课。老师们的音容笑貌永远印在我的脑海里,他们是我人生成长道路上的领路人。

1972年我高中毕业,当时国家的毕业分配政策是毕业生中30%到武汉市的财贸系统工作,70%下农村。我响应毛主席的号召"知识青年到农村去,接受贫下中农的再教育",下放到武汉市洪山区九峰公社新新大队上庄张生产队插队落户。当时我们大队有58个来自华师一附中的知识青年(知青),其中初中生45人,高中生13人,我们小队有6个知青,2男4女,3个高中生,3个初中生。九峰公社地区为丘陵地貌,我们所在的生产队是一个自然村,小部分为山林,大部分为水稻田。村里大概有10户人家,每家有四五个小孩,全村人口共八九十人。当时生产队一个全劳力一天工分为10分,工资为2角3分钱。我被评为8分,相当于干一天活,可挣到大约1角8分钱。到第2年,我就被评为10分,成为一个全劳力了。我们两个男生刚开始借住在一个农户家里,后来生产队专门给我们知青盖了新房,搬进去住了不久后,房子的几面墙就开始向一

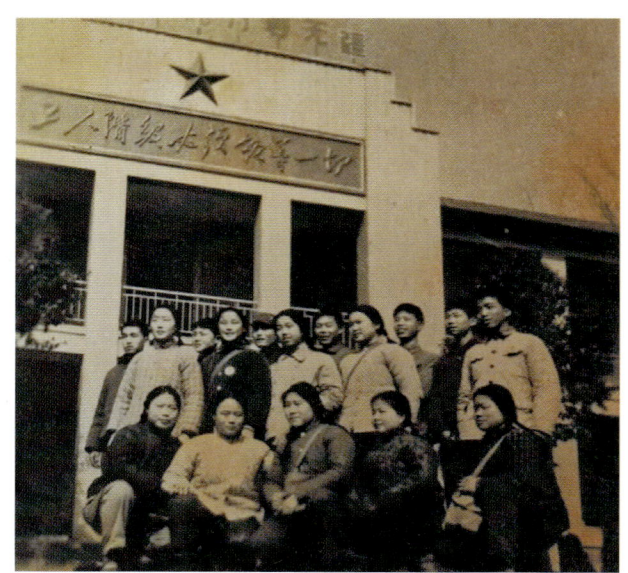

1970 年于华师一附中合影（第三排右 2 为盛国光）

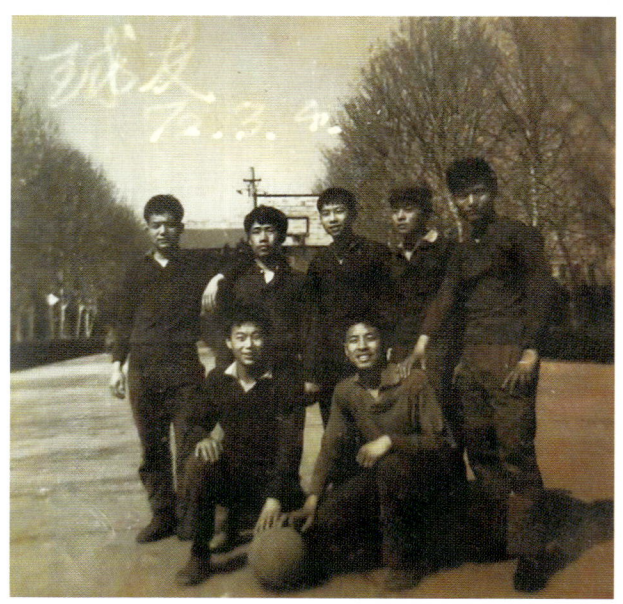

1972 年球友合影（第二排左 3 为盛国光）

边倾斜，被公社管知青的检查组宣布为危房，于是我们又搬了出来。后来我们搬进了一个农户为我们腾出的一套房，该房坐北朝南，位于村子的东头，是一套典型的当地农村标准住房,明三暗六的土砖黑瓦结构。从大门迈去就是一个堂屋,堂屋里放了一个大方桌,是我们吃饭的地方,我们6个知青曾经围着大方桌而坐玩"管3家"。堂屋后面是厨房,厨房内有一个土灶,土灶旁放了一口水缸。右边的厢房,前后间贯通,住4个女知青,我们2个男知青住左边厢房的前面一间,后面一间是堆放稻草的柴房。我记得我们搬进去不久的某天晚上下了一场大雨,屋内多处漏雨,我把脸盆、吃饭的碗,还有漱口的杯子都拿来放在床上和箱子上接雨水,但床单、棉絮及棉絮下的稻草还是都被打湿了,房间内一片"沼泽"。后来,即使外面的雨已经停了,屋内还在不断地滴水。那时脑海里可想起一句话,"外面下大雨,屋里下小雨,外面的雨停了,屋里还在滴答滴答地响个不停"。

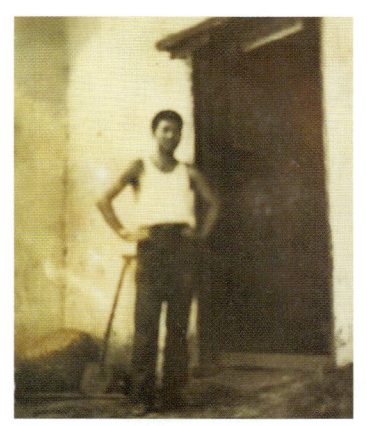

盛国光 19 岁下农村照片

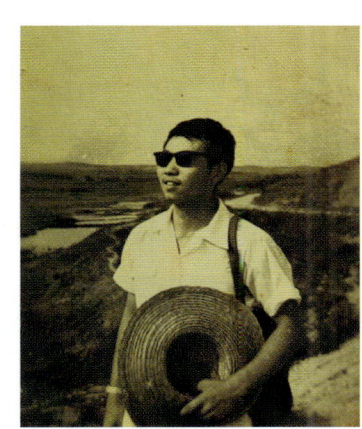

盛国光下农村照片

农村的生活季节性很强,种水稻一般分早、晚两季,当地流行有"不插五一秧""不插八一秧"的说法,就是说每年5月1日以前要插完早稻秧苗,8月1日之前要插完晚稻秧苗,所以每年的8月前后是一年之中最忙的日子,既要收割早稻,又要播种晚稻,那段时间,俗称"双抢"。双抢时节是每年最炎热的暑季,一般会持续40天左右,有句俗语叫"一年40天忙,一天要办9天的粮",每年双抢时节,我们都要在半夜3点到秧田里扯秧。天亮了,早上6点回家吃早饭。早饭一般是一碗米饭或锅巴粥,加几根咸菜。吃完早饭又出早二,整田、挑秧、插秧,头上戴个草帽,顶着烈日,双脚泡在水田里,不时还遭到水田里蚂蟥的叮咬,身上的衣服差不多整天都被汗水浸泡着,干了又湿,湿了又干。晚饭后要到稻场打谷,一直干到夜晚10点多,每天只能睡3~4个小时。艰苦的环境,高强度的体力劳动锻炼了我的体格，磨炼了我的意志，使我在以后的人生道路上步伐更加坚定和从容。由于我在生产劳动中的踏实表现，1974 年我被评为区里的优秀知青，并担任我们大队知青的大组长和团支部委员。经过三年的劳动实践，我成一个名副其实的庄稼汉，所有的农活包括犁田、耙田等都已熟练掌握。

1975 年 8 月，我被招工到湖北省电力局第一工程处（现为湖北省电力建设第一工程公司）当工人，当时我们单位承担武汉青山热电厂的扩建工程，工程规模为 40 万千瓦的发电机组，为武汉钢铁厂的"零七工程"——冷轧钢板厂提供电力配套。我被分配到热工仪表校验室，成为一名热工仪表校验工，主要从事热电厂热工自动化仪表的校验工作。热工仪表校验室总共有 3 个工人师傅，还有与我一批先后进入校验室的 4 个青年工人。青年工人为两男两女，其中我的师弟名叫阳晓东，是初中毕业下农村的知青，小我两岁，他父亲是华中工学院（现华中科技大学）知名的阳作华教授。仪表校验工是一种技术性非常强的工种，为了适应工作需要，平常除了积极向年长的师傅们虚心学习之外，我们还到新华书店买了一些专业书籍，每天晚上带着工作中遇到的问题，在实验室查阅书籍，学习交流，一般晚上 10 点以后才回工地的工棚睡觉。

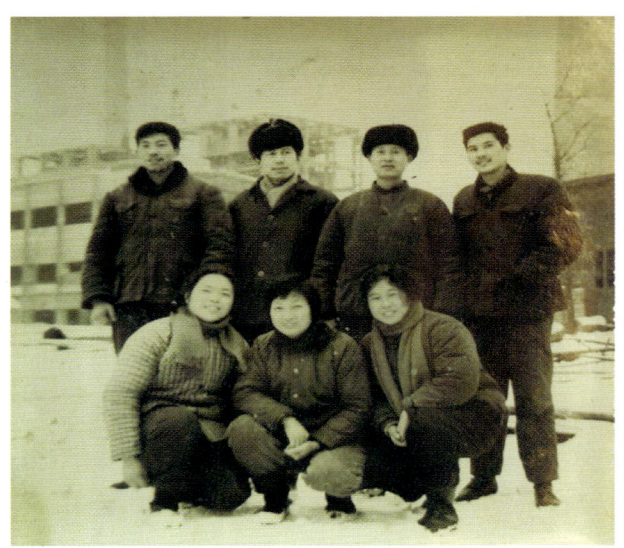

1975 年湖北省电力局第一工程处热工仪表校验室工作人员合影（第二排左 1 为盛国光）

进厂第二年，我和师弟阳晓东每周两次到华中工学院夜校学习专业基础课（电子电工学），每次上课都是下班以后，在青山热电厂附近乘坐 16 路公交车到汉阳门,再从汉阳门转乘 15 路公交车,从起点站一直坐到终点站关山口华中工学院大门。每次坐车来回花费三个多小时,有一次我在 16 路公交车上睡着了,坐到了终点站,当我醒来一看车上的人都走光了。夜校上课的时间是晚上 7 点至 9 点,每当我走在华中工学院校园的路上时,经常会有一股莫名的兴奋感油然而生。由于我们努力学习,踏实工作,我们的专业能力提升得很快,逐渐能够胜任本职工作,每年都被评为单位的先进工作者。

1977 年恢复高考,我报名参加,以第一志愿被湖北中医学院录取。我填报湖北中医学院的主要原因是我爷爷希望我能回到他的身边。我的师弟阳晓东也一起参加了高考,但遗憾的是他落榜了,可能因为他的文化知识基础稍微弱了一点,但他并没有放弃,后来他经过 6 年的成人教育学习,拿到了大学毕业文凭,几年之后,他成为第一工程处的总工程师。

从医之路

1978 年 3 月我进入湖北中医学院(现湖北中医药大学),开始了我的学医之路,虽然我出生在中医世家,在中医学院校园内长大,但真正开始系统学习中医时还是感觉有些迷茫。中医基础考试成绩出来后,给我敲响了警钟,我的考试成绩为 60 分,刚刚及格。要知道,中医基础是最基础、最简单的课程,如果这样下去,我很可能会难以完成学习任务,甚至可能毕不了业,吾将如何面对"江东父老"? 于是乎,我迅速地调整了学习态度,总结了学习经验,优化了学习方法,在后来的中医方剂学的学习中初见成效。教我们班方剂学的是陈如泉老师,有一次上课,陈如泉老师点我站起来回答问题,我心里一惊,站起来心想,这下要出洋相了。可能陈如泉老师当时在班上只能叫出我的名字,他问我半夏泻心汤的药物组成、配伍、功效有哪些? 幸好我还记得一些,便一一道来。下课后,陈如泉老师私下对我说:"你还记得不少呀。"我心想以后的学习要更加努力。后来中医方剂学的考试我得了 97 分,这个成绩增加了我的信心。在后来的中医经典课程考试中,我的考试成绩都在 95 分以上。

1982 年我以优秀的成绩毕业留校,在湖北中医学院附属医院工作。令人有些遗憾的是,我的理想一直是当一名内科医生,心、肝、脾、肺、肾,哪一科都行,没想到我被分到中医外科,虽然很无奈,但我还是迅速地调整好心态,毅然地踏

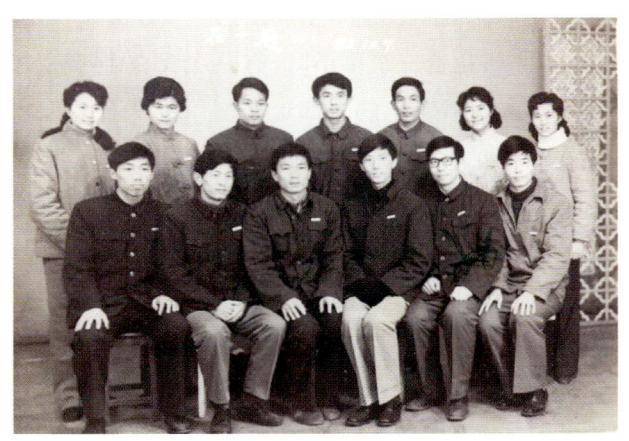

1982 年同学合影（第一排右 2 为盛国光）

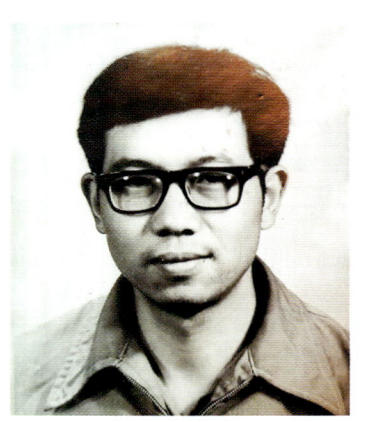

盛国光开始从医照片

上了我的从医之路。当时医院外科中、西医结合在一起，大外科主任为大名鼎鼎的靳明甫教授，住院部 6 楼为普通外科，7 楼为泌尿外科，8 楼为脑外科，6、7、8 三层楼联合值班。我被分配到 7 楼，谈泰生医师是我的上级医生。谈老师表面看起来比较随意、潇洒，喜欢抽烟，有时候工作服不扣扣子，但他是一个工作很认真，业务能力很强的好医生。他曾经对我说过的两句话，让我受益匪浅，至今难忘。其一，外科医生做手术一定要心中有数，做手术不仅要用手，更要用心；其二，要始终把自己当作一名进修医生。我在后来的执医生涯中对此体会尤深。外科医生的工作是非常辛苦的，特别是年轻的外科医生，一般节假日和下夜班很少休息，但医生们的学习和工作热情却非常高，大家尤其期待靳明甫主任的大查房，主任大查房是隆重的，很有仪式感。通常是靳明甫主任走在最前面，住院总推着病历车紧随其后，然后是 10 多名看起来"浩浩荡荡"的各级医护人员。查房时，一般先由管床医生介绍病情，然后靳明甫主任提问，管床医师回答问题，如果管床医师答不上来，则由他的上级主治医师回答，上级主治医师回答不了，就由其上级副主任或主任医师回答。所以查房期间，几乎每一个医生都很紧张，除了徐泽主任。徐泽主任总是面带微笑，保持着一种泰然自若的状态，即使问题到了他这道最后的防线，他也能从容应对，而且还能说出个所以然来。一次大查房下来，简直可以说是一场学习专业知识的盛宴。

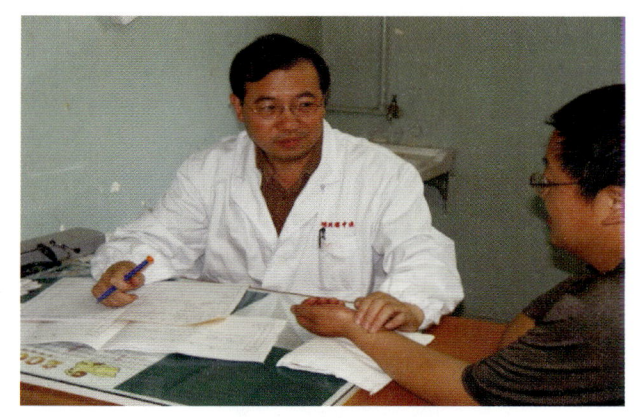

盛国光接诊患者照片

当时外科有许多疗效不错的中药制剂，如清胆糖浆，可用来治疗胆囊炎、胆石症；金黄膏、地黄膏常用于治疗炎性包块；消瘀膏常用于治疗跌打损伤，拔毒生肌散常用于治疗疮疡等，在临床上根据患者的病情，可发挥中西医结合的优势。医院传染科朱启贵教授曾因输尿管结石于泌尿外科治疗，当时我是管床医生，给他开了几服中药之后，他的输尿管结石就排出来了。

1985年初，我开始承担湖北中医学院本科生中医外科的教学任务，学院规定青年教师在正式走上讲台前，要通过学院教务处组织的试讲，参加试讲审查的有学院教务处、医院教务科相关人员、本科室的领导和同事们。记得那天，我试讲完走下讲台后，问科室的同事，我的课讲得怎么样？有一个同事调侃地说，讲得很好，这一炮打响了，还冲到天上转了一个圈。我顺利地通过了试讲，随后也顺利地完成了一个学期中医外科的教学任务。

中国有一句老话叫"成家立业"，我大学毕业后参加工作不久，经红娘牵线搭桥，与贺红武女士结为夫妻，我们成为人生道路上志同道合的伴侣。我俩虽然所学专业不同，从事的职业不同，但我们总能在工作上相互支持，在生活上相互照应。贺红武是一位知书达理、朴实端庄的女士，婚前我俩就相识相知。我们都是在湖北中医学院的院子里长大的，她的父亲陈任远是湖北中医学院的领导，她母亲贺毓英是湖北中医学院附属医院的眼科医生。同时我俩也是华师一附中高中一个年级的同学，我在二班，她在四班。不同的是，我高中毕业后下农村了，她则直接到华中师范学院化学系上大学。当时华师一附中的高中毕业生有3‰直接推荐上大学，她就是其中一员。她后来成为华中师范大学化学学院农药化学研究所所长，二级教授。婚后我们夫妻生活和谐幸福，一年后儿子盛毅降临我家，为我们家庭带来了无限的生机和欢乐。三口之家快乐幸福，四世同堂其乐融融。幸福的家庭港湾，是我人生道路上不断前行的源源动力。

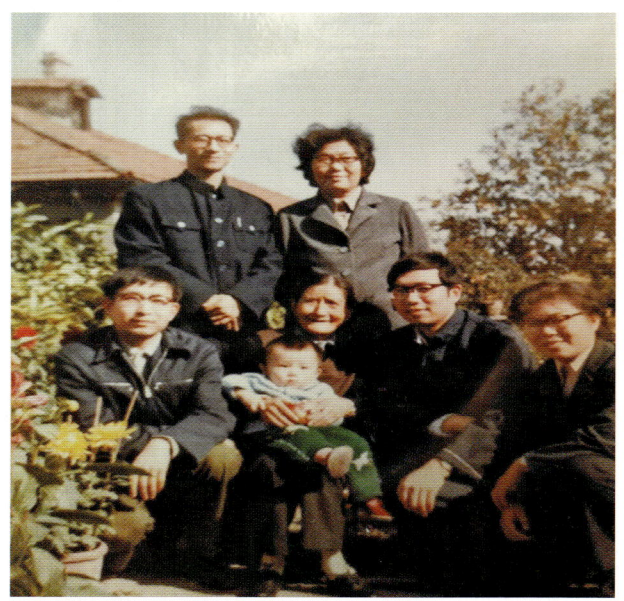

四世同堂（第一排右2为盛国光）

1986年因医院承担国家乙型肝炎的攻关课题，肝病科任务重，人员不足，需要从医院各个科室抽调医生，经张赤志教授向肝病科主任王伯祥教授推荐，承蒙王伯祥教授厚爱，我被调入肝病科，从事中西医结合防治肝病的临床科研工作，成为一名内科住院医师。平常除了管好自己的患者外，早晨交班会上提到的危重或疑难患者，我也会去了解和关注其病情变化，有不懂的地方及时请教上级医生，或到医院图书馆查阅有关资料，将重要的内容及时记录在小卡片上。在那期间，我订阅了两本期刊，一本是中医的《中医杂志》，一本是西医的《实用内科杂志》，这两本期刊对我业务能力的提高有很大的帮助，它们是我从医道路上的良师益友。

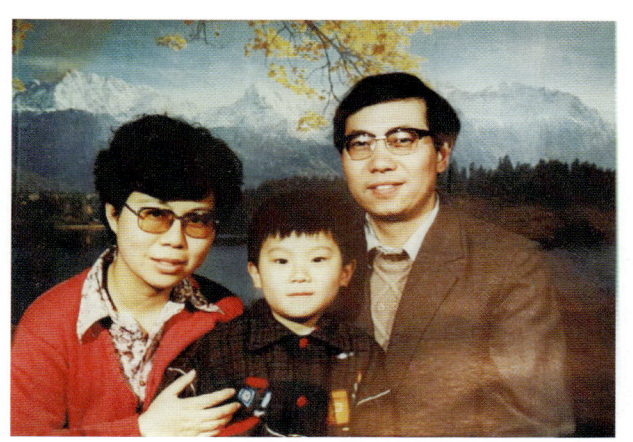

盛国光一家三口合影

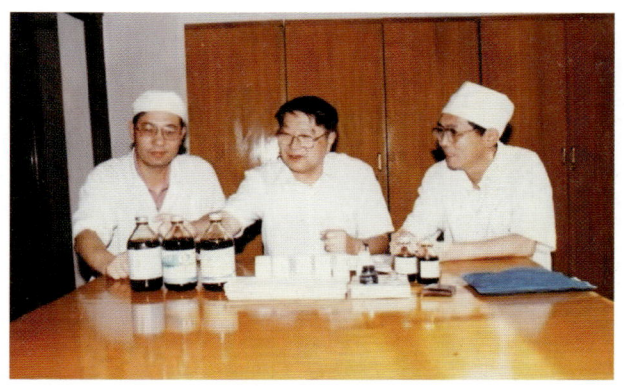

与王伯祥教授、张赤志教授合影（左1为盛国光）

作为一名中医学院附属医院的年轻医生，不仅需要学习好医古文，以便阅读中医古籍，还要学好英语，便于了解西医或现代医学的学术动态和前沿进展。我在学习英语上耗费的精力，远远大于学习医古文。调入肝病科不久，王伯祥教授为了培养我的英语能力，要求我翻译一篇篇幅很长、关于干扰素联合治疗乙型病毒性肝炎（乙型肝炎）的英语学术论文，这对提高我的英语水平有很大的帮助。为了及时了解肝病的前沿进展，我经常到医院图书资料室借阅新到的英文杂志，如 *Hepatology* 等。后来，湖北中医学院为了提高教职工的英语口语能力，专门聘请了外籍教师，开办了英语口语学习班，我积极报名参加学习。

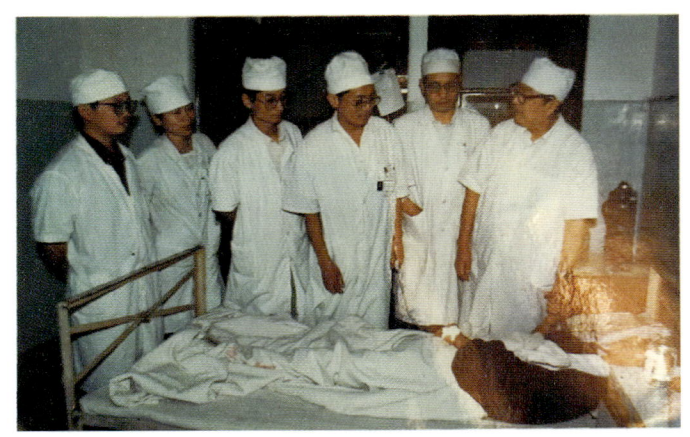

王伯祥教授带领查房（右 2 为盛国光）

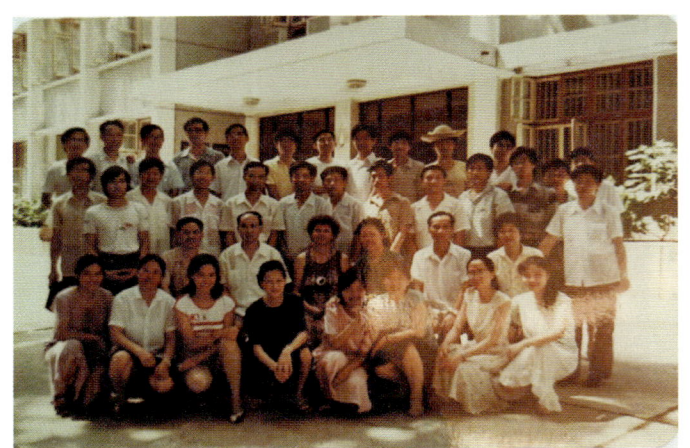

1987 年湖北中医学院英语口语学习班合影（第四排左 4 为盛国光）

　　慢性肝炎，尤其是病情反复的慢性肝炎，是严重危害人类健康的一类肝脏疾病。其中一部分慢性肝炎在临床上可演变为重症肝炎，一旦演变为重症肝炎，则病情凶险，预后极差，当时其病死率达 80％ 以上。在数千万慢性肝炎患者中，哪些患者将转变为重症肝炎，临床医生往往难以预料和把握，而明确诊断为重症肝炎的患者，临床上多难以救治。针对这个临床上迫切需要解决的难题，1994 年，我向湖北省教委申报了从医道路上的第一个科研课题"预测慢性肝炎转为重症肝炎的实验及临床研究"。该研究试图通过综合分析临床有价值的相关指标，探索其中的内在规律，并对慢性肝炎转为重症肝炎的趋势进行量的界定,从而为临床医生早期预测慢性肝炎演变为重症肝炎提供参考。该研究成果发表在《中华中西医药研究与临床杂志》,2003 年 5 月第 1 卷第 3 期。

科技攻关

　　1987 年 3 月,医院在原有肝病科的基础上,成立了湖北中医学院附属医院脏象肝病研究所。在所长王伯祥教授的指导和培养下,我在完成临床工作之余,积极参与国家"七五""八五"中医药防治乙型肝炎攻关课题。肝穿刺病理组织学检测率是攻关课题的重要考核指标之一。在我们科室,我做的肝穿检测病例数是最多的,曾经一连做了 6 例肝穿检测。在参与攻关课题的过程中,我边临床实践,观察病例,边刻苦学习,虚心求教,专业知识不断丰富,工作能力迅速提高,成为国家"八五"中医药防治乙型肝炎攻关课题秘书长。我主要负责协助课题组组长王伯祥教授,组织全国 10 多个单位协作攻关,为探索出中医药防治乙型肝炎的有效方药,组织实施从中草药的资源调查到有效成分的含量检测,从近期临床观察到远期疗效的随访等工作。该项目 1996 年通过国家验收,经专家鉴定,项目成果达国内领先水平。

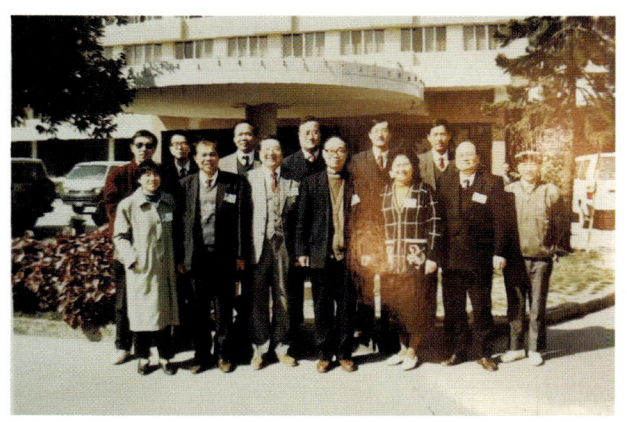

"八五"攻关课题组合影(第二排左 1 为盛国光)

　　我的从医之路就是不断地从临床中发现问题,并设法解决问题。在当时的肝病学界,人们普遍认为,乙型肝炎在病毒感染过程中,病毒活跃复制的标志是HBeAg 阳性,而 HBeAg 转阴则提示病毒减弱,血清中病毒颗粒减少,疾病进展

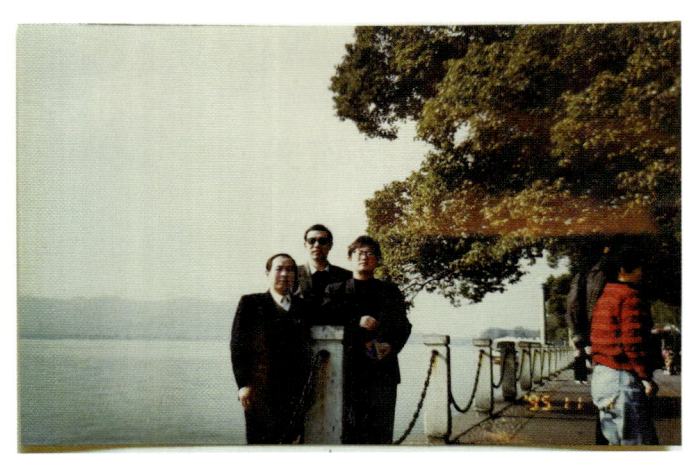

于杭州西湖边与李瀚旻教授、张建军教授合影（左2为盛国光）

处于静止状态。但我在临床和随访病例中却发现，即使 HBeAg 转阴，部分病例的病变并未静止，甚至有极少数病例进一步发展为重症肝炎，因此我对 HBeAg 转阴能否作为临床疗效的判定标准提出了疑问。结合分子生物学的研究理论和成果，我认为上述问题可能与病毒基因变异有关。当时我查阅相关文献，国内外仅有一篇关于干扰素对乙型肝炎病毒基因变异影响的报道。为了探明中医药治疗对病毒基因变异的影响，1995 年，我申报了国家中医药管理局重点科研项目"中医证型及多法联用与慢性乙型肝炎 HBV 前 C 区基因突变的相关性研究"，经过三年的努力，研究达到了预期目标，研究结果证明中医药在治疗慢性乙型肝炎过程中，也可引起病毒前 C 区基因变异，我们的检测结果被乙型肝炎病毒全基因链序列检测技术所证实。该项目率先在全国采用单链构象多态性（SSCP）银染技术，检测 HBV-pre-C 基因突变。该方法稳定、简便、快速，能基本满足临床大面积、大样本筛检的需要。该研究获得湖北省科学技术进步奖三等奖。

"九五"期间我主持了国家"九五"中医药防治乙型肝炎攻关课题"海珠益肝胶囊治疗慢性乙型肝炎的研究"，当时课题面临一些问题和困难，但在各级领导、科管部门及相关协作单位的大力支持和帮助下，我们努力解决了问题，克服了困难，最后顺利通过了课题验收。当时的主要问题是课题经费严重不足，因为课题临床观察的对照组需选用干扰素，当时深圳科兴公司生产的干扰素是240 元 1 支，经估算课题需要约 2000 支干扰素，耗资约 48 万元，而课题的总经

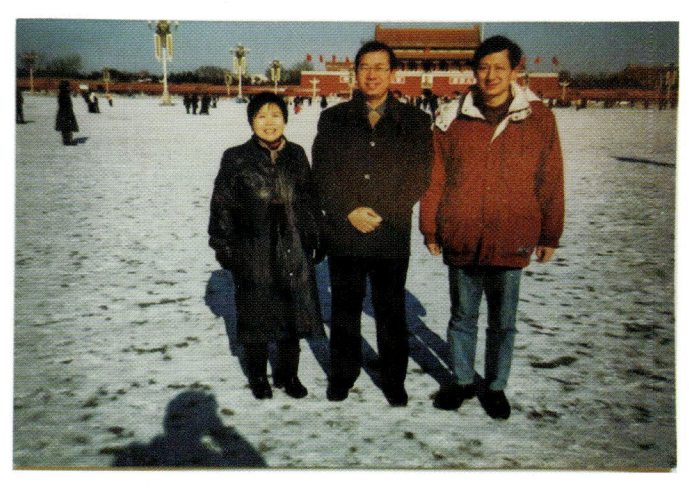

"九五"攻关主要负责人于北京合影(左2为盛国光)

费仅有40万元,资金出现大量缺口。于是,我找到科兴公司的一位老总,请他作为企业代表,支持国家攻关课题的研究。该老总立刻表态,他们公司积极支持。最后,科兴公司以10元1支的价格,为课题组提供干扰素。这10元1支的干扰素,在课题实施中,由患者出5元,科研课题经费补贴5元,仅此一项就为课题组节约了40余万元。另外,我们与新疆克拉玛依油田医院联系,因为在当时医改的环境下,油田医院全部实行公费医疗。后经协商,我们与该医院签订了科研课题临床观察合作协议,我和张建军教授一起,随身带着科研观察表、肝穿器械等,远赴新疆克拉玛依油田医院。当时当地的医生和患者对我们还不是很了解,凑巧的是,我们去的当天《健康报》刊登了我入选"全国青年中医百杰"的报道,这迅速增加了他们对我们的信任,我们因此顺利地收治了一批临床观察病例。"九五"期间,我带领课题组成员历尽艰辛、顽强拼搏,从药学(制剂工艺、质量控制、稳定性试验)、毒理学(急、慢性肝损伤)、药效学(体内、外抗病毒试验)研究,到临床研究,圆满完成了国家攻关任务,顺利通过了国家验收。该项目获得了湖北省科学技术进步奖二等奖,并获得国家发明专利一项。我研制的海珠益肝胶囊(治疗慢性乙型肝炎)和丹山消脂颗粒(治疗脂肪肝),后来也都成为湖北省中医院的院内制剂。

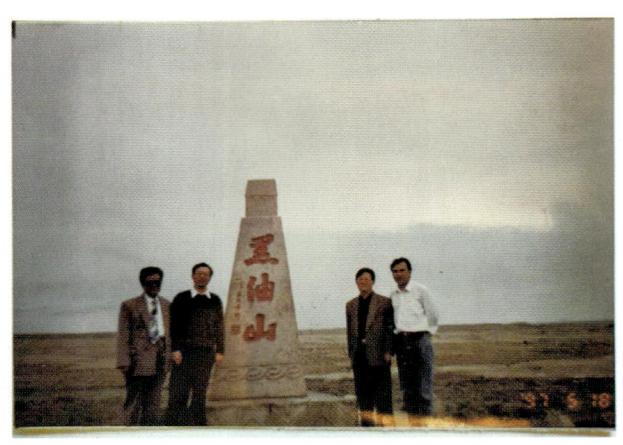

"九五"期间到克拉玛依开展临床观察工作（左2为盛国光）

学科建设

1994年，我率领医院医疗队赴洪湖抗洪救灾，圆满完成抗洪救灾医疗任务。1995年我被评为"全国青年中医百杰"，1996年被卫生部授予"全国中青年医学科技之星"称号，同年荣获湖北省政府专项津贴。1997年2月至7月，我在武汉大学师资培训中心英语培训班学习，获得结业证书。1997年我光荣地加入中国共产党，同年破格晋升主任医师，1998年被聘为教授，2001年担任博士研究生导师。

2005年7月至9月我作为客座教授应邀到台湾高雄长庚纪念医院讲学，讲学期间主要从事中医临床和教学工作，一般上午坐诊并带教中医科的年轻医生和实习生，下午进行专业学术讲座或做病案点评。我曾诊治一位年届六旬患肝硬化腹水的男性患者，他是高雄市某部门的行政干部，患肝硬化多年，腹部胀满疼痛，肢体乏力，小便量少，舌淡红有瘀斑，舌边有齿痕，苔薄黄欠润，辨证为脾虚水停，气滞血瘀，法取健脾利湿、通阳化气，兼以行气活血，用茵陈五苓散加减治疗。一周后他来复诊，刚走进诊室，就跪在地上，说感谢我救了他，他说服用中药后腹部胀痛明显减轻，尿量增加，体重减少了11 kg，病情明显好转。

2005年11月，我担任湖北省中医院感染性疾病科主任，脏象肝病研究所所长，带领全科同志共同努力，于2006年通过了国家验收，我科（国家中医药管理

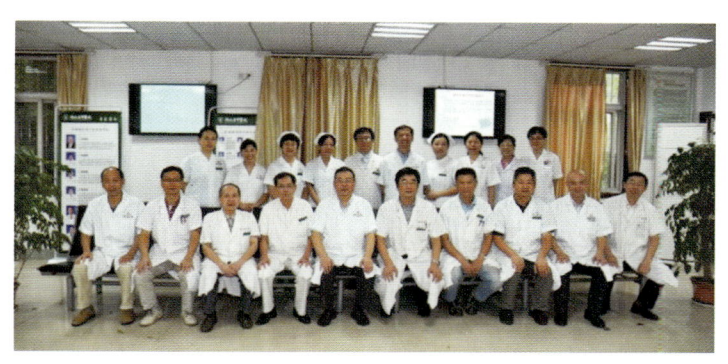

湖北省中医院肝病科合影（第一排左5为盛国光）

局"十五"重点肝病专科）被评为"优秀重点专科"。2006年7月我荣获"湖北省有突出贡献中青年专家"，2007年6月担任湖北中医学院省级重点二级学科"中西医结合临床"学科带头人，同年荣获"全国优秀中医临床人才"称号。2008年任湖北省中医肝病医学临床研究中心主任，并担任国家中医药管理局中医肝病重点研究室主任。

2008年，在湖北省卫生厅中医处及医院的领导下，我积极参与申报国家中医肝病临床研究基地（湖北）的工作，应邀赴京参加申报肝病临床基地专业评审组的答辩会，专业答辩评审成绩为肝病学科组第一名。2008年我被评为湖北省卫生厅直属系统优秀共产党员，2009年担任国家中医药管理局中医肝胆病重点学科带头人，2010年被湖南中医药大学第一附属医院聘为该院国家中医临床研究基地重点研究病种（肝病）专家委员会委员。

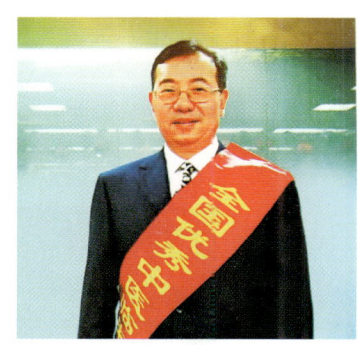

2007年荣获"全国优秀
中医临床人才"称号

作为全国中医肝病重点专科协作组副组长、重点病种脂肪肝协作组组长，我牵头组织全国十几家单位，经过5年的努力、优化，验证了非酒精性脂肪肝的中医诊疗方案，制定了非酒精性脂肪肝中医治疗的临床路径。该诊疗方案作为行业标准与指南，指导全国中医医疗机构对非酒精性脂肪肝的防治，目前已在全国推广应用，为提高非酒精性脂肪肝的中医诊疗水平作出了突出贡献。

2012 年 2 月，我担任国家中医肝病临床研究基地（湖北）重点病种研究首席专家，在国家中医药管理局、湖北省卫生厅和医院各级领导的精心指导下，带领肝病团队为湖北省中医院中医肝病临床研究基地的建设及顺利验收做了大量艰苦的且卓有成效的工作。2016 年 11 月我在国家中医药管理局（北京）组织的验收会上，做了国家中医临床研究基地重点病种研究验收汇报，通过国家验收。湖北省中医院成为国家中医肝病临床研究基地，被评为 2016 年度湖北"十大科技事件"之一。

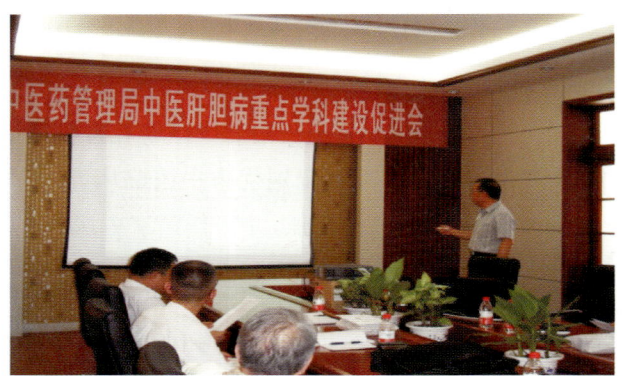

2011 年主持国家中医药管理局中医肝胆病重点学科建设促进会

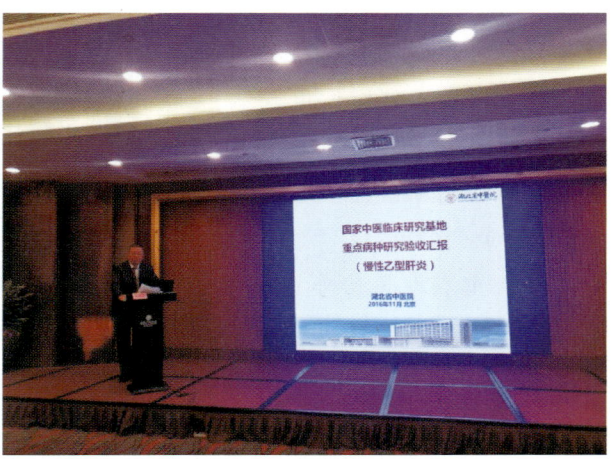

2016 年做国家中医临床研究基地重点病种研究验收汇报

喜获硕果

命运之神总是格外垂青那些辛勤的跋涉者,辛勤的耕耘最终换来了金色的收获。2012 年,我主持的"从'毒''痰''瘀''虚'论治慢性乙型肝炎的证治规律及临床应用"研究,获得了湖北省科学技术进步奖二等奖。2012 年我晋升二级主任医师,同年 12 月获"全国卫生系统先进工作者"荣誉称号,2013 年 2 月获得国务院政府特殊津贴。2013 年 6 月,医院派我到新加坡南洋管理学院进修,学习高级医院管理课程,顺利获得结业证书。2016 年被聘为湖北省委保健委员会医疗保健专家。

多年来我主编或参编学术专著 6 本,发表及交流学术论文 50 余篇,招收指导硕士研究生 14 名,指导博士研究生 16 名。先后主持或参与完成科研课题 12 项,获科研成果 10 项,科技奖 10 项。其中湖北省科学技术进步奖二等奖 3 项、三等奖 2 项,国家中医药管理局科学技术进步奖三等奖 1 项,湖北省卫生厅科学技术进步奖二等奖、三等奖各 1 项,中华中医药学会科学技术奖二等奖 1 项、中国中西医结合学会科学技术奖三等奖 1 项;获国家发明专利 1 项。

学术兼职:曾历任武汉市中医药学会,理事;湖北省中医药学会,理事;湖北省中西医结合学会,理事;湖北省医学会肝病学分会,常务委员;中国中西医结合学会肝病专业委员会,委员;中国中西医结合学会传染病专业委员会,委员;湖北省中西医结合学会肝病专业委员会,委员、常务委员、副主任委员、主任委员;世界中医药学会联合会肝病专业委员会,理事、常务理事、副会长;湖北中医药大学学术委员会,委员;湖北省中医院学术委员会,委员;国家自然科学基金评审专家;国家药品监督局新药评审专家;《中医药信息》《医药学报》特邀专家;《中西医结合肝病杂志》编委、副主编、主编。

2012 年以来,我担任第五批、第六批全国老中医药专家学术经验继承指导老师,指导学术继承人 5 名,继承人结业考试成绩优秀。2018 年获湖北中医名师荣誉称号,2021 年 8 月全国名老中医专家盛国光传承工作室通过验收。

春华秋实,岁月悠悠。我庆幸出生在社会主义新中国,生长在和平的年代。童年生活无忧无虑,幸福快乐。高中毕业,先后下农村务农,进工厂做

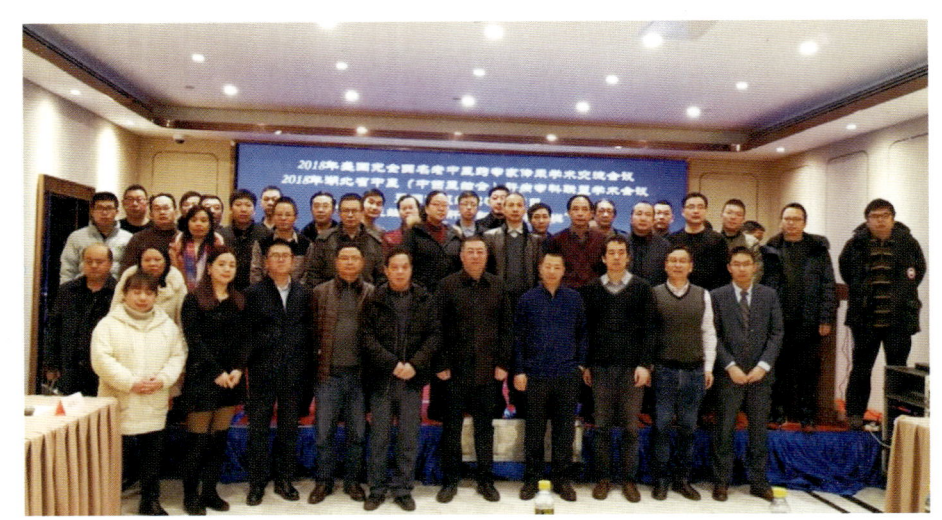

2018 年盛国光全国名老中医药专家传承学术交流会议（第一排右 5 为盛国光）

工。恢复高考后，走上了学医、从医之路，目睹了中国改革开放、蓬勃发展的时代变迁。一路走来，风雨彩虹，感触良多。在我成长的道路上，有耕耘的艰辛，亦有丰收的喜悦。在我从医的过

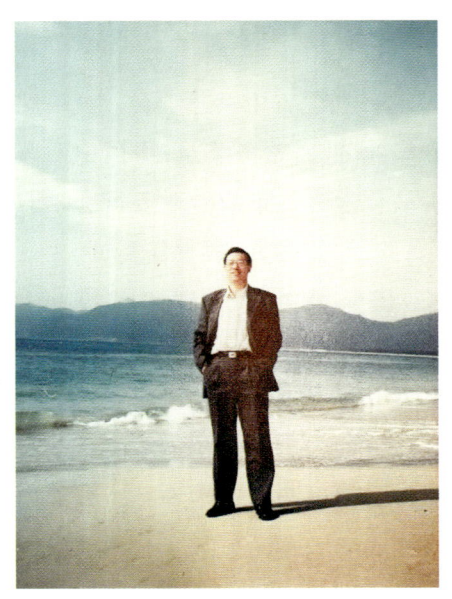

盛国光

程中，为服务大众健康，做了一些力所能及的工作，有幸为中医药事业的传承，尽了一点绵薄之力。纵观历史，放眼世界，我就像历史长河中的一朵浪花，中医学传承中的一点薪火，是那么微不足道。尽管如此，因为我经历过，奋斗过，拥有过，我无怨无悔，且甚感欣慰。

岁月如梭，岁月如歌。抚今追昔，我已走过七十年的人生之路，而学医、从医已然四十五年。我将在未来的人生之路上，继续跋涉、求索。

荆楚中医药继承与创新出版工程·
荆楚医学流派名家系列（第三辑）

盛国光

学术特色

用"和"的理念指导中医临床辨治

"和"是一种思维理念、行为方法,也是人类追求的一种完美的境界。在古汉语中,"和"的本义为"声音相应",初引申为声音协调、事物协调,后引申为一般性的和谐与协调。儒家经典《中庸》指出:"喜怒哀乐之未发,谓之中;发而皆中节,谓之和。中也者,天下之大本也;和也者,天下之达道也。致中和,天地位焉,万物育焉。"发而中节,是指通过调节合乎节度,达到平衡之"和"的状态。在中国传统文化中,"和"表达了一种"和谐平衡"的哲学理念及"适度为和"的文化内涵。盛国光认为中医学滋生于中国传统文化的沃土之中,中医养生学、中医基础理论及中医临床实践等都有"和"的体现,其中中医养生学中有天人之和、形神之和、劳逸之和等;中医基础理论中有阴阳以平为期、五行生克制化有度、中焦如衡非平不安、少阳为枢调和为用、五脏以和为用、营卫气血以和为贵等;中医临床实践中如治疗八法中无不贯穿着"和"的思维理念。

(一)"和"在中医基础理论中的体现

1. 阴阳以平为期　阴阳为中国古代的哲学概念,阴与阳代表着事物既相互对立,又相互依存的两个方面。中医以阴阳学说来阐明人体的生理现象与病理变化,认为人体阴阳两方面相互依存、相互消长,处于一种动态平衡的状态。"阴平阳秘,精神乃治"。若阴阳失调,就会出现"阳虚则外寒,阴虚则内热"的现象,甚至产生"阴阳离决,精气乃绝"的危候。所以在治疗上强调"谨察阴阳所在而调之,以平为期"。正如《素问·生气通天论》所云:"阴者藏精而起亟也;阳者卫外而为固也。阴不胜其阳,则脉流薄疾并乃狂,阳不胜其阴,则五藏气争,九窍不通。是以圣人陈阴阳,筋脉和同,骨髓坚固,气血皆从。如是则内外调和,邪不能害,耳目聪明,气立如故。"

2. 五行生克制化有度　中医以五行学说来阐明人体生理、病理以及与自然的关系。五行是指气的五种运动形式。五脏之间按其属性进行归类,运用五行生克制化规律,来解释五脏在生理上既相互资生,又相互制约的关系,从而使五脏处在一种平衡协调的状态。如果失其节度,就会出现"气有余,则制己所胜而侮所不胜;其不及,则己所不胜侮而乘之,己所胜轻而侮之"的病理变化,"亢则害，承乃制，制则生化，外列盛衰，害则败乱，生化大病"讲的就是这个道理。而"虚则补其母，实则泻其子"则是运用五行的生克制化原理，补不足、泻有余，达到调和五脏功能的目的。

3. 营卫气血以和为贵　营卫气血是维持人体生命活动的重要物质基础。《灵枢·营卫生会》曰："其清者为营，浊者为卫，营在脉中，卫在脉外，营周不休，五十而复大会，阴阳相贯，如环无端。"如果营卫失和则为病。《伤寒论》第95条讲："太阳病，发热、汗出者，此为荣弱卫强，故使汗出。欲救邪风者，宜桂枝汤。"此用桂枝汤，义在调和营卫。

气为血之帅，血为气之母。气存血中，血以载气的同时，血不断为气的功能活动提供水谷精微。气属阳，血属阴。在正常生理情况下，气血阴阳是相对平衡的，反之，则如《素问·调经论》所说："血气不和，百病乃变化而生。"在治疗时，便应调整气血之间的关系，正如《素问·至真要大论》所谓"疏其血气，令其调达，而致和平"。

4. 中焦如衡非平不安　中焦包括脾和胃的功能，足太阴脾与足阳明胃两者互为表里。脾主运化，胃主受纳，共为人体气血生化之源。脾气以升清为顺，胃气以降浊为和，脾胃相合，则燥湿相济，气机升降有度。若脾胃功能失调，则水液气机代谢异常，可见《素问·阴阳应象大论》"清气在下，则生飧泄；浊气在上，则生䐜胀"等症。故吴鞠通强调"中焦如衡，非平不安"。

5. 少阳为枢调和为用　手少阳三焦是水火气机的通道，气化的场所，元气之别使，内寄相火。《灵枢·本脏》云："三焦膀胱者，腠理毫毛其应。"三焦气机调畅，则表气调和。说明三焦与太阳主表的关系，太阳阳气通过三焦的体表输布，起到温煦肌表，调节体温，防御外邪的作用。

足少阳胆腑藏精汁，主疏泄，精汁排放有规律，则阳明之气可降，受纳功能正常；太阴之气可升，运化功能正常。足少阳胆腑既主疏泄，又主决断，而情志调畅，使精神愉悦而少抑郁，心情轻快而少焦虑，思考果断而少犹豫。可见少阳经脉，虽在人体的一侧，但少阳阳气却是表里内外无处不及，少阳阳气的作用是全身的。手少阳三焦与太阳之表有关，足少阳胆与阳明之里有关，故后世称少阳主半表半里。半表半里，非表非里，也不是一半表一半里，亦不是表里之间的夹界。少阳像门轴，轴的运转灵活，能调节内外的畅达，所以《黄帝内经》言"少阳为枢"，其以调和为用。少阳的调达对脾胃的升降、五脏六腑的新陈代谢和精神情志活动有重要的调节、促进和控制作用。

（二）"和"在中医临床实践中的体现

1. 在治疗八法中的体现

（1）汗法：《伤寒论》第 12 条："太阳中风，阳浮而阴弱，阳浮者，热自发，阴弱者，汗自出，啬啬恶寒，淅淅恶风，翕翕发热，鼻鸣干呕者，桂枝汤主之。"方用桂枝汤解肌祛风，调和营卫，微微汗出而愈。

（2）吐法：《备急千金要方》用盐汤探吐方治疗饱食填胃所致的食厥，肝气郁极所致的气厥，使之得吐则气机条畅，厥逆自复。

（3）下法：《金匮要略·呕吐哕下利病脉证治》云："食已即吐者，大黄甘草汤主之。"六腑以通为用，此病因实热壅阻胃肠，腑气不通，以致在下则肠失传导而便秘，在上则胃失和降而呕吐。治用大黄甘草汤泄热去实，使实热去，大便通，胃气和，则呕吐自止。

（4）温法：饮为阴邪，遇寒则凝，得温则行；饮邪最易伤人阳气，若阳能温运，则饮邪可除。《金匮要略·痰饮咳嗽病脉证并治》云："病痰饮者，当以温药和之。"

（5）清法：《伤寒论》第 303 条："少阴病，得之二三日以上，心中烦，不得卧，黄连阿胶汤主之。"本证为心火亢盛，肾阴亏虚，心肾不交之失眠。方用阿胶、芍药、鸡子黄滋补肾水的同时，用黄连、黄芩清亢盛之心火，使心肾相交，水火既济而病愈。

（6）消法：《伤寒论》第 149 条："伤寒五六日，呕而发热者，柴胡汤证具，而以他药下之，柴胡证仍在者，复与柴胡汤。此虽已下之，不为逆，必蒸蒸而振，却发热汗出而解。若心下满而硬痛者，此为结胸也，大陷胸汤主之。但满而不痛者，此为痞，柴胡不中与之，宜半夏泻心汤。"此证为胃气呆滞，湿浊中阻，升降失常之心下痞症。方用半夏泻心汤泻心消痞。全方七味药物相配，寒温并用，辛开苦降，补气和中。自然邪去正复，气得升降，痞消则诸症悉平。

（7）补法：关于补法，张景岳在《景岳全书》中提出："善补阳者，必于阴中求阳，则阳得阴助而生化无穷；善补阴者，必于阳中求阴，则阴得阳生而泉源不竭。"其中理阴煎通治真阴虚弱等证。方中熟地黄、当归除补阴血外，与干姜、炙甘草、肉桂补阳药合用，使阳生阴长化源不竭，从而达到理阴的目的。此论寓补于"和"中,将中医学中"和"的精神发挥得淋漓尽致。

（8）和法："八法"中的和法,特指和解少阳之法。手少阳三焦与太阳之表有关,太阳阳气通过三焦的体表输布,起到温煦肌表,调节体温,防御外邪的作用。足少阳胆与阳明之里有关,足少阳胆腑疏泄正常,精汁排泄有规律,则阳明之气可降,受纳功能正常;太阴之气可升,运化功能正常。少阳的阳气为一阳,如日初出,不亢不烈,温煦长养,其作用部位在全身,故称少阳为枢。小柴胡汤是和解少阳的代表方,方中柴胡味苦微寒,主升主散,为少阳经专药,用之轻清升散,能解经邪,舒气郁,可使少阳半表之邪从外而解,为方中君药。黄芩苦寒,善清胆热、清郁火,能使半里之邪得以内彻,故为臣药,配合柴胡,一散一清,针对少阳病经腑同病,易化郁化火的特点,共解少阳半表半里之邪。《伤寒论》第230条："阳明病,胁下硬满,不大便而呕,舌上白胎者,可与小柴胡汤。上焦得通,津液得下,胃气因和,身濈然汗出而解。"可见"枢机不利,和解少阳"及"三阳同病,治从少阳",均可因"和"而解,其道理也在于此。

2. 在中医的方剂配伍及其药物应用上的体现 "君臣佐使"是中医的组方原则,体现了方剂的配伍之和,这种组方原则最早见于《黄帝内经》。《素问·至真要大论》说："主病之谓君,佐君之谓臣,应臣之谓使。"李东垣在《脾胃论》中说："君药分两最多,臣药次之,使药又次之。不可令臣过于君,君臣有序,相与宣摄,则可以御邪除病矣。"君臣主次有序、佐使相辅相成,方剂才能有效地发挥治疗作用。

药物的四气（性）五味合理配伍,可以达到祛除病邪、安和脏腑的目的。清代名医戴天章在《广瘟疫论》中云："寒热并用之谓和,补泻合剂之谓和,表里双解之谓和,平其亢厉之谓和。"寒温并用,法取辛开苦降,如半夏泻心汤,方中半夏、干姜性温味辛,黄芩、黄连性寒味苦;表里双解,法取解表除烦,如大青龙汤,方中麻黄、桂枝辛温解表,石膏辛寒清里除烦;补泻合剂,法取增液承气,如增液承气汤,方中玄参、生地、麦冬甘寒增液滋阴,大黄、芒硝苦寒攻下泄热;平其亢厉,法取清肝泻火,如龙胆泻肝汤,方中龙胆草性寒味苦、入肝胆经以清利肝胆,栀子、黄芩苦寒泻火。四气五味的配合应用,也体现了中医之"和"的思维理念。

（三）用"和"的理念指导中医肝病临床实践

历代医家治疗肝病积累了许多宝贵的诊疗经验,《金匮要略》云："见肝之病,知肝传脾,当先实脾……夫肝之病,补用酸,助用焦苦,益用甘味之药调之。"

肝居体内,藏有形之阴血,故肝体为阴;然肝的功能以主疏泄、调畅气血津液运行为主,故肝用为阳。《临证指南医案》指出:"故肝为风木之脏,因有相火内寄,体阴用阳,其性刚,主动主升,全赖肾水以涵之,血液以濡之。"清代名医王旭高对其治肝经验进行了系统总结,名为"治肝三十法",载入《西溪书屋夜话录》中:"肝气、肝风、肝火三者同出而异名,其中侮脾乘胃,冲心犯肺,挟寒挟痰,种种不同,故肝病最杂而治法最广。"盛国光提出肝病临床治疗中需要秉承"和"的理念,针对不同的肝脏病证,运用中草药不同的性味、归经及功效,合理组方用药。如治疗慢性肝炎,应当把握节度,兼顾毒痰瘀虚;对于脂肪性肝病,分证而治,适情用药,综合调治;对于肝硬化腹水,健脾利湿,培土通阳,协调阴阳;肝癌之治,扶正祛邪,攻补兼施,补不足,泻有余,使失调的机体恢复到相对平衡的状态。

1. 慢性乙型肝炎治疗应当把握节度　乙型肝炎病毒的清除与机体的免疫状态低下、过激相关,免疫耐受表现为肝功能正常,不利于病毒的清除;免疫反应过激,肝功能损伤过重,人体又难以耐受。故免疫功能处在一个适度的状态,丙氨酸转氨酶(ALT)、天冬氨酸转氨酶(AST)为正常值的 2～5 倍,有利于乙型肝炎病毒的清除。乙型肝炎病毒的清除需要患者免疫功能处在一个适度的状态,临床运用中医药治疗慢性乙型肝炎时,应从整体上把握患者的不同病理状态,用药及其配伍后的偏性和功用,综合调节机体免疫功能低下或过亢等失衡状态,或以祛邪毒为主兼以扶正,或以顾护正气为主兼以祛邪,制定个体化的治疗方案。慢性乙型肝炎的病因病机较为复杂,常常要解毒、化痰、消瘀与扶正诸法联用,才能达到祛邪已病的目的,使机体重新恢复到一种平衡协调的状态。

2. 慢性肝炎肝纤维化治疗应当"适度活化"　研究表明,肝星状细胞活化是慢性肝炎肝纤维化的关键环节。肝星状细胞活化过度和不及都不利于疾病的恢复,唯有"适度活化"为宜。提示在运用中医药抗肝纤维化时,不能一味追求活血化瘀,软坚散结,而应遵循中医"和"的学术理念,把握一定的节度。

3. 脂肪性肝病必须综合调治　脂肪代谢失常,堆积于肝,致生肝病,宜降脂排浊综合调治。脂肪性肝病早期除痰湿阻滞、瘀血阻络的基本病机外,多伴有肝郁脾虚,后期则在痰湿阻滞、瘀血阻络的基础上,往往出现湿郁化热、肝肾不足。我们在实验研究中看到,化痰祛湿、活血通络法对脂肪性肝病大鼠游离脂肪酸和脂质过氧化及肝组织病理变化均有明显改善作用。临床上根据脂肪性肝病不同阶段的中医证候，分别采用疏肝健脾、祛湿化痰、活血化瘀、解毒滋阴的中医治法，调治其偏胜偏衰的状态，恢复机体正常的生理功能。脂肪性肝病患者常有不同程度的肝功能异常，临床辨证多兼有湿郁化热，或肝肾不足，常需配伍运用清热化湿、滋补肝肾的中药，同时辅以节饮食、常运动、适寒温、和喜怒，可以获得良好的疗效。

4. 脂肪性肝病患者合并有慢性乙型肝炎适情用药　临床诊治时还需根据脂肪性肝病的病因、病理、临床表现适情用药。对合并有乙型肝炎病毒感染的脂肪性肝病患者，可配合选用有抗乙型肝炎病毒作用的清热解毒药，如白花蛇舌草等；若有黄疸则可选清热利湿退黄药，如茵陈等。脂肪性肝病患者可因胰岛素抵抗导致肝损伤，故常选用含有保肝降酶成分的水飞蓟、女贞子等药。若辅以节饮食、常运动、适寒温、和喜怒，每每可获得良好的疗效。

5. 肝硬化腹水应培土通阳　肝硬化腹水属中医"臌胀"的范畴，为中医"风、痨、臌、膈"四大难治病症之一。臌胀的基本病理为气滞、血瘀、水停，在脏腑主要责之于肺、脾、肾，其中脾脏最为关键。臌胀在早、中期多为脾肾阳虚水停，治以健脾温肾、通阳利水尤易；后期往往出现水邪乃盛，肝肾阴液亦显不足，若反温阳利水则易伤阴，仅滋阴补液则有碍通利水湿，在临床上很难做到滋阴而不碍湿、利水而不伤阴。因此，臌胀的中医治疗须秉承"和"的理念，综合平衡邪气的强弱与脏腑的盛衰，做到从整体上兼顾正邪、协调阴阳。

6. 肝癌之治宜攻补兼施　中医认为肝癌总的病机是整体虚衰、局部邪盛。中医药治疗肝癌常用黄芪、当归补益气血，配伍白花蛇舌草、半枝莲、山慈菇解毒抗癌。对于肝癌患者来说，正气虚衰的程度和性质因人而异，有五脏虚损偏重的不同，有阴阳气血亏损的差异。肝癌患者疼痛多有不通则痛，然不荣而痛的亦不在少数，若为不荣而痛，选用大剂量的生地、芍药、郁金治疗常有良效。正虚与邪实两者相互关联、相互影响，既可因虚而瘀，亦可因瘀致虚，形成恶性循环，中医药治疗宜当扶正祛邪、兼而施之，阻断其恶性循环，控制或延缓病情的进展，从而改善患者的生存质量，延长患者的生存期。

"和"为中医治疗的重要特色之一，西医治疗着眼于人所患之病，中医治疗则更注重于患病之人。人是一个以五脏为中心的有机整体，并且在时间和空间的发展过程中始终维持一个相对平衡的状态。机体好似一个庞大的平衡系统，包括五脏生克制化、卫气营血运行敷布、气机升降出入的平衡等，一旦外邪侵入，或正气虚衰，打破了机体的某种平衡，人就会得病。中医治病，就是运用中药的四气五味、药物归经等特性，从整体上把握，从"证"入手，调治机体失衡的状态，使之达到新的平衡而治愈疾病；桂枝汤、小柴胡汤、六味地黄丸等是应用较广的名方，这几个方子都是通过调节人体五脏、经络、气血阴阳等的偏盛偏衰的状态，使之趋于相对平衡而治疗疾病的。

慢性乙型肝炎中医辨治规律：毒、痰、瘀、虚

近 40 年来，中医药在防治慢性乙型肝炎（CHB）的过程中发挥了重要的作用，在抗乙型肝炎病毒（HBV）、恢复肝脏功能、抗肝纤维化、改善临床症状方面均有不同程度的效果。盛国光研究团队经过长期的临床实践，对 CHB 的中医辨治规律进行了探讨。

（一）始从解毒入手

CHB 的发病特点与清代吴又可提出的"杂气"致病相似，吴又可在《温疫论》中指出，杂气是天地间别有的一种异气（"异气"亦称为"毒气"）。乙型肝炎具有较强的传染性，符合"五疫之至，皆相染易，无问大小，病状相似"的疫毒之说。其潜伏性传染方式又与温病"伏邪"发病特点相似，临床使用茵陈蒿汤、甘露消毒丹等治疗乙型肝炎，皆法取清热利湿解毒。"七五"期间，我院承担的国家科技攻关课题：中医药治疗慢性活动性乙型肝炎及其肝纤维化的研究，组织全国多家单位分别采用多种方药治疗 CHB，或解毒疏肝，或解毒清热，或解毒健脾，或解毒补肾，取得了不同程度的疗效，然"解毒"为众方中共有的治法，湿热毒邪致病成为当时中医学界的共识。"八五"期间，我们从解毒入手，承担并完成了国家"八五"科技攻关课题：中医中药治疗慢性乙型肝炎及其肝纤维化的研究，验证了清热解毒法治疗 CHB 的疗效。其研究成果经国家验收，达到国内先进水平。该成果对中医药治疗 CHB 起到了重要的指导作用，在业内产生了重要影响。

（二）解毒化痰消瘀法联用相得益彰

CHB 迁延反复，缠绵难愈，且常法难以取效，此与痰的病理特点相似。湿热毒侵或热邪耗伤阴液，灼津成痰；或湿热困阻阳气，水湿停聚为痰，毒与痰搏，

毒仗痰势，痰助毒威，相互为患，胶结难解；日久肝失疏泄，气机不畅，血行不通，瘀血停滞，即"初病在经""久病入络"。"九五"期间，我们根据 CHB 的临床特点，认识到 CHB 的病因病机为毒、痰、瘀，据此确立了解毒、化痰、消瘀的治疗方法，研制出海珠益肝胶囊。研究结果表明：海珠益肝胶囊对抑制 HBV 复制、抗肝细胞损伤、调节免疫功能均有一定的效果。在湖北省自然科学基金项目"从调节免疫和细胞凋亡入手探讨海珠益肝胶囊疗效机制"支持下，我们对海珠益肝胶囊的疗效机制进行了研究。研究结果提示海珠益肝胶囊对受损肝组织具有明显的保肝降酶作用，调节肝细胞凋亡，恢复 Th1（辅助性 T 细胞 1）/Th2 的平衡可能是其主要的作用机制。该方制剂于 2003 年取得国家发明专利。

（三）毒、痰、瘀、虚切中病证特点

HBV 作为一种杂气致病，易由表入里，由气入血，易损肝及脾至肾，从而引起一系列虚实夹杂的病理变化，其中正虚是病情迁延反复、缠绵难愈的内在因素，邪实是导致肝炎转为慢性的首要条件。在海珠益肝方中茯苓虽为化痰而设，然其亦有健脾之义，健脾以化痰。纵览该方毕竟以祛邪为主，扶正显得不足。随着对 CHB 病因病机认识的逐步深化，正虚在疾病发病中的重要作用越来越引起人们的关注，人们逐渐发现邪侵正虚，正邪交争贯穿于 CHB 的发病全过程。邪之所凑，其气必虚；加上邪之所至，耗损正气。湿热毒邪久蕴体内，一方面阻遏中焦，影响脾胃，致脾胃虚弱，失于健运；另一方面，湿热毒邪易于化热，耗气伤阴，久病必虚，渐致肝、脾、肾亏虚。临床上我们观察到许多 CHB 患者始终有乏力的症状，故久治疗效欠佳时加用太子参、枸杞子、菟丝子、淫羊藿等扶正补虚的中药，往往能取得事半功倍的效果。我们认为毒、痰、瘀、虚是 CHB 的病证特点，针对这一病证特点，我们确立了解毒、化痰、消瘀、补虚的治法，在海珠益肝方的基础上，创制了海珠益肝加味方，把补虚与解毒、化痰、消瘀治法有机地结合起来，经临床验证，结果显示该方对患者的症状如乏力、腹胀、肝区不适等均有不同程度的改善作用，在恢复肝功能、抗肝纤维化、抗 HBV 方面亦有明显的疗效。

综上所述，盛国光研究团队对 CHB 病因病机的认识经历了从"毒"到"毒、痰、瘀"，再到"毒、痰、瘀、虚"的过程，即湿热疫毒侵袭人体、损肝及脾、痰湿瘀滞、瘀血阻络，久病耗损正气，导致肝脾肾亏虚。毒、痰、瘀、虚四者在 CHB 的发生发展及演变过程中可因湿热毒邪强弱和正气盛衰状况的差异而有轻重隐显

程度的不同,然而,毒、痰、瘀、虚相互为患是其必然的趋势。针对这一病因病机,盛国光研究团队提出解毒、化痰、消瘀、补虚是治疗CHB的基本治法。

审察病机,强调整体,注重脾胃

四诊是治病求本的基础和前提,是客观、准确、系统、全面、突出重点去收集临床资料的主要方法,是中医辨证施治的重要依据。盛国光在治疗慢性肝病过程中,提倡在临证时详细收集四诊资料,辨明病情的阴阳表里、寒热虚实和气血脏腑,同时要辨明病情演变及病情变化规律,只有辨证准确,方可正确施治,提高临床疗效。

盛国光注重望诊,诊治肝病患者时可通过望诊了解患者病情。《医宗金鉴》曰:"肝病善怒,面色当青,左有动气,转筋胁疼。诸风掉眩,疝病耳聋,目视䀮䀮(惶惶),如将捕惊。"察觉患者从性情、面色变化到将会出现的各种临床症状,对临床指导意义很大。

盛国光注重舌脉,察舌包含"察舌质"和"察舌苔"。《辨舌指南》指出:"外淫内伤,脏腑失和,则舌上生苔。故白苔者,病在表;黄苔者,病在里;灰黑苔者,病在肾。舌色由白而黄,由黄而黑者,病日进;苔色由黑而黄,由黄而白者,病日退。""舌边色青者,有瘀血郁阻也。"盛国光善用经典理论,常用小柴胡汤加减用药,《伤寒论》曰:"阳明病,胁下硬满,不大便而呕,舌上白胎者,可与小柴胡汤。上焦得通,津液得下,胃气因和,身濈然汗出而解也。"若舌苔黄厚者,则不予小柴胡汤,可酌用半夏泻心汤或大柴胡汤。

"审察病机"是辨证论治的关键环节。医者治病首先要明确疾病的病因病机,所谓"治病必求于本"。《素问·至真要大论》曰:"审察病机,无失气宜。"张介宾认为:"机者,要也,变也,病变所由出也。"如慢性肝病重症和迁延不愈的患者,病变多在血分,为湿热疫毒病邪由气分入血分而产生不同的病理变化,或因气滞致血瘀,或因热毒炽盛入血而耗血动血,或病程已久,正气不足,湿热疫毒病邪侵入血络。

盛国光精习《温病条辨》,重视三焦辨证。温热病,沿上、中、下三焦传变,按卫、气、营、血四个阶段由浅入深发展,在传变发展过程中,始终体现着温热伤阴这一特点。在治疗上,上焦用清透法,清热以保津;中焦无形热盛仍然用清法,有形热结用下法,急下以存阴;下焦以滋阴法为主。三焦温热病的治疗,都以泄热存阴为原则。湿热病，湿邪弥漫，阻滞气机。因其病因是湿热邪气，湿热熏蒸，弥漫表里，初起卫分与气分的界限并不明显，在湿热未化燥的阶段，一般不入营分、血分，往往始终留连气分，所以用卫气营血辨证很难表明湿热病的传变发展规律。而湿是重浊之邪，有自上流下的特性，三焦辨证恰恰能清楚地标明湿热邪气由上至下的传变途径。在治疗上，上焦用轻宣肺气，化湿泄浊法；中焦用辛开苦降，宣畅气机，健脾开胃法；下焦用淡渗利湿法。三焦湿热病的治疗，都以祛除湿浊，宣畅气机为原则。吴鞠通对上、中、下三焦湿热病的治法，可以用"开上、畅中、渗下"六个字来概括。

脏腑病机在辨证论治起着主导作用，如肾气不固与肾不纳气，肾虚水泛与肾阴亏虚；脾为后天之本，补脾宜加运化；肝体阴而用阳，清肝勿忘柔养；肾司封藏而主水，有补应有泻。立法选方，既要注重局部，更须重视整体，应通过整体调节以促进病变的恢复，使阴阳达到相对平衡，如胁痛、肝区不适等可通过疏肝解郁治疗，以治病求本。盛国光善用药对配伍调理脏腑功能，如疏肝活血，丹参配香附；补益肝肾，枸杞子配菟丝子；疏肝健脾，郁金配茯苓；疏肝止痛，川楝子配延胡索；柔肝疏肝，生地配川楝子；疏肝利胆，柴胡配黄芩。调节整体平衡还要求对各种治疗措施和方药的运用适可而止，不可矫枉过正，以防机体出现偏颇。如攻邪时须注意勿伤正，补虚时注意勿留邪，清热时注意不伤阳，散寒时注意不伤阴，补脾时注意不碍胃等。

肝脏的病变易累及脾胃，临床中发现慢性肝病患者大多伴有脾胃运化功能失调的表现。"有胃气则生，无胃气则死"，突出了脾胃后天之本的重要性。《素问·经脉别论》曰："食气入胃，散精于肝。"许叔微在《类证普济本事方》中说："要当平肝气使归经则脾不受克，脾为中州土……抑肝补脾，渐可安愈。"《脾胃论》曰："元气之充足，皆由脾胃之气无所伤……脾胃之气既伤，而元气亦不能充，而诸病之所由生也。"脾胃气虚，易致病邪入侵，不能散精于肝，或脾虚失运，土壅木郁，皆可引起肝病。《难经》曰"所谓治未病者，见肝与病，则知肝当传之与脾，故先实其脾气，无令得受肝之邪，故曰治未病焉"，强调"肝病实脾"。张锡纯在《医学衷中参西录》中说，"欲治肝者，原当升脾降胃，培养中宫，俾中宫气化敦厚，以听肝木之自理"，强调了从脾胃出发论治肝病。

慢性肝病病程长，患者常伴有不同程度的脾胃症状，如脘腹胀满、纳差、恶心、肢软乏力、形体消瘦、大便稀溏等，故肝病从脾胃论治有其临床上的实际意义。盛国光临证多加用健脾和胃、化湿运脾、燥湿醒脾等方药。若脾胃虚弱，常加用白术、黄芪、太子参、茯苓、山药等益气健脾；湿浊中阻、中满者常加用薏苡仁、木香、砂仁等燥湿醒脾；谷物不化、纳呆者常加用炒山楂、鸡内金、神曲、炒二芽消食护脾胃。他还善用张仲景所创主治少阳病的小柴胡汤及《太平惠民和剂局方》中所载的逍遥散，小柴胡汤方中柴胡、黄芩疏肝胆之气，人参、半夏、甘草健脾和胃；逍遥散将柴胡、白芍、当归等疏肝柔肝之品与茯苓、白术、甘草等健脾益气诸药配伍，均为肝病治脾胃的典范。

未病先防，既病防变，重视肝病的调养

中医"治未病"的学术思想起源于两千多年前中医理论的奠基之作《黄帝内经》，该书《素问·四气调神大论》中记载："是故圣人不治已病治未病，不治已乱治未乱，此之谓也。夫病已成而后药之，乱已成而后治之，譬犹渴而穿井，斗而铸锥，不亦晚乎！"《素问·刺热》记载："病虽未发，见赤色者刺之，名曰刺未病。"《灵枢·逆顺》记载："上工刺其未生者也；其次，刺未盛者也……故曰，上工治未病，不治已病，此之谓也。""治未病"学术思想是中医理论体系中重要的组成部分，它提出了一种较高的医学境界。中医治未病有两层含义，一是未病先防，强调了预防疾病的重要性；二是既病防传，或曰既病防变，强调根据疾病的现状及其发展规律和发展趋势，早期、有预见性地合理治疗，防止疾病的发展和传变。盛国光临证牢记治未病的理念，同时重视肝病的调养。

（一）未病先防

我国古代人民在长期同自然和疾病斗争的实践中，逐渐认识到人体内在环境和外在环境之间存在密切关系，从而确立了人与自然相应的观念。《灵枢·邪客》曰："人与天地相应者也。"疾病的发生与否取决于人体正气的强弱与环境致病因素对人体的影响。未病先防就是强调养护人体正气，防御各种致病因素的侵袭。

《素问·上古天真论》曰："虚邪贼风，避之有时，恬淡虚无，真气从之，精神内守，病安从来。"《素问·四气调神大论》曰："逆春气则少阳不生，肝气内变；逆夏气则太阳不长，心气内洞；逆秋气则太阴不收，肺气焦满；逆冬气则少阴不藏，肾气独沉。夫四时阴阳者，万物之根本也。""是故圣人春夏养阳，秋冬养阴，以从其根。"张仲景在《金匮要略》中指出："若人能养慎，不令邪风干忤经络……四肢才觉重滞，即导引、吐纳、针灸、膏摩，勿令九窍闭塞；更能无王法、禽兽灾伤，房室勿令竭乏，服食节其冷、热、苦、酸、辛、甘，不遗形体有衰，病则无由入其腠理。"

东汉名医华佗创五禽戏健身法来防治未病。晋代葛洪强调气功摄生治未病，他在《抱朴子·地真》中指出："是以至人消未起之患，治未病之疾，医之于无事之前，不追之于既逝之后。"唐代大医家孙思邈论治未病主要从养生防病和欲病早治着眼，他认为"善养性者，则治未病之病"。其所著《千金要方》中载有一套养生延年的方法和措施，有很高的实用价值。古代中医发明"人痘接种术"来预防天花，开创了人类用接种方法来预防疾病的先河。在传染病流行的季节，人们采用药物驱毒防病，有的服用中药煎剂，有的用雄黄、艾叶、苍术等熏烟以防疫疠，或因地制宜采取改水、灭螺、驱蚊、灭鼠，来预防地方病、流行病、传染病的发生等，都是未病先防的体现。

（二）既病防变

中医认为，人体是一个以五脏为中心的有机整体，某一局部或某一脏腑发病，都能影响整体功能而致失调，这种失调所导致的疾病都有其内在的联系和规律，把握这些联系和规律，是临床治未病、实现既病防变的前提。

1. 阴病治阳，阳病治阴　根据阴阳互根的规律，阴损及阳，阳损及阴。张景岳指出："善补阳者，必于阴中求阳，则阳得阴助而生化无穷；善补阴者，必于阳中求阴，则阴得阳升而泉源不竭。"《景岳全书》中记载的理阴煎通治真阴虚弱等证。方中熟地、当归除补阴血外，还与干姜、炙甘草、肉桂补阳药合用，使阳生阴长化源不竭，从而达到理阴的目的。张仲景在《伤寒论》用附子汤是为治少阴阳虚寒凝"身体痛，手足寒，骨节痛，脉沉者"而设，并无阴虚表现，但组方中却将芍药与附子配伍，其目的即是以芍药和阴，阳得阴助更有利于肾阳的恢复。

2. 知肝传脾，当先实脾　医圣张仲景谙熟五脏生克乘侮的规律，对治未病学术思想有精妙的阐发，他在《金匮要略》中指出："见肝之病，知肝传脾，当先实脾。"张仲景所创制主治少阳病的小柴胡汤，在用柴胡、黄芩疏肝胆之气的同时，配用人参、半夏、甘草健脾和胃；以及后世《太平惠民和剂局方》所载的逍遥散，将柴胡、白芍、当归等疏肝柔肝之品与茯苓、白术、甘草等健脾益气诸药配伍，均为肝病治脾的典范。

3. 温热之邪易伤津耗液,务必先安未受邪之地　清代名医叶天士针对温热之邪容易伤津耗液的特点,提出对于肾水素虚的温病患者,为了防止病邪乘虚深入下焦,要酌用补益肾阴药,以先安未受邪之地。正如徐大椿在《医学源流论》中所云:"是故传经之邪,而先夺其未至,则所以断敌之要道也;横暴之疾,而急保其未病,则所以守我之岩疆也。"细读吴鞠通《温病条辨》,从中可以看出全书自始至终贯穿着保津液、防阴伤的精神。在温病治疗过程中,注意步步顾护津液,"留得一分津液,便有一分生机"。

4. 见微得过,用之不殆　《素问·阴阳应象大论》曰:"故善用针者,从阴引阳,从阳引阴,以右治左,以左治右,以我知彼,以表知里,以观过与不及之理,见微得过,用之不殆。"人体的脏腑经络、阴阳气血,是内外上下相互交汇贯通的。《灵枢·终始》曰:"病在上者阳也,病在下者阴也。"又说:"病在上者下取之,病在下者高取之,病在头者取之足,病在腰者取之腘。"此为见其病症,知其病源。在病之初起时,了解并把握病的发展变化,及时予以治疗,才不会发生延误病情的危险。嵇康在《嵇中散集》中告诫:"是由桓侯抱将死之疾,而怒扁鹊之先见以觉痛之日,为受病之始也。害成于微,而救之于著,故有无功之治。"

5. 阳病发于冬,冬病夏治　《素问·宣明五气》曰:"阳病发于冬,阴病发于夏。"比如,咳喘病是由脾肾阳气虚弱,不能运化水湿,停聚而为痰饮所致。冬天阴寒气盛,阳气更衰而易发病,故阳病发于冬。叶天士认为:"交节病加,尤属虚象。"根据《黄帝内经》中"春夏养阳,秋冬养阴"的精神,采用"冬病夏治"的方法。在夏日服用苓桂术甘汤温脾阳以化饮,或服用金匮肾气丸温肾阳以化饮,饮去则咳喘自愈矣。尤其值得一提的是,用温化痰饮的半夏、细辛、干姜、五味子等温药制成膏剂,在三伏天外敷于体表的肺俞穴等部位,临床上每每可以取得显著的疗效。

6. 血病治气,痰病治瘀　中医认为气为血之帅,血为气之母,气行则血行,气耗则血脱。临床上遇到大出血的患者,往往单纯补血的办法难以奏效,还须从补气摄血着手,故有"有形之血不能速生,无形之气所当急固"之明训。除补气摄血外,还有行气以活血、益气以养血等血病治气之法。痰与瘀既属病理性致病产物,又为病理性致病因素。临床上两者常相互关联,痰病常易导致瘀血。如慢性乙型肝炎的病因为湿热毒邪侵袭人体,损肝及脾,影响肝的疏泄和脾的健运功能,或肝郁化火煎熬津液成痰,或脾失健运水湿停聚为痰,临床表现出反复发作、迁延难愈之痰的病理特征。痰阻气滞易致瘀血阻络，中医有"久病入络"之说。我们在临床和科研的实践中发现，治疗慢性乙型肝炎，即使患者没有明显的瘀血征象，在解毒化痰的基础上配用化瘀之品，也可取得良好的治疗效果。

（三）重视肝病的调养

盛国光继承和发挥了治未病学术思想，注重肝病的调养，"厥阴不治，求之阳明"。大多数肝病，在发病之初，邪气初盛，正气尚不衰，在此阶段及时辨证治疗，防微杜渐，可阻止病情进一步发展，收到事半功倍的效果。盛国光临证多喜用太子参、白术、茯苓等以补后天之本。因肝属木，赖脾土以培滋，肾水以灌溉，正所谓"肝肾同源"是也。临床多喜用五味子、肉苁蓉、枸杞子等煦养先天之本。

在慢性肝病的治疗过程中，注重辨证施治的基础上，饮食不当及情志失常，是导致疾病发生及病情加重的重要因素，不利于疾病的康复。盛国光秉承了《黄帝内经》《伤寒论》等传统思想理念，强调饮食平衡、情志适度的观念。具体包括以下几个方面：饮食有节，合理调摄，少食辛辣及肥甘厚味，忌酒，同时注意均衡营养，亦不可暴饮暴食；起居有常，强调肝病患者早睡，少熬夜，宜节制房事，房事过度，则肾精亏耗，肾为肝之母，肾气乃伤，不利于肝病治疗和恢复；适当进行活动，调养情操；肝病患者多有情志失常，应注意自我调节，修身养性，心情舒畅，不为七情所伤，以利于病情治疗和康复。

荆楚中医药继承与创新出版工程·

荆楚医学流派名家系列（第三辑）

盛国光

名医传承

名师授业，传承岐黄

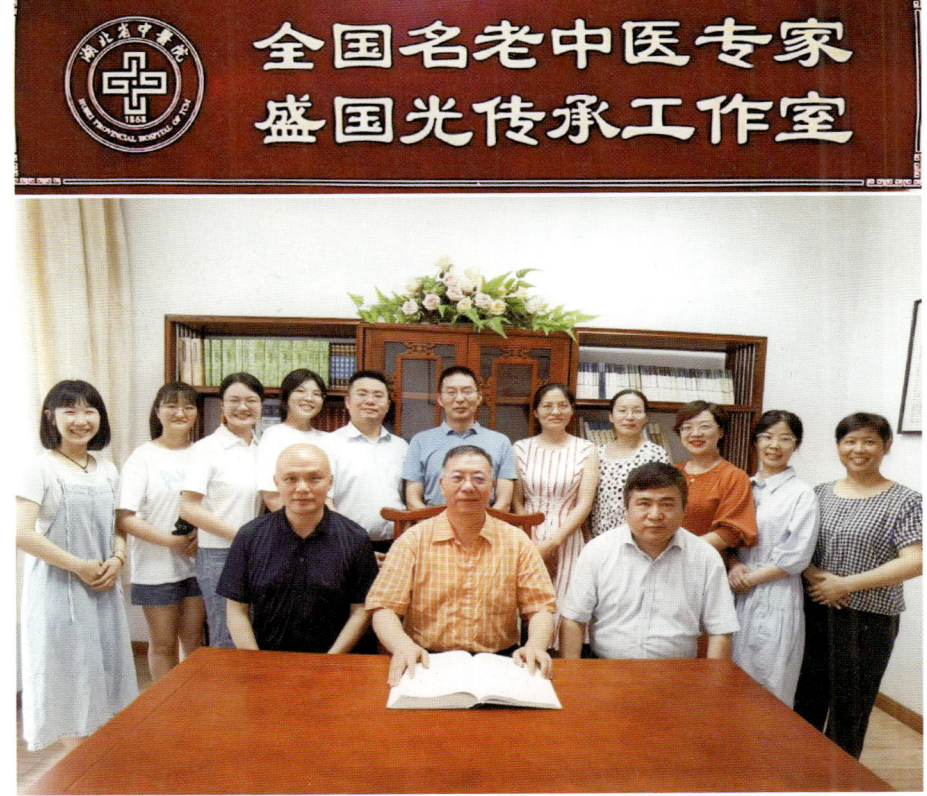

全国名老中医专家盛国光传承工作室

全国名老中医专家盛国光传承工作室成立于2018年，工作室汇集了一批理论基础扎实、临床经验丰富的中青年医师，工作室成员现有19人，其中教授/主任医师7人，副教授/副主任医师1人，主治医师/讲师6人，博士7人，硕士8人。工作室旨在系统地继承和发扬盛国光教授学术思想，通过全面整理盛国光教授的论文、著作、医案、教学资料、学术报告等资料，分析和总结盛国光教授的学术思想和临证经验，对盛国光教授治疗肝病的独到经验和临床效验方进行总结、研究，并加以推广应用，造福广大肝病患者。

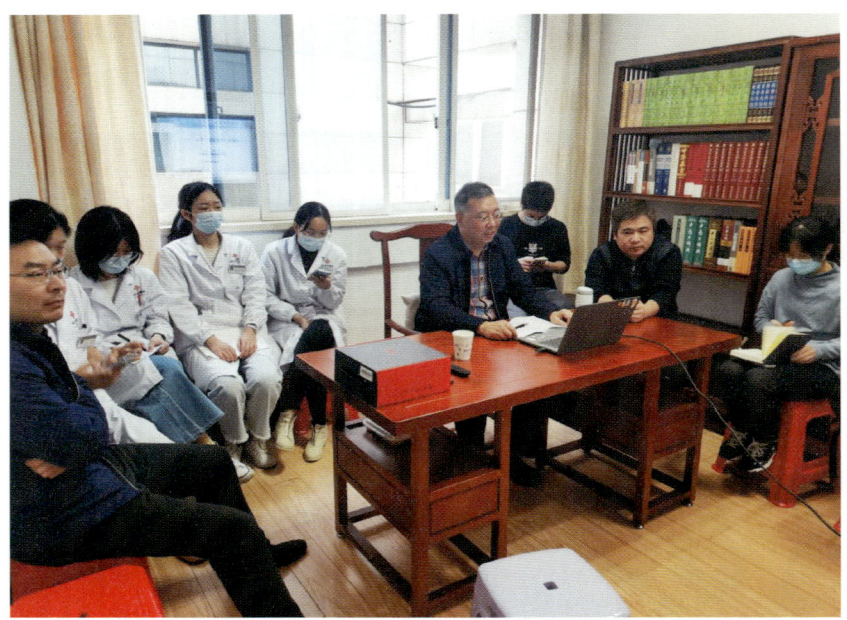

盛国光教授为工作室学生授课

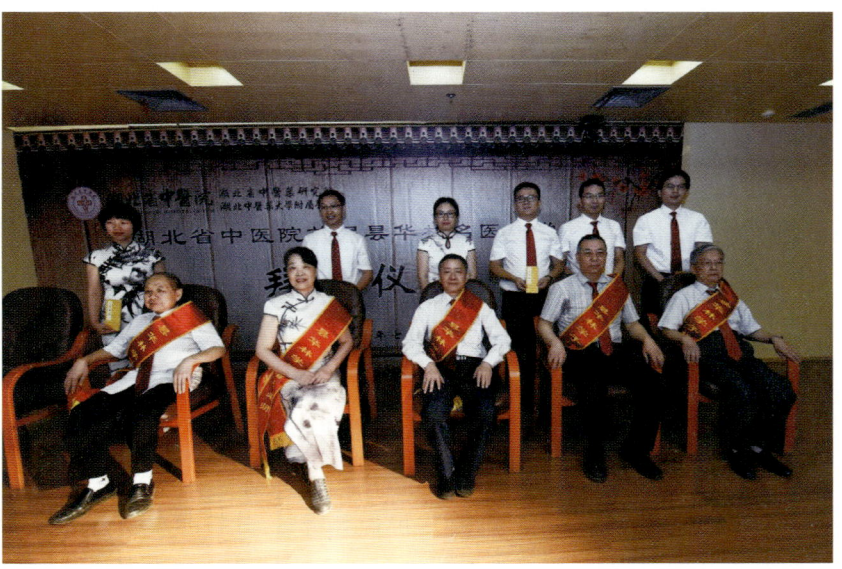

传承人拜师仪式（前排右 2 为盛国光教授）

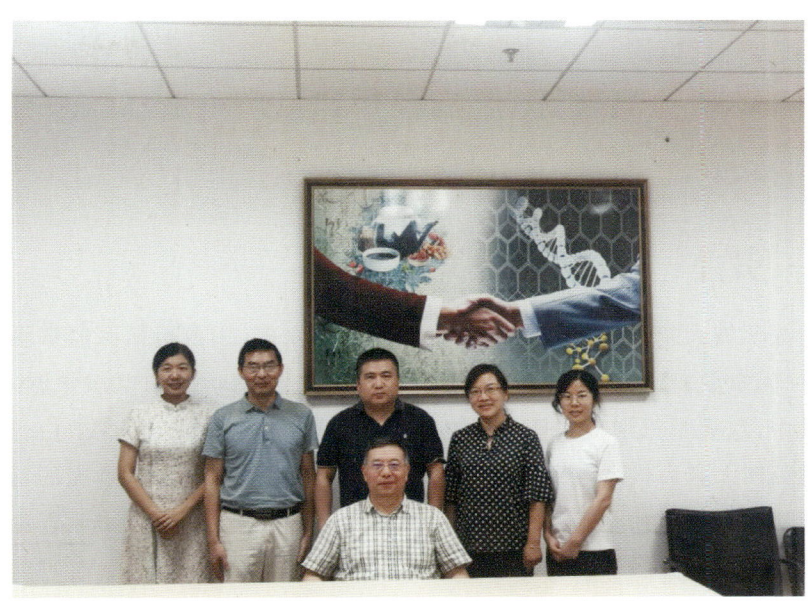

盛国光教授与传承人合影

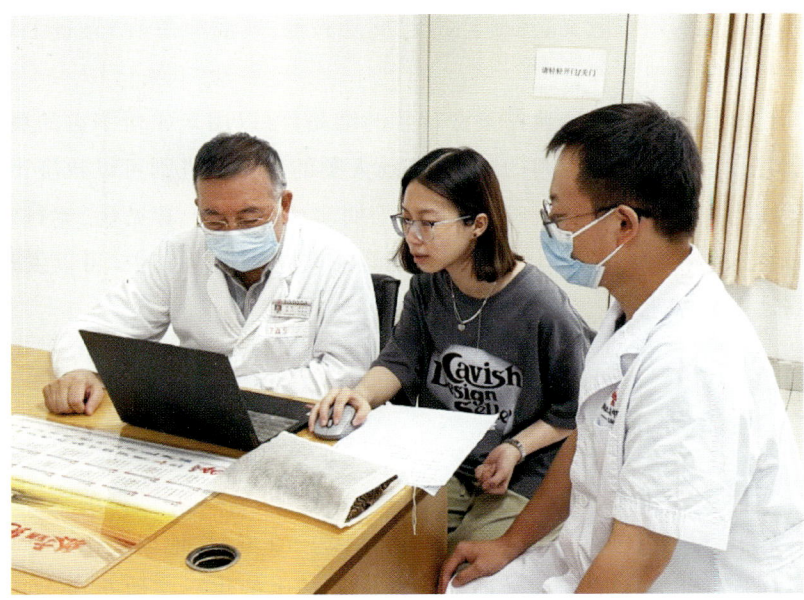

盛国光教授在门诊带教

吴鞠通《温病条辨》导读（一）

一、引言

中医学博大精深、源远流长，中医学术流派众多，主要包括医经学派、伤寒学派、河间学派、易水学派、攻邪学派、补土学派、滋阴学派和温病学派八大流派。其中，温病学派形成于明清时期，清代温病学派以叶天士、薛生白、吴鞠通和王孟英四大家为代表。吴鞠通的《温病条辨》在清代众多温病学家的基础上，进一步建立了完全独立于伤寒的温病学说体系，并创立了三焦辨证理论体系，因此被誉为清代温病学说的标志性著作，也是中医经典之一。

何为经典？古今中外，各个知识领域中的典范性、权威性著作即为经典。经典之所以成为经典，原因有三：一是达到了空前绝后的高度；二是上升到理论层面，具有长远的指导意义；三是经得起反复验证。《温病条辨》具备上述三个条件，堪称中医经典之作。

初唐名臣魏征曾说，经典是圣贤智慧的结晶，可以用来领悟宇宙的奥秘，窥探天地阴阳的变化，端正世间的纲纪，弘扬人类的道德。进则可以救济世人，退则可以独善其身。吴鞠通的《温病条辨》简明实用，适用于常见病、流行病及传染病的治疗，如在熊继柏关于新型冠状病毒感染论治的研究中，可以发现许多内容源于《温病条辨》。

二、作者及成书背景

1. 作者　吴鞠通（1758—1836），名瑭，字佩珩，号鞠通，江苏淮安人。他是清代著名的温病学家，因父亲早逝而立志学医。19 岁时，他因父亲病逝而弃儒从医，后因侄儿患喉疾治疗无效而更加坚定了从医的决心。他在 26 岁时游历京师，检校《四库全书》，广泛阅读医书，并深受吴又可《温疫论》启发，开始专注于温病诊治。经过十余年的潜心研究和临床实践，他于嘉庆三年（1798 年）初步完成《温病条辨》,书中总结了历代医家的经验,并结合自己的临床心得,提出了三焦辨证理论。

吴鞠通对中医学的贡献主要体现在他对温热性疾病治疗理论的完善,并留下了许多实用而有效的方剂。他的《温病条辨》与《黄帝内经》《伤寒论》《神农本草经》并列为中医四大经典之一,显示了其在中医理论发展中的重大意义。他是温病学派的重要代表人物之一。

吴鞠通还著有《吴鞠通医案》和《医医病书》,分别记录了他的临床实践和医学思想。他不仅擅长治疗急性发热性疾病,还在内科杂病、妇科、儿科、针灸以及心理疗法等领域颇有造诣。他与汉代张仲景齐名,有"伤寒宗仲景,温病有鞠通"之说。

2. 成书背景　吴鞠通之所以能取得如此成就,除了他个人的努力外,还与他所处的时代密切相关。他生活在"康乾盛世",当时学术氛围浓厚,《四库全书》等大型丛书相继问世,为他提供了丰富的学术资源。此外,当时的温病学已逐步脱离《伤寒论》的束缚,呈现出自成体系的趋势。然而,多数医者仍沿用伤寒法治疗温病,导致用药杂乱且疗效甚微。这是促使吴鞠通发愤著书的重要原因之一。

从临床实践来看,《温病条辨》和《吴鞠通医案》中记录了大量温病患者的治疗案例,使他有机会观察温病的发生发展过程,并研究其辨证论治规律。这为他著书立说提供了可靠的实践依据。正如吴鞠通自己所言:"瑭故历取诸贤精妙,考之《内经》,参以心得,为是编之作。"他继承并发展了前贤的理论,同时结合自己的临床经验,创立了三焦辨证理论体系。

三、《温病条辨》的主要内容

1. 内容简介　《温病条辨》全书共六卷,仿效《伤寒论》体例,采用条文与注解相结合的方式阐述温病。其中三焦篇共238条,198方。例如,上焦篇第六条提出:"太阴风温,但咳,身不甚热,微渴者,辛凉轻剂桑菊饮主之。"注解中详细说明了病因、病机及治疗原则,并提供了具体的方剂配伍。

首卷"原病篇"摘引《黄帝内经》有关温病的记载,并加以注释,说明温病的始原。卷一至卷三分别论述上、中、下三焦温病的证候及调治方法;卷四为杂说,涵盖救逆、紧急救治和病后调治;卷五至卷六则分别论述妇科产后及儿科惊风、痘疹的论治。

2. 温热病与湿热病

（1）温热病。

纵观三焦篇关于温热病的内容,虽然上、中、下三焦的证候类型繁多,治疗方药各异,但始终以温热邪气损伤阴津为主要特点。因此,在治疗上始终以泄热存阴为目的。例如,在上焦阶段采用清透法清热保津,在中焦阶段根据无形热盛或有形热结选择清法或下法,在下焦阶段则以滋阴为主。这种治疗原则贯穿三焦温热病的全过程。

（2）湿热病。

湿热病则以湿邪为主导因素,在三焦篇中也有详细论述。吴鞠通依据辨证施治的原则,将湿热病分为不同的类型,并提出相应的治疗方法。

通过以上内容可以看出,《温病条辨》不仅继承了前贤的理论精华,还在温病学说上做出了创新性贡献。它系统地论述了温病的病因、病机、传变规律及治疗方法,为后世温病学的发展奠定了坚实的基础。

吴鞠通《温病条辨》导读（二）

三焦篇主要内容：上焦篇

1. 辛凉三剂

太阴风温、温热、温疫、冬温,初起恶风寒者,桂枝汤主之;但热不恶寒而渴者,辛凉平剂银翘散主之。温毒、暑温、湿温、温疟,不在此例。

太阴风温,但咳,身不甚热,微渴者,辛凉轻剂桑菊饮主之。

太阴温病,脉浮洪,舌黄,渴甚,大汗,面赤,恶热者,辛凉重剂白虎汤主之。*

辛凉三剂

方剂	方名	症状	药物组成
平剂	银翘散	但热不恶寒而渴	连翘（一两）、银花（一两）、苦桔梗（六钱）、薄荷（六钱）、竹叶（四钱）、生甘草（五钱）、芥穗（四钱）、淡豆豉（五钱）、牛蒡子（六钱）,鲜苇根汤煎

* 注:导读中古籍原文和论述混用,部分古籍原文有所删减,未完整引用。

方剂	方名	症状	药物组成
轻剂	桑菊饮	但咳,身不甚热,微渴	杏仁(二钱)、连翘(一钱五分)、薄荷(八分)、桑叶(二钱五分)、菊花(一钱)、苦梗(二钱)、甘草(八分)、苇根(二钱)
重剂	白虎汤	脉浮洪,舌黄,渴甚,大汗,面赤,恶热	生石膏(研,一两)、知母(五钱)、生甘草(三钱)、白粳米(一合)

辛凉轻剂桑菊饮与辛凉平剂银翘散均为辛凉解毒方剂,适用于温病初期,风热侵犯肺卫之证。

银翘散中芥穗(即荆芥穗)、淡豆豉等辛散透表之品合于大队辛凉药物中,其解毒之力较强,且银花(即金银花)、连翘用量大,并配以竹叶,清热作用较胜;桑菊饮多为辛凉之品,药物用量轻灵,其清热解毒之力逊于银翘散,方中选用杏仁、桑叶宣通肺气,其止咳作用优于银翘散。所以温病初起邪袭肺卫而表证较重,以发热微畏寒、咽痛为主症者,宜用银翘散;偏于肺失宣降,表证较轻,以咳嗽为主症者,宜用桑菊饮。桑菊饮和银翘散均为吴鞠通所创制。

银翘散组方谨遵《黄帝内经》"风淫于内,治以辛凉,佐以苦以甘……热淫于内,治以咸寒,佐以甘苦"之训,方中金银花、连翘辛凉轻宣,清热解毒,透表散邪,共为君药;薄荷辛凉透表、疏散风热,牛蒡子辛苦而寒、清热利咽,共为臣药;荆芥穗、淡豆豉辛而微温,解表散邪,共为佐药;竹叶、鲜苇根(即芦根)清热除烦、生津止渴,苦桔梗、生甘草宣肺清热、止咳利咽,为使药。

吴鞠通谓"此方之妙,预护其虚,纯然清肃上焦,不犯中下,无开门揖盗之弊,有轻以去实之能"。诸药相合,共成辛凉透表、清热解毒、止咳利咽之功。临床应用以发热,微恶寒,咽痛,口渴,脉浮数为要点。

桑菊饮长于宣肺止咳、疏风清热,方中桑叶、菊花甘凉轻清,疏散上焦风热,且桑叶善走肺络、清泻肺热,为主药。辅以薄荷,助桑叶、菊花疏散上焦之风热;杏仁、苦梗(即苦桔梗)以宣肺止咳;连翘苦寒清热解毒,苇根(即芦根)甘寒清热生津止渴,共为佐药;甘草调和诸药,且有疏风清热、宣肺止咳作用,为使药。

杏仁和桔梗二药相须为用,一宣一降,以复肺脏宣降功能而止咳,是宣降肺气之常用组合;一以轻清宣散之品,疏散风热以清头目;一以苦辛宣降之品,理气肃肺以止咳嗽。本方常用于外感风热、咳嗽初起之证。本证由风温之邪外伤皮毛，上犯于肺，导致肺气不宣所致，治疗以疏风清热、宣肺止咳为主。

辛凉重剂白虎汤是沿用张仲景《伤寒论》治疗阳明热证的主方，在温病学范畴是用治气分热证的代表方。方中君药生石膏，味辛甘，性大寒，善清热，以制阳明（气分）内盛之热，并能止渴除烦。臣药知母，味苦性寒质润，寒助石膏以清热，润助石膏以生津。

石膏与知母相须为用，加强清热生津之功。佐以白粳米、炙甘草（原文为生甘草）和中益胃，并可防君臣药之大寒伤中之弊。炙甘草兼以调和诸药为使。诸药配伍，共成清热生津，止渴除烦之剂，热清烦除，津生渴止，则由邪热内盛所致之诸症自解。

石膏为清解气分里热之要药，大青龙汤、麻杏石甘汤、清瘟败毒饮与白虎汤同用石膏，而主治不同，石膏用量且异。

大青龙汤方证是太阳阳明合病，解表兼以清热（解表除烦），是表里双解法的代表。麻黄解表发汗，石膏清解里热，一表一里，一升一降，一散一收，寒得麻黄之辛热而外解，热得石膏之辛凉而内解，以达到表里双解的目的（麻黄 12 g，石膏 12～20 g）。

麻杏石甘汤用于风热袭肺，或风寒郁而化热，壅遏于肺所致的病证。症见发热、咳喘、口渴、舌红、脉数等，麻杏石甘汤在新型冠状病毒感染防治中被广泛应用（清肺平喘）。生石膏为清肺胃实热之要药，与麻黄、杏仁配用，用于清宣肺热、止咳平喘。生石膏与麻黄相须为用，有很好的协同解热的作用。本证邪热壅肺，其治重在宣清，麻黄开达肺气，用量宜轻，石膏清泄肺热，其量需重，内热泄、肺气宣，则热退、喘咳自息（麻黄 12 g，石膏 24 g）。

白虎汤方中君药生石膏，味辛甘，性大寒，善清热，以制阳明（气分）内盛之热，并能止渴除烦。臣药知母，味苦性寒质润，寒助石膏以清热，润助石膏以生津。石膏与知母相须为用，加强清热生津之功（石膏 48 g，知母 18 g）。

清瘟败毒饮出自余师愚的《疫疹一得》，该方由白虎汤、犀角地黄汤、黄连解毒汤三方加减而成，其清热泻火、凉血解毒的作用颇强。主治热性疫证（瘟疫热毒，充斥内外，气血两燔证），相当于现今热性传染病。此方重用生石膏，方中石膏、知母清阳明经火热；犀角（此处仅为学习研究用，现临床多用水牛角代）、生地黄、玄参、赤芍、牡丹皮清营凉血解毒；黄芩、黄连、栀子、连翘清热泻火解毒；竹叶清心除烦，桔梗载药上行。方中有白虎汤大清气分热，泻胃火；有犀角地黄汤清热凉血解毒；有黄连解毒汤苦寒泻火解毒。相辅相成为其配伍特点（石膏

30～60 g,知母 12 g)。

关于石膏的用量,历代医家多有阐释,如庄制亭认为清瘟败毒饮"分两太重,临证时不妨量裁一二味,或减轻分两,如石膏由三五钱以至二三两,皆可取效"(《温热经纬》)。

现代名医焦树德在《方剂心得十讲》中也谈到,清瘟败毒饮中石膏的用量确实大得惊人,但原书记载清乾隆年间,京都大疫,大胆使用本方者,活人无算。

20 世纪 50 年代,北京地区出现流行性乙型脑炎,患者确有"恶寒发热、头痛如劈、大热干呕"等症时,生石膏常用到 90～120 g,有的用至 150～180 g,确实取到了良好效果。

由此可见,石膏用量须根据病情需要而定,临床辨证用药时以药与病相合为宜,正如王士雄在《温热经纬》中说:"盖一病有一病之宜忌。用得其宜,硝、黄可称补剂,苟犯其忌,参、术不异砒、砒。故不可舍病之虚实寒热而不论,徒执药性之纯驳,以分良毒也。补偏救弊,随时而中,贵于医者之识病耳。先议病,后议药,中病即是良药……然读书以明理,明理以致用,苟食而不化,则粗庸偏谬,贻害无穷,非独石膏为然矣。"

2. 逆传心包

十六、太阴温病,不可发汗,发汗而汗不出者,必发斑疹,汗出过多者,必神昏谵语。发斑者,化斑汤主之;发疹者,银翘散去豆豉,加细生地、丹皮、大青叶,倍元参主之。禁升麻、柴胡、当归、防风、羌活、白芷、葛根、三春柳。神昏谵语者,清宫汤主之,牛黄丸、紫雪丹、局方至宝丹亦主之。

温病忌汗者,病由口鼻而入,邪不在足太阳之表,故不得伤太阳经也。时医不知而误发之,若其人热甚血燥,不能蒸汗,温邪郁于肌表血分,故必发斑疹也。

若其表疏,一发而汗出不止,汗为心液,误汗亡阳,心阳伤而神明乱,中无所主,故神昏。心液伤而心血虚,心以阴为体,心阴不能济阳,则心阳独亢,心主言,故谵语不休也。且手经逆传,世罕知之,手太阴病不解,本有必传手厥阴心包之理,况又伤其气血乎!

化斑汤方:石膏(一两),知母(四钱),生甘草(三钱),元参(三钱),犀角(二钱),白粳米(一合),水八杯,煮取三杯,日三服,渣再煮一钟,夜一服。

方论:前人悉用白虎汤作化斑汤者,以其为阳明证也。本论独加元参、犀角者,以斑色正赤,木火太过,其变最速,但用白虎燥金之品,清肃上焦,恐不胜任,故加元参启肾经之气，上交于肺，庶水天一气，上下循环，不致泉源暴绝也，犀角咸寒，禀水木火相生之气，为灵异之兽，具阳刚之体，取其咸寒，救肾水，以济心火，托斑外出，而又败毒辟瘟也；再病至发斑，不独在气分矣，故加二味凉血之品。

银翘散去豆豉加细生地丹皮大青叶倍元参方：即于前银翘散内去豆豉，加细生地（四钱），大青叶（三钱），丹皮（三钱），元参（加至一两）。

方论：银翘散义见前。加四物，取其清血热；去豆豉，畏其温也。

逆传心包为痰热蒙蔽心包，其证候特点为既有热，又有痰。且两厥阴病，手厥阴心包引动肝风。症见身体灼热、神昏谵语，或昏聩不语，舌蹇肢厥。治法为清心开窍，方用清宫汤送服安宫牛黄丸，或紫雪丹、至宝丹。

清宫汤方：元参心（三钱），莲子心（五分），竹叶卷心（二钱），连翘心（二钱），犀角尖（磨冲，二钱），连心麦冬（三钱）。加减法：热痰盛加竹沥、梨汁各五匙；咯痰不清，加栝蒌皮（一钱五分）；热毒盛加金汁、人中黄；渐欲神昏，加银花（三钱）、荷叶（二钱）、石菖蒲（一钱）。

方论：此咸寒甘苦法，清膻中之方也。元参味苦属水，补离中之虚；犀角灵异味咸，辟秽解毒，所谓灵犀一点通。善通心气，色黑补水，亦能补离中之虚，故以二物为君。莲心甘苦咸，能使肾水上潮于心，故以为使。连翘象心，心能退心热。竹叶心锐而中空，能通窍清心，故以为佐。麦冬之所以用心者，其妙处全在一心之用，久服身轻。

安宫牛黄丸：牛黄（一两），郁金（一两），犀角（一两），黄连（一两），朱砂（一两），梅片（二钱五分），麝香（二钱五分），真珠（五钱），山栀（一两），雄黄（一两），金箔衣，黄芩（一两）。脉虚者人参汤下，脉实者银花、薄荷汤下，每服一九。大人病重体实者，日再服，甚至日三服；小儿服半丸，不知再服半丸。

方论：此芳香化秽浊而利诸窍，咸寒保肾水而安心体，苦寒通火腑而泻心用之方也。牛黄得日月之精，通心主之神。犀角主治百毒，邪鬼瘴气。真珠得太阴之精，而通神明，合犀角补水救火。郁金草之香，梅片木之香，雄黄石之香，麝香乃精血之香，合四香以为用，使闭固之邪热温毒深在厥阴之分者，一齐从内透出，而邪秽自消，神明可复也。黄连泻心火，栀子泻心与三焦之火，黄芩泻胆、肺之火，使邪火随诸香一齐俱散也。朱砂补心体，泻心用，合金箔坠痰而镇固，再合真珠，犀角为督战之主帅也。

紫雪丹方（从本事方去黄金）：滑石（一斤），石膏（一斤），寒水石（一斤），磁石（水煮二斤，捣煎去渣入后药），羚羊角（五两），木香（五两），犀角（五两），沉香（五两),丁香(一两),升麻(一斤),元参(一斤),炙甘草(半斤),冷水调服一、二钱。

方论:诸石利水火而通下窍。磁石、元参补肝肾之阴,而上济君火。犀角、羚羊泻心、胆之火。甘草和诸药而败毒,且缓肝急。诸药皆降,独用一味升麻,盖欲降先升也。诸香化秽浊,或开上窍,或开下窍,使神明不致坐困于浊邪而终不克复其明也。丹砂色赤,补心而通心火,为坐镇之用。诸药用气,硝独用质者,以其水卤结成,性峻而易消,泻火而散结也。

局方至宝丹方:犀角(镑,一两),朱砂(飞,一两),琥珀(研,一两),玳瑁(镑,一两),牛黄(五钱),麝香(五钱)。

方论:此方会萃各种灵异,皆能补心体,通心用,除邪秽,解热结,共成拨乱反正之功。大抵安宫牛黄丸最凉,紫雪次之,至宝又次之,主治略同,而各有所长,临用对证斟酌可也。

安宫牛黄丸、紫雪丹、至宝丹均为清心开窍成药,具有苏醒神志之效。其作用区别:安宫牛黄丸优于清热兼能解毒,紫雪丹兼能息风,至宝丹则长于芳香辟秽。临床应急亦可用菖蒲、郁金、竹沥、胆南星四药代替三宝(即安宫牛黄丸、紫雪丹、至宝丹)加入清宫汤煎服,或用清开灵注射液代替安宫牛黄丸,可口服或静脉滴注。

3. 病案举例　暑温邪传心包(录自《吴鞠通医案》)。

甘,二十四岁,壬戌六月二十九日。暑温邪传心包,谵语神昏,右脉洪大数实而模糊,势甚危险。细生地(六钱),知母(五钱),银花(八钱),元参(六钱),连翘(六钱),生甘草(三钱),麦冬(六钱),竹叶(三钱),生石膏(一两)。煮三碗,分三次服。牛黄丸(二丸),紫雪丹(三钱)。

温邪入心包络,神昏痉厥,极重之症。连翘(三钱),竹叶(三钱),银花(三钱),生石膏(六钱),细生地(五钱),甘草(钱半),知母(三钱),麦冬(五钱连心)。今晚一帖,明早一帖,再服紫雪丹(四钱)。

4. 痰热蒙蔽心包、湿热酿痰蒙蔽心包与湿阻膀胱上蒙心包的异同

证型	主症	治法	方剂	药物
痰热蒙蔽心包(上焦营血分)	身体灼热、神昏谵语,或昏聩不语,舌蹇肢厥	清心开窍	清宫汤送服安宫牛黄丸,或紫雪丹、至宝丹	元参心、莲子心、竹叶卷心、连翘心、犀角尖、连心麦冬

续表

证型	主症	治法	方剂	药物
湿热酿痰蒙蔽心包（中焦气分）	身热不扬、午后热甚、神识呆滞、时昏时醒、苔腻、脉滑	清利湿热豁痰开窍	菖蒲郁金汤，送服苏合香丸，至宝丹	菖蒲、郁金、丹皮、竹沥、栀子、竹叶、灯心草、木通、连翘、紫金片
湿阻膀胱上蒙心包（下焦气分）	身热不扬、热蒸头胀、身痛呕逆、神昏、小便不通、苔白腻、脉濡	芳香开窍淡渗利尿	茯苓皮汤，送服苏合香丸	茯苓皮、生薏苡仁、猪苓、通草、大腹皮、淡竹叶

吴鞠通《温病条辨》导读（三）

中焦篇（五加减承气汤、加减正气散）

面目俱赤，语声重浊，呼吸俱粗，大便闭，小便涩，舌苔老黄，甚则黑有芒刺，但恶热，不恶寒，日晡益甚者，传至中焦，阳明温病也。脉浮洪躁甚者，白虎汤主之；脉沉数有力，甚则脉体反小而实者，大承气汤主之。暑温、湿温、温疟，不在此例。

阳明之脉荣于面，《伤寒论》谓阳明病面缘缘正赤，火盛必克金，故目白睛亦赤也。语声重浊，金受火刑而音不清也。呼吸俱粗，谓鼻息来去俱粗，其粗也平等，方是实证；若来粗去不粗，去粗来不粗，或竟不粗，则非阳明实证，当细辨之，粗则喘之渐也。大便闭，阳明实也。小便涩，火腑不通，而阴气不化也。口燥渴，火烁津也。舌苔老黄，肺受胃浊，气不化津也。甚则黑者，黑，水色也，火极而似水也，又水胜火，大凡五行之极盛，必兼胜己之形。芒刺，苔久不化，热极而起坚硬之刺也；倘刺软者，非实证也。不恶寒，但恶热者，传至中焦，已无肺证，阳明者，两阳合明也，温邪之热，与阳明之热相搏，故但恶热也。或用白虎，或用承气者，证同而脉异也。浮洪躁甚，邪气近表，脉浮者不可下。凡逐邪者，随其所在，就近而逐之。脉浮则出表为顺，故以白虎之金飙以退烦热。若沉小有力，病纯在里，则非下夺不可矣，故主以大承气。按吴又可《温疫论》中云：舌苔边白但见中微黄者，即加大黄，甚不可从。虽云伤寒重在误下，温病重在误汗，即误下不似伤寒之递之甚,究竟承气非可轻尝之品,故云舌苔老黄,甚则黑有芒刺,脉体沉实,的系燥结痞满,方可用之。

一、五加减承气汤

阳明温病,下之不通,其证有五:应下失下,正虚不能运药,不运药者死,新加黄龙汤主之。喘促不宁,痰涎壅滞,右寸实大,肺气不降者,宣白承气汤主之。左尺牢坚,小便赤痛,时烦渴甚,导赤承气汤主之。邪闭心包,神昏舌短,内窍不通,饮不解渴者,牛黄承气汤主之。津液不足,无水舟停者,间服增液,再不下者,增液承气汤主之。

经谓下不通者死,盖下而至于不通,其为危险可知。不忍因其危险难治而遂弃之。兹按温病中下之不通者共有五因:其因正虚不运药者,正气既虚,邪气复实,勉拟黄龙法,以人参补正,以大黄逐邪;以冬、地增液;邪退正存一线,即可以大队补阴而生。此邪正合治法也。其因肺气不降,而里证又实者,必喘促寸实,则以杏仁、石膏宣肺气之痹;以大黄逐肠胃之结。此脏腑合治法也。其因火腑不通,左尺现牢坚之脉,小肠热盛,下注膀胱,小便必涓滴赤且痛也,则以导赤去淡通之阳药;加连、柏之苦通火腑;大黄、芒硝承胃气而通大肠。此二肠同治法也。

其因邪闭心包,内窍不通者,已下而不通,舌短神昏,闭已甚矣,饮不解渴,消亦甚矣,则以牛黄丸开手少阴之闭;以承气急泻阳明;救足少阴之消。此两少阴合治法也。其因阳明太热,津液枯燥,水不足以行舟,而结粪不下者,非增液不可。服增液两剂,法当自下,其或脏燥太甚之人,竟有不下者,则以增液合调胃承气汤,缓缓与服;约二时服半杯沃之。此一腑中气血合治法也。

	方名	主症	治则	药物组戍
1	新加黄龙汤	应下失下,正虚不能运药	滋阴益气泻结泄热	细生地(五钱)、生甘草(二钱)、人参(一钱五分,另煎)、生大黄(三钱)、芒硝(一钱)、元参(五钱)、麦冬(连心,五钱)、当归(一钱五分)、海参(洗,二条)、姜汁(六匙)

续表

	方名	主症	治则	药物组成
2	宣白承气汤	喘促不宁,痰涎壅滞,右寸实大,肺气不降	宣肺通腑化痰清热	生石膏(五钱)、生大黄(三钱)、杏仁粉(二钱)、栝蒌皮(一钱五分)
3	导赤承气汤	左尺牢坚,小便赤痛,时烦渴甚	清心凉血导赤通腑	赤芍(三钱)、细生地(五钱)、生大黄(三钱)、黄连(二钱)、黄柏(二钱)、芒硝(一钱)
4	牛黄承气汤	邪闭心包,神昏舌短,内窍不通,饮不解渴	清心泄热醒脑开窍	安宫牛黄丸二丸,化开,调生大黄末(三钱)
5	增液承气汤	津液不足,无水舟停,间服增液,再不下者	滋阴增液泄热通便	增液汤内,加大黄(三钱)、芒硝(一钱五分)

　　吴鞠通《温病条辩》中将张仲景《伤寒论》攻下三承气汤(大、小承气汤及调胃承气汤)运用于温病,并在此基础上创制了五加减承气汤。吴鞠通在继承仲景攻下法的基础上,对承气类方进行加减,在用量上去枳实、厚朴,使之适用于温病的治疗。

　　新加黄龙汤乃调胃承气汤加味而成。调胃承气汤乃仲景三承气汤中攻下之力最弱方。因温病具有易化燥伤阴的特点,阳明温病多兼夹阴液亏虚、正气不足之证。若过用攻伐,则患者多不能耐受。故吴鞠通结合临床经验,选用兼有调和作用的调胃承气汤加减。而恐大、小承气汤攻下之力过强,有加重患者伤阴之弊,故弃之不用。

　　五加减承气汤中的其他四方虽未都用调胃承气汤加味,但都兼顾到温病患者伤阴之弊。所用方药攻下之力都不及大、小承气汤力宏。例如:宣白承气汤、牛黄承气汤中只用了大黄一味攻下;而增液承气汤、导赤承气汤中虽有大黄、芒硝,但前方加有增液汤滋养阴液,后方也加了细生地、赤芍,避免攻下而伤阴。

　　五加减承气汤为下法在腑实证所致的急性热病中的临床应用提供了强有力的理论依据,在温病范围的临床实践中具有重要的指导意义。

二、加减正气散

三焦湿郁,升降失司,脘连腹胀,大便不爽,一加减正气散主之。湿郁三焦,脘闷,便溏,身痛,舌白,脉象模糊,二加减正气散主之。秽湿着里,舌黄脘闷,气机不宣,久则酿热,三加减正气散主之。秽湿着里,邪阻气分,舌白滑,脉右缓,四加减正气散主之。秽湿着里,脘闷便泄,五加减正气散主之。

按今人以藿香正气散统治四时感冒,试问四时止一气行令乎? 抑各司一气且有兼气乎? 况受病之身躯脏腑又各有不等乎? 历观前五法均月正气散,而加法各有不同,亦可知用药非丝丝入扣,不能中病,彼泛论四时不正之气,与统治一切诸病之方,皆未望见轩岐之堂室者也,乌可云医乎!

部位	证型	治法	方剂	药物
上焦	湿遏卫气表里同病	辛宣芳化	藿朴夏苓汤 三仁汤	藿香、厚朴、半夏、茯苓、猪苓、泽泻、豆豉、杏仁、薏苡仁、蔻仁、滑石、通草、竹叶(白芷、苏叶、香薷、佩兰、青蒿)
中焦	湿郁三焦	健脾化湿理气和胃	加减正气散	藿香、藿梗、厚朴、茯苓、茯苓皮、陈皮、杏仁、茵陈、大腹皮、薏苡仁、木防己、大豆黄卷、通草、滑石、草果、苍术、炒楂肉、神曲、麦芽、谷芽
	湿热中阻	清热利湿	王氏连朴饮	黄连、厚朴、半夏、菖蒲、栀子、豆豉、芦根
	湿热蕴毒	清热利湿解毒	甘露消毒丹	藿香、蔻仁、茵陈、滑石、木通、菖蒲、黄芩、贝母、射干、薄荷、连翘
	胃热夹脾湿	清热化湿	白虎加苍术汤	石膏、知母、粳米、甘草、苍术
下焦	湿阻膀胱上蒙心包	淡渗利湿芳香开窍	茯苓皮汤送服苏合香丸	茯苓皮、薏苡仁、猪苓、通草、大腹皮、竹叶
	湿阻大肠大便不通	宣清导浊	宣清导浊汤	猪苓、茯苓、寒水石、晚蚕沙、皂角刺

　　五种加减正气散为吴鞠通在藿香正气散的基础上加减而来。藿香正气散出自《太平惠民和剂局方》，是临床常用方剂。其方证为外感风寒，寒湿内阻。五加减正气散证治为三焦湿郁，湿浊内阻，故减去紫苏、白芷解表之品，针对中焦湿热证湿重热轻证而设。

　　一加减正气散苦辛微寒，用于三焦湿郁，升降失常；二加减正气散苦辛淡，用于湿郁三焦，脘闷便溏，身痛，舌白；三加减正气散苦辛寒，用于秽湿着里，气机不宣，久则酿热，舌黄，脘闷；四、五加减正气散苦辛温，用于湿困日久，脾胃本虚显现，舌白滑，脉缓，脘闷便泄。五方都有藿香、厚朴、茯苓、陈皮，说明四药是治疗中焦脾胃病变的重要药味，也是治疗中焦湿热证湿邪偏重的基本用药，强调了祛湿法中运脾和调气的重要性。

　　五种加减正气散辨治湿邪在临床上的启示有四：其一，湿阻中焦，易弥漫三焦，治宜分消上下。叶天士在《温热论》中说："再论气病有不传血分，而邪留三焦，犹之伤寒中少阳病也。彼则和解表里之半，此则分消上下之势，随证变法，如近时杏、朴、苓等类；或如温胆汤之走泄。"五种加减正气散即为分消湿邪上下之势。

　　其二，湿郁三焦，重在中焦，治须升清降浊。脾主升，胃主降。湿邪中阻，导致脾胃的升降功能失常，治以理气和胃，健脾化湿，五方均用藿香、茯苓、厚朴、陈皮四药理气和胃，健脾化湿。另外，麦芽、谷芽、神曲、山楂等消导药物的应用也颇有特色。

　　其三，温病中焦湿热证、内伤病脾胃湿困证有着湿困中焦气机、脾胃升降失司的共同病理基础，二者临床表现和治法没有严格区别，如果有区别，则主要在于对标和本、湿和脾的先后缓急关系的处理上。临床应酌情伍用健脾祛湿药，正如四、五加减正气散。

　　其四，五加减正气散根据湿入中焦后，化寒化热之不同及所伤脏腑经络各异而设，湿郁之邪，所犯何逆，宜当随证治之。如邪阻经络，出现身痛者，可应用二加减正气散燥湿利水、宣通表里；若因气机不宣而化热者，症见舌黄等，则可选用三加减正气散祛湿泄热。

吴鞠通《温病条辨》导读（四）

下焦篇（加减复脉汤及复脉辈）

风温、温热、温疫、温毒、冬温，邪在阳明久羁，或已下，或未下，身热面赤，口干舌燥，甚则齿黑唇裂，脉沉实者，仍可下之；脉虚大，手足心热甚于手足背者，加减复脉汤主之。

温邪久羁中焦，阳明阳土，未有不克少阴癸水者，或已下而阴伤，或未下而阴竭。若实证居多，正气未至溃败，脉来沉实有力，尚可假手于一下，即《伤寒论》中急下以存津液之谓。若中无结粪，邪热少而虚热多，其人脉必虚，手足心主里，其热必甚于手足背之主表也。若再下其热，是竭其津而速之死也。故以复脉汤复其津液，阴复则阳留，庶可不至于死也。去参、桂、姜、枣之补阳，加白芍收三阴之阴，故云加减复脉汤。在仲景当日，治伤于寒者之结代，自有取于参、桂、姜、枣，复脉中之阳；今治伤于温者之阳亢阴竭，不得再补其阳也。用古法而不拘用古方，医者之化裁也。

下焦温病，但大便溏者，即与一甲复脉汤。

热邪深入下焦，脉沉数，舌干齿黑，手指但觉蠕动，急防痉厥，二甲复脉汤主之。

下焦温病，热深厥甚，脉细促，心中憺憺大动，甚则心中痛者，三甲复脉汤主之。

热邪久羁，吸烁真阴，或因误表，或因妄攻，神倦瘛疭，脉气虚弱，舌绛苔少，时时欲脱者，大定风珠主之。

瘛于温病六、七日以外，壮火少减，阴火内炽耳聋者，悉以复阴得效，曰宜复脉辈者，不过立法如此，临时对证，加减尽善，是所望于当其任者。

此言复脉为热邪劫阴之总司也。盖少阴藏精，厥阴必待少阴精足而后能生，二经均可主以复脉者，乙癸同源也。

加减复脉汤是由复脉汤加减而来，复脉汤即炙甘草汤，出自张仲景《伤寒论》，"伤寒，脉结代，心动悸，炙甘草汤主之"。该方以炙甘草为君，配伍人参、大枣补益心气；生地、麦冬、阿胶、麻仁滋阴养血润燥；生姜、桂枝、清酒温通心阳；诸药合用，有益气通阳、滋阴养血、复脉定悸之功。

加减复脉汤是吴鞠通在复脉汤的基础上，去人参、桂枝、生姜、大枣、清酒，加白芍而成。变刚柔相济之方为"柔缓之法"，继而创制出一甲复脉汤、二甲复脉汤、三甲复脉汤、大定风珠等一系列复脉辈方剂，用于温病后期肝肾阴亏之证。

吴鞠通说："在仲景当日，治伤于寒者之结代，自有取于参、桂、姜、枣，复脉之阳；今治伤于温者之阳亢阴竭，不得再补其阳也。用古法而不拘用古方，医者之化裁也。"加减复脉汤、一甲复脉汤、二甲复脉汤、三甲复脉汤、大定风珠诸方分证有异，但大法相同，故统称"复脉辈"。

温病深入下焦劫阴，必以救阴为急务。然救阴之药多滑润，但见大便溏，不必待日三、四行，即以一甲复脉法，复阴之中，预防泄阴之弊。

二甲复脉汤主之。此示人痉厥之渐也。温病七、八日以后，热深不解，口中津液干涸，但觉手指掣动，即当防其痉厥，不必俟其已厥而后治也。故以复脉育阴，加入介属潜阳，使阴阳交纽，庶厥不可作也。

前二甲复脉，防痉厥之渐；即痉厥已作，亦可以二甲复脉止厥。兹又加龟板名三甲者，以心中大动，甚则痛而然也。心中动者，火以水为体，肝风鸱张，立刻有吸尽西江之势，肾水本虚，不能济肝而后发痉；既痉而水难猝补，心之本体欲失，故憺憺然而大动也。甚则痛者，"阴维为病主心痛"，此证热久伤阴，八脉丽于肝肾，肝肾虚而累及阴维故心痛，非如寒气客于心胸之心痛，可用温通。故以镇肾气补任脉通阴维之龟板止心痛，合入肝搜邪之二甲，相济成功也。

此邪气已去八、九，真阴仅存一、二之治也。观脉虚苔少可知，故以大队浓浊填阴塞隙，介属潜阳镇定。以鸡子黄一味，从足太阴，下安足三阴，上济手三阴，使上下交合，阴得安其位，斯阳可立根基，俾阴阳有眷属一家之义，庶可不致绝脱欤！

加减复脉汤及复脉辈

	方名	主症	病机	方药
1	加减复脉汤	身热面赤，口干舌燥，甚则齿黑唇裂，手足心热甚于手足背，脉虚大	湿热伤及肝肾之阴	炙甘草（六钱）、干地黄（六钱）、生白芍（六钱）、麦冬（不去心，五钱）、阿胶（三钱）、麻仁（三钱）

	方名	主症	病机	方药
2	一甲复脉汤	下焦温病,大便溏	阴虚火炽 阴液下泄	加减复脉汤内,去麻仁,加牡蛎一两
3	二甲复脉汤	舌干齿黑,手指但觉蠕动,脉沉数	真阴欲竭 虚风将起	加减复脉汤内,加生牡蛎五钱、生鳖甲八钱
4	三甲复脉汤	热深厥甚,心中憺憺大动,甚则心中痛,脉细促	温热伤津 虚风内动	二甲复脉汤内,加生龟板一两
5	大定风珠	神倦瘛疭,时时欲脱者,舌绛苔少,脉气虚弱	虚风内动 真阴欲脱	生白芍(六钱)、阿胶(三钱)、生龟板(四钱)、干地黄(六钱)、麻仁(二钱)、五味子(二钱)、生牡蛎(四钱)、麦冬(连心,六钱)、炙甘草(四钱)、鸡子黄(生,二枚)、鳖甲(生,四钱)

随着组方用药的不同,方剂的功用也从滋阴通阳复脉到滋阴生津复脉,滋阴潜阳息风之力不断加强。在方剂的运用上虽然上述诸方都是在加减复脉汤的基础上形成的,但各个方剂的适应证有所不同。

一甲复脉汤具有滋阴固涩的作用,适用于阴亏便溏之证。二甲复脉汤具有滋阴潜阳、息风止痉的作用,适用于真阴欲竭,虚风将起,症见手指蠕动者。三甲复脉汤具有养心安神、潜阳息风的作用,适用于温热伤阴,阴亏已甚,虚风内动,心悸动而痛之证。大定风珠具有滋阴养血、潜阳息风的功用,适用于神倦瘛疭,脉气虚弱,有时时欲脱之势者,为真阴大亏、虚风内动之证。

复脉辈是针对真阴损伤严重,虚风内动而设,需邪热已去,纯属阴虚风动者方可使用。正如下焦篇十七条所云:"壮火尚盛者,不得用定风珠、复脉。邪少虚多者,不得用黄连阿胶汤。阴虚欲痉者,不得用青蒿鳖甲汤。"此诸方之禁也。前数方皆为存阴退热而设,其中有以补阴之品,为退热之用者;有一面补阴,一面搜邪者;有一面填阴,一面护阳者。各宜心领神会,不可混也。临床应用宜须辨明虚实，勿犯虚虚实实之戒。

吴鞠通《温病条辨》导读（五）

主要学术思想

1. 温病的传变规律及治疗原则

（1）传变规律："三焦辨证"法就是将人体"横向"地分为上、中、下三焦。上焦以心肺为主，中焦以脾胃为主，下焦包括肝、肾、小肠及膀胱，由此创立了一种新的人体脏腑归类方法，此法十分适用于温热病体系的辨证和治疗，诊断明确，便于施治。而且确立了三焦的正常传变方式是由上而下的"顺传"途径，"温病由口鼻而入，鼻气通于肺，口气通于胃，肺病逆传则为心包，上焦病不治，则传中焦，胃与脾也；中焦病不治，即传下焦。"

（2）治疗原则。

①治上焦如羽，非轻不举；治中焦如衡，非平不安；治下焦如沤，非重不沉。

②温热病治宜泄热存阴（有一分津液，便有一分生机）。

③湿热病治宜祛除湿浊、宣畅气机，"开上、畅中、渗下"。

2. 独特实用的辨证思路（二次定位，分期论治） 吴鞠通对张仲景的六经辨证、叶天士的卫气营血辨证采取兼收并蓄的态度，认为伤寒六经、卫气营血由表入里，由浅入深，可横看；其论三焦，由上及下，亦由浅入深，须竖看。这些理论虽然从立论方式和分析方法上有所不同，但实际上仍是对叶天士的卫气营血辨证的继承，并对其进行了很大的发展，尤其是在对温病临床辨证的认识上，以三焦为纲，病名为目，六经辨证、卫气营血辨证穿插其中，其辨证思路独特且实用。

《温病条辨》中这种独特的辨证思路，可以概括为二次定位，分期论治，使临床辨证既精准，又好用，比如上焦篇：太阴风温，但咳，身不甚热，微渴者，辛凉轻剂桑菊饮主之。（二、三日不解，气粗似喘，燥在气分者，加石膏、知母；舌绛暮热，甚燥，邪初入营，加元参（二钱）、犀角（一钱）；在血分者，去薄荷、苇根，加麦冬、细生地、玉竹、丹皮各二钱；肺热甚加黄芩；渴者加花粉。）

首先以三焦为纲，判定为上焦，手太阴肺经，此为第一次定位。随后按卫气营血辨证,判定为卫分(肺失宣降),此为第二次定位。通过二次定位确定了其病机、病位、病性,据此可以辛凉轻剂桑菊饮加减来辨证治疗。

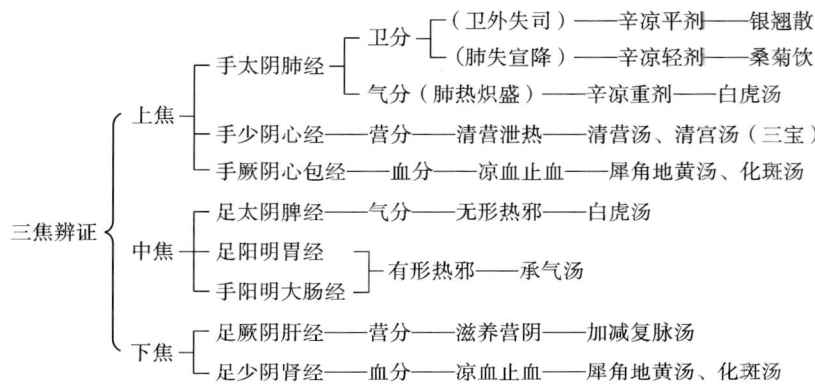

3. 温热病与湿热病的禁忌

(1)温热病。

①忌辛温发汗,如麻黄、桂枝。

②忌用淡渗,如五苓、八正辈。

③慎用苦寒,如黄连、黄芩,吴鞠通用普济消毒饮用于温病初起必去黄芩、黄连,畏其入里而犯中下焦也。若应用黄芩、黄连,方内必大队甘寒以监之,如清营汤等。

(2)湿热病。

①忌大汗,汗则耳聋,甚则目瞑不欲眠。

②忌大下,下之则洞泄。

③忌用滋腻,润之则病深不解。

④忌温补,炉烟虽熄,恐灰中有火。

杏林风采、薪火相传

盛国光教授作为第五批、第六批全国老中医药专家学术经验继承指导老师,其学术经验传承工作在杏林薪火相传的道路上书写了浓墨重彩的一笔,为培养新一代中医人才倾注了大量心血。他倡导"读经典、做临床,尊师重教、教学相长"的理念,通过临床跟师学习和经典文献研读,将自己数十年积累的肝病诊疗经验无私传授给后学,使弟子们在实践中不断成长,为中医药事业的发展注入了新的活力。盛国光教授以实际行动践行了中医药文化的薪火相传,为培养更多优秀的中医人才奠定了坚实的基础。他的学术精神和人格风范将永远激励着后来者,继续在杏林中砥砺前行。

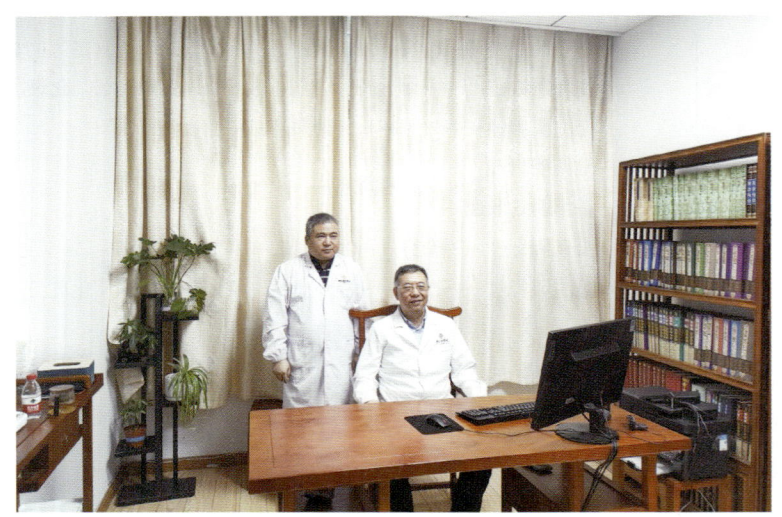

徐建良,男,主任医师,硕士研究生导师,盛国光教授2013级博士研究生,现就职于湖北省中医院肝病科,第五批全国老中医药专家盛国光学术经验继承人(左1为徐建良)

学术经验传承心得

盛国光教授从"毒瘀痰虚"治疗乙型肝炎肝硬化代偿期的经验

肝硬化是全球肝脏相关死亡的主要原因,其主要病因是病毒性肝炎,我国肝硬化患者中,由乙型肝炎病毒(HBV)所致者约占77％。肝硬化是慢性肝病发展的晚期阶段,以肝组织弥漫性纤维化、假小叶和再生结节形成为其组织学特征。传统中医学虽没有"肝硬化"之病名,但据其病理特征及临床症状、体征,其应主要归属于"积聚"范畴。《黄帝内经》"人之善病肠中积聚者……恶则邪气留止,积聚乃伤……"首先提出积聚的病名。积聚病因多样,病机复杂,病症

（证）多变，涉及阴阳、气血、脏腑、经络等。

盛国光教授认为，乙型肝炎肝硬化代偿期的主要病机为毒、瘀、痰、虚，病位以肝、脾、肾三脏为主。因其病程较长，疾病各期临床表现常为各个证型之间相互兼夹重叠，治疗当谨守病机，分清主次。早期以毒瘀为主，中期以痰瘀为主，晚期以瘀虚为主，分别拟定解毒化瘀、解毒化痰消瘀、化痰消瘀补虚为主要治法。以下主要从盛国光教授治疗乙型肝炎肝硬化代偿期的临证思路、主要治则治法及用药思路方面展开论述。

一、从"毒、瘀、痰、虚"论乙型肝炎肝硬化的病机演变

1. 毒 《温疫论》中指出，"温疫之为病，非风、非寒、非暑、非湿，乃天地间别有一种异气所感"。HBV致病具有传染性强、易于流行的特点，与疫气致病特征一致。慢性乙型肝炎的发病与伏邪密切相关，主要表现为"湿热疫毒"，邪气伏藏于体内，感而不发，即是正邪相争的平衡状态，正气无力祛邪，邪气亦无力积聚，当时并不发病，在饮食失宜、情志刺激、过度劳累等因素的诱发下，方伺机而发。"毒"邪贯穿乙型肝炎肝硬化发病过程始终，与慢性乙型肝炎防治指南抗病毒治疗观点一致。青蒿鳖甲汤出自《温病条辨》，主治温病后期邪伏阴分证，鳖甲直入阴分，滋阴退热；青蒿清热透络，引邪外出。吴鞠通言，"此方有先入后出之妙"。盛国光教授治疗肝硬化早期常用黄芩、连翘清透邪热，早、中期用叶下珠，晚期用白花蛇舌草。

盛国光教授"七五"期间参与了王伯祥教授牵头的国家攻关课题组，该课题组联合全国多家单位进行中医药治疗慢性乙型肝炎的研究，应用的方药或解毒疏肝，或解毒清热，或解毒健脾，或解毒补肾，取得了不同程度的疗效，验证了湿热毒邪致病的病机。在"八五"期间，湖北省中医院王伯祥教授牵头承担并完成了国家"八五"科技攻关课题——叶下珠（清热解毒）制剂抗乙型肝炎的临床和实验研究，发现叶下珠具有良好的抗HBV作用，常用剂量为 $10\sim15$ g。

2. 瘀 盛国光教授重视"瘀血"在乙型肝炎肝硬化中的致病规律。肝主疏泄，肝气条达则气机通畅，若肝失疏泄，气机不畅，则气滞血瘀；肝病传脾，肝郁脾虚，气郁渐至气虚，瘀血阻络加重；脾失健运，湿聚为痰，则痰阻血瘀。叶天士言："络乃聚血之所，久病必瘀闭"。盛国光教授认为，肝络瘀阻贯穿疾病始终，

毒邪侵袭后导致血瘀痰阻,而后痰瘀互结,就形成了痰瘀络,所以要用通络的药物。活血化瘀法确能改善肝硬化患者肝纤维化程度,但对活血的度的把握很重要。盛国光教授临证常用丹参、泽兰、路路通等活血化瘀通络,中晚期用鳖甲入肝阴营血分,软坚散结。

3. 痰　《杂病源流犀烛》言:"以故人自初生,以至临死,皆有痰……随气升降,周身内外皆到,五脏六腑俱有。"痰邪为病,贯穿人的各个部位。脾失健运,水湿停聚为痰;肝郁血瘀,经脉不通,津液育而成痰,即痰瘀互结;湿热毒邪耗伤阴液,灼津成痰。盛国光教授认为,痰在人体的表现多样,常可见患者全身困倦、苔腻、脉滑等;乙型肝炎肝硬化是一个痰瘀互结的过程,随着肝硬化的进展,痰邪逐渐加重,早期用茯苓健脾化痰,中期用海藻、白芥子化痰软坚,晚期用莪术、生牡蛎等化痰散结。

4. 虚　盛国光教授指出,慢性肝病多责之于"虚"。肝病日久,肝损及脾,脾失健运,湿聚为痰,痰瘀互结,耗气伤阴,致脾气虚。强调要始终注意顾护正气,不宜攻伐太过,常用生黄芪、太子参、白术健脾益气扶正。"从阳化热,从阴化寒",肝硬化后期因个人体质及用药误治易转为脾肾阳虚。盛国光教授常用菟丝子、淫羊藿温补脾肾,阳虚偏盛时可用鹿角霜,后期患者出现腹水时可小剂量使用桂枝温阳化气利水。阳损及阴,盛国光教授认为阴虚难治,矛盾点在于滋阴同时要兼顾利湿,因此常用女贞子、白茅根、木瓜等滋阴利水之品。

二、从"毒、瘀、痰、虚"论乙型肝炎肝硬化代偿期的分期治疗

乙型肝炎肝硬化代偿期病程长,整体是一个渐进发展的过程,可分早、中、晚三期,"毒、瘀、痰、虚"在不同时期的病机偏重不同,故治疗上采用不同的治疗策略。《景岳全书·积聚》曰:"总其要不过四法,曰攻曰消曰散曰补,四者而已。"盛国光教授在临床过程中注重病机演变,证症结合,临证用药随症处方。

1. 早期解毒化瘀　主要临床表现有胁肋如刺,痛处不移或肝区不适,面色晦暗,可触及脾稍大,软而不坚。病机以毒瘀为主,因此,治疗以解毒化瘀为主,自拟解毒活血方,药物组成:叶下珠、香附、赤芍、白芍、柴胡、黄芩、枳壳各 10 g,丹参、泽兰、茯苓各 15 g,当归 12 g,砂仁 3 g,炙甘草 6 g。其中叶下珠清热解

毒;泽兰配伍丹参,活血化瘀通络,有软肝缩脾之效;香附、赤芍、当归理气活血;黄芩清热燥湿;枳壳、白芍、柴胡理气疏肝柔肝;茯苓、砂仁健脾祛湿;炙甘草缓急止痛,调和诸药。毒邪偏盛者可加用虎杖,清热解毒,凉血化瘀,常用剂量为15～20 g;若血分热盛,尤以上焦为主,可加用连翘、黄芩清透邪热。早期以疏、消为主,慎用三棱、莪术等破气之品,防止耗伤正气。

2. 中期解毒化痰消瘀 临床表现可见腹胀,恶心欲吐,纳差,口淡不欲饮,便溏或大便黏滞,舌淡,苔白腻滑,脉滑,脾大可触及。病机以痰瘀为主,治疗以解毒化痰消瘀散结为主。药物组成:叶下珠、白芥子、炒二芽各10 g,海藻、茯苓、白术各15 g,生牡蛎、炙鳖甲各30 g(先煎),丹参20 g,三七末3 g。此期毒邪与痰瘀并重,叶下珠解毒清热,海藻消痰软坚散结,常用15～20 g;白芥子豁痰利气,散结通络,可祛经络之痰;茯苓、白术健脾化湿祛痰;丹参凉血活血,软肝缩脾,常用15～20 g;生牡蛎化痰软坚散结,尤其适用于大便稀溏的肝硬化患者;炙鳖甲入肝阴分,化瘀软坚,滋阴散结,用于肝硬化中晚期,《本草纲目》言"下瘀血,破癥积",常用15～30 g;三七末3 g冲服,张锡纯言:"活血药中尤以三七之化瘀生新者为最紧要之品"。中期避免用水蛭、虻虫等药性剧烈之品,防止肝硬化后期出现上消化道出血等危重并发症。

3. 晚期化痰消瘀补虚 临床表现多见纳差,乏力气短,或出现腰膝酸软、头晕、五心烦热等;机体正气逐渐衰弱,正虚明显,邪实次之。病机以瘀、虚为主,治疗以化瘀、补虚为原则,自拟解毒益气化瘀方。药物组成:生黄芪20 g,太子参、茯苓、枸杞子、丹参、赤芍、白花蛇舌草、泽兰各15 g,白术、炒二芽各10 g,生牡蛎、炙鳖甲各30 g(先煎),炙甘草6 g。盛国光教授认为,晚期解毒药可酌情减用,一般用白花蛇舌草,清热解毒,消肿散结,常用15～30 g。同时用生牡蛎、炙鳖甲化痰散结,一般15～30 g。需加强扶正健脾补虚之力,黄芪为补肝气要药,生黄芪用量可至30 g,常佐以太子参、茯苓、枸杞子15～20 g、白术10～15 g等增强功效,同时酌加炒二芽、鸡内金、焦三仙等健胃消食之品。晚期患者肝纤维化程度加重,要重视活血化瘀药物的使用,泽兰、赤芍活血化瘀,常用15～20 g,配伍丹参可加强软肝消瘀之效。

临床随症加减,若出现身目黄染、小便黄等,考虑痰瘀互结,湿热显著,可加用虎杖、茵陈等清热利湿之品;如病程日久及肾,脾肾阳虚,水湿停聚,出现腹水等症,需注意利水同时补益脾肾,常用连皮茯苓30 g,可配伍泽泻、陈葫芦之品;

小剂量应用桂枝 6～10 g 可通阳化气、温补脾肾，取"益火之源，以消阴翳"之义；若病程进展，阳损及阴，致肝阴虚，用女贞子滋补肾阴，一般用 15～30 g；阴虚水停，可选用木瓜、白茅根等滋阴利水之品，利尿而不伤阴。

三、结语

综上所述，乙型肝炎肝硬化代偿期的病因病机即是"毒、瘀、痰、虚"的病机演变过程，解毒、消瘀、化痰与扶正诸法联用，才能达到祛邪已病的目的，使机体重新恢复到平衡协调的状态。

引证本文：杨妮，徐建良，李晓东，等，盛国光教授从"毒瘀痰虚"治疗乙型肝炎肝硬化代偿期的经验[J]. 中西医结合肝病杂志，2022，32(7)：580-583.

升陷汤与大气下陷

徐建良

《医学衷中参西录》作者张锡纯，字寿甫，祖籍山东诸城，河北省盐山县人，清代名医，中西医汇通学派的代表人物之一，其自幼研习经典，随父习医，勇于探索及创新，以中医为本，西医为用，中西合璧，取二者之精华。著作《医学衷中参西录》，书中博采古今，见解独特。大气下陷即是其中具有代表性的理论之一，书中对大气理论进行了详细阐述，并针对大气下陷创立了专方升陷汤。

一、大气的含义及内容

大气出自《黄帝内经》"大气入于脏腑者，不病而卒死矣"，张锡纯作解为"以膈上之大气，入于膈下之脏腑，非下陷乎？大气既陷，无气包举肺外以鼓动其阖辟之机，则呼吸顿停，所以不病而猝死也"。

张锡纯认为胸中大气为上焦阳气，"大气者，原以元气为根本，以水谷之气为养料，以胸中之地为宅窟者也。"大气基于先天元气，合脾胃运化之水谷精气，藏于胸中，蕴含"宗气"之义。

张锡纯言，"元气者，禀受先天，为胚胎之根基；大气肇始于先天，而培养于后天，为身体之桢干"，明确了元气为先天之气，而大气源于先天，但须后天培养，其对全身至关重要，与元气同等重要，是维持生命活动的关键。

二、大气下陷之证候、病机

大气融合先后天之精气，贯心脉，司呼吸，为宗气所居，其气下陷，入脏腑，必致脏器衰败。

张锡纯谓大气下陷之证候："其病之现状，有呼吸短气者，有心中怔忡者，有淋漓大汗者，有神昏健忘者，有声颤身动者，有寒热往来者，有胸中满闷者，有努力呼吸似喘者，有咽干作渴者，有常常呵欠者，有肢体痿废者，有食后易饥者，有二便不禁者，有癃闭身肿者，有张口呼气外出而气不上达、肛门突出者，在女子有下血不止者，更有经水逆行者。种种病状，实难悉数，其案亦不胜录""其脉象沉迟微弱，关前尤甚，其剧者，或六脉不全，或参伍不调"。

病证涉及心、肺、脑、肝胆、三焦、脾、胃、冲任、水液代谢等全身上下组织器官异常，即上、中、下三气均不足。上气不足，脑为之不满，耳为之苦鸣，头为之苦倾，目为之眩，中气不足，溲便为之变，肠为之苦鸣。

大气下陷病理基础为气虚，病机为胸中宗气亏虚日久或至极，无力升举以致下陷。

三、升陷汤方义

《医学衷中参西录》曰："升陷汤治胸中大气下陷……生黄芪六钱，知母三钱，柴胡一钱五分，桔梗一钱五分，升麻一钱。气分虚极下陷者，酌加人参数钱，或再加山茱萸肉（去净核）数钱，以收敛气分之耗散，使升者不至复陷更佳，若大气下陷过甚，至少腹下坠，或更作疼者，宜将升麻改用钱半，或倍作二钱。"

无形之气所当急顾，组方应以顾护大气为务。方中以黄芪为主者，因黄芪既善补气，又善升气，胸中大气有同气相求之妙用（黄芪，味甘，性微温），为补气之要药。张锡纯擅用黄芪，自成一派，其观点独特，认为其补气亦能升气，不必在意生用或蜜炙，因此，对于大气下陷之人，其气虚甚，当务之急，当补气升提，一味黄芪，符合二用，故为君药。

引药入经方能大气归宗，柴胡为少阳之药，能引大气下陷者自左上升。升麻为阳明之药，能引大气下陷者自右上升。因病位在胸，桔梗为药中之舟楫，能载诸药之力上达胸中，故用之为向导也。借柴胡、升麻、桔梗之升提之性，使下陷之气上达至胸中，从而达到大气归源的作用。

知母是因为黄芪性稍热，"故以知母之凉润者济之"。此方妙在以一味黄芪，功专力猛，加知母是防气壅生热，所谓"气有余便是火"。

四、大气下陷的治疗

大气既虚陷，升提胸中大气则为其主要治则。回阳升陷汤（生黄芪、干姜、当归身、桂枝尖、甘草）治心肺阳虚，大气又下陷者，其人心冷，背紧恶寒，常觉短气。理郁升陷汤（生黄芪、知母、当归身、桂枝尖、柴胡、乳香、没药）治胸中大气下陷，兼气分郁结，经络湮淤者。醒脾升陷汤（生黄芪、白术、桑寄生、川续断、山茱萸、煅龙骨、煅牡蛎、川草薢、炙甘草）治脾气虚极下陷，小便不禁者。

五、用药特点

升补大气主药当选黄芪、人参。黄芪升气之力胜于人参，大气陷而气分之根柢犹未伤者，当用黄芪；人参补气之力胜于黄芪，大气陷而气分之根柢兼伤损者，当用人参。黄芪其质轻松，与胸中大气同气相求，既善补气，又善升气。故胸中大气下陷，致外卫之气无所统摄而自汗者，投以黄芪其效如神。观其药量，多用六钱，病情危急者重用一两。唯其性稍热，故多以知母之凉润以济之。黄芪可作为该病专药。若气陷虚极，则用人参培本固元。

引气上行选用柴胡、升麻、桔梗，柴胡为少阳之药，能引大气之陷者自左上升；升麻为阳明之药，能引大气之陷者自右上升；桔梗为药中之舟楫，能载诸药之力上达胸中。若大气直陷至九渊，少腹下坠作疼，必借升麻之大力以升提。

大气下陷兼不纳气者用桂枝，一则取其调达宣通之性，力在升陷，能引脏腑之真气上行；一则取其善降逆之功，以其味辛，华于秋，得金气善平肝木，故逆气之缘肝而上者，桂枝皆可镇之。

大气下陷兼肝气横恣见胁下胀疼或兼吐血衄血者，若独升大气，恐血随升气之药复妄动，多辅以煅龙牡摄血之本源。

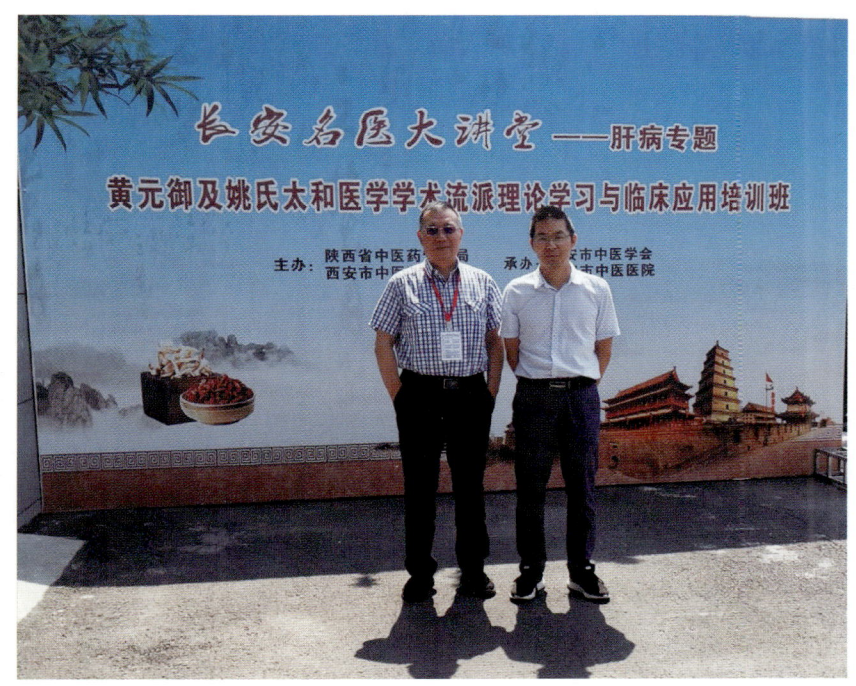

肖明中,男,主任医师,硕士研究生导师,湖北省中医院肝病研究所肥胖专科主任(右1为肖明中)

学术经验传承心得

"一气周流"与从"脾"论治慢性肝病

肖明中

清乾隆年间,有一个著名的医学大师叫黄元御。30岁那年,黄元御不幸罹患眼疾,因被误治,左目失明,身体差点垮掉,因此满怀愤怒,以毕生心血精研《黄帝内经》《难经》《伤寒杂病论》等古圣经典,集中华经典医学之大成,开创"天人合一,一气周流"理论,著《四圣心源》。

黄元御曾立志"生不为良相济世,亦当为良医济人",其凭借精湛的医术获得了乾隆帝御赐的"妙悟岐黄"匾额。那是在黄元御进京不久,乾隆患病,太医院诸医诊疗不效，经人举荐，召黄元御前去诊治，乾隆先安排一宫女露手于外，假装乾隆让黄元御诊脉，想试试黄元御的真实水平，结果黄元御诊脉后曰："龙得凤脉，无药可医，怕不久于人世。"意思是男人出现了女脉，怕是不能治了。乾隆这才佩服，知道遇见了良医，才让其诊病，黄元御给乾隆看完后，曰："万岁小恙，乃七分药毒三分病，须先进两帖解毒药，继服一帖治所病。"本来很小的病，因为治疗不当，结果七分是药毒，三分才是病，乾隆按此治疗，病很快就好了。

《四圣心源》书名又名《医圣心源》，撰于 1753 年，黄元御将黄帝、岐伯、秦越人、张仲景视为医中四圣。本书阐发《黄帝内经》《难经》《伤寒论》《金匮要略》诸书蕴义。全书共十卷，卷一天人解；卷二六气解；卷三脉法解；卷四劳伤解；卷五至卷七杂病解；卷八七窍解；卷九疮疡解；卷十妇人解，是一部包括中医基本理论和部分临床医学的综合性著作。

"一气"即"元气"，"一气周流"就是元气在人体的运转方式。"一气周流"认为，人体内有一股无形的气在不停地周流运转。先天之气——元气带动脾胃之气旋转。脾气和胃气通过升降斡旋，带动肝、心、肺、肾之气左升右降，形成一个完整的如环无端的一气周流循环。人体周流的这一气，升不上去会生病，降不下来也会生病。人体各个器官发生疾病，其实都是人体这团气郁结于该处，致使一气周流运转不畅而产生的。

《四圣心源》云："脾为己土，以太阴而主升；胃为戊土，以阳明而主降……脾升则肾肝亦升，故水木不郁；胃降则心肺亦降，故金火不滞。"

中医的理论核心强调天人合一，而天地之间无非一气而已。黄元御在《四圣心源》中提出的"一气周流"理论体系，简洁而完美地阐释了天人合一理念的精髓，成为继往开来的一代中医大家。

人以天地之气生，只是天地间的一个生命体。女性的月经周期为 28 天，与月亮绕地球一周的周期一致，体现了天人合一的思想。一天为 24 小时，对应地球自转一周；一年为 365 天，对应地球绕太阳公转一周。人体有 24 条正经，与一年的 24 节气相对应；人体有 365 个穴位，与一年的天数相符。这些现象表明，古人通过观察自然规律，逐渐认识到人与天地的统一关系，认为人是天地的一部分，只是天地间较大的生命体而已。

"一气周流"理论的重要价值在于，它揭示了元气在人体内的运行方式，发现了元气充足、衰弱与人体各种疾病之间的具体关系。"一气周流"理论的出现，把元气与人体发生的各个疾病紧密地联系在一起，使得临证辨象与辨证施治有了可靠的理论依据,并使得中医一贯倡导的"固本培元""治病治本""治未病"的理论有了坚实的理论基础。

天人合一、整体观念是《黄帝内经》学术思想的显著特点。黄元御持《黄帝内经》"善言天者,必有验于人"之观点,谓"天人一也,未识天道,焉知人理",力倡天人相应学说,将人体生理活动与天地阴阳运动联系起来。

在《四圣心源·天人解》中,黄元御描述了天地间的阴阳升降轮转运动,谓"气含阴阳,则有清浊,清则浮升,浊则沉降,自然之性也"。清浊之间是阴阳升降之枢纽,谓之中气,"所谓土也"。中气的升降变化,带动清浊之气不断运动、转化,即中气升降。带动清气左旋上升,升之过半,则化为气温之木,升而不息,积温成热,则化为火;同时,中气枢转带动浊气右转下行,降之过半,则化为气凉之金,降而不已,积凉成寒则化为水。在此,黄元御创造性地提出了"升之过半""降之过半"等"半阴""半阳"概念,显示了一种"活的阴阳",生动地描述了天地间清浊之气"阴阳无端"的运动过程,揭示了五行整体的升降浮沉协同作用。这种协同作用是在单独个体作用之上形成的整体气化过程。

细读《四圣心源》,可以看出黄元御对《黄帝内经》《难经》《伤寒论》《金匮要略》等经典的研读之深刻,确有"理必内经,法必仲景,药必本经"之感。其气化理论的内涵实际上来源于《黄帝内经》的气化理论,而中医气化理论是中医理论的核心与基石。《素问·六微旨大论》描述气化运动的形式为升降出入:"出入废则神机化灭,升降息则气立孤危。故非出入,则无以生长壮老己;非升降,则无以生长化收藏。是以升降出入,无器不有。"黄元御认为阴阳五行之气的气化,造就了天地间有章可循、周而复始的运行与演化;人体内部各脏腑的气化作用,精、气、血、津液等生命物质的生化代谢过程,无一不与气化有关。黄元御宗"四圣"之旨,参以己见,提出"一气周流"理论,从最本质的气的层次阐述了天地、人身之气的运行。

黄元御创制的诸多方剂也反映了"一气周流"的运行规律,其组方有左路升发的药物,如麻黄、桂枝、附子、细辛;有右路敛降的药物,如石膏、大黄、五味子;有中焦斡旋的药物,如半夏、茯苓、干姜、甘草,等等。

黄元御认为:"以故医家之药,首在中气。"《四圣心源》开篇第一方——"黄芽汤"便充分代表了黄元御推崇中气的思想。黄芽汤由人参、甘草、茯苓、干姜组成,方后注明"中气之治,崇阳补火,则宜参、姜,培土泻水,则宜甘、苓"。全方由"人参三钱,甘草二钱(炙),茯苓二钱,干姜二钱"组成,煎服方法是煎大半杯,温服。这个方子脱胎于张仲景的理中丸。

张仲景的理中丸是由人参、干姜、炙甘草、白术各三两组成的，黄芽汤与理中丸相比除了剂量的变化，仅仅只是一味药的不同而已。从药味上看，黄芽汤就是仲景理中丸中的白术换成了茯苓。以用量上看，二者的剂量上差距很大。

理中丸温中祛寒、益气健脾，而黄芽汤治理中气、崇阳补火、培土泻水，虽然只有一味药物的差别，功效主治上却有很大不同。黄芽汤还有时方的影子，四君子汤由人参、白术、茯苓各三钱，甘草二钱组成，除了剂量不一样，仅仅也只是一味药的不同而已，黄芽汤就是将四君子汤中的白术换成了干姜。四君子汤助阳补气、益气健脾，而黄芽汤治理中气、崇阳补火、培土泻水，这两个方子虽然仅有一味药的差别，但功效主治也有所不同。

黄元御创建的 100 多个方子中，黄芽汤是第一个出现的方子，而且这个方子独特性不亚于桂枝汤之于经方的地位，也不亚于四君子汤之于时方的地位，黄芽汤是黄元御所创新方的百方之首、群方之魁、众方之源。黄芽一词源自《周易参同契》中的"阴阳之始，玄含黄芽"，其中蕴含着浓厚的哲学思想与易经思维。黄元御还精通道家学说，"黄芽"也有"黄婆之芽"的概念，道家有"黄婆"的说法，在《金丹大成集》中就有"黄婆乃坤土"的论述，这正与黄元御中气学说极其吻合。

细心观察黄芽汤，就会发现，它虽与理中丸和四君子汤有着很深的渊源，但其中有不同之处，不同的地方在于茯苓、干姜和白术三味药的变化，与理中丸比较，黄芽汤少了一味白术，为什么少了这一味白术呢？在黄元御的眼里，他嫌弃白术"性颇壅滞"，所以黄芽汤里没有白术，而改用茯苓。黄元御认为，茯苓"泻水燥土，冲和淡荡，百病皆宜，至为良药"，并且还称赞茯苓"功标百病，效著千方"。与四君子汤比较，黄芽汤依然是少了白术，而多了干姜。为什么用干姜呢？在黄元御眼里，"诸升降清浊、转移寒热、调养脾胃、消纳水谷之药，无以易此也"，这是他对干姜的高度评价。

在黄元御的眼中，黄芽汤是可以变化无穷的。心火上炎、慌悸烦乱，就用黄芽汤加黄连、白芍两味药以清心；如果是肾水下寒、遗泄滑溏，就加附子、川椒两味药以温肾；如果肝血左郁、凝涩不行，可以加桂枝、丹皮两味药以舒肝；肺气右滞、痞闷不通，可以加陈皮、杏仁两味药以理肺。这其实是黄元御针对四维之病的一个加减化裁，更显示出了黄芽汤一方驭百方的奥义。

黄元御在《四圣心源·六气解》中指出，肝木以生发条达为顺，而肝木生发条达作用的发挥有赖于肾水和脾土的温升。水土温升是肝木发挥生发作用的前提条件,水寒土湿木郁是肝木为病的主要病机,治疗上应以温肾健脾疏肝为法。

盛国光教授在临证慢性肝病时多从"脾"治肝。益气健脾用黄芪、太子参、白术、山药;化湿运脾用茯苓、薏苡仁;燥湿醒脾用苍术、木香、砂仁;消食护脾用神曲、焦山楂、鸡内金、炒二芽。

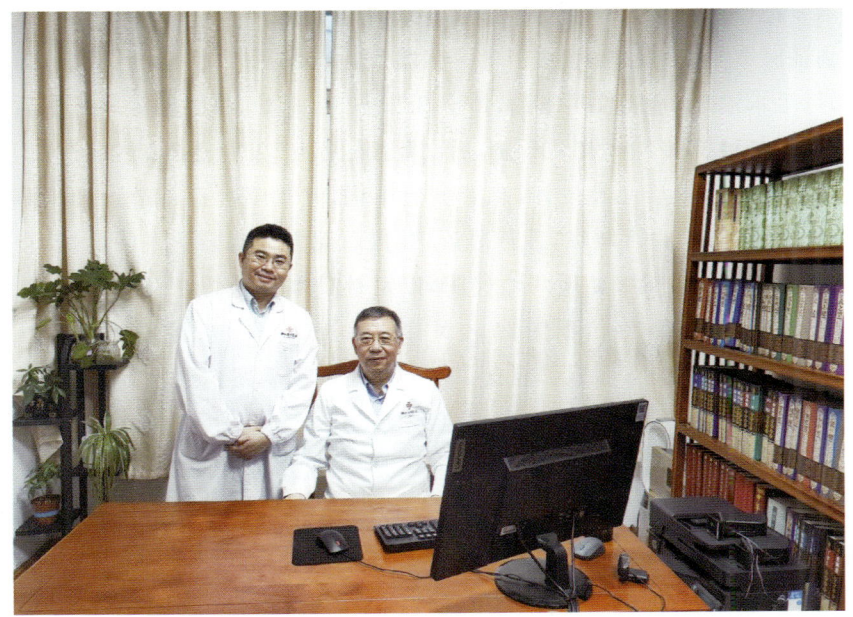

李恒飞,男,副教授,副主任医师,硕士研究生导师,湖北省中医院感染科主任,第六批全国老中医药专家盛国光学术经验继承人(左1为李恒飞)

学术经验传承心得

《伤寒杂病论》之石膏类方——竹叶石膏汤

李恒飞

竹叶石膏汤又名竹叶石甘汤,是古代热病的调理方,具有清热养阴的功效。

适用于发热性疾病及出现长期低热、久咳、食欲不振、多汗等症状的羸瘦之人。

《伤寒论》第397条：伤寒解后，虚羸少气，气逆欲吐，竹叶石膏汤主之。竹叶石膏汤方：竹叶二把，石膏一斤，半夏半升（洗），麦门冬一升（去心），人参二两，甘草二两（炙），粳米半升。上七味，以水一斗，煮取六升，去渣，内粳米，煮米熟，汤成，去米，温服一升，日三服。

推荐剂量：竹叶15 g，石膏30 g，半夏10 g，麦冬30 g，生晒参10 g，甘草10 g，粳米一把（可用山药20～30 g代替）。

临证医案：术后发热，呕吐不食。张某某，女，25岁。住某县医院。因患乳腺炎，行手术治疗，术后发热不退，体温38.5～39.5 ℃，西医认为是手术后感染导致，注射各种抗菌药物效果不显，后又用"安乃近"发汗退热，然旋退旋升，不能控制。因为手术后几经发汗，患者疲惫不堪，又见呕吐而不欲饮食，心烦，口干，头晕，肢体颤动。舌嫩红，舌苔薄黄，脉数而无力。此阳明气阴两伤，胃逆作呕使然，治当清热之时，又须两顾气阴，以培补其本。处竹叶石膏汤方：生石膏30 g，麦冬24 g，党参10 g，半夏10 g，炙甘草10 g，粳米一大撮，竹叶10 g。上方仅服四剂，即热退呕止，而胃开能食。（《刘渡舟临证验案精选》）

竹叶石膏汤方药人的特点：①体瘦：体形偏瘦，或虽然不瘦但因病后体重下降明显；②食欲差：大病后食欲下降，可以是病痛引起的食欲问题，如呕吐、咳喘、呃逆等；③舌苔不腻：可见薄苔、少苔、无苔；④口渴伴多汗：口渴多汗，身热，或咽干燥不适，或有干呕；⑤脉数但重按无力。

竹叶石膏汤方药病的特点：①热病后、术后、大病后、放化疗后；②慢性炎症；③胃气上逆症状表现。

竹叶石膏汤适宜人群：①消瘦，面色苍白，腹壁菲薄，脉数无力；②发热或不发热，但有多汗、口渴、口干舌燥，少苔；③食欲差，食量不大，或有干呕，大便干结，小便黄；④大多是发热性疾病的后期，或是营养不良、肿瘤消耗者。

竹叶石膏汤适宜疾病：①鼻咽癌、口腔癌等肿瘤患者放化疗后，或术后的低热、口干、舌燥等，治疗过程中出现的毒副作用；②复发性口腔溃疡、口腔炎；③多发性硬化症；④糖尿病；⑤小儿夏季热、厌食；⑥发热性疾病的恢复期低热。

专家看竹叶石膏汤：①刘绍武：余临床近70年，屡用此方，掌握好"口干喜饮，或虚烦不寐，脉虚数，舌红少苔"四证，便可放胆用之。②王绵之：热是余热未清，没有白虎汤证重，但阴伤、气伤比较重，主要的症状除了白虎证，还有气逆欲呕。③何绍奇：用于病邪不为汗衰，发热、汗出、面赤、气粗、烦渴、脉滑数促急之肺胃热盛而气阴两伤者。④聂惠民："虚羸少气"与"气逆欲吐"是本证的辨证眼目。虚羸，言其形体受伤。大病之后，精血津液受损，不足以滋润形骸，乃致虚弱消瘦。少气，言其中气受伤。气伤不足以息，故呼吸少气。由于气阴两虚，虚热内生，胃失和降，故气逆欲吐。

竹叶石膏汤相关研究：①竹叶：具有抗菌、抗氧化、提高心脏功能的作用；②竹叶石膏汤的现代应用：用于癌症发热及术后放化疗的发热、慢性支气管扩张咯血、牙痛、小儿夏季厌食、胃癌术后、乳腺炎术后；③竹叶石膏汤药理研究：具有降血糖、调节水盐电解质平衡作用，同时还具有促进免疫功能作用，改善心、脑、循环及血液流变学的增加、促进和保护作用。

竹叶石膏汤临床加减：①伴消瘦贫血者，合方炙甘草汤；②有出血性表现者，加阿胶、地黄；③失眠伴易惊者，加龙骨、牡蛎。

竹叶石膏汤注意事项：①热病后多见，问诊时需追问病史，用于清热药后出现的气逆表现；②大便不成形，舌淡者慎用。

个人临证医案：侯某，女，45岁。肝炎（乙型）肝硬化，近期加班后出现上呼吸道感染，经头孢哌酮输液一周，治疗咽痛咳嗽好转，但出现低热，手足心可见微汗。近半月来口服头孢丙烯分散片，但低热频发，下午为甚，体重进行性下降，症见低热头晕，神疲乏力，腰部不适，恶心呕吐，不思饮食，小便短少，舌红少苔，脉数细无力。查体：体温38.2 ℃，心率97次/分。血常规：白细胞5.7×10^9/L。尿常规：白细胞（＋＋）。中性粒细胞、淋巴细胞、单核细胞正常，血沉、结核蛋白芯片、CRP、铁蛋白、肿瘤全套、凝血酶原未见异常。肺部CT：肺部无明显感染征象。肝胆脾双肾B超：右肾小囊肿，余未见异常。

辨证为温热之邪伤及气阴，胃气虚弱，余热未除。

竹叶石膏汤主治：淡竹叶15 g，生石膏30 g，半夏10 g，麦冬15 g，生晒参15 g，生甘草10 g，山药10 g，4剂。服药期间停服抗菌药物。

二诊时见尿蛋白（±），血常规提示白细胞正常，体温已退至正常，微觉头晕，无其他不适，继上方去生石膏，加白术10 g，病愈，体重恢复。

出虚汗能用石膏吗？《肘后方》石膏甘草散，治大病愈后多虚汗。《伤寒杂病论》则用于治疗湿温多汗，妄言烦渴。《普济方》用石膏甘草汤治疗"暴中风，自汗出如水者。"

那么石膏剂量如何掌握？石膏可以用大剂量？多大算大？下表可供参考。

石膏用量

	剂量	主治	常用方
小剂量	30 g 以下	汗出而喘，或无汗而烦躁，或汗出而一身尽肿	麻杏石甘汤大青龙汤，越婢汤
大剂量	50 g 或以上	身热汗出而烦渴，脉滑数或浮大、洪大者	白虎汤

桃李满园，芝兰绕阶

桃李满园春绣锦，芝兰绕阶座凝香。盛国光教授长期从事研究生的培养工作，在临床及教学工作中，盛国光教授总是保持着高度的热情，秉持着严谨认真的态度。在盛国光教授看来，作为医者应当以临床工作为核心任务，强调临床工作要求真务实、把握细节，确保患者得到精准有效的治疗。

同时，盛国光教授十分注重对学生创新意识与实践能力的培养，鼓励学生勇于探索与创新，指导学生规范开展科研工作，提高科研实践水平。

多年来，盛国光教授指导硕士生 14 名，博士生 16 名，他们分布于全国各大医院感染性疾病、肝病等领域，多担任重要职务，为推动中医药事业的发展做出了重大贡献。他们既是盛国光教授学术思想的传承者，也是中医药事业发展的推动者与创新者。

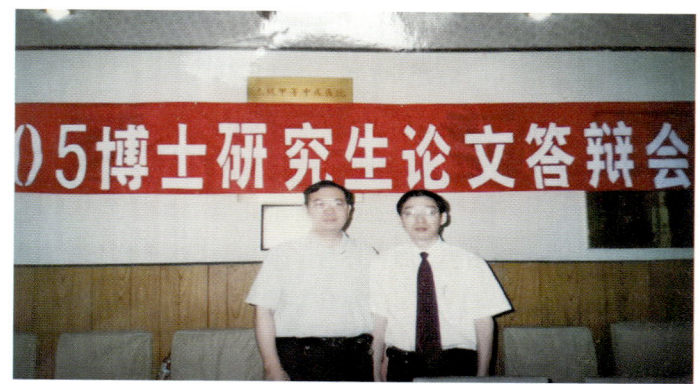

黄育华，男，教授，主任医师，硕士研究生导师，盛国光教授 2002 级博士研究生，现就职于湖北省中医院肝病科(右 1 为黄育华)

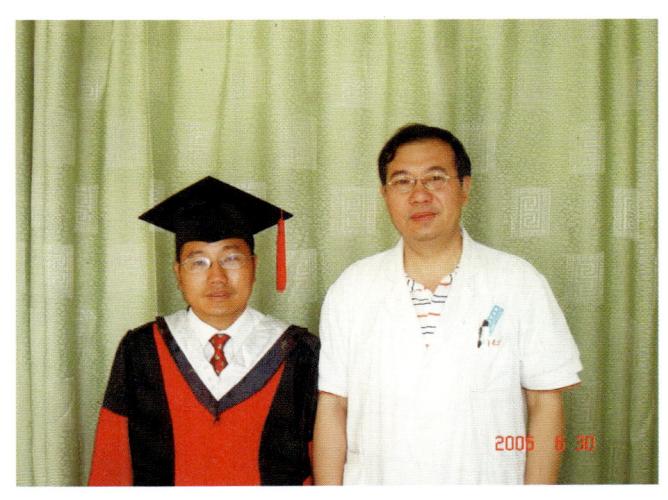

朱清静,男,主任医师,华中科技大学硕士研究生导师,盛国光教授2003级博士研究生,现为武汉市金银潭医院感染性疾病省级重点专科学科带头人,武汉市金银潭医院中西医结合肝病重点专科主任及学科带头人,武汉市肝病研究所副所长(左1为朱清静)

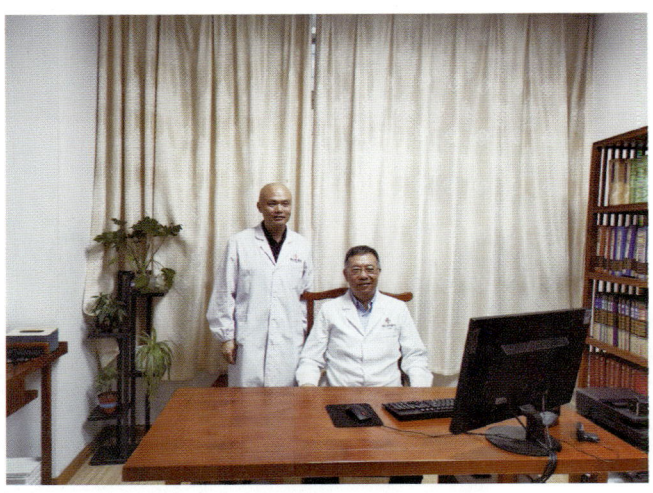

李晓东,男,主任医师,教授,博士后,博士研究生导师,盛国光教授2003届博士研究生。湖北省公共卫生领军人才。现任湖北省中医院副院长、湖北省中医院肝病研究所所长(左1为李晓东)

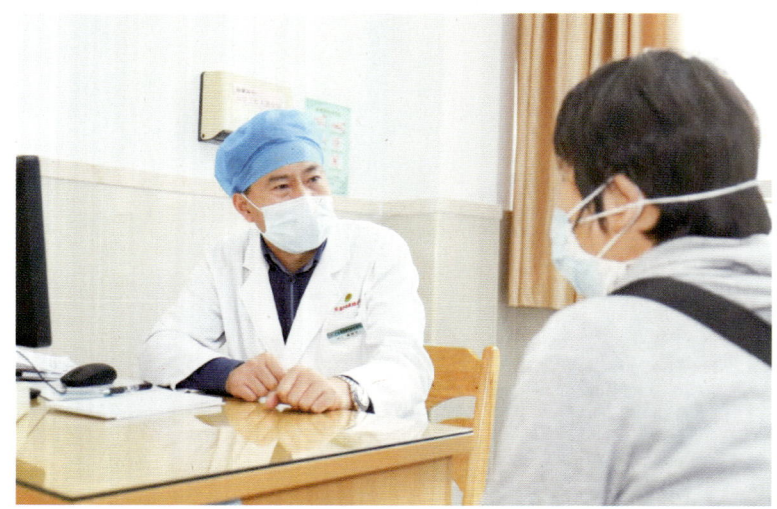

黄腊平，男，主任医师，盛国光教授 1998 级硕士研究生，现任广东省中西医结合医院感染科主任

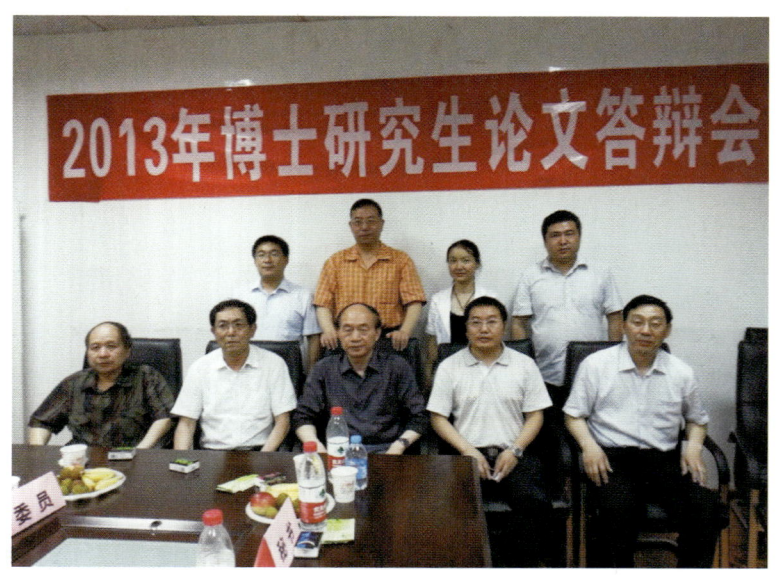

龚钰清，女，主任医师，盛国光教授 2009 级博士研究生，现就职于十堰市太和医院感染科（第二排右 2 为龚钰清）

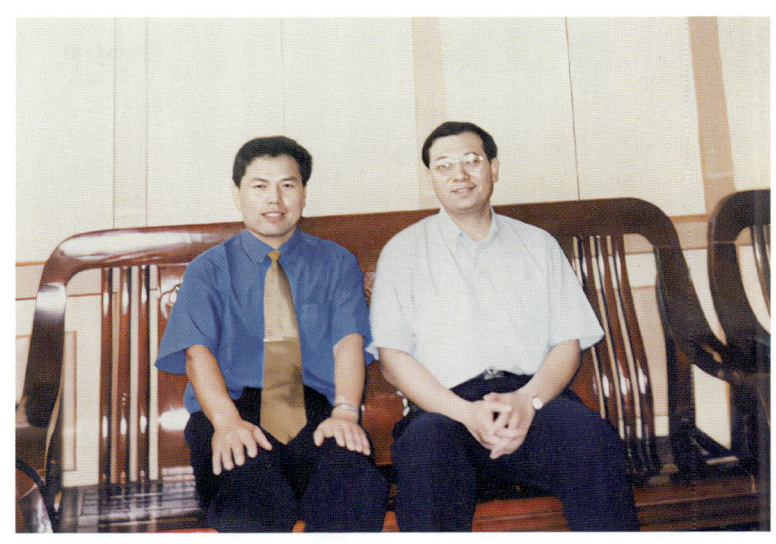

胡振斌,男,主任医师,教授,硕士研究生导师,盛国光教授1997级硕士研究生,广西名中医,现任广西中医药大学第一附属医院肝病科副主任(左1为胡振斌)

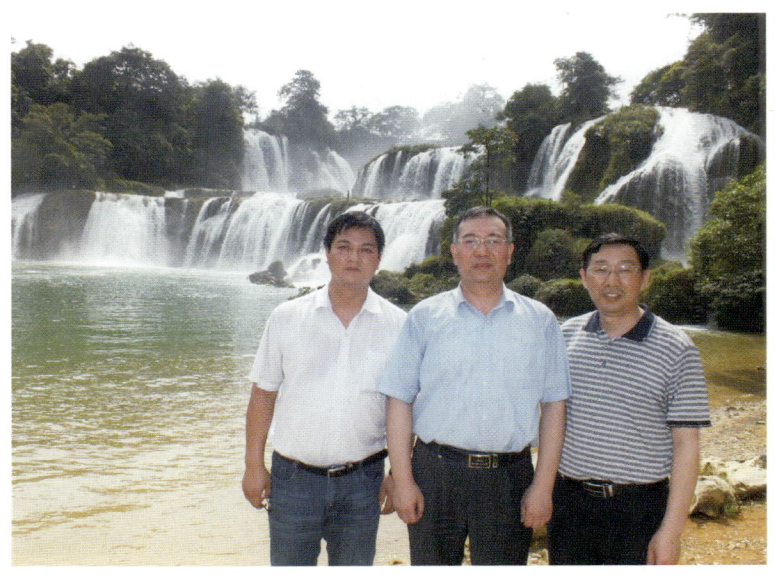

吕建林,男,主任医师,医学博士后,博士研究生导师,盛国光教授2007级硕士研究生,现任广西中医药大学第一附属医院仁爱分院脾胃肝病科主任(左1为吕建林)

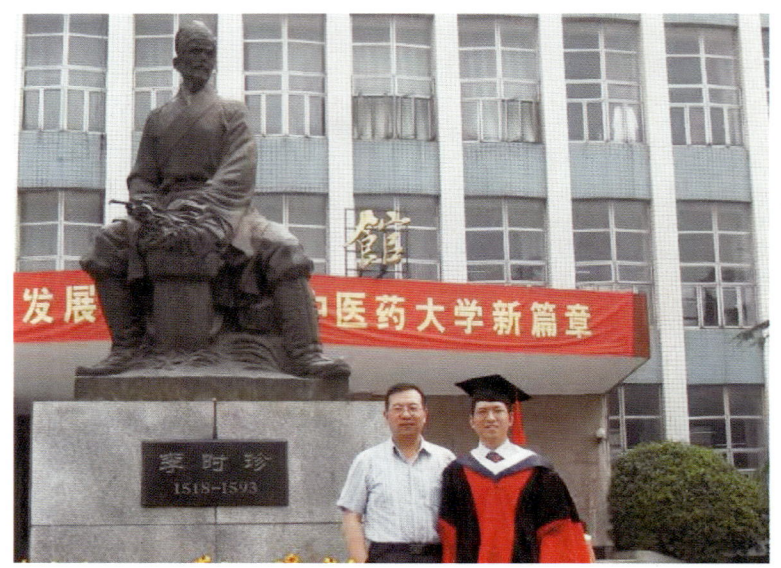

王伟明，男，副主任医师，盛国光教授 2007 级博士研究生，现就职于北京中医药大学（右 1 为王伟明）

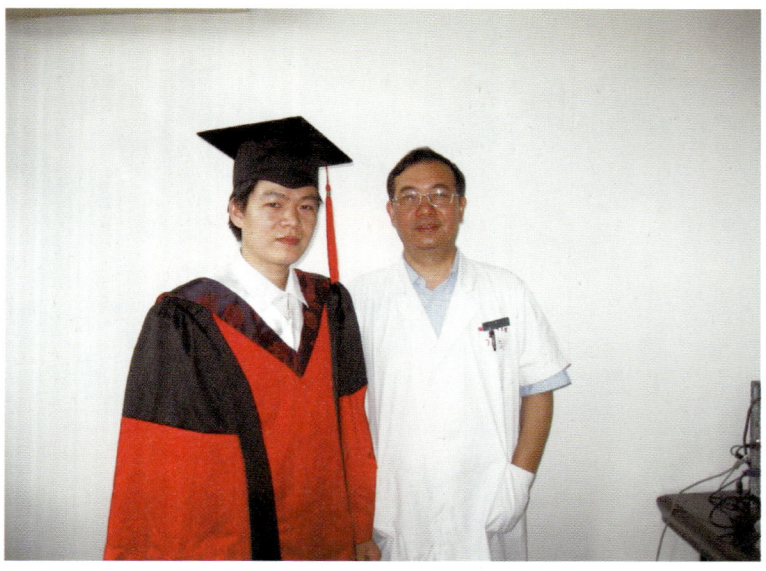

黎运呈，男，主任医师，盛国光教授 2005 届博士研究生，现任惠州市第六人民医院感染科主任（左 1 为黎运呈）

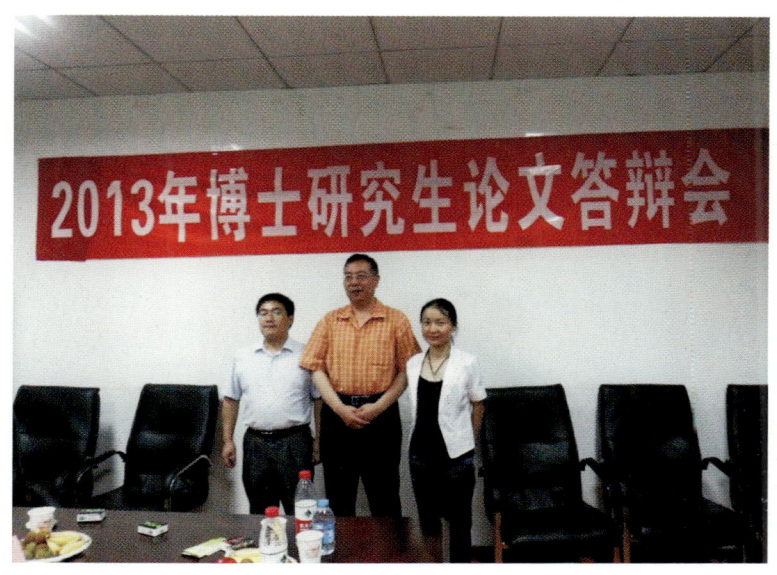

张云城,男,副主任医师,盛国光教授 2010 级博士研究生,现任北京中医药大学深圳医院(龙岗)老年病科主任(左 1 为张云城)

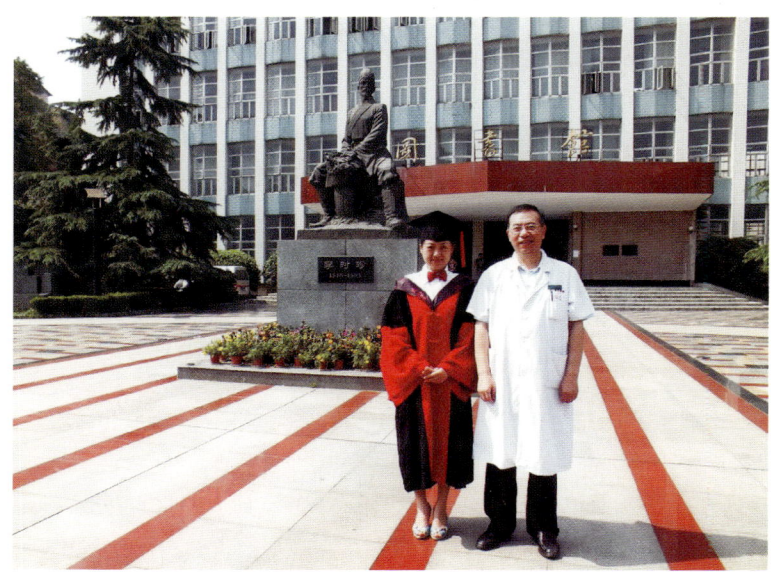

曾兰,女,副教授,硕士研究生导师,湖北省首届名老中医学术经验继承人,盛国光教授 2008 届博士研究生,现就职于湖北中医药大学温病教研室(左 1 为曾兰)

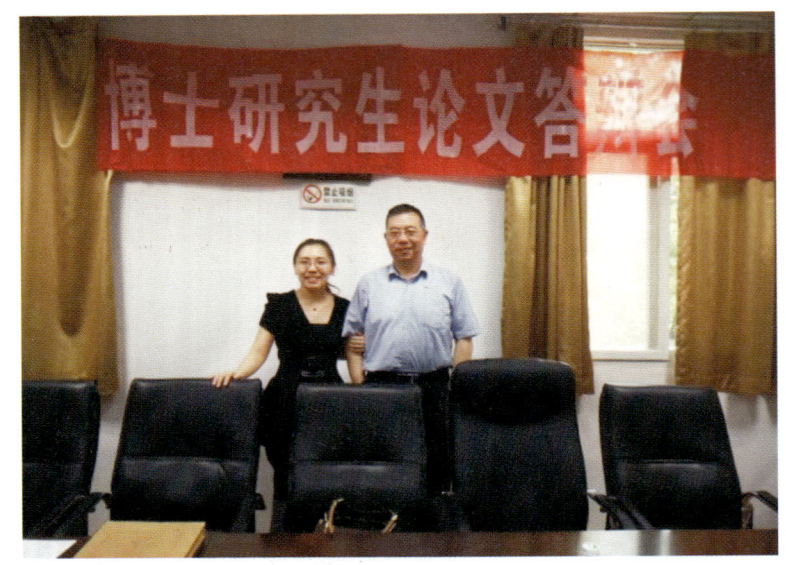

于慧杰，女，主任医师，盛国光教授 2012 级博士研究生，现任山东省中西医结合医院治未病科主任（左 1 为于慧杰）

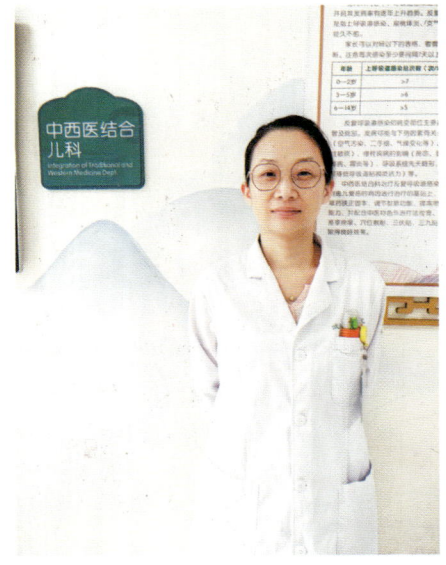

李红，女，副主任医师，盛国光教授 2013 级博士研究生，现就职于武汉儿童医院中西医结合儿科

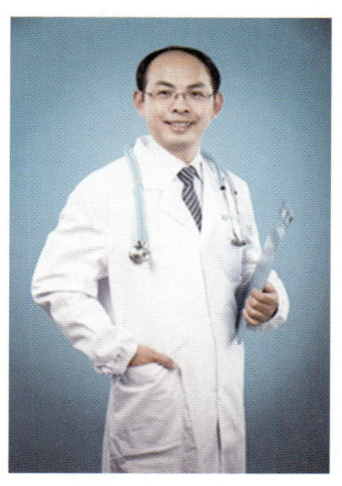

李刚,男,主任医师,盛国光教授2009级博士研究生,现任十堰市人民医院全科医学科主任

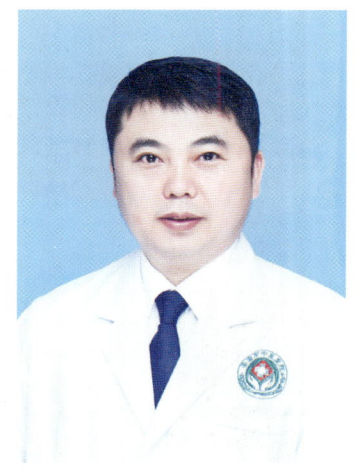

崔翔,男,主任医师,盛国光教授2014级博士研究生,现就职于安康市中医院肝病科

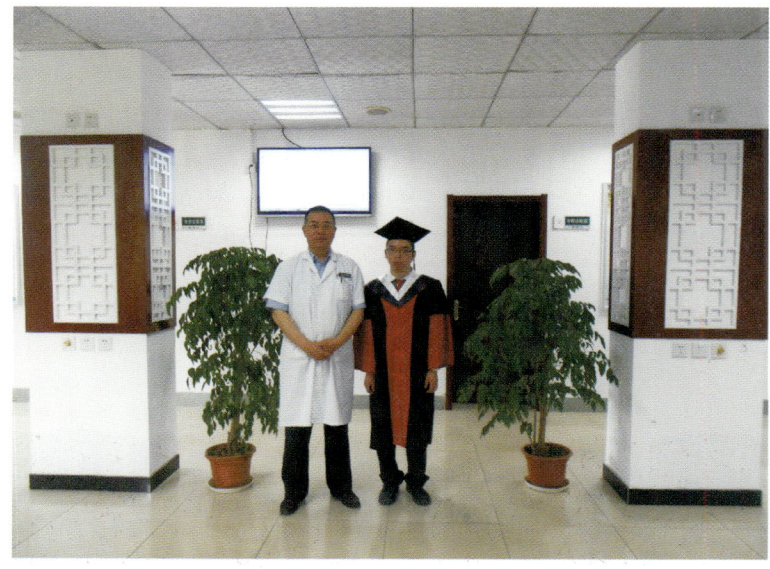

郭明星,男,副主任医师,盛国光教授2011级博士研究生,现就职于武汉市中心医院中医科(右1为郭明星)

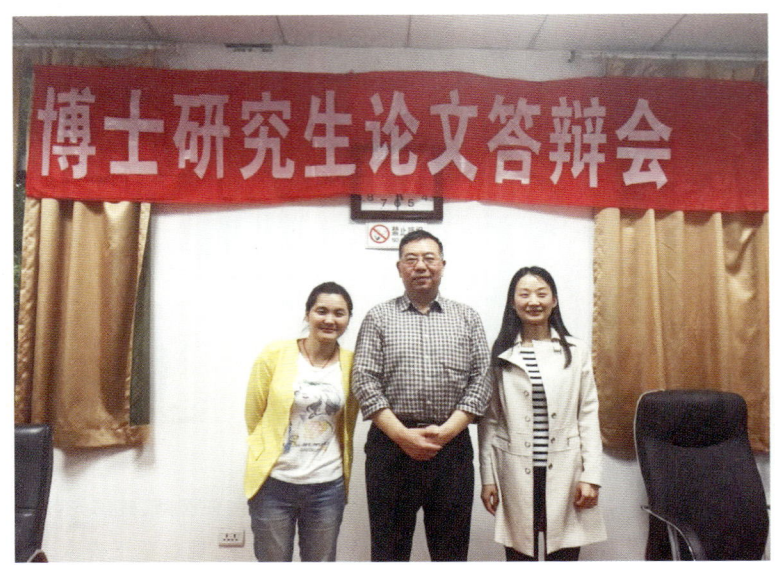

曹婷，女，盛国光教授 2013 级博士生研究生，现就职于湖北省中医院肿瘤科（左 1 为曹婷）

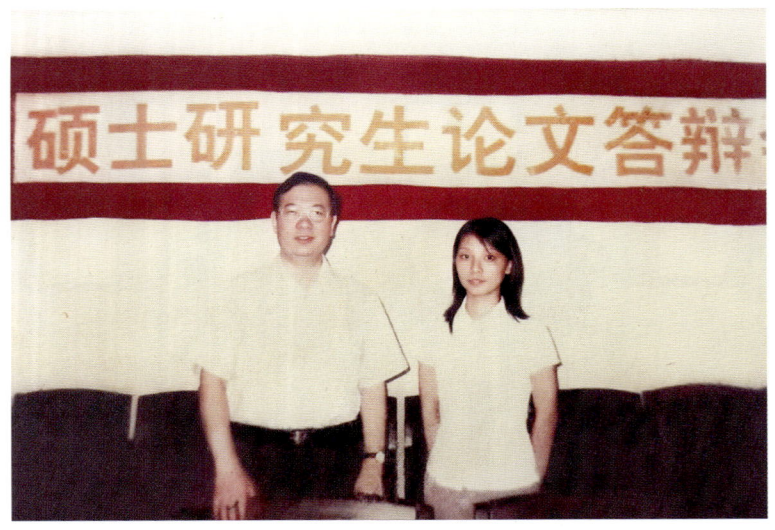

付桃利，女，主治医生，盛国光教授 2002 级硕士研究生，现就职于武汉市中医院老年病科（右 1 为付桃利）

荆楚中医药继承与创新出版工程·
荆楚医学流派名家系列（第三辑）

盛国光

著作简介

中华医学百科全书

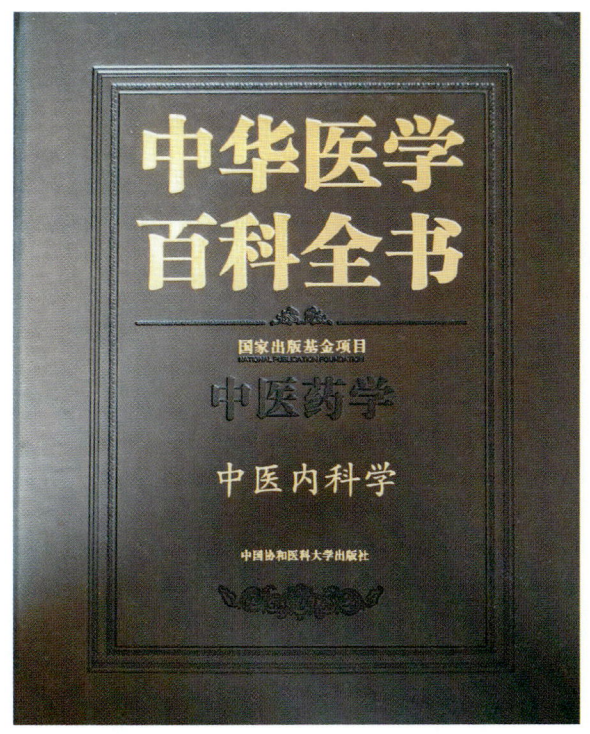

《中华医学百科全书(中医药学/中医内科学)》由中国协和医科大学出版社出版,出版时间为 2019 年 7 月,该书内容分为基础和临床两部分。基础部分涵括了中医内科常用的八纲辨证、六淫辨证、阴阳虚损辨证、气血津液辨证、脏腑辨证、六经辨证、三焦辨证、卫气营血辨证等辨证方法,内科常见的病因、病机,常用的内治法、外治法以及中医内科的学术流派的介绍。临床部分按照外感疾病、脑系疾病、心系疾病、肺系疾病、脾胃系疾病、肝胆系疾病、肾系疾病、气血津液疾病、肢体经络疾病、寄生虫病等分类,详述了内科各疾病的辨证论治。盛国光教授参与编写了肝胆系疾病中烂喉丹痧、猩红热、痄腮、流行性腮腺炎、大头瘟、肝瘟、病毒性肝炎、痢疾、疫斑热、流行性出血热、稻瘟病、钩端螺旋体病等内容。

中医肝胆病学

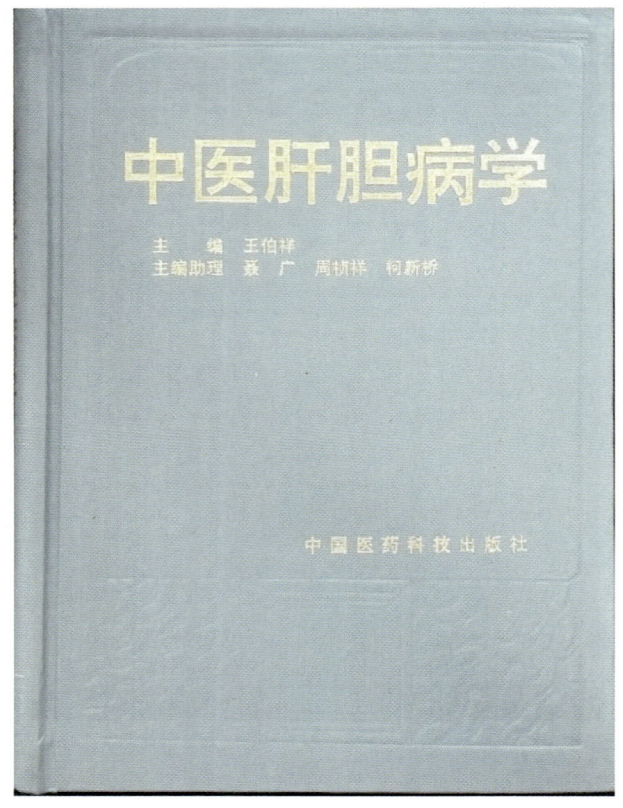

　　《中医肝胆病学》由中国医药科技出版社出版，出版时间为 1993 年 5 月。该书是一部系统介绍中医药治疗肝胆疾病的临床专著。全书分上、中、下三篇。上篇论述中医药防治肝胆病的历史沿革、病因病理、证候治法、常用中药、常用方剂，以及基本特色和前景瞻望；中篇从诊断要点、防治方法、研究进展三个方面总结了 60 余种肝胆疾病的证治；下篇介绍古今医家和国外论治肝胆病的经验，以及微观辨治的经验。盛国光教授参与编写了中篇中毒性肝病（药物性肝病、毒物性肝病、酒精性肝病）的中医证治部分。

肝病免疫学

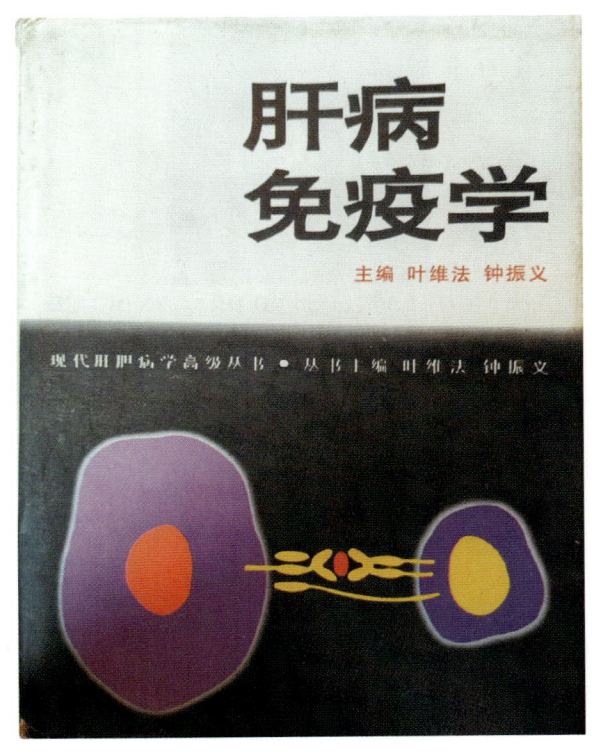

　　《肝病免疫学》由天津科学技术出版社出版,出版时间为 1997 年 9 月。该书是中国首部肝病免疫学专书,其为提高肝病防治水平,解除亿万肝病患者疾苦作出了积极贡献。本书上篇为肝病相关免疫学基础,中篇为肝病的临床免疫,下篇为肝病的免疫防治。盛国光教授参与编写了乙型肝炎病毒前 C 区基因变异研究进展,分别从前 C 基因区的结构和功能、前 C 区突变特点、前 C 区基因高突变性的原因、前 C 区基因突变与乙型肝炎的关系、前 C 区变异与肝癌的关系、前 C 区突变与干扰素的关系、前 C 区突变与血清标志物的关系进行了系统综述。

肝炎学大典

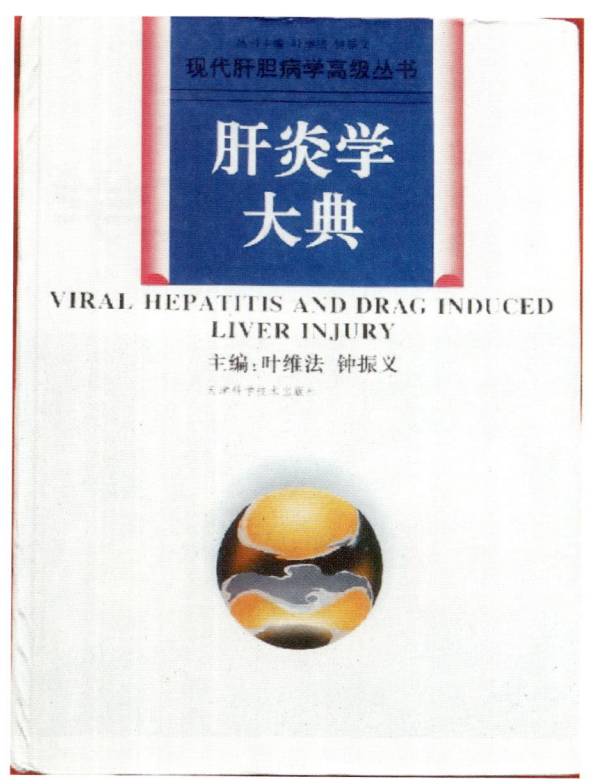

　　《肝炎学大典》由天津科学技术出版社出版，出版时间为 1996 年 7 月。该书是中国权威性、规范性、规模空前的肝炎编著。全书分上、下两卷，上卷介绍病毒性肝炎的病毒学，免疫学，流行病学，病理学，检验诊断学，临床表现、临床类型、合并症、诊断及预后，合并症及相关问题，治疗及预防，其中重点为免疫学和治疗学；下卷介绍药物性及酒精性肝损害、自身免疫性肝炎。书中内容全面、系统、丰富、资料新颖。盛国光教授参与编写了肝炎的中医中药治疗部分。

塑造中华文明的 200 本书

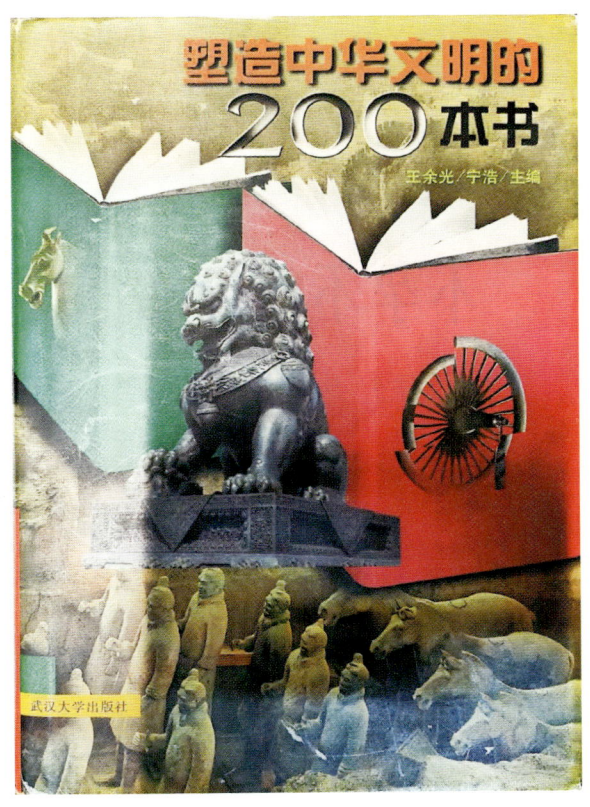

　　《塑造中华文明的 200 本书》由武汉大学出版社出版,出版时间为 1997 年 2 月。该书以中国自唐以来历代著名的推荐书目为主要依据,从历代经典中遴选出"最能代表中华文明特色,并对民族历史产生过重大影响的"200 本书,包括哲学、思想、宗教、政治、经济、历史、文学、艺术、民俗、科技、军事等方面的著作,并将这 200 部名著放在中华文明进程的不同时期来评价。作者将中华文明的进程划分为文明的初始与华夏文明的形成、华夏文明的变异与中部地域文明的成长等 8 个时期,从图书这个角度展示了 5000 年中华文明的独特风采。盛国光教授主要负责《难经》《神农本草经》《伤寒论》《脉经》《诸病源候论》《备急千金要方》《洗冤集录》等部分的编写。

不孕不育证治

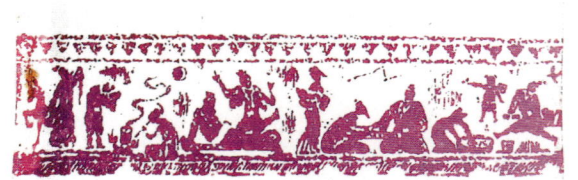

《不孕不育证治》由中医古籍出版社出版，出版时间为1990年1月。该书是盛国光教授同其父母（湖北省中医院盛文彦主任、杨文兰主任）共同编写的中医著作。该书阐述了历代医家对嗣育和不孕、不育等病的认识，男女生殖器官的名称、功用，女性生殖功能与脏腑、经络、气血的关系，女子不孕、男子不育的概念、病因病机、诊断和治疗以及验案二十六则等。书末附有奇经八脉归经用药、常用方选五十八首（包括经方、时方）。

荆楚中医药继承与创新出版工程·
荆楚医学流派名家系列（第三辑）

盛国光

医论医话

新型冠状病毒感染中医临床辨治探析

盛国光

新型冠状病毒感染是一种以肺部炎症为主要病理改变的急性呼吸系统传染病。发热、咳嗽，甚则喘息气促为主要临床表现。其发于冬春季节，中医称之为疫疠之病，可归属于中医温病学中时行感冒、瘟疫病的范畴。

一、中医对温病学中瘟疫病的认识

温病是外感热病中常见的一类疾病。伤寒学派认为，热病、温病均属于伤寒（广义）的范畴。《黄帝内经》记载，"今夫热病者，皆伤寒之类也""冬伤于寒，春必温病"。《难经》有曰："伤寒有五，有中风，有伤寒，有湿温，有热病，有温病。"

《伤寒论》中对温病的论述较为有限，只有太阳篇中的"太阳病发热而渴，不恶寒者为温病；若发汗已，身灼热者，名曰风温"一节，而且这一节经文有症无方。

在此基础上，历代医家均对温病有所阐发，而温病学说的形成与完善则是在明清时期，其杰出的代表医家有吴又可、叶天士、吴鞠通等。

温病学派认为，伤寒与温病二者所感则寒温异气，所病则表里殊途，所治则大不相同。伤寒为触冒冬月严寒之气，感而即发，其证由表而里，由感寒而渐从热化；温病则统括四时温热之邪，或新感外侵，或伏邪内发，其证或先表后里，或先里后表，或表里互见。

寒为阴邪，最易耗损阳气；温为阳邪，最易伤津劫液，常常化热化燥，神昏谵语，痉厥动风。叶天士《温热论》指出，"温邪上受，首先犯肺，逆传心包""辨营卫气血虽与伤寒同，若论治法则与伤寒大异也"。

瘟疫病是温病学中具有传染性的一类疾病，吴又可《温疫论》曰，"夫温疫之为病，非风、非寒、非暑、非湿，乃天地间别有一种异气所感""伤寒不传染于人，时疫能传染于人，伤寒之邪自毫窍而入，时疫之邪自口鼻入"。

《温疫论》曰："疫者，感天地之疠气，在岁有多寡，在方隅有厚薄，在四时有盛衰。此气之来，无论老少强弱，触之者即病。"《黄帝内经》曰："五疫之至，皆相染易，无问大小，病状相似。"

二、新型冠状病毒感染临床辨证探析

1. 发病特点及分析

（1）具有强烈的传染性，符合中医瘟疫病的特点。

温病学认为，温病是四时常见病，而瘟疫是剧烈的大流行的疾病，正如周扬俊所说："一人受之，则为湿温，一方传遍，即为疫疠。"可见具有强烈传染性的疾病就是中医所说的瘟疫病。其病因是感受天地间的一种疫疠之气。吴又可在《温疫论》中指出："疫者，感天地之疠气也。"

（2）发于冬春之季。

该病发于2019年（己亥年）的冬季。按照中医运气学的规律，己亥年冬季若气候反常，应寒反温，有可能发生瘟疫。2019年为己亥年，上半年的客气为厥阴风木之气司天，下半年的客气为少阳相火之气在泉，客气（干扰之气）为少阳相火。

《黄帝内经》曰："厥阴司天……终之气……阳乃大化，蛰虫出见，流水不冰。"吴鞠通《温病条辨》记载："厥阴行令……民病温也。"故新型冠状病毒感染为发于2019年冬春之季的瘟疠之疾。

（3）发热、咳嗽，甚则高热、气促喘息为主要临床表现。

常兼见乏力、胸闷，胃肠等症状。此为疫疠（温热）之邪侵犯肺卫，肺失宣降，故发热、咳喘为其主症。

中医认为肺与大肠相表里，且肺与胃有经络相连。吴鞠通在《温病条辨》中讲："温疫者，厉气流行，多兼秽浊。"有些病例可兼有胸闷、苔腻等秽浊之症，或兼有胃肠等症状。

（4）病情进展快，传变迅速。

部分病例迅速进入重症期，出现高热、暴喘，甚至神志不清，内闭外脱的表现。既符合温病"温邪上受，首先犯肺，逆传心包"的发病特点，又具备瘟疫病起病急、传变快、病情重的临床特征。

2. 病因病机探讨　分析新型冠状病毒感染的发病特点、临床表现及病情变化过程,探讨其病因病机及其演变规律。时逢 2019 年(己亥年)冬春之季,气候反常,疫疠之毒邪,从口鼻而入,侵袭肺卫,肺失宣降;继而痰热壅肺,耗气伤津;或腑气不通,扰乱神明;甚则出现气衰、阴竭、阳亡之变。

三、基本治疗方案

1. 初期、轻型　症见发热,或微恶风寒,咳嗽、咽干、乏力,或呕,舌红,苔薄白,或薄黄,脉浮数。此为邪侵肺卫,肺失宣降;治以宣肺透邪,表里双解。拟用宣肺透邪方,方用金银花、连翘、桑叶、炙麻黄、杏仁、桔梗、前胡、蝉蜕、僵蚕、牛蒡子、柴胡、黄芩、麦冬、茯苓、芦根、甘草。

2. 中期、重型　症见高热、咳痰喘促、口干、咽痛,或倦怠、胸闷、腹胀、便秘,舌红,苔黄,或厚腻,肺部可见炎性病变。此为痰热壅肺,耗气伤津;治以清肺化痰,泄浊解毒。拟用清肺化浊方,方用炙麻黄、杏仁、生石膏、黄芩、法半夏、瓜蒌、鱼腥草、射干、桑白皮、浙贝母、枳实、大黄、葶苈子、山药、赤芍、甘草。

以上为主要是针对新型冠状病毒感染初、中期两种主要证型拟订的基本治疗方案,临床可根据患者具体情况及其变化来辨证用药,即"观其脉证,知犯何逆,随证治之"。

用"和"的理念养肝护肝

盛国光

中医"治未病"的思想对肝病的防治尤为重要,肝病好防不好治,积极防治远远优于被动治疗。对于各种肝病,中医强调要针对患者的个体差异和体质因素,把握好治疗用药的时机、疗程及治疗节度,达到"致中和"的效果。

中医"治未病"学术思想源远流长,《黄帝内经》记载:"是故圣人不治已病治未病,不治已乱治未乱,此之谓也。"中医"治未病"有两层含义:一是未病先防,强调了预防疾病的重要性;二是既病防变,强调了要根据疾病的现状及其发展规律,早期、有预见性地合理治疗。

中医认为,肝属木,春木生发,春气通入肝,故春季养生重在养肝。

一、肝病治疗用药误区多

纵观中医学的理论体系和临床实践，无不体现出"和"的思维理念，如阴阳平衡、五行生克等。依据"和"的思维理念来看目前的肝病临床治疗，发现有很多误区。

1. 误区一：肝病短期可根治　　目前，抗病毒药物尚不能彻底清除人体内的病毒，只能达成长期抑制的效果。体内病毒的持续存在始终对人体是一个潜在的威胁，也是引起病情反复及加重的因素。因此，慢性肝病、肝硬化患者容易病情反复，应随时根据病情变化及时治疗，故防治肝病要做好长期治疗的思想准备。

2. 误区二：过度依赖药物的治疗作用　　当今，医学模式逐渐从"生物医学模式"向"生物-心理-社会医学模式"转变，在肝病的防治中，人的精神作用和社会环境影响会起到很大的作用。肝脏有很强的自我修复能力，适当的休息、合理的饮食及良好的精神状态，有利于疾病的恢复，有利于减少疾病的发作，甚至可以改变疾病的预后和转归。

3. 误区三：病急滥用药物　　肝脏是人体代谢和解毒的重要器官，滥用药物会加重肝脏的负担，可导致肝细胞的损伤。因此，临床用药要强调少而精，做到有的放矢。

4. 误区四：根据个人喜好选择治疗方式或药物　　中医和西医是两种不同的医学体系，中医治病是运用中药的四气五味、药物归经等特性，从整体上把握调治机体失衡的状态，使机体达到新的平衡而治疗疾病。在肝病的治疗中，应根据疾病的不同类型、不同状况、不同阶段，或中医治疗，或西医治疗，或中西医并用。以肝硬化腹水患者为例，西医可根据病情需要使用利尿剂、抗生素、白蛋白，或用腹水超滤的治疗方法，也可以在中医理论指导下用中药辨证施治。实践证明，中西医结合方法治肝病的效果优于单纯用西药，或单纯用中药治疗的效果。

5. 误区五：用药不讲时机不讲度　　肝病的治疗效果与用药时机和患者的个体差异关系密切。比如，乙型肝炎病毒的清除与机体的免疫状态相关，免疫耐受时，肝功能正常，但不利于病毒的清除；免疫反应过激，对病毒清除有利，但肝功能损伤可能过重,且人体难以耐受。当转氨酶在正常范围的 2～5 倍之间,此时免疫功能处在一个适度的状态,则有利于乙型肝炎病毒的清除和肝功能的保护,这时用药效果较佳。

肝星状细胞活化是慢性肝炎肝纤维化的关键环节,肝星状细胞活化过度或不及都不利于病情的恢复,唯有"适度活化"为宜。因此,在用抗肝纤维化的药物时,不能一味追求活血化瘀、软坚散结,而应把握一定的度,因人而异,调和治之。

二、中医治疗脂肪肝

脂肪肝是指由各种原因引起的肝细胞脂肪储积。脂肪肝分为酒精性脂肪肝和非酒精性脂肪肝。

酒精有直接损害肝脏的毒性作用,是造成肝损害的主要原因。酒精性脂肪肝在临床上有的无症状,有的会出现右上腹胀痛、食欲不振、乏力、体重减轻、黄疸等症状。

肥胖是非酒精性脂肪肝主要的致病因素,中心型肥胖者更易引起脂肪肝。导致肥胖的因素有高脂肪及高糖类的饮食、多坐少动、暴饮暴食,有高血压、糖尿病及高脂血症的家族遗传因素的人也易肥胖。

脂肪肝是可逆的,治疗脂肪肝可以从生活干预开始。要做到以下几个方面:治疗原发病;禁酒;合理膳食;适当体育锻炼,消除肥胖。减肥并非越快越好。一般来讲,半年内减去目前体重的 5％～10％,或每月减重 1～2 kg,可对健康带来益处。若减肥速度过快(每月减重超过 5 kg),可诱发或加剧脂肪性肝炎和肝纤维化。

中医如何治疗脂肪肝呢?中医临床实践中发现,脂肪肝早期除有痰湿阻滞、瘀血阻络的基本病机外,多伴有肝郁脾虚;脂肪肝后期会在原来的基础上出现湿郁化热、肝肾不足的症状。临床上分别采用疏肝健脾、祛湿化痰、活血化瘀、解毒滋阴等中医治法进行治疗。

临床上还根据脂肪肝的病因、病理、临床表现适情用药。对合并有乙型肝炎病毒感染的脂肪肝,可选用有抗乙型肝炎病毒作用的清热解毒药如白花蛇舌草;对合并黄疸的脂肪肝则选用清热利湿退黄药如茵陈。大多数慢性脂肪肝,只要积极治疗,预后较好。

三、春季养肝护肝有讲究

1. 登高远望、畅述情怀 在中医中,肝主疏泄,主情志,人的精神状态与肝气的疏泄密切相关,春天养生应顺应五脏舒展的特性,或登高远望,或舒展肢体,或畅述情怀,以保持肝脏的条达。舒肝调神的方法有移情法、宣泄法、音乐疗法、呼吸吐纳法和运动疗法等。值得推荐的是,梳头是一种操作简便、健脑舒肝调神的好方法。

2. 食疗养肝 中医认为,体质不同养生法也应不同。如酸入肝,肝气虚者可补酸,而肝气旺者,则应"省酸增甘"。体质还有肥瘦不同,中医认为,胖人多痰,瘦人多火。前者可多食用薏苡仁、赤小豆、白萝卜、紫菜、包菜等有化痰利湿作用的药食;后者则宜多用百合、枸杞子、豆制品、皮蛋、黑木耳、海蜇皮等有滋阴降火作用的药食。

春季养肝食谱:香菇薏米饭(做法:粳米 250 克、生薏苡仁 50 克、香菇 50克、油豆腐 3 块、青豆半小碗,油盐各适量蒸煮)、玫瑰养生茶(做法:玫瑰花瓣 10克、茉莉花 5 克、绿茶 10 克,沸水冲饮)、春季养生粥(如猪肝绿豆粥、枸杞粥、芹菜粳米粥)。

3. 运动健肝 运动因人而异,如老年患者可选择轻柔、缓慢、平衡的运动项目,如散步、打太极拳等。需要提醒的是,空腹不锻炼,饱餐不上床。

小柴胡汤和法运用发微

和法有狭义、广义之分。狭义和法即和解少阳之法;和阴阳、和表里、和脏腑、和营卫、和气血等为广义和法。张仲景《伤寒论》中的小柴胡汤为和解少阳法而设,是和解少阳法的代表方。然小柴胡汤临床运用不仅仅局限于和解少阳法的范畴,它的外延向广义和法不断延伸,其内涵已融入了广义和法的许多内容。

一、和解少阳为小柴胡汤正治之法

小柴胡汤由柴胡、黄芩、人参、半夏、甘草、生姜、大枣 7 味组成,主治伤寒少阳病。根据《伤寒论》第 96 条、第 230 条、第 263 条、第 265 条,小柴胡汤方证的主要见症为往来寒热,胸胁苦满,嘿嘿不欲饮食,心烦喜呕,口苦,咽干,目眩,舌苔白,脉弦细。分析小柴胡汤的主症,其中往来寒热为少阳病特有的热型;胸胁苦满为少阳经脉不利所致;嘿嘿不欲饮食是肝气郁结不舒,木郁乘土,脾气不振之候;心烦喜呕乃肝气犯胃,肝胃不和之证;口苦、咽干、目眩则为足少阳胆腑胆火内郁,枢机不利的表现。伤寒少阳病具有经腑同病的特点,即手少阳三焦经与足少阳胆腑同病,小柴胡汤的主证与少阳病经腑同病的特点相吻合,故小柴胡汤为少阳病的正治之法。

二、小柴胡汤的加减应用寓含中医广义和法内容

《伤寒论》第 96 条所书小柴胡汤主症之后,列有小柴胡汤的 7 个或然症:或胸中烦而不呕;或渴;或腹中痛;或胁下痞硬;或心下悸、小便不利;或不渴、身有微热;或咳者。探寻其或然症的病机,或邪热聚于胸膈,胃气尚未上逆;或木火内郁,津气受伤;或木邪犯土,脾络不和;或邪聚少阳之经,着而不去;或三焦不畅,水饮停聚,水气凌心;或病未深入,而兼表证未解;或肺中有寒,气逆而上。上述病机虽然可在少阳病枢机不利的基础上变化而来,但已超出了单纯少阳病枢机不利的病变范畴。按照《伤寒论》原文精神,当用小柴胡汤加减治疗。若胸中烦而不呕,去人参、半夏,加瓜蒌实;若渴,去半夏,加人参用量,加瓜蒌根;若腹中痛,去黄芩,加芍药;若胁下痞硬,去大枣,加牡蛎;若心下悸、小便不利,去黄芩,加茯苓;若不渴,外有微热,去人参,加桂枝;若咳者,去人参、大枣、生姜,加五味子、干姜。临床运用谨遵此法,每每可获良效。曾遇一例 40 多岁慢性乙型肝炎男性患者,住院期间出现下腹不舒、小便不利的症状,前医用五苓散、八正散诸法无效,笔者观其脉症,从手少阳三焦气化不利入手,用小柴胡汤稍作加减,药进两日显效。

如果说小柴胡汤的或然症已非唯少阳病所能统辖,那么《伤寒论》及《金匮要略》各篇中所论小柴胡汤诸症则更加明显地提示,小柴胡汤的运用已由狭义的和解少阳法向广义和法渗透。《伤寒论》第 99 条:"伤寒四五日,身热恶风,颈项强,胁下满,手足温而渴者,小柴胡汤主之。"此为三阳同病,而以少阳病为主。因少阳为枢,手少阳三焦与太阳之表相关,足少阳胆与阳明之里相关,故三阳同病,治从少阳,小柴胡汤主之。若其表证已罢,病情向阳明转化,症见呕不止,心

下急,郁郁微烦,为未解也,则需按张仲景之法,小柴胡汤去人参、甘草,加枳实、芍药、大黄,即予大柴胡汤下之则愈。类似情况尚有《伤寒论》第101条,少阳不和兼太阳表邪,小柴胡汤主之;《伤寒论》第100条,少阳不和兼太阴脾虚,小柴胡汤主之;《伤寒论》第229条、第230条,少阳不和兼阳明胃热,小柴胡汤主之;《伤寒论》第394条,伤寒差(瘥)后复发热,小柴胡汤主之;《伤寒论》第144条,热入血室(胞宫)见寒热交作者,小柴胡汤主之;《伤寒论》第379条,肝热犯胃呕吐证,小柴胡汤主之;《伤寒论》第148条,"阳微结"证,可与小柴胡汤;《伤寒论》第231条、《金匮要略·黄疸病脉证并治》第21条,湿热闭阻气机之黄疸,宜小柴胡汤。由上可知,张仲景所用小柴胡汤的证治甚广,对后世医家临床运用小柴胡汤深有启发。

三、后世医家扩大小柴胡汤和法的应用范围

后世医家应用小柴胡汤治疗许多发热疾病,如往来寒热、头痛发热、呕而发热、发潮热、瘥后复发热、热入血室寒热交作等均有明显的疗效;运用小柴胡汤加减治疗胆囊炎、胆石症等疾病亦有较好的效果。北京中医药大学刘渡舟教授在运用小柴胡汤加减治疗慢性肝炎方面具有丰富的临床经验,其所拟的肝病四方验之于临床确实有效。笔者曾治疗数位因精神因素或学习压力大而患抑郁症的大学生,用小柴胡汤酌加菖蒲、远志、茯苓、生龙骨、牡蛎等,取得了明显的效果。在临床上灵活运用小柴胡汤治疗慢性肝炎、脂肪肝、胆囊炎等多种肝胆疾病,常常可以获得好的疗效。时至今日,众多医家仍在临床实践中不断探求张仲景运用小柴胡汤的学术精微,小柴胡汤的运用日益广泛,其功效虽已超出了和解少阳的概念,但其法理仍归属于中医和法的范畴。诚如戴天章《广瘟疫论》所云:"寒热并用之谓和;补泻合剂之谓和;表里双解之谓和;平其亢厉之谓和。"

四、柴胡系列方彰显狭义和法向广义和法演变

在《伤寒论》中除了小柴胡汤以外,尚有以柴胡为君药,并以柴胡命名的一系列组方。如柴胡加芒硝汤、大柴胡汤、柴胡桂枝汤、柴胡加龙骨牡蛎汤、柴胡桂枝干姜汤等,上述诸方可以称为柴胡系列方。我们似可认为柴胡系列方是在

小柴胡汤的基础上，根据病情病证的不同加减变化组合而成的。这一变化过程反映了张仲景"观其脉证，知犯何逆，随证治之"的学术思想精髓，同时该变化过程也体现了小柴胡汤的临床运用由狭义和法向广义和法演变的另一种思路和方法。

五、和法在张仲景六经辨证中的体现

由小柴胡汤运用中所展现出来的这种"和"的理念，在《伤寒论》六经辨证中均可览其踪迹。除少阳病和法外，尚有太阳病桂枝汤的调和营卫法；阳明病调胃承气汤的调和胃气法；太阴病中桂枝加芍药大黄汤的通阳益脾，调理气血，和络止痛法；少阴病中四逆散的调和气机法及黄连阿胶汤的滋阴和阳法；厥阴病中乌梅丸的调和寒热法，该方重用乌梅既能滋肝，又能泄肝，组方辛与甘合，能够温阳，辛与苦合，又能通降，既治上热下寒之蛔厥证，亦可治厥阴病阴阳两伤，木火内炽之病证，确为清上温下，调和寒热之法也。由此可见，和之为法是张仲景重要的学术思想，亦为中医学的重要特色之一。

六、用"和"的理念指导中医肝病临床实践

中医学滋生于中国传统文化的沃土，中医学基础理论、中医学养生及临床辨治方法等方面都有"和"的体现，其中包括阴阳以平为期、五行生克制化有度、少阳为枢调和为顺、五脏以和为用、营卫气血以和为贵，中医养生中的天人之和、形神之和、劳逸之和以及中医治疗八法之"和法"等，无不贯穿着"和"的理念。笔者运用这种"和"的理念指导中医肝病临床实践，在以下方面获益良多。

1. 慢性乙型肝炎治疗应当把握节度 慢性乙型肝炎病毒的清除需要患者免疫功能处在一个适度的状态，临床运用中医药治疗慢性乙型肝炎时，应从整体上把握患者的不同病变状态，用药物及其配伍后的偏性和功用，综合调节机体免疫功能低下与过亢等失衡状态，或以祛邪毒为主，兼以扶正为治；或以顾护正气为主，兼以祛邪为宜；因人制定个体化的治疗方案。慢性乙型肝炎的病因病机较为复杂，常常要解毒、化痰、消瘀与扶正诸法联用，才能达到祛邪治病的目的，使机体重新恢复到一种平衡协调的状态。

2. 脂肪肝必须综合调治　脂肪代谢失常，堆积于肝，致生肝病，宜降脂排浊综合调治。脂肪肝早期多表现为单纯性脂肪肝，除痰湿阻滞、瘀血阻络的基本病机外，多伴有肝郁脾虚；脂肪肝后期多表现为脂肪肝性肝炎，在痰湿阻滞、瘀血阻络的基础上，往往出现湿郁化热、肝肾不足。临床上根据患者脂肪肝不同病变阶段的中医病证，调治其偏胜偏衰的状态，从而恢复机体正常的生理功能。临床上常以小柴胡汤为治疗的基本方，随证酌情采用疏肝健脾、祛湿化痰、活血化瘀、解毒滋阴之法，辅以节饮食、常运动、适寒温、和喜怒，每每可以获得良好的疗效。

3. 肝硬化腹水应培土通阳　肝硬化腹水属中医"臌胀"的范畴，水为阴邪易困阻脾阳，脾阳虚损日久亦将累及肾阳。"通阳不在温，而在利小便"及"益火之源，以消阴翳"则从不同的角度说明了阳气与水湿之间的密切关系。临床上治疗肝硬化腹水在重用健脾利湿药的基础上，加上一味桂枝通阳化气，有时可收到神奇的疗效。此即健脾培土，通阳化气，从而使机体达到一种新的自行调节的稳定状态。笔者 2005 年曾治一年届六旬肝硬化男性患者，该患者腹部胀满疼痛，肢体乏力，小便量少，舌淡红，有瘀斑，舌边有齿痕，苔薄黄欠润。辨证为脾虚水停，气滞血瘀。法取健脾利湿，通阳化气，兼以行气活血，用茵陈五苓散加减治疗，1 周后腹胀痛减轻，尿量增加，体重减轻 11 kg。余治此类病症，采用上法多可应手取效。

4. 肝癌之治宜攻补兼施　中医认为，肝癌总的病机是整体虚衰、局部邪盛。中医药治疗肝癌常用黄芪、当归补益气血，配用白花蛇舌草、半枝莲解毒抗癌。对于肝癌患者来说，正气虚衰的程度和性质因人而异，有五脏虚损偏重的不同，有阴阳气血亏损的差异；局部邪盛也有部位、性质、程度等的不同。肝癌患者可表现为肝肾亏虚，瘀血阻滞。正虚与邪实两者相互关联，相互影响。其可因虚而瘀，反过来亦可因瘀致虚，形成恶性循环。中医药治疗宜当扶正祛邪，兼而施之，阻断恶性循环，控制或延缓病情的进展，从而改善患者的生存质量，延长患者的带瘤生存期。

七、小柴胡汤堪称中医和法之祖方

西医治疗着眼于人所患之病，中医治疗则更注重于患病之人。中医治病，就是从整体上把握人体在正邪盛衰变化中所处的失衡状态,运用中药及其组方的四气五味、药物归经等特性,来调治其失衡的状态,使之达到新的平衡而治愈疾病。小柴胡汤之组方可谓寒温并用,攻补兼施,寒而不凝,温而不燥,补而不腻。加活血药可治血分病;加补气药可扶正祛邪;加化痰药可化浊以畅达气机。无论男女老幼,气血阴阳各种病变,使用它可有左右逢源的效果,小柴胡汤之精奥在于切中"和"之肯綮,堪称中医和法之祖方。

小柴胡汤为临床常用常新的千古名方,其义奥,其理深,其用巧,其效神。历代医家探究其精粹,阐发其幽微,采撷其硕果,光大其内涵,可谓见仁见智,不乏其人,值得当今临床工作者深入关注。

引证本文:盛国光.小柴胡汤和法运用发微[J].中医杂志,2008,49(3):208-210.

论痰瘀相关

痰饮和瘀血皆为继发性致病因素,中医学在长期的发展过程中,逐渐形成了较为系统的瘀血理论和痰饮学说。而痰饮与瘀血之间的互相关系,历代医家虽早已有所认识,但未曾有专著或系统的专门论述。随着中医学的发展和临床实践的要求,近年来,这个问题已经引起一些医家的注视,并从理论、临床和科研等方面进行了一些探讨,提出了痰瘀相关的学术见解和痰瘀是否相关、痰瘀如何相关等新课题。因此,从理论上和实践上阐明痰瘀相关的理论,对于继承和发展中医学理论以及指导临床实践具有必要性。我在诊治疾病过程中,通过理论知识与临床实践的不断结合,对该问题亦有一点粗浅的体会,逐渐认识到痰瘀在病因病理上相互为患,在辨证治疗中当须兼顾,即痰瘀相关。

一、痰瘀相关的学术渊源

痰瘀相关的学术渊源可追溯到我国现存最早的医学著作《黄帝内经》。其中《灵枢·百病始生》曰:"厥气生足悗,悗生胫寒、胫寒则血脉凝涩。血脉凝涩则寒气上入于肠胃。入于肠胃则䐜胀。䐜胀则肠外之汁沫迫聚不得散,日以成积。"又曰:"卒然外中于寒。若内伤于忧怒,则气上逆,气上逆则六输不通,温气不行,凝血蕴里(里,当从《针灸甲乙经》作裹)而不散,津液涩渗,著而不去,而积皆成矣"，及"汁沫与血相抟，则并合凝聚不得散，而积成矣。"考《黄帝内经》并无痰字，但痰、沫皆为津液停聚而成，故可以认为沫即属痰之类。徐大椿注《灵枢·周痹》曰"经中无痰字，沫即痰也"，《灵枢·邪气脏腑病形》曰"涩甚为溢饮"，《素问·调经论》曰"孙洛水溢，则经可留血"等等，皆为中医学关于痰瘀互患之先声。而《黄帝内经》中记载的四乌鲗骨一蒠茹丸（茜草、乌贼骨、鲍鱼汁、雀卵）实为痰瘀同治方剂之先例。在甘肃汉墓出土的一批医简中，有一个医简的处方为干当归、芎穷（即川芎）、牡丹皮、漏芦及虻（虻为贝母之别称，《诗经》"言采其虻"，陆机疏言其"贝母也"）。此方活血养血，加贝母化痰散结，可为当时医家痰瘀同治的一个见证。汉代张仲景在临床实践中已重视到痰瘀同病同治，所著《金匮要略》中，论及痰瘀同病的病种，分析起来有疟母、中风、虚劳、胸痹、肺痈、肝着、黄疸、水气病等数种。如在《金匮要略·水气病脉证并治》中说："少阳脉卑，少阴脉细，男子则小便不利，妇人则经水不通，经为血，血不利则为水。"又曰"经水前断，后病水，名曰血分，此病难治，先病水，后经水断，名曰水分……去水，其经自下。"其病水病血之论，对于我们理解痰瘀同病颇有启发。仲景将痰瘀同治之义寓于大量方证中，大黄䗪虫丸、大黄牡丹汤、千金苇茎汤、旋覆花汤等是其中较为典型的实例。至元代朱丹溪对痰瘀相关问题进行了一些临床实践的探讨，对"痰挟瘀血，遂成窠囊"的认识，不拘泥于隋、唐、宋诸家分而治之的传统之见，而提出了痰瘀同治的独到见解，并认为肺胀咳嗽之证，多系痰挟瘀血，碍气而病，主张用四物汤加桃仁、诃子、青皮、竹沥、姜汁治之，以化痰行瘀。清代唐容川在《血证论》中说："丹溪此论，洵中病情，盖失血之家所以有痰，皆血分之火所结而成。然使无瘀血，则痰气有消容之地……丹溪此论，可谓发聋振聩。"唐容川在肯定丹溪该论的基础上，更明确地提出针对痰瘀论治，说道："其用四物汤加减，于痰瘀两字，未尽合宜，予谓可用通窍活血汤加云苓、桔梗、杏仁、桑皮、丹皮、尖贝，小柴胡加当、芍、桃仁、丹皮、云苓尤妥。"并在《血证论·血臌》曰："单腹胀者为血臌，若四肢皆胀，或先从四肢肿起，其色红者，谓之血肿。亦有不红者，血从水化而为水，故不红也。或得于吐衄之后，瘀血化水而肿。或得于妇人经水不行，血化为水而肿，既化为水，则兼治水。五皮饮加当归、白芍、蒲黄、丹皮、桃仁治之。"在唐容川之前，元代赵献可、清初叶天士等医家对痰瘀相关问题均有所认识。赵献可曰："血亦水也，故经中之水与血一得寒气，皆凝滞而不行。"叶天士指出："胃痛久而屡发，必有凝痰聚瘀。"唐容川之后，近代名医赵锡武、岳美中、关幼波等也注重痰瘀相互为病。赵锡武说，水能病血,血能病水。岳美中在冠心病的治疗中指出,因年高者代谢失调,胸阳不振,津液不能蒸化。血行缓慢迁滞,易成痰浊、血瘀。关幼波认为,痰阻血络可引起胸痹心痛黄疸、剧烈头痛、癥瘕痞块。

纵观上述历代医家对痰瘀的有关论述,从中大略可见痰瘀相关悠久而流长的学术渊源,它是诸位先师前贤宝贵临床经验的结晶,为痰瘀相关理论奠定了基础。

二、痰瘀互患的可能性

1. 从痰饮和瘀血产生的物质来源来看　在人体正常生理情况下,阴阳相济,五脏安和,津液散布,血脉通畅,则无痰饮、瘀血可言。正如朱丹溪所说:"气血冲和,万病不生,一有怫郁,诸病生焉。"或水精不能四布,津液凝聚,变化而成痰饮,其中浊者为痰,清者为饮。故有积水为饮,饮凝为痰之说,或全身血液运行不畅,或局部血液停滞,以及出血后体内存留离经之血,即为瘀血。由此可见,痰饮为津液所化,瘀血为营血之变,而津液和营血皆源于水谷精微。同时两者可相互渗透,相互转化。津液可从组织渗入孙络,归还经脉之中成为血的组成部分。《灵枢·痈疽》说:"津液和调,变化而赤为血。"同时血亦能转化为津液。《医贯》云:"但知血之为血,而不知血之为水也。人身涕唾津液痰汗便溺,皆水也。独血之水,随火而行,故其色独红。"这说明痰饮和瘀血通过津液和营血形成了紧密联系。

2. 从痰饮和瘀血的病变范围来看　古人有"百病多由痰作祟"和"杂病多生于瘀"之说,此论虽历代医家持有不同看法,众说纷纭,莫衷一是,但对于痰饮和瘀血致病范围相当广泛这一点是毋庸置疑的。痰饮有广义、狭义之分。狭义的痰饮是指单纯呼吸道分泌出来的病理产物,广义的痰饮包括痰、饮、水、湿四种形态。痰在体内,随气升降,无处不到,变生诸病。沈金鳌在《杂病源流犀烛》中说:"痰……其为物则流动不测,故其为害,上至巅顶,下至涌泉,随气升降,周身内外皆到,五脏六腑俱有。"瘀血为病,亦变化多端,血行脉中,周而复始,循环无端,无处不至,营养周身,血滞于任何一个部位,或溢于脉外,皆为瘀血。仅《黄帝内经》论述的瘀血病证,归纳起来就有十种之多,或寒凝瘀血,或损伤瘀血,或大怒瘀血,或病久入络瘀血,或瘀血五脏卒痛,或瘀痹证,或瘀血厥证,或瘀血成痈,或瘀血成积,或瘀血血枯。几乎人体的每个器官和部位都可以发生痰饮或瘀血的病变，或者受其病变的影响。从病变范围来看，为痰瘀互患提供了可能性。

3. 从应病变的共同体征和症状特点来看　痰饮和瘀血致病的证候错综复杂，但痰瘀同病时往往有一些共同体征和症状特点可寻。因而这些体征和症状特点的出现就反过来提示了痰瘀相关的可能性。

①面色晦暗或色黑如黧。唐容川说："瘀血乘肺，咳逆喘促，鼻起烟煤，口目黑色。"《难经》曰："脉不通则血不流，血不流则色泽去，故面色黑如黧。"均为痰瘀影响营卫运行，不能上荣于面所致。

②咳血、咯血。唐容川曰："水壅即为痰饮，痰饮为瘀血所阻，则益冲犯肺经。"而可作咳。又曰："须知咳固气病，然使不犯血分，又何缘而失血也哉。"还曰："所谓咯血出于肾者，乃肾气不化于膀胱，水沸为痰，而惹动胞血之谓也。"

③噎膈、呕吐。李用粹在《证治汇补》中指出："胃脘之血，为痰浊所滞，日积月累，渐成噎膈反胃。"林佩琴在《类证治裁》中说："痰挟死血攻注……痰结窠囊呕吐。"

④脓肿积液。唐容川曰："脓者血之变也……以其本系血质，虽化为水，而较水更浓也，当其未化，则仍是血，消瘀则脓自不生，及其既化，则同于水，逐水则脓自排去。"故痰瘀同病，可见脓肿积液。

⑤赤白带下或赤白痢疾。中医学认为，一般红色、紫黑色排泄物多为血化；黄色或黄白色排泄物多为津液所化。因此，痰瘀同病可有赤白带下或赤白痢疾。

⑥疼痛。其疼痛固定不移，拒按为有形之实邪之故，痰瘀易交结，则经久不愈。又因"血亦水也，故经中之水与血一得寒气，皆凝滞而不行"而遇寒疼痛尤甚。总之，痰瘀阻滞经络，不通则痛。

⑦肿硬痞块。《黄帝内经》曰："汁沫与血相抟，则并合凝聚不得散，而积成矣。"或附于体表，形成硬块；或结于皮里肉间，形成结节、瘰疬、瘿瘤；或凝聚于腹内，而成癥瘕积聚，皆为痰瘀相互搏结而成。

⑧精神症状。痰饮和瘀血可阻于头面，蒙蔽清阳，致神明紊乱，或"痰迷心窍""瘀血冲心"致心神失常。故痰瘀为患可有心悸、怔忡、癫狂或痴呆等精神症状。

⑨舌脉。舌苔腻，舌紫暗或有瘀斑。北京医学院（现北京大学医学部）对55例急性缺血性脑血管患者的舌象进行观察，发现苔腻者23例中，17例舌紫暗或

有瘀斑,示有瘀血证,苔不腻者 32 例,仅 9 例舌紫暗;另一方面,紫舌组 26 例中 17 例舌有腻苔,而非紫舌组 29 例中仅 6 例舌有腻苔,从而得出了痰阻经络与血瘀关系密切的结论。亦说明痰瘀互患舌象多有所表现,其脉象多滑或沉涩,或呈结代脉。其舌脉之象皆为痰瘀有形之实邪阻滞血脉经络所致。

三、痰瘀互患的客观必然性

痰瘀互患不仅具有可能性,而且具有客观必然性,这种客观必然性是指在痰饮和瘀血的产生和病变过程中,存在着某种互患的必然趋势,它由事物内部的矛盾运动所决定,这种矛盾运动可以从三个方面分析。

1. 脏腑病变是痰瘀相关的内在原因　人体津液的正常运行需要依靠胃的受纳、脾的转输、小肠的分清、肺的宣降、肾的气化、膀胱的贮藏及排泄和三焦的通调等共同完成。如果上述某一脏腑功能失调,津液就要停留于体内,聚而为痰饮。而血液的正常运行,有赖于心、肺的推动作用,使之运行不息;有赖于肝的藏血和疏泄作用以调节血流量;有赖于脾的统摄作用,使血液循经而行,不致溢于脉外。若某脏发生病变,则破坏了血液的正常运行。或滞留局部,或溢于脉外,而瘀血成矣。然而病变并不就此而止,痰瘀还将互患。我们知道痰饮和瘀血皆病理产物,为继发性致病因素。痰饮和瘀血可因脏腑病变或六淫、七情等各种原因而产生。一旦产生之后,就会反过来影响脏腑功能。这种脏腑病变过程,不仅加快了痰饮或瘀血的本身病变,而且导致痰饮和瘀血之间相互为患。例如:中医痰饮病范围的肺心病,开始可因外邪犯肺,肺失宣降,影响津液的敷布,而引起痰涎壅盛,痰涎壅盛则肺气滞塞,一方面津液敷布不利,痰涎愈盛,另一方面导致咳嗽,久咳伤肺使肺气虚损。肺主气,朝百脉,辅心而行血脉,不论气滞还是气虚,皆可引起血行不畅,而形成血瘀。同理,血瘀反过来又可致痰壅更盛。故临床表现有咳喘痰涎,唇甲发绀,舌尖瘀斑,肢体肿大,甚至心悸、怔忡等症状,这样痰饮和瘀血病变通过影响脏腑功能,使脏腑受病,进而导致痰瘀互患的发生。正说明人体是以脏腑为核心的有机整体,脏腑病变是痰瘀相关的内在原因。

2. 经络受阻是痰瘀相关的直接原因　《灵枢·经脉》曰:"经脉者,所以能决死生,处百病,调虚实,不可不通。"《灵枢·脉度》曰:"经脉为里,支而横者为络。"所以说经络以通为贵,阻则为病,引起经络受阻,虽然有风、寒、湿邪以及情志因素等不同原因,但是邪干经络都将导致不同程度的气滞、血瘀或津停。气滞、血瘀、津停构成了经络阻滞的基本病理变化。三者互为因果,终致痰瘀彼此为患。故叶天士在《景岳全书发挥》中说:"津凝则成痰,血败则成瘀,壅滞经络,不用化痰消瘀,何能得通,岂可竟用补乎? 照景岳治病。必致误人。"津液出入络脉内外,赖络脉以布,赖阳气以行,苦瘀血阻络,则气血不行,阳气失煦,使津液失渗,或涩于络中积而为痰,或滞于络外聚而为饮,反之若痰饮停聚,阻滞经络,使血气运行受阻,便可滞留为瘀。《灵枢·百病始生》中"汁沫与血相抟""凝血蕴里""津液涩渗",《素问·调经论》中"孙络水溢,则经有留血"以及《灵枢·邪气脏腑病形》中肝脉"涩甚为溢饮"都说明了瘀血与停津互相影响、互相搏结的病理关系,而经络受阻是痰瘀相关的直接原因。

3. 气机失调是痰瘀相关的重要环节　中医所指的气,一指体内流动着的富有营养的精微物质,如水谷之气、呼吸之气、元气等。二是指脏腑等组织的各种不同的重要功能。它与血与津之间有密切的关系。一方面,元气、宗气、营气均能成为血液的循环动力,而气又必须依赖血的运载才能敷布到全身。故气为血之帅,气行则血行,气滞则血瘀,气陷则血下,气虚则血脱,同时,血为气之母,血瘀则气滞,血损则气损,气随血脱。另一方面,津液在三焦中的升降循环也依靠元气的推动:其中废物汗液经皮肤排出,依赖卫气的开泄;尿液经膀胱排泄,依赖肾中阳气的蒸化;津液的输布还需脾气的转输,肺气的宣降,故气之所至,水亦无不至焉。因而气滞则血液、津液俱滞,而导致痰饮或瘀血,痰饮或瘀血一旦产生,必然阻滞气机。显而易见,气机失调是导致痰瘀相关的重要环节。

四、痰瘀相关的临床意义

1. 祛瘀常须顾痰,治痰勿忘治瘀　痰瘀同病,痰瘀症状互见,理当痰瘀同治。但在临床上,痰和瘀的症状往往并不是同时或以同样程度反映出来,而是或先或后或隐或显地表现出来。所以在一定的病变阶段或病变过程中,有时仅表现出痰或瘀的症状。因此,我们根据痰瘀互患的原理,必须痰瘀兼顾,或治痰为主,佐以治瘀,或祛瘀为主,兼治其痰。即祛瘀常须顾痰,治痰勿忘治瘀。唐容川在《血证论》中,就将痰瘀相关的观点运用于咳嗽的辨证施治中。他说:"盖人身气道,不可有塞滞,内有瘀血,则阻碍气道,不得升降,是以塞而为咳,气壅即水壅,气即是水故也,水壅即为痰饮,痰饮为瘀血所阻,则益冲犯肺经……若仍照水饮冲肺,用葶苈大枣汤,是得治饮之法,而未得治瘀之法矣。"这种辨证论治的方法,确为长期临床经验之结晶。故唐容川曰:"吾于临证有悟,不惜大声疾呼者,正欲起死人而肉白骨,岂敢秘而不传哉。"

2. 痰饮可从瘀血治,瘀血可从痰饮治　在痰瘀互患的病变过程中,可因痰饮病变为本而表现瘀血病变为标的临床症状,或因瘀血病变为本而表现痰饮病变为标的征象,在这种情况下,痰饮可从瘀血治,瘀血可从痰饮治。唐容川说:"须知痰水之壅,由瘀血使然,但去瘀血,则痰水自消。"其辨瘀血阻滞所致的痰水壅遏之咳嗽,实为痰饮病从瘀血治的典范。《王氏医案》中记载:"张养之令侄女,患汛愆而饮食渐减,于某予通经药,服之尤恶谷,请孟英诊之,脉缓滑,曰:此痰气凝滞,经隧不宣,病由安坐不劳,法以豁痰流气,勿投血药,经自流通。于某闻之笑曰:其人从不吐痰,血有病而妄治其气,胀病可立待也。及服孟英药,果渐吐痰而病遂愈。"此经愆是血病,探索其因由痰阻使然,痰不消则经血不行。此为血病从痰论治矣。

3. 痰瘀相关理论为治疗疑难病症开辟了新途径　痰饮和瘀血致病极其广泛,其临床表现错综复杂,甚至离奇古怪,故有"怪病多痰""怪病多瘀"之说,因此,许多疑难病症根据痰饮和瘀血的体征、症状特点和发展规律进行辨证,从痰和瘀着手治疗,往往疗效甚佳。既然许多疑难病症属痰或瘀为患,那么,可以根据痰瘀相关的理论对这些疑难怪症进行辨证论治。痰瘀同治这一方法则为这些疑难怪症的治疗开辟了新途径。

中医体质学说与肝病临床辨治

一、体质学说的起源及其内容

《黄帝内经》记载:"人之生也,有刚有柔,有弱有强,有短有长,有阴有阳。"说明人天生以来就有"禀质""资质"类不同的东西。这些不同的东西就是中医对"体质"的初步认识。《黄帝内经》还从不同的角度对人的体质进行了分类,如"太阴之人,贪而不仁,下齐湛湛,好内而恶出,心和而不发,不务于时,动而后之，此太阴之人也"。这是从阴阳的角度进行分类，将人的体质分为太阴之人、少阴之人、太阳之人、少阳之人、平和之人五类。《黄帝内经》对体质的认识既突出了个体形体结构和生理功能的特性，又强调了其心理、性格、精神面貌、道德品质等方面的特征。《黄帝内经》中记述了大量涉及体质的内容，从而奠定了中医体质学说的基础。

后世历代医家对体质的认识不断阐发和完善，可谓见仁见智，各有所长，医圣张仲景在所著的《伤寒杂病论》及《金匮要略》中提出"强人""羸人""盛人""虚弱家""素盛今瘦""阳气重"和"其人本虚"等各种偏颇体质类型，实属临床经验之谈。近代医家陆晋生依据病邪的从化规律，将体质划分为湿热、燥热、寒湿、寒燥四种类型。当代学者上海中医药大学匡调元教授则将人的体质分为正常质、晦涩质、腻滞质、燥红质、迟冷质和倦㿠质。北京中医药大学王琦教授在中医体质研究中提出"体质为本，形神构成，体病相关，可分可调"的学术思想，从而使中医体质学说的基础理论更加完善，临床应用更有价值。

二、中医肝病辨证施治与中医体质的联系

中医辨证施治突出了临床个体化治疗的特色，中医体质学说则是中医个体化治疗特色的基础。中医所辨之证，是机体在致病因素作用下，整体体质反应特征与脏腑经络气血功能紊乱的综合表现。清代医家徐灵胎在《医学源流论》中指出体质不同，治法各异，"天下有同此一病，而治此则效，治彼则不效，且不惟无效，而反有大害者，何也？则以病同而人异也。夫七情六淫不感不殊，而受感之人各殊，或气体有强弱，质性有阴阳，生长有南北，性情有刚柔，筋骨有坚脆，肢体有劳逸，年力有老少，奉养有膏粱藜藿之殊，心境有忧劳和乐之别，更加天时有寒温之不同，受病有深浅之各异，一概施治，则病情虽中，而于人之气体迥乎相反，则利害亦相反矣"。临床各类中医肝病的辨证治疗亦与中医体质密切相关。

1. 实则治其症，虚则治其质　临床上同是急性病毒性肝炎的患者，因患者的体质不同需采用完全不同的中医治疗方法。如果从人体正气的强弱来分类，则可以分为"实人""虚人"两类体质。"实人"患急性病毒性肝炎，临床上针对其邪气偏盛的证候，法取解毒祛邪，邪祛则病愈；若"虚人"则不然，多在祛邪的同时补其虚，甚至以扶正补虚为主，待正气来复则邪退而安。此为实则治其

症,虚则治其质,医家名言"实人感冒发其汗,虚人感冒建其中"说的也是这个道理。

2. 因质而病,因质而变　全世界有 70％以上的人都会接触或感染乙型肝炎病毒,为什么有人恢复迅速,有人呈病毒携带状态,有人演变为慢性肝炎,甚至有人发展为重症肝炎。其实这主要是由每个人的体质差异造成的。现代医学研究认为这种体质差异主要表现在人们的免疫功能或状态不同。也就是说,这种体质差异所包含的个体免疫状态不仅决定了个体是否发病,而且还决定了其发病的类型和程度。

《医宗金鉴》记载:"人感受邪气虽一,因其形脏不同,或从寒化,或从热化,或从虚化,或从实化,故多端不齐也。"慢性肝炎的中医病因病机多为湿热毒邪侵袭人体,邪毒留恋不去。因体质阴阳盛衰的不同,病情可出现邪从热化伤阴,或邪从寒化伤阳的演变,从而产生肝肾阴虚或脾肾阳虚两种不同的证型。《伤寒总病论》曰:"凡人禀气各有盛衰,宿病各有寒热,因伤寒蒸起宿疾,更不在感异气而变者,假令素有寒者,多变阳虚阴盛之疾,或变阴毒也;素有热者,多变阳盛阴虚之疾,或变阳毒也。"由此我们可以得到这样的启示,慢性肝炎在其病情演变的过程中,因个体体质的不同,不仅可以邪从热化伤阴,或邪从寒化伤阳,还有可能邪从热化变生阳毒,或邪从寒化变生阴毒。回顾临床的确可见类似的例证。

3. 滋补五脏,调治体质　人体是一个以五脏为中心的有机整体,五脏的虚实关乎体质的强弱,五脏充实,功能正常,则体质强健。临床治病,调治体质多从五脏入手。张景岳认为:"凡欲治病者,必以形体为主;欲治形体者,必以精血为先,此实医家之大门路也。"肝属木,主疏泄,性喜条达,体阴而用阳。滋阴养血可护肝体,调气温阳可益肝用。根据五行生克乘侮的原理,临床上可以滋水涵木,实脾抑肝。肝硬化腹水属中医"臌胀"范畴,腹水的出现与肝、脾、肾相关,其中脾虚水停是其关键所在,因此健脾利水是肝硬化腹水治疗的关键环节,健脾利水就是通过健脾来调治体质。脾气健运则水湿自消。若脾虚则水湿停聚,水湿停聚反过来困阻脾阳。脾为后天之本,肾为先天之本。脾阳有赖于肾阳的温煦,肾阳又需脾阳的充养。脾阳虚日久可致肾阳不足。脾为水谷之海,气血生化之源。脾失健运,亦可致肺气虚弱,此时可在健脾的基础上,兼以益肺补肾,使水湿之气在上得以通调,在中得以运化,在下得以气化。这就是从滋补五脏入手,调治体质,达到治病的目的。

4. 同病异质异治,异病同质同治　华岫云曰:"治法总宜辨其体质阴阳,斯可以知寒热虚实之治。若其人色苍赤而瘦,肌肉坚结者,其体属阳,此外感湿邪,必易于化热;若内生湿邪,多因膏粱酒醴,必患湿热湿火之症。若其人色白而肥,肌肉柔软者,其体属阴,若外感湿邪不易化热;若内生之湿,多因茶汤生冷太过,必患寒湿之症。"同是黄疸患者,阳亢之体易发为阳黄,治法应以清利湿热为主,方用茵陈蒿汤加减;若为阳虚之体则易发为阴黄,治法当以温化寒湿为主,方用茵陈术附汤加减;若为肝郁体质,则治以疏肝解郁、利胆退黄,方用蒿芩清胆汤加减;若为肝瘀体质,则治以行血消瘀、利胆退黄,方用硝石矾石散加减。此即同病异质异治。

临床上尿少、尿闭、尿多、失禁为不同的病症,均可见于肾虚体质,因肾气不固,开合失常所致。用肾气丸补益肾气,开合有度,则尿少、尿闭、尿多、失禁均可治愈。对于表现为胁痛、失眠等不同的病症的抑郁体质的人,临床上采用和解少阳、疏利枢机的治法,选用小柴胡汤,或逍遥散加减治疗,多可取得良效。此为异病同质同治也。

综上所述,临床上可根据患者的不同体质,分别采用相应的中医治法进行调治,如匡调元教授的经验是燥红质用滋阴清热法,迟冷质用壮阳祛寒法,倦㿠质用益气生血法,腻滞质用除湿化滞法,晦涩质用行血消瘀法。肝属木,主疏泄,喜条达,体阴而用阳。肝病患者常见的体质有肝郁体质、肝阴虚体质和肝阳上亢体质,其调治体质的方法分别为疏肝解郁、滋补肝肾或平肝潜阳,这些方法为肝病患者调治体质的常用方法。然而只有在临床实践中全面把握中医体质学说的基本内容,并寻找具体病症与患者体质之间的相关联系,才能确定调治体质的方法。

引证本文:盛国光.中医体质学说与肝病临床辨治[J].光明中医,2008,23(3):261-262.

中医肝病临床辨治思路探析

所谓中医肝病,似可分为两类。一类为传统中医肝病,其辨治范围包括肝气、肝火、肝风、肝热、肝阳、肝郁、肝厥、肝虚、肝实等;一类为现代中医肝病,其对象包括病毒性肝炎、肝硬化、代谢异常性肝病、酒精性及药物性肝损伤等肝脏疾病,这两类肝病临床上均可运用中医中药进行辨证论治。本文所论中医肝病主要指后者,在其临床辨治过程中,笔者有一些经验、教训和体会,愿在此基础上,就辨治思路进行初步的探讨和分析。

一、诊治肝病,初病杜渐,已病防传

中医治病强调"治未病"的学术理念,"初病杜渐,已病防传"就是中医学"治未病"学术思想的体现,它亦符合现代医学肝病早期诊断、早期治疗的原则。大多数肝病如各型肝炎、脂肪肝等,在发病之初,邪气初盛,正气尚不衰,此时及时辨证治疗,阻止病情的进一步发展,即为初病杜渐,可收到事半功倍的疗效。特别是急性肝炎早期有转为重症肝炎趋势的时候,及早采用"截断疗法",及时按重症肝炎处理,综合运用中药口服及灌肠,多可取得"逆流挽舟"的效果。正如《医门法律》所说:"引其邪而出之于外,则死证可活,危证可安。治经千人,成效历历可纪。"

根据中医五脏生克乘侮的规律,肝属木,脾属土,肝气旺盛易克脾土。许叔微在《类证普济本事方》中指出:"要当平肝气使归经则脾不受克,脾为中州土……抑肝补脾,渐可安愈。"临床上大多数慢性肝炎患者,除有肝郁胁痛的症状外,多伴有纳差、乏力、腹胀等脾虚之见症。治肝实脾在临床上有着重要的指导意义。张仲景所创制主治少阳病的小柴胡汤,在用柴胡、黄芩疏肝胆之气的同时,配用人参、半夏、甘草健脾和胃;《太平惠民和剂局方》所载的逍遥散,将柴胡、白芍、当归等疏肝柔肝之品与茯苓、白术、甘草等健脾益气诸药配伍,均为肝病治脾的典范。

二、慢肝治疗,把握节度,调和为用

慢性乙型肝炎的治疗包括抗病毒、调节免疫功能及恢复肝功能等方面,而乙型肝炎病毒的清除与机体的免疫状态相关,免疫耐受表现为肝功能正常,不利于病毒的清除;免疫反应过激则肝功能损伤过重,人体又难以耐受。若免疫功能处在一个适度的状态,转氨酶(ALT、AST)在正常范围的 $2\sim5$ 倍之间,有利于乙型肝炎病毒的清除。临床和实验研究表明,中医药有抗病毒、调节免疫功能、恢复肝功能的作用。因此,临床运用中医药治疗慢性乙型肝炎时,应从整体上把握患者的不同病变状态,用药物及其配伍后的偏性和功用,综合调节机体的某些失衡状态,或以祛邪毒为主,兼以扶正为治,或以顾护正气为主,兼以祛邪为宜,因人制定个体化的治疗方案。慢性乙型肝炎的病因病机较为复杂,常常要解毒、化痰、消瘀与扶正诸法联用,才能达到祛邪已病的目的,使机体重新恢复到一种平衡协调的状态。

中医药治疗慢性肝炎肝纤维化在临床上运用广泛,且有明显的疗效。实验研究表明,肝星状细胞活化是慢性肝炎肝纤维化的关键环节,随着研究的深入,人们逐渐发现肝星状细胞活化过度或不及都不利于病情的恢复,唯有"适度活化"为宜。这就提示我们在运用中医药抗肝纤维化时,不能一味追求活血化瘀、软坚散结,而应把握一定的节度,因人而异,调和治之。上海中医药大学扶正化瘀方采用活血化瘀配合益精补虚的治法,经临床及实验研究表明,该方对慢性乙型肝炎,尤其在抗肝纤维化方面有良好的疗效。

三、脂肪肝,分证而治,适情用药

我们在临床实践中发现,脂肪肝早期(临床上多表现为单纯性脂肪肝)除痰湿阻滞、瘀血阻络的基本病因病机外,多伴有肝郁脾虚;脂肪肝后期(临床上多表现为脂肪肝性肝炎)则在痰湿阻滞、瘀血阻络的基础上,往往出现湿郁化热、肝肾不足。实验研究表明,化痰祛湿、活血通络法对肥胖脂肪肝大鼠游离脂肪酸和脂质过氧化及肝组织病理变化均有明显改善。临床上根据脂肪肝不同病变阶段的中医病证变化,分别采用疏肝健脾、祛湿化痰、活血化瘀、解毒滋阴的中医治法,每每可以获得良好的疗效。

脂肪肝性肝炎常有不同程度的肝功能异常,临床辨证多兼有湿郁化热、肝肾不足,常须配伍运用清热化湿、滋补肝肾的中药。临床论治时还须根据脂肪肝的病因、病理、临床表现适情用药。对合并有乙型肝炎病毒感染的脂肪肝,可选用有抗乙型肝炎病毒作用的清热解毒药白花蛇舌草;若有黄疸则可选清热利湿退黄药茵陈。因脂肪肝的病理机制为胰岛素抵抗,故滋补肝肾药不宜选用富含多糖成分的枸杞子,而以选用含有保肝降酶物质的水飞蓟、女贞子为宜。

四、肝硬化腹水,健脾利湿,益气通阳

肝硬化腹水属中医"臌胀"的范畴,为中医"风、痨、臌、膈"四大难治病症之一。臌胀的中医基本病理为气滞、血瘀、水停。在脏腑主要责之于肺、脾、肾,其中脾脏最为关键。中医认为脾为后天之本,气血生化之源,脾位居中焦,在全身水液代谢中处于重要的地位,脾失健运则水湿停聚为患,健脾利湿是中医治疗臌胀的中心环节,临床用药多重用茯苓、白术、泽泻等健脾利湿。脾气健运,不仅有利于水湿的运化和通利,还有助于肺脏宣发及通调水道,且有助于肾脏主水的功能。

水为阴邪,易困阻脾阳,脾阳虚损日久亦将累及肾阳。"通阳不在温,而在利小便"及"益火之源,以消阴霾"从不同的角度说明了阳气与水湿两者之间的密切关系。临床上治疗肝硬化腹水在重用健脾利湿药的基础上,加上一味桂枝通阳化气,有时可收到神奇的疗效。笔者曾治一年届六旬患有肝硬化的男子,腹部胀满疼痛,肢体乏力,小便量少,舌淡红,有瘀斑,舌边有齿痕,苔薄黄欠润。辨证为脾虚水停,气滞血瘀。法取健脾利湿,通阳化气,兼以行气活血,用茵陈五苓散加减治疗,1 周后复诊腹部胀痛减轻,小便量增加,体重减轻 11 kg。余治此类病甚多,凡见此类证候,拟用此法莫不应手取效。

五、肝癌之治,扶正祛邪,兼而施之

中医认为肝癌总的病机是整体虚衰、局部邪盛。中医药治疗肝癌常用黄芪、当归补益气血,配用白花蛇舌草、半枝莲解毒抗癌。对于肝癌患者来说,正气虚衰的程度和性质又因人而异,有五脏虚损偏重的不同,有阴阳气血亏损的差异。局部邪盛亦可表现为部位、性质、程度的不同等。肝癌患者可表现为肝肾亏虚,瘀血阻滞。正虚与邪实两者相互关联,相互影响。其可因虚而瘀,反过来亦可因瘀致虚,形成恶性循环。中医药治疗宜当扶正祛邪,兼而施之。阻断其恶性循环,控制或延缓病情的进展,从而改善患者的生存质量,延长患者的带瘤生存期。

肝癌疼痛的机制亦有虚实两端,实者邪实阻滞,不通则痛;虚者可因气血不足,失其荣养,不荣而痛。尝谓"痛则不通,通则不痛",故一般治疗痛症,首选通

法。通法之用又有属寒属热、在脏在腑、为气为血、或经或络的不同，化瘀通络止痛为临床治疗肝癌的常用之法。然临床辨证属阴血亏虚不荣而痛的亦不在少数，我们选用大剂量的生地、芍药治疗常有良效。

以上对肝炎、脂肪肝、肝硬化腹水及肝癌等临床常见肝病辨治思路进行了初步的探析，试图在中医传统基础理论的指导下，对现代临床常见的各类肝病的中医辨治进行摸索和尝试，从中找出一些有规律性的东西，以此来指导我们的临床实践，以期提高中医辨治肝病的临床水平和疗效。

引证本文：盛国光.中医肝病临床辨治思路探析[J].中西医结合肝病杂志，2006,16(2):65-67.

慢性乙型肝炎中医病因病机的探讨

慢性乙型肝炎为世界的难治性疾病之一，迄今为止，中西医尚无治疗良策。在我国，中医药广泛应用于慢性乙型肝炎的防治研究，虽取得了一定的疗效和一些可喜的成绩，但仍难尽如人意，且疗效难以进一步提高。回顾中医对慢性乙型肝炎的认识过程，分析目前中医药防治现状，结合长期的临床体会，感到目前中医对慢性乙型肝炎病因病机的认识与临床实际不能尽合。

在中医古医籍中无"肝炎"病名，更无"慢性乙型肝炎"之称谓，但根据其发病特点、临床表现，可查寻到类似本病的记载，属中医"黄疸""胁痛"等疾病的范畴。现代中医对慢性乙型肝炎病因病机的认识就是在此基础上建立的，同时也据此而指导临床治疗。现中医界对慢性乙型肝炎病因病机比较一致的认识是湿热毒邪侵袭人体，正气虚弱，气血失调。在这一基本认识的基础上，发展出几种有代表性的学说，如毒邪学说、正虚学说（主要指肝、脾、肾虚）、瘀血学说及多因学说等。在上述学说的指导下，设立清热解毒、疏肝健脾、滋补肝肾、活血化瘀等治法，诸法或单独运用，或两种以上的治法联合运用，临床观察确有一定的疗效，其中以多法联用疗效较好。为了进一步提高临床疗效，有必要对慢性乙型肝炎病因病机做深入的探讨。

一、病因病机当为毒、痰、瘀

慢性乙型肝炎的发病特点与清代吴又可提出的"杂气"致病相似，吴氏在

《温疫论》中指出,杂气是天地间别有的一种异气。"异气"亦称为"毒气"。本病具有较强的传染性,故又符合"五疫之至,皆相染易,无问大小,病状相似"的疫毒之说。病毒性乙型肝炎的潜伏性感染方式又与瘟疫"伏邪"的发病特点颇相类似。历代中医沿用茵陈蒿汤、甘露消毒丹等治疗黄疸,皆取法清热利湿解毒。乙型肝炎的治疗也沿用此法,医家普遍认为湿热毒邪侵袭是慢性乙型肝炎的发病原因,湿热毒邪致病,即毒邪学说已成为共识。

慢性乙型肝炎发病过程中,迁延反复,缠绵难愈,且常法难以取效,此与痰的病理特点颇为相合,怪病多责之于痰。湿热毒邪侵袭,或热邪耗伤阴液,灼津为痰;或湿邪困阻阳气,水湿停聚为痰。毒与痰搏,毒仗痰势,痰劫毒威,相互为患,胶结难解。

毒邪伤及肝木,肝失疏泄,气机不利,血行不畅,瘀血停滞,即"其初在经在气,其久入络入血"。现有研究表明,慢性肝炎患者多有肝纤维化存在及微循环改变,运用活血化瘀中药能改善微循环及结缔组织代谢。慢性乙型肝炎病程较长,尤多入络之候,其络病及自外而入内者,系外入之毒邪导致肝、脾功能失调,继而痰瘀留滞,邪毒夹痰瘀混入血络之中所致。

由此可见,慢性乙型肝炎的病因病机当责之于毒、痰、瘀,三者在其发病过程中,虽有先后之别、显隐之分,但势必相互滋生,相互搏结为患。

二、把握病因病机,指导临床治疗

1. 病由邪生,攻邪已病　金元名医张从正认为,病邪是由外而至于人体内的,或者是由体内变化而产生的,病邪留于体内而不去,是一切病症之所由,主张病由邪生,攻邪已病。毒、痰、瘀为慢性乙型肝炎的病机所在,根据病机确立解毒、化痰、消瘀的治法,经临床运用可收到邪除病愈的良效。

2. 谨守病机,随证治之　慢性乙型肝炎迁延不愈,或失治、误治,临床上除表现有毒、痰、瘀的征象外,亦常可见到肝、脾、肾亏损的正虚之象。在谨守毒、痰、瘀病因病机的治疗前提下,可酌情辅用健脾、滋肝、补肾之法,"知犯何逆,随证治之"。

3. 把握病机,分清标本　临床上中医药治疗慢性乙型肝炎还须辨证和辨病相结合,从辨病的角度看,乙型肝炎标志物和肝功能是慢性乙型肝炎诊断和判别疗效的两种主要指标。两者相对而言，乙型肝炎标志物为致病原因，病因为本；肝功能（ALT）变化是由乙型肝炎病毒感染所引起，亦可在治疗过程中出现肝功能变化，这可看作病毒对人体的影响或机体对治疗的反应，故可视之为标。针对慢性乙型肝炎的病因病机，从解毒、化痰、消瘀着手，以乙型肝炎标志物转阴为治疗的根本目的，即使在治疗过程中出现肝功能指标升高，一般不需要改变治疗方案，随着乙型肝炎标志物被清除或抑制，肝功能多可逐渐恢复正常。

综上所述，慢性乙型肝炎的病因病机是毒、痰、瘀三者相互为患，在临床过程中应贯穿解毒、化痰、消瘀的治疗大法，然而根据不同的体质、证候、体征及兼夹症等，又当因时因地因人而灵活运用之。

引证本文：盛国光.慢性乙型肝炎中医病因病机的探讨[J].中西医结合肝病杂志,1997,7(2):126-127.

慢性乙型肝炎的中医治则

中医治疗慢性乙型肝炎已经积累了大量的临床经验，各家学说相继崛起，本文谨对慢性乙型肝炎的中医治则略陈管窥之见。

一、几种基本治则的指导思想

1. 毒邪学说　乙型肝炎的基本病因是湿热毒邪为患，壅滞于肝则肝失疏泄，留阻于脾则脾失健运。陈增潭认为慢性乙型肝炎是湿热余邪未清，湿邪留滞于脾胃，热邪蕴郁于肝胆，导致运化失司，疏泄不利。湿为阴邪，伤人阳气，热为阳邪，伤人阴血，肝藏血，郁热与血相结成瘀，终导致机体阳气发生衰退性变化和失调变化。王鸿士认为若湿热较盛，余邪未净，HBsAg 阳性，滴度一般较高，SGPT（丙氨酸转氨酶，ALT）明显升高，血脂亦常偏高。吕维柏根据 SGPT 的高低判断热毒的强弱，并以此作为解毒治疗的参考，如 SGPT 400 单位（金氏法）以上，说明热毒亢盛，正气尚足，此时当用清热解毒之剂，俟邪势稍杀，正气即足以驱邪外出。

2. 肝郁学说　肝主疏泄，喜条达，肝郁则为病，肝气郁结是乙型肝炎的基本病机。肝郁而气有余,横溢脾土则为肝郁脾虚;肝气犯胃则肝胃不和。大多数乙型肝炎患者长期表现有肝区不适、乏力、纳差、嗳气、腹胀、大便不爽,脉弦等肝脾(胃)见症。王育群据此从疏肝健脾着手治疗慢性乙型肝炎,治疗组临床治愈23例,显效44例,好转15例,无效20例,总有效率80.4%。治疗后,其主症、SGPT、HBsAg与对照组比较,均有非常显著性差异。

3. 正虚学说　中医学认为,"正气内存,邪不可干""邪之所凑,其气必虚"。正气虚不足以抗病邪而发病。慢性乙型肝炎的正气虚主要有三个方面:①脾虚。《金匮要略》曰:"见肝之病,知肝传脾,当先实脾。"脾实则不传,脾虚则肝木乘之,从而演变为肝郁脾虚之证。脾虚不运则湿邪内阻,湿邪为患易困脾阳。②肾虚。究其原因,一是"久病及肾",五脏之真,唯肾为根,五脏之伤,究必及肾;二是"湿重伤阳",湿久,脾阳消乏,肾阳亦怠。如蒋健即认为,临床上迁延性乙型肝炎除了湿热未尽的表现外,同时有肾精亏损,肾气不足,间或有肾阳式微的表现。无论是改善肝功能,还是抗乙型肝炎病毒,均以益肾为主的治疗方法作用最为理想。③肝阴虚。邪毒久羁肝、胆,阴血暗耗,或肾虚精亏,肝体失养,致使肝阴虚。章真如用加减一贯煎治疗肝阴虚234例,获显效46例,占19.7%,好转171例,占73.1%。钱英认为,对慢性活动性肝炎患者来说,有一份阴存,便有一份生机,阴亏者发展快,易致耗血动血,因而强调在全疗程中应随时注意滋阴、养阴、护阴、存阴。

4. 瘀血学说　湿热壅遏,脉络阻滞;肝失疏泄,血行不畅;脾失统摄,血失常道;肾气亏损,不能温煦推动血脉,皆可致瘀血阻滞,瘀血阻滞是慢性肝病的基本特征之一。廖孔禹通过同位素肝血流血量测定,发现慢性肝炎时肝血流量有所降低,用肝血阻检查,亦可反映出慢性活动性肝炎组织的肿胀和瘀血存在。因此认为在慢性肝炎患者中,早期改善微循环功能是极重要的一环。

二、主张多法联用的治则

分析慢性乙型肝炎病理变化的特点,可概括为毒侵、正虚、气郁、血阻。临床上分别运用清热解毒、疏肝解郁、健脾益气、温补肾阳、滋阴柔肝、活血化瘀等治则确有一定的疗效。然而我们在临床上体会到,毒侵、正虚、气郁、血阻四者相互联系,相互影响,共同决定着慢性乙型肝炎的发生、发展和转归。正气不虚则毒邪难攻，毒邪不祛则正气难扶；郁未解则血不畅，血不行则郁亦结。根据慢性乙型肝炎毒侵、正虚、气郁、血阻这一复杂的病理变化特点，我们主张采取多法联用的治则。我们运用多法联用的治则组方，治疗慢性乙型肝炎 31 例，1 年远期疗效，HBsAg、HBeAg、DNA-P 3 项同时阴转达 36.4%，治疗总有效率达 95.8%，与对照组比较有显著性差异。再如郝朴用黄芪、白术、茯苓扶正，半枝莲、白花蛇舌草、虎杖祛邪，柴胡、延胡索疏肝，丹参、赤芍活血治疗慢性乙型肝炎 59 例，基本治愈 34 例，好转 16 例，无效 9 例，总有效率为 84.7%，与对照组比较有非常显著性差异。

三、多法联用与单法独用的疗效比较

为了比较各种治则的疗效，我们无选择性地收集了近期所有各种疗法的临床报道，共 38 个治疗组，以各组共有的观察指标 HBsAg 为标准，比较各组治则的表面抗原阴转率，详见表 1。

表 1　各种单法及联法治疗后 HBsAg 阴转情况

		组数	病例数	阴性数	阴转率/（%）
单法	温补肾气	1	41	11	26.8
	清热解毒	2	58	33	56.9
	疏肝解郁	1	30	6	20.0
	健脾扶正	2	462	165	35.7
	活血化瘀	2	410	90	22.0
	合计	8	1001	305	30.5
联法	两法联用	7	751	310	41.3
	三法联用	16	1388	639	46.0
	多法联用	7	712	443	62.2
	合计	30	2851	1392	48.8

从上表 HBsAg 阴转效果来看，单法中以清热解毒、健脾扶正、温补肾气法较佳，而单法与联法比较，联法效果明显优于单法。在联法组中，三法联用优于两法联用，多法联用优于三法联用。文献报道中，观察 HBeAg 的阴转效果及肝功能的恢复情况亦证实这一结论。如陈增潭报道，单用清热解毒法，HBeAg 阴

转 0/6,肝功能只有少数患者恢复;用清热解毒、健脾益肾联法,HBeAg 阴转 8/17,肝功能近半数恢复或接近正常;而清热解毒,调补气血,佐以健脾益肾多法联用,则 HBeAg 阴转 8/15～18/24,肝功能多数恢复和接近正常。

四、多法联用的注意事项

1. 多法联用不脱离辨证施治的原则　临床辨证,若证属湿热或肝郁,则以清热利湿或疏肝解郁为主,兼用他法。根据辨证施治,多法联用时可有偏重,我们临床观察到这样治疗对改善临床症状、增强患者对治疗的信心、提高治疗效果有明显的帮助。

2. 多法联用要结合慢性乙型肝炎的发病状态　从辨病的角度来看,慢性乙型肝炎大体上可分为病变活动和稳定持续两种状态。活动状态与稳定持续状态在多法联用的组方用药上应有所不同。我们的体会是,活动期用调肝健脾为主,兼以解毒活血;稳定持续期则以解毒温肾为主,兼以调肝健脾化瘀。

3. 多法联用还应因时、因地、因人制宜　一年四季邪气有风、寒、暑、湿、燥、火的兼夹,人体有春生、夏长、秋收、冬藏的变化,多法联用应参考四时正邪消长的规律。如成冬生报道,HBV 体内水平与四季节气之间有一定的变化规律,他们发现 HBsAg、HBeAg 含量水平,其次序为夏季<秋季<春季<冬季,唯冬季各型肝炎与三个季节有非常显著性差异,HBsAg 夏季中各型含量水平均低于其他三个季节,而且揭示 HBsAg 阴转与季节亦有明显关系,其阴转率次序为夏季>秋季>春季>冬季。故应把握好疾病康复的时机。地理环境有北方寒冷、南方潮湿的不同,人体有生理周期的变化,女性尚有月经周期的变化。因此,在多法联用的掌握上亦应随之而变,以期使治疗立法更合理,更贴切,更有效。

引证本文:盛国光,王伯祥. 慢性乙型肝炎的中医治则[J]. 中西医结合肝病杂志,1992,2(4):52-53.

肝纤维化的临床辨证论治

肝纤维化为肝组织的一种病理变化,见于各种不同病因的慢性肝脏疾病。

临床诊断要点包括慢性肝病病史、临床表现、血清肝纤维化标志物、影像学检查的阳性表现及肝脏病理学改变。传统中医学并无"肝纤维化"概念，多将其归属"疫毒""蛊毒"等外邪侵袭肝脏，羁留不去所致的疾病范畴。本病病位主要在肝、脾二脏，病变始于肝，继而肝病传脾，并及于肾，终可致肝肾亏虚。临床应用中医药治疗肝纤维化有较好的疗效。

病变初起肝失疏泄，气郁而血行不畅，瘀血阻络；继而肝病传脾，肝郁脾虚，由气郁渐至气虚，且瘀血阻络加重，此时乃本虚标实、气虚血瘀；病情发展，脾气亏虚，脾失健运，湿聚为痰，形成痰瘀互结之势；痰瘀互结日久，或郁而化热，湿热为患；或耗气伤阴，致肝肾阴虚。临床可根据上述中医病机的不同演变阶段，分别予以辨治。

一、气郁血滞——解郁活血法

多见于慢性肝炎肝纤维化早期。症见：右胁隐痛，或隐胀不适，善太息，矢气较多，口干、口苦，舌红，苔薄黄，脉弦细。治以疏肝解郁，理气活血。方用柴胡疏肝散合丹参饮加减。药物组成：柴胡 10 g，黄芩 10 g，枳壳 10 g，香附 10 g，赤白芍（各）10 g，丹参 15 g，当归 12 g，茯苓 15 g，砂仁 3 g，甘草 6 g。治疗时慎用枳实、青皮等破气之品，以防耗伤正气。若为病毒性肝炎患者，可酌情选用白花蛇舌草、叶下珠等具有抗病毒作用的药物；若为血吸虫病患者，可酌加南瓜子、槟榔等具有杀虫作用的药物。

二、气虚血瘀——益气化瘀法

多见于慢性肝炎肝纤维化早、中期。症见：乏力，纳差，面色晦暗，肝脾大，舌淡、有瘀斑，苔薄白，脉细或弦涩。治以益气化瘀。方用自拟益气化瘀方加减。药物组成：黄芪 15 g，太子参 15 g，茯苓 15 g，葛根 10 g，白术 10 g，丹参 20 g，桃仁 10 g，红花 10 g，泽兰 15 g，甘草 6 g。此期患者瘀血阻滞，且正气已虚，宜标本兼治，攻补兼施。活血化瘀，勿通瘀过猛，因"肝脏宜补不宜伐"，攻伐太过则伤正，用药以平和为佳，慎用三棱、莪术、蜈蚣等破血之品。从整体上把握正邪的盛衰，攻之有度，补之有节，攻补结合，相得益彰，使机体恢复到平衡、和谐的状态。

三、痰瘀互结——化痰行瘀、软坚通络法

多见于慢性肝炎肝纤维化中、后期。症见：两胁胀痛，倦怠乏力，纳食不香，脘痞腹胀，肝脾大，舌体胀大紫暗，脉弦涩。治以化痰行瘀，软坚通络。方用自拟抗纤软肝方加减。药物组成：丹参 30 g，海藻 15 g，茯苓 15 g，莪术 6 g，楮实子 15 g，路路通 10 g，炙鳖甲 30 g，生牡蛎 30 g。软坚散结宜缓图，故药物以制成丸剂为佳，药性亦当缓和，效则守其方，渐收其功。若痰瘀互结，郁而化热，湿热为患，多见于慢性肝炎病情反复活动期。症见：身、目、尿黄，或发热。可加用清热解毒、利湿退黄之品，如虎杖、茵陈、炒栀子、蒲公英、连翘、金钱草等。若痰瘀互结、耗气伤阴，多见于慢性肝炎病情较重期，此期肝功能全面异常，尤以白蛋白下降明显。症见：形体羸瘦，面色晦暗或黧黑，胁肋刺痛，自觉手足心热，或耳聋耳鸣，腰酸软，或牙衄，舌红少苔，脉细数。可加滋补肝肾之品，如玄参、枸杞子、女贞子、生地、牛膝等。肝病日久，阴津内耗，肝阴不足，必盗母气，以致肾元亏虚，表现为腰膝酸软，头晕耳鸣，记忆减退，心烦盗汗等症；若肾阴不足继续发展，继可阴损及阳，而出现阴阳两虚。治疗当在滋补肝肾的同时酌加巴戟天、仙茅、菟丝子等补阳药，使阴得阳助而生化无穷。

引证本文：盛国光.肝纤维化的临床辨证论治[J].江苏中医药,2007,39(5):3.

论《黄帝内经》之养生观

生长壮老已，是人类生命的自然规律。探索这一规律，寻找健康长寿的途径，很早以来就是人类的理想。养生，又称摄生、保生，即保养生命之义。养生学就是根据人类生命的发展规律，针对衰老和疾病产生的机制，研究如何保养身体，增强体质，以达到防病延衰目的的学科。

《黄帝内经》奠定了中医养生学的基础，它较系统地阐述了中医养生学的理论、原则和方法，对后世启发极大。它的养生理论、养生原则和养生方法十分先进，至今仍有效地指导着现代人的养生和生活。

一、《黄帝内经》的养生理论

1. 强调预防胜于治疗，养生重于治病　《黄帝内经》开篇即谈养生而非治病，如"夫上古圣人之教下也，皆谓之虚邪贼风，避之有时，恬淡虚无，真气从之，精神内守，病安从来。（《素问·上古天真论》）""是故圣人不治已病治未病，不治已乱治未乱，此之谓也。夫病已成而后药之，乱已成而后治之，譬犹渴而穿井，斗而铸锥，不亦晚乎。（《素问·四气调神大论》）"中医学充分吸收了中国古代哲学的智慧，强调预防及养生的重要性，将养生的重要性放在了首位。这一高瞻远瞩的医学观念至今仍颇有指导意义。

2. 强调精神对于养生的重要性　中医学认为"人是形与神俱"的复合体，这使得它的研究不仅针对"形体"还注重"精神"，将"精神"与"形体"并重。在《黄帝内经》中可见不少涉及"精神"对生命影响重要性的论述，也体现了重视"精神"的特色。

《素问·上古天真论》中提到"上古之人，其知道者，法于阴阳，和于术数，食饮有节，起居有常，不妄作劳，故能形与神俱，而尽终其天年，度百岁乃去""是以志闲而少欲，心安而不惧，形劳而不倦，气从以顺，各从其欲，皆得所愿。故美其食，任其服，乐其俗，高下不相慕……所以能年皆度百岁而动作不衰者，以其德全不危也""精神内守，病安从来"，皆指出了精神可以影响物质，良好与和谐的精神状态可延年益寿，揭示了身与心、神与形的关系，对中医养生观的确立有着重要的指导意义。

3. 强调"天人相应"，与自然界的和谐统一对养生的重要性　中医学早在几千年前就已经认识到人与自然和谐统一的重要性。《素问·上古天真论》提出的观点是"和于阴阳，调于四时"，即遵循自然界相互依存、相互影响的规律来顺应自然，调整自身来养生。

4. 强调人体正气的重要性　《黄帝内经》特别强调人体正气的重要性，认为预防疾病的关键在于人体正气的强弱。《素问·上古天真论》中谈到"真气从之，精神内守，病安从来"，说明预防疾病和养生保健的关键是增强和保养人体正气，增强抵抗邪气的能力。因此增强正气是养生的一个重要原则。正气是相对邪气而言的，正气的范围很广，包括人体脏腑的功能、情志的活动、气血的运行、经络的功能等等。因此增强和保养正气的方法范围较广,分析《黄帝内经》中养生的具体方法可以看出,无论从内要调节饮食,锻炼形体,调摄精神,还是从外要"虚邪贼风,避之有时"积极防御外邪的侵袭,其目的均是协调脏腑和经络功能,调节情志,增强气血的运行。而这些都是增强和保护人体正气的具体体现,所以可以说《黄帝内经》中所有的养生方法都是增强人体正气的方法。

二、《黄帝内经》的养生原则

1. 顺应自然,协调阴阳   人以天地之气生,四时之法成。人类生活在自然界中,时刻受到自然环境的影响,人类只有能动地适应外环境的变化,保持机体内环境的稳定性,才能避免衰老和疾病的发生。《黄帝内经》十分重视人与自然的关系,《灵枢·岁露论》曰:"人与天地相参也,与日月相应也。"这种"天人相应"或称"天人合一"学说,正是中医学效法自然、顺时养生的理论依据。《黄帝内经》认为,人体的生理功能随着天地四时之气的运动变化而进行着自稳调节,如"春生、夏长、秋收、冬藏,是气之常也,人亦应之"(《灵枢·顺气一日分为四时》)。因此,强调养生要顺应自然界的运动变化,与天地阴阳保持协调平衡,以使人体内外环境和谐,即要顺四时、适环境、调阴阳,以增强适应自然气候变化的能力。

在饮食调养方面,应体现"春夏养阳,秋冬养阴"(《素问·四气调神大论》)的原则,即春夏顺应生长之气以养阳,秋冬顺应收藏之气以养阴。还要顺应四时气象调养五脏之气,即顺应春季阳气的生发以舒肝气,顺应夏季阳气的旺盛以养心气,顺应秋季阳气的收藏以养肺气,顺应冬季阳气的闭藏以养肾气,维护人和自然的统一,达到健康长寿之目的。其基本法则在于顺应自然,与天地协同一体,以平衡为期。

2. 远离病邪,防病抗衰   各种致病因素作用于人体,均可使机体反应状态发生紊乱,系统失调而生病。远离各种致病因素,是减少疾病的重要途径。《素问·上古天真论》曰:"虚邪贼风,避之有时。"自然界中六气的异常变化以及"疫病之气"等各种外界致病因素的侵袭,是导致人体疾病发生的重要原因。因此,避免外界致病因素的侵袭,是养生防病的一个重要原则。

七情所伤也是影响健康、导致疾病的一个重要因素。情志的异常变化,尤其是突然的、强烈的、长时间的情志刺激，常常影响人体的脏腑功能，使气机失调、气血运行紊乱，进而导致人体多种疾病的发生。因此，调节情志，避免情志所伤也是养生防病所不容忽视的关键环节，正如《灵枢·本脏》所言"志意和则精神专直，魂魄不散，悔怒不起，五脏不受邪"。

此外，饥饱失常、饮食不洁与偏嗜，过劳劳神、劳体、房劳、过逸等，也是引发疾病的重要因素。因此还应注意避免饮食、劳逸、外伤等致病因素。在饮食上应当遵循"谨和五味"（《素问·生气通天论》）的法则。做到饮食有节，在劳逸方面应以形劳而不倦为度，尽量避免各种外伤的侵害，以达到"谨道如法，长有天命"（《素问·生气通天论》）的目的。

3. 养肾调脾，补精益气　肾为先天之本，人体生命活动之根基，脾胃为后天之本，人体生命活动的重要保障，先天生后天，后天养先天，二者相互促进，相得益彰。先天禀赋充足是健康长寿的依据和基础，后天调养得当则是健康长寿得以实现的条件。因此，保精护肾，调养脾胃，先后天并重，精气神兼养，对养生防衰具有重要意义。若先天禀赋强壮，后天调养良好，必将长寿。若恃强妄为，逆于生乐，则竭精耗真，必失长寿。而先天禀赋薄弱者，若后天调养得当，也可健康或长寿；但若失于调养，或放纵嗜欲，反复伤邪，必致短命夭折。

精气神为人身三宝，精是气形神的物质基础，阴精阳气是健康长寿之根本。精生于先天，养于后天而藏于五脏，而五脏之中肾为根本，主藏精，故养先天，重在保养肾精。通过节欲保精、护养真气，而使精气充足，体健神旺。也可通过运动保健、食疗补肾、药物调养等方法以保养及补充阴精，使其充盈内守。养后天，重在调养脾胃。脾胃为气机升降之枢，脾胃健旺，纳运协调，升降相因，水谷精微化源充盛，不断充养先天，激发脏腑功能，使精气血津液充足，脏腑形神得养，功能协调，体健神旺，而保障正常的生理活动。通过饮食调节、药物调养、精神调摄等途径，均可达到调养后天，健运脾胃，益寿延年之目的。

4. 形神共养，动静结合　形指人体的脏腑身形，神指脏腑的功能活动及意识思维活动。神由有形之精所化，受先天之精和后天之精共同作用，并受外界影响。人的生理、心理、躯体三者的有机结合，形成"形神一体""心身一体"观。人体健康是就形体、精神、心理状态多方面健康而言的，即是一种形体无病痛之优，神思无偏造之苦，身心和谐的生理状态。形与神俱，形神互存互济，协调统一。形盛则神旺，形衰则神去，唯形与神俱，方能尽终天年。形与神俱，协调统一是古人衡量各种养生法度的标准,也是尽终天年的前提,是人体健康的重要标志。《黄帝内经》养生十分重视形体与精神的整体调摄,提倡形神共养,静以养神,动以养形,动静结合。所谓形神共养,是指不仅要注意形体的保养,更要注重精神的摄生,使形体强健,精力充沛,身体和精神得到协调发展。形神共养,神为首务,神是生命之主宰,神明则形安,"失神者死,得神者生(《灵枢·天年》)"。因此,养生不仅要被动地适应自然和社会的客观环境,而且要主动地调摄身心。通过调摄身心,增强人体对环境的适应性,从而使人获得健康的体魄和健康的心理,以达到健康长寿之目的。通过清静养神、四气调神、修性怡神、精神调摄等调养神情意志,以保持神气的清静,增强心身健康,达到调神与强身的统一,即所谓"恬淡虚无,真气从之,精神内守,病安从来(《素问·上古天真论》)"。

三、《黄帝内经》养生的特色方法

1. 饮食养生 饮食养生在《黄帝内经》中有多篇专题论述,是《黄帝内经》养生观的重要组成部分。《素问·五常政大论》云:"谷肉果菜,食养尽之。"所谓"食养",就是"三分治疗七分养"。《黄帝内经》指出饮食"量"和"味"要适宜,不论是饮食保养,还是病后调养,饮食都要以味为核心,以养为目的。《黄帝内经》提倡平衡的膳食结构,《素问·脏气法时论》中指出"五谷为养,五果为助,五畜为益,五菜为充,气味合而服之,以补精益气",这在如今看来已经是合理的、平衡的膳食结构。《素问·生气通天论》指出"阴之所生,本在五味",认识到饮食是气血生化之源。在整体观的指导下,五味和五脏有对应关系。五谷、五畜、五果、五菜具有不同的五味,其对五脏的营养各有其相应的作用:"肝色青,宜食甘……心色赤,宜食酸……肺色白,宜食苦……脾色黄,宜食咸……肾色黑,宜食辛"(《素问·脏气法时论》)。若做到"谨和五味"和"食饮有节",则"骨正筋柔,气血以流,腠理以密……长有天命"(《素问·生气通天论》)。《黄帝内经》认为,病后饮食调养亦很重要。"食饮者……寒温中适,故气将持,乃不致邪僻也"(《灵枢·师传》)。如此正气能维持正常,阻止疾病进一步传变和恶变。

2. 针刺养生 针刺能保养精气神,可以预防脏腑疾病。针刺养生在《黄帝内经》中仅见于《素问遗篇·刺法论》,指出"刺法有全神养真之旨,亦法有修真之道，非治疾也，故要修养和神也"。刺法可以预防疫疠："假令甲子，刚柔失守……如此三年，变大疫也……欲至而可刺……其刺以毕，又不须夜行及远行，令七日洁，清静斋戒，所有自来。"如此针刺，使疫疠之邪不致乘虚而来。这对于当今预防疫疠仍然有重要的价值。

3. 药物养生　《黄帝内经》中提到了药物养生方法，见于《素问遗篇·刺法论》：小金丹方，炼白沙蜜为丸，如梧桐子大，每天日初出时面向东方吸一口空气中的精气，连气一同咽下去，用于预防疫疠。

4. 起居养生　《素问·上古天真论》云"起居有常，不妄作劳"，《素问·宣明五气》所云"久视伤血、久卧伤气、久坐伤肉、久立伤骨、久行伤筋"更明确指出过劳、过逸均可导致筋骨柔弱，气滞血凝，最终导致人体机能衰退。因此，唯有保持起居有常、劳逸适度，才能增寿延年。《素问·四气调神大论》论述了四时养生思想，即顺从四时的气候变化调摄精神和饮食起居，以求养生防病："春三月……夜卧早起……夏三月……夜卧早起……秋三月……早卧早起……冬三月……早卧晚起……"而且明确提出了"春夏养阳，秋冬养阴"的四时养生原则，至今有重要的指导意义。

5. 运动养生　《黄帝内经》虽然主静，但是也重视运动，提倡四季养生、养长、养收、养藏之道，反对"久坐""久卧"，强调要"形老而不倦""和于术数"（《素问·上古天真论》）。导引是以人体肌肉运动为主，并配合一定呼吸运动的我国古代医疗保健体操。它不仅可以养身强体，还可防疾治病。导引最早见于《庄子·刻意》。它是呼吸运动、意念运动和肢体运动三者相结合的一种医疗保健功，在古代亦称作吐纳、服气。《素问·异法方宜论》中即有"导引""按"之称。《素问·血气形志》认为导引能治"病生于筋"。古代导引的内容包括导引式（体操）以及后来发展的五禽戏、太极拳等。《素问·调经论》中还首次提出"神不足者，视其虚络，按而致之"的"按"一词，这是一种以推拿、按摩、叩击为形式的一类运动，既可养生、锻炼，又可治病保健。《素问·四气调神大论》要求人们"夜卧早起，广步于庭"，用长时的散步和跑步的方法来锻炼身体，通过运动来提高、促进机体的新陈代谢，使体内各器官系统充满活力，增强体质，增进健康。

6. 情志养生　人为自然界最高级的物种，表现在其具有思想性，即大脑的高级思维功能。正如《素问·阴阳应象大论》所说："人有五脏，化五气，以生喜、怒、悲、忧、恐。"大脑活动产生的七情六欲、喜怒哀乐等情志活动，都属于神的范畴。社会活动每时每刻无不对人的精神意识产生影响。长期不良情志刺激不仅伤及脏腑，影响气血运行，甚则还可能危及生命。不良情绪作为一种致病因素，可以诱发或加重许多疾病，如大怒时血压突然升高可导致脑出血、急性心梗；长期忧虑可导致消化性溃疡病等。《黄帝内经》把调节精神作为养生的基本方法之一，其中心思想就是减少情志致病。在现实生活中，懂得和运用自我情志调节方法，保持良好的心态，愉悦的心情，积极进取的精神，不仅利于工作学习，还可保持健康的身心，于延年益寿，亦大有裨益。还要保持胸襟开阔，少私寡欲，《素问·上古天真论》提出的"恬淡虚无，精神内守"养生法则，亦是从养神出发，要人们摒除私心杂念，减少各种欲望，以减轻心理压力，避免情志刺激，以达养生防病的目的。"恬淡虚无"与老子"致虚守静"的人生观一脉相承。《黄帝内经》吸纳了道家学说，主张清心寡欲，修身养性，使精神内守，百病不生。这里所说的"恬淡虚无"并不是要人们消极避世，逃避现实，而是要取其积极的一面：即要心胸开阔，树立远大理想，不为私欲所羁绊。语云：心底无私天地宽。这是养生者应具备的品德。

总之，人体是一个有机的整体。《黄帝内经》中天、地、人三才一体的医学模式，重视人与自然、社会的协调，将人与生存环境的和谐、人体身心的和谐视为健康的基本标准。因此，养生防病既要顺应四时阴阳变化，保持阴阳协调平衡，避免虚邪贼风侵袭，还要保持健康的生活方式和良好的心态，做到饮食有节，起居有常，劳逸适度，更要注意保养肾精，调养脾胃，调畅情志，使人体阴阳气血调和，脏腑功能正常，精气形神协调统一，方能达到颐养生命，防病抗衰，益寿延年之目的。

引证本文：龚钰清，盛国光.论《黄帝内经》之养生观[J].贵州中医学院学报，2013，35（2）：1-4.

盛国光教授治疗肝病经验探析

盛国光教授系湖北省中医院主任医师、教授、博士研究生导师，精通《黄帝内经》《伤寒论》《金匮要略》《温病学》等经典医籍，学贯古今，中西合参，特别是临床上辨证论治肝炎、肝硬化及脂肪肝等肝病，博采众家之长，积累丰富经验，并形成自己独特学术思想。笔者有幸攻读盛国光教授博士研究生，跟随临床抄方学习，深受导师高尚医德和严谨的治学态度感染的同时，在临床常见肝病的辨证施治方面收获良多，现将盛国光教授临床辨治肝病学术经验及选方用药特色总结如下。

一、肝病辨证思路

1. 未病先防，既病防变　盛师在辨治肝病时，将传统中医"治未病"的学术思想与现代医学早期诊断、早期治疗的原则相融合，提出未病先防，既病防变的治疗思想。

未病先防即强调正气的强弱在肝病发病中重要作用，正如《黄帝内经》云："正气存内，邪不可干。"培护人体正气，加强对引发各类肝病致病因素的抵御能力，是肝病预防的关键因素之一。

既病防变包括疾病深入加重和变生他患两个方面。疾病初期，把握病情进展变化，及时截断病势。尤其在急性肝炎的初期，观察有向重型肝炎转变之时，及早采用重症肝炎处理方案，多可防止疾病进一步深入发展。肝脏位于中焦，调节全身气机，与他脏有着密切的联系，肝脏受邪时，往往变生他患，尤易传脾。如《金匮要略》中指出："见肝之病，知肝传脾，当先实脾。"盛师在治疗临床常见肝病时，常常注重顾护脾胃。多数肝病患者病情复杂，经久难愈，在疾病进展过程中，也容易产生病理产物，使得病势更加缠绵难解。肝主疏泄、调畅全身气机，若受邪侵，气机不舒，气滞湿停，聚而为痰，又气滞痰凝，久病入络，瘀血内阻。故盛师在治疗慢性乙型肝炎时，不论患者瘀血表现是否明显，在采用疏肝健脾、化痰理气的同时，均配伍活血化瘀之品，临床收效颇佳。

2. 谨守病机，分期论治　辨证论治是中医治疗疾病的理论精髓。临床上大多数肝病患者在病程进展中，易与其他脏腑、多种病理因素交相影响，肝木乘脾，又乙癸同源，故肝病可影响脾、肾。肝失条达，气机不畅可导致水湿、痰浊、瘀血等病理产物。罹患肝病，不同的患者在不同的病程阶段，其临床表现、辨证分型不同。盛师谨守病机、分期论治。辨治脂肪肝时，早期以肝郁脾虚，痰湿阻滞、瘀血阻络为基本病因病机，治疗上强调化痰活血以祛实邪，疏肝健脾以平脏腑；后期在此基础上，往往出现湿郁化热、肝肾不足，故须配伍清热化湿、滋补肝肾的中医治法。肝纤维化为慢性肝脏疾病中常见病理变化，盛师应用中医药分阶段辨证治疗肝纤维化临床疗效甚好。本病初期气郁瘀阻，气虚血瘀，后期痰瘀互结。

根据不同病机演变,分别采用解郁活血法、益气化瘀法、化痰行瘀软坚通络法。

3. 扶正祛邪,调和有度 肝脏疾患病机复杂、病程较长,往往呈现虚实夹杂、阴阳失衡之候,盛师在运用中医药辨治肝病时,常常综合患者个体情况及病情状态,扶正祛邪、遣方用药,调和有度。并在充分发挥中医药治疗肝病优势的同时,参考现代医学研究成果,中西合参,辨证施治。乙型肝炎之病因为邪毒侵袭,邪气能否致病以及入侵后病情进展、转归和预后等与正气强弱有着重要联系。针对乙型肝炎病毒致病特点运用解毒、化痰、消瘀等祛邪方法易伤患者正气,而培护正气强壮患者抗邪能力的同时又易增恋邪之弊。故应依据患者个体情况,祛邪为主兼以扶正,或顾护正气为主,辅以祛邪,祛邪与扶正调和有度,恢复阴平阳秘平衡协调。这也是现代医学中主张在清除乙型肝炎病毒时,使患者免疫功能处于适度状态,以利于乙型肝炎病毒的清除的体现。同样在治疗慢性肝炎肝纤维化时,盛师亦主张活血化瘀、软坚散结与培护患者正气,因人因病因证制宜,扶正祛邪调和适度。随着人们生活水平的提高,脂肪肝的发病率逐年上升。脂肪肝属于中医"积证"范畴,膏脂蕴肝,痰阻血瘀是其基本病因病机。盛师多年临证得出,脂肪肝患者在痰湿阻滞、瘀血阻络的基础上,常常有脾虚、肾亏表现,随证治之时,应注意祛除病理产物与调补脏腑亏虚,积祛正安,恢复脏腑正常生理功能。对于肝癌之治,也强调攻补兼施,扶正祛邪、逐瘀补虚,兼顾并施,改善患者病情,阻断病情恶化,提高患者生存质量。

4. 因人而异,辨体治病 盛师强调患者体质不同,中医辨治肝病亦有所不同。中医辨证论治的基本原则突显其个体化诊疗特色及优势,而制定个体化诊疗方案的前提是辨识患者不同体质。在治疗慢性肝病,如慢性乙型肝炎、脂肪肝、肝纤维化时,盛师主张结合患者的体质,扶正祛邪,阴平阳秘。患者正气有强弱不同,体质偏实偏虚之异,实者重在祛邪,虚者主以扶正,祛邪扶正兼顾,调节阴阳平衡。如慢性肝病患者,因体质阴阳盛衰的不同,亦导致疾病转化趋势不同,如有邪从热化伤阴或邪从寒化伤阳不同演变,后期发展成肝肾阴虚或脾肾阳虚两大转归。明辨患者体质虚实、阴阳、偏盛偏衰,不但是确定治疗法则时的重要参考,亦有利于把握病势转归,及时控制病情。

二、肝病治疗主方

1. 随证加减,活用经方 盛师精通中医经典,辨治肝病时常常灵活运用经方，随证加减，临床疗效甚佳。常常随证选用小柴胡汤、一贯煎、茵陈五苓散、蒿芩清胆汤、柴胡疏肝散等经典方剂。

2. 辨病析证，自拟验方　针对脂肪肝早期痰阻血瘀、肝郁脾虚，后期痰凝血阻、湿郁化热、肝肾亏虚之病机，盛师分期论治，分别拟以经验方疏肝健脾、化痰活血方和清热利湿、补益肝肾方。疏肝健脾、化痰活血方由柴胡、茯苓、海藻、泽泻、丹参等药物组成；清热利湿、补益肝肾方含有海藻、泽泻、丹参、茵陈、虎杖、生山楂等。肝纤维化临床较为常见，可出现在病毒性肝炎、酒精性肝炎、脂肪肝等多种慢性肝病的过程中，盛师运用经方结合自拟验方分期治疗肝纤维化，临床疗效良好。气郁血瘀为肝纤维化早期之病机，继而肝郁脾虚，本虚标实、气虚血瘀为慢性肝炎肝纤维化中期之病机，之后痰瘀交阻、湿郁化热，肝肾阴虚为本病后期之病机。疾病早期以疏肝解郁，理气活血为治疗大法，方选用柴胡疏肝散合丹参饮加减。病情发展至中期阶段，宜标本兼治，攻补兼施，施以益气化瘀法，采用盛师自拟的益气化瘀方加减（药物组成：黄芪、太子参、茯苓、葛根、白术、丹参、桃仁、红花、泽兰、甘草）。对于肝纤维化后期者，以化痰行瘀，软坚通络为基本治则，以自拟抗纤软肝方为主方（药物组成：丹参、海藻、茯苓、莪术、楮实子、路路通、制鳖甲、生牡蛎）。

三、肝病药物选用

在跟随盛师临床抄方中，盛师毫不保留地将其多年辨治肝病用药经验悉心传授，笔者受益匪浅。对于乙型肝炎可以酌情选用直接针对病因的具有抗病毒作用的白花蛇舌草、叶下珠等。针对多数丙型肝炎有热入血分之势者，临床治疗常常选用凉血之法，尤其用紫草并加大其用量，收效颇佳。肝硬化腹水即中医"臌胀"，盛师认为脾失健运为水湿停聚关键环节，气机畅顺为水湿运行的有效动力，故临床多重用茯苓、白术、泽泻等健脾利湿药物的同时，常加用桂枝通阳化气，收效奇佳。肝病患者多有气机郁滞、痰湿停聚之病机，又由于久病入络，往往进一步出现瘀血停滞，因瘀致虚，病情复杂，慢性肝病如肝纤维化、慢性乙型肝炎，或重症肝病如肝癌等病患者常有瘀血阻滞之病机，盛师指出"肝脏宜补不宜伐"，即使祛邪用药也应力取平和，慎用三棱、莪术、蜈蚣等破血之品，而多选用丹参、桃仁、红花等活血化瘀之物。乙癸同源，精血同源，慢性肝病迁延日久，肝阴不足，多致肾元亏虚，盛师常在配伍滋补肝肾之品，如玄参、女贞子、生地等药物的同时,酌加巴戟天、仙茅、菟丝子等补阳药,阳中求阴,阴得阳助而生化无穷。

盛师在辨证治疗临床常见肝病时,传承经典,参之心得,注重未病先防,既病防变的同时,兼顾患者体质,辨病析证,分期论治,解毒、化痰、逐瘀、疏肝、健脾、滋肝、益肾等祛邪扶正多种治疗方法随证选用,因人、因病、医证灵活选用经方,并根据多年辨治肝病经验自拟多个临床疗效颇佳的经验方,形成了鲜明独特的遣方用药特色。

四、验案举隅

朱某,男,42 岁。2011 年 5 月 11 日就诊。主诉:乏力、腹胀 2 周。患者于15 年前发现乙型肝炎,10 年前肝功能异常,无明显不适。现于 2 周前出现乏力、腹胀症状,伴见纳差、晨起口干。舌稍紫暗,苔薄白,脉弦。B 超检查示:肝硬化;胆囊壁水肿、胆囊结石;脾大。诊断为臌胀,证型为脾虚血瘀,治以健脾益气,活血化瘀。方选四君子汤合自拟抗纤软肝方加减,处方:太子参、生白术、丹参、连翘、泽泻、楮实子、蒲公英、鸡内金各 15 g,牛膝、泽兰、连皮茯苓各 20 g,茵陈、制鳖甲各 30 g,法半夏、炒枳实各 10 g,炒二芽各 10 g。以上方随证加减治疗半年,患者乏力、腹胀等症状明显减轻,病情稳定。

病案分析:患者乙型肝炎病史时间较长,以致发展成肝硬化,归属于中医"臌胀""积聚"等范畴。纳差、乏力、腹胀等均为脾虚不运所致,脾虚运化不利,水湿痰饮内停,痰湿阻滞气机,气机不畅,血液凝聚,气滞、痰饮、瘀血阻于肝脉,则成臌胀。故采用经典剂四君子汤与自拟方抗纤软肝方治疗,取其健脾利水、活血化瘀、软坚散结之功效,祛邪扶正,标本兼治。

引证本文:曾兰,盛国光.盛国光教授治疗肝病经验探析[J].中西医结合肝病杂志,2016,26(5):294-295.

盛国光诊治肝硬化腹水的经验

肝硬化腹水可归属于中医学"臌胀"范畴,又名"水蛊""蛊胀""蜘蛛蛊""单腹蛊"等,被视为中医四大顽疾之一。盛国光教授对中医肝病辨治独具特色,尤其在治疗肝硬化腹水方面经验丰富,临床疗效甚好。笔者有幸跟随盛师侍诊,收获颇多，现将其诊治肝硬化腹水的经验介绍如下。

一、肝脾肾三脏受病，气血水搏结为患

肝硬化腹水可由感染湿热虫毒、情志失调、嗜酒过度等多种病因致肝、脾、肾三脏功能失调，气滞、血瘀、水湿互结为患，水湿聚于腹中，导致腹部膨隆。《诸病源候论》云："此由水毒气结聚在内，令腹渐大，动摇有声，常欲饮水，皮肤粗黑，如似肿状，名水蛊也。"

情志不舒、过度饮酒、感染湿热虫毒、黄疸失治等致病因素可导致肝脏功能失调，肝之疏泄不利，气机不畅。肝脾同居中焦，木郁而土壅，《血证论·脏腑病机论》曰："木之性，主于疏泄，食气入胃，全赖肝木之气以疏泄之，而水谷乃化。"肝气郁结，横逆乘脾，脾之运化失司，水湿代谢失职，水湿不化又可加重气机郁滞，肝之疏泄更加失调，"肝为木气，全赖土以滋培……若中土虚，则木不升而郁。"土壅而木郁，水湿更不得化，留蓄腹中。肝之气机调畅对于血液运行通利有着重要作用，正如《血证论·脏腑病机论》曰："肝属木，木气冲和条达，不致郁遏，则血脉得畅。"若肝失疏泄，气机郁滞，血行不畅，停为瘀血，血不利而为水，水湿内停，又致气机郁结，加重瘀血内阻，终使气结、血瘀、水停相互影响，搏结腹中，发为臌胀，《医门法律·胀病论》云："胀病亦不外水裹、气结、血凝。"

肝失疏泄，脾不健运，易累及肾，肾虚则膀胱气化无权，开阖不利则水湿内停，肾阴肾阳亏损，水不涵木，火不生土，肝失疏泄，脾不健运，更易致气血水结聚腹中，而致腹部胀大。张介宾《类经·藏象类》云："肝肾为子母，其气相通也。"肝藏血，肾藏精，精血同源，乙癸同源，肝失条达易致肾脏亏虚。《灵枢·本神》曰："肝藏血，血舍魂，肝气虚则恐"，而肾阴虚损，水不涵木，肝阴失养，肝体阴而用阳，肝失条达，气机不畅，气滞血瘀，气不行则水不行，气血水搏结。脾为后天之本，肾为先天之本，脾气亏虚，运化失职，后天不能充养先天，肾阳受损，不能温煦脾阳，脾阳不振，水湿运化无力，加重气郁血瘀湿聚。

本病病因病机多重交织，本虚标实互为影响，气滞、水湿、血瘀搏结为标实，肝、脾、肾三脏功能失调为本虚，虚实夹杂，导致肝硬化腹水。

二、健脾益气为主，利水逐湿为辅

盛师主张消臌胀之腹水不可见水逐水，应以中焦脾为重心，健脾益气，使脾气健运，水湿得消。本病发病与肝脾肾三脏有关，但腹水的产生主要责之于脾主运化功能失调。《医学传心录》亦云："气臌、血臌、食臌、水臌，皆因脾虚不能运化水谷，以致停聚而为胀也。"脾之运化水湿功能正常对于水液代谢平衡有着至关重要的作用，若脾失健运，不能运化水湿，湿饮停聚体内。情志失调、饮酒过度、感染湿热虫毒、黄疸失治等致病因素可导致肝失调畅。"见肝之病，知肝传脾"，《血证论·脏腑病机论》云："设肝之清阳不升，则不能疏泄水谷，渗泻中满之证在所不免。"或肝病及肾，肾阳亏虚，不温脾阳，脾之运化无力，水湿内停，腹胀大如鼓。如《素问·至真要大论》云："诸湿肿满，皆属于脾。"本病本虚标实，虚实错杂，治疗应标本同治，攻补兼施。盛师在治疗腹水时，以健脾益气行水为主要原则，脾主运化功能正常，是腹水得消之关键。故盛师在临床辨治肝硬化腹水时较少选用甘遂、大戟等峻下逐水、易伤患者正气之药物，而着力于补益脾气，使脾运化水湿功能恢复正常，则气机调畅，水湿得化。常以四君子汤合五苓散为主方，益气健脾，利湿行水，临床用药时不用人参，而常选用功效与人参相似，但力薄具清补作用之太子参益气健脾补肺。茯苓性平，味甘淡，具健脾和胃、渗湿利水之功，茯苓之健脾利水配合太子参益气健脾补肺，通过健运脾肺功能而使脾肺之生理功能正常，脾主运化水湿，水液代谢平衡，水湿无以停聚，肺为水之上源，气化则湿亦化，并且为加强其利水之功，常连皮一起使用，茯苓皮性平，能利水消肿，其行水而不耗气，故盛师常用较大剂量的连皮茯苓（量可用至 30 g）健脾利水，并且用具温通经脉、通阳化气之桂枝，助茯苓、泽泻、猪苓等利水渗湿，通利小便，临床收效颇佳。

三、体质与证型互参，补虚与治实兼顾

本病虚实夹杂，本虚与肝脾肾三脏功能失调有关，标实责之于气滞、血瘀、水停，患者体质不同，患病时间长短不同，证型有别。《医宗金鉴》记载："人感受邪气虽一，因其形藏不同，或从寒化，或从热化，或从虚化，或从实化，故多端不齐也。"盛师治疗肝硬化腹水时，攻补兼施，标本同治，结合患者体质与病程长

短,分型论治,随证加减。

　　盛师在辨治肝病时,常常根据患者的体质不同而采用不同的治疗方法,按照患者的正气强弱分为"实人"和"虚人"两种体质,强调实则治其症,虚则治其质。肝硬化腹水患者病程较长,往往脏腑功能虚损,故以扶正补虚为主,通过健脾利水来调治体质,兼以利水治实,脏腑功能正常,水湿自然得消。在遣方用药时,盛师常以四君子汤为主方,加用鸡内金、炒二芽健补脾胃,调补体质,配合泽泻、猪苓、薏苡仁、大腹皮等利水渗湿。患者临床表现为腹胀如鼓,胁下胀痛,纳呆,便溏,下肢浮肿,小便短少等,多由气机郁滞,水湿内停所致,可郁而化热,出现目肤黄染,口苦,尿黄,舌苔黄腻等症,此为湿热蕴结之证,当在四君子汤合五苓散基础上,加用茵陈、虎杖、六一散、陈葫芦等清热利湿,退黄利尿。又久病多瘀,久病入络,瘀热内阻,患者可在湿热内蕴同时,见面色晦暗,胁痛,舌紫暗,脉涩等瘀血阻络之证,加用丹参、赤芍、丹皮、泽兰等凉血活血,化瘀利水之品。本病病起于肝,久病及肾,肝肾精血同源,故患病日久可见肝肾阴虚之证,临床若出现腰膝酸软,胁肋隐痛,口干咽燥,舌红少苔,脉细数,可加用枸杞子、干地黄、阿胶、鳖甲等补肝肾,滋阴精。临证治疗以健脾利水为基本治疗原则,随证加减选用清利湿热、活血化瘀、滋养肝肾之品,辨证施治,调治体质与分型论治结合,补虚与治实兼顾。

四、典型病例

　　胡某,女,50岁。2010年4月23日诊。

　　患者有乙型肝炎病史10年,2010年4月22日复查肝功能:ALT 27 U/L,AST 50 U/L,A/G 0.64,TBil 23.8 U/L,DBil 7.0 U/L。B超提示:早期肝硬化,腹水。症见:纳差,口中和,双下肢浮肿,小便量少,舌淡红,苔薄白,脉细。中医诊断为臌胀(气阴两虚,水湿内停)。治拟益气养阴,利水渗湿。

　　处方:党参15 g,黄芪20 g,连皮茯苓24 g,白术15 g,泽泻15 g,猪苓15 g,茵陈30 g,山药30 g,大枣10 g,枸杞子15 g,赤白芍各10 g,干地黄24 g,五味子10 g,制鳖甲30 g,丹皮10 g,阿胶(烊化)15 g,泽兰20 g,鸡内金15 g,炒二芽各10 g,甘草6 g。

　　辨证加减治疗1个月,下肢无浮肿,诸症悉减,病情稳定,复查肝功能基本恢复正常,B超提示:早期肝硬化,腹水不明显。

引证本文：曾兰.盛国光诊治肝硬化腹水的经验[J].江苏中医药,2013,45 (2):15-16.

重型肝炎的中医证治浅识

一、中医学对重型肝炎的病因病机认识

重型肝炎在中医学中并无类似病名，但因黄疸始终贯穿于本病的始终，且本病多伴有神志昏蒙之候，而临床表现又显示其病重势急，故中医历来多将其归属于"急黄"范畴，并因认识到其具有传染特点而称之为"瘟黄""天行发黄"，合并出血、腹水、肝性脑病时，则与"血证""臌胀"及"肝厥"等病证有关。

急黄又称瘟黄，临床并不少见，该病病情严重，发展迅速，临床以身、目、尿骤然发黄，常以神昏、谵语、衄血、便血、呕血、臌胀（腹水）等重症为特点。诱发因素主要有饮食劳倦、饮酒、喜怒忧惊等，感受湿热疫毒，导致气水停滞，结聚成癖，湿毒郁结在胃，郁热不散，故胁下满痛，面身发黄；脾胃气机受阻，血行不畅，瘀血与积热熏蒸，则身目发黄更甚；湿热疫毒蒙蔽清窍，则见昏谵。《诸病源候论·黄病诸候》谓："脾胃有热，谷气郁蒸，因为热毒所加，故卒然发黄，心满气喘，命在顷刻，故云急黄也。有得病即身体面目发黄者，有初不知是黄，死后乃身面黄者，其候得病但发热心战者，是急黄也。"《杂病源流犀烛·诸疸源流》又曰："天行疫疠以致发黄者，俗谓之瘟黄，杀人最急。"《金匮要略·黄疸病脉证并治》有黄疸、谷疸、酒疸、女劳疸和黑疸之分，称为五疸，其中"黑疸"可属急黄范畴。《诸病源候论·黄病诸候》曰："黑疸之状，若小腹满，身体尽黄，额上反黑，足下热，大便黑。"急黄和急性肝衰竭的发病都有相同的内因和外因，外因方面：急性重型肝炎由感染肝炎病毒所引起，甲、乙、丙、丁、戊型肝炎病毒均可单独或混合存在，引起重型肝炎，以乙型肝炎病毒、乙型＋丁型肝炎病毒、丙型肝炎病毒比例较高，中医急黄的发病也明确认为由感染疫毒所致。对其病因病机的探讨《黄帝内经》首发其端，如《素问·六元正气大论》载："湿热相薄……民病黄瘅（疸）。"《诸病源候论》中亦有以下原文可证："脾胃有热，谷气郁蒸，因为热毒所加，故卒然发黄""发汗不解，温毒气郁结在胃，小便为之不利，故变成黄，身如橘色""岭南中瘴气，土人连历不瘥，变成此病，不须治也""黄病者，是热入脾胃，热

气蕴积，与谷气相搏，蒸发于外，故皮肤悉黄……此或是伤寒，或时行，或温病，皆由热不时解，所以入胃也"。《千金翼方》谓："凡遇时行热病，多必内瘀着黄。"可见两病皆由感受毒邪所致。对中医急黄的传播的认识也有相同观点，《金匮要略》曰："黄家，日晡所发热而反恶寒，此为女劳得之，膀胱急，少腹满，身尽黄，额上黑，足下热，因作黑疸，其腹胀如水状，大便必黑，时溏，此女劳之病，非水也。"《三因极一病证方论》曰："女劳疸者，由大热，交接竟入水，水流湿入于脾……故有额黑身黄之证。"内因方面，西医认为是免疫机制紊乱，如较强的特异性免疫应答是肝细胞大部坏死的重要原因，非特异性因素和继发因素如内毒素血症、微循环障碍等可加重肝细胞损伤，致使重型肝炎患者的肝细胞大量坏死，而其诱因，无论中医还是西医都一致认为与饮食劳倦、情志异常等有关，《三因极一病证方论》曰："发于肾，则为黑疸，若论所因，外则风寒暑湿，内则忧怒喜惊，酒食房劳。"《明医指掌》曰："黄疸之病，多起于饮食劳倦。"

重型肝炎的死亡率相当高，坏死型者病死率高达 $75\%\sim85\%$，伴有深昏迷、肾功能衰竭者存活率极低，中医急黄的预后也如此，《医宗金鉴》曰："天行疫疠发黄，名曰瘟黄，死人最暴也。"《景岳全书》曰："凡寸口无脉，鼻出冷汗，腹膨，形如烟熏……油汗发黄，久之变黑者，皆难治。"

重型肝炎，由于证候变化多端，病机错综复杂，给临床辨证论治带来了诸多困难。但是笔者认为，本病症虽然千变万化，其病因病机不外"毒""瘀"两字，如张璐《张氏医通》载有："诸黄虽多湿热，然经脉久病，不无瘀血阻滞也。"毒为致病之因，瘀为病变之本，而毒与瘀又互为因果，因毒虽为致病之因，若毒盛则必导致瘀盛，而瘀盛必定生毒，从而加重肝脏血瘀病变，形成恶性循环，致瘀毒胶结难解的局面。因此笔者认为其治疗的重要法则是，重在解毒，贵在化瘀。

二、中医学对急性肝衰竭辨病及辨证论治的认识

目前，重型肝炎的中医辨病是薄弱环节，绝大多数的文献报道局限于辨证论治。但现今对肝衰竭的中医辨证没有统一的标准，临床及科研中大部分的辨证分型未把慢性重型肝炎排除在外，对肝衰竭的适用性不强；有的分型方法过于笼统和空泛，不能反映肝衰竭独有于其他疾病的一些特点；有的则较片面，人为地将疾病的发展阶段割裂开来，不能很好地反映肝衰竭的全貌；更有甚者如肝衰竭晚期诸脏俱损，诸证并存，使辨证论治无从入手。谌宁生按温病卫气营

血进行辨证,他根据卫气营血的传变规律,结合肝衰竭病变的发展进程,将肝衰竭分为邪在卫分、邪达气分、邪入营血、邪毒内陷、蒙蔽心窍等6型。缪正秋则将肝衰竭分为湿热毒盛,弥漫三焦;湿热伤营入血,迫血妄行;温邪逆传心包;气虚血脱,阴阳离决4型。王国申等将肝衰竭分为热毒型和化火入营型。钱英等主编的《肝炎论治学》将肝衰竭分为3型:热毒内蕴、热毒入营、热入心包。龚家林把肝衰竭分为4型:热陷心包、痰火内闭型;湿热蕴结、热毒炽盛型;湿困中焦、阳气虚衰型;阴虚阳亢、肝风内动型。薛涛等将其分为湿热炽盛、瘀热阻滞、肝脾虚弱、热毒内陷4型。王伯祥将其分为热毒炽盛、热毒内陷、湿浊蒙窍3型。邹良林将肝衰竭分为热毒炽盛、湿浊弥漫、气阴两竭、气衰阳微4型。中国中医药学会内科肝病专业委员会天津会议将其分为6个证型:毒热炽盛型、热入心包型、痰浊内闭型、瘀血发黄型、寒湿发黄型、肝肾阳衰型。程锦国认为肝衰竭初起阶段病在气分,若湿热疫毒之邪进一步发展,郁结于里,致热入营血,内陷心包,扰乱神明则致昏迷,瘀热深入营血,则耗血动血,损伤络脉,邪入下焦,则湿热瘀热灼伤肾之精气,导致肾失开合,出现小便减少或绝无,若治疗有效,病情好转,而进入恢复期时,多见邪多虚少之证。其他还有按肝衰竭主要症状和并发症进行辨证的,如孟宪益、齐英杰、汪子原等按黄疸辨证。此外还有按血证及腹水、尿少、尿闭进行辨证的。这些文献多有相互否定及矛盾之处,使人无法或不敢重复及参照,无法以适宜于一证的方药来通治本病。而且治疗本病的主方药应适用于大多数患者,同时需根据病情变化灵活调整,以确保疗效。但由于患者的个体差异及肝衰竭的复杂性、阶段性、层次性,不同患者病后必然表现出各自不同的证型之别,而且这种证型之别有时会特别突出,就会降低辨证论治的效果。因此,制定统一的肝衰竭中医辨证标准势在必行。

辨病论治是根据疾病的基本病因病机来制定出相应的治疗原则,并随之确立相对固定的有效方药。1999年湖南科学技术出版社出版的《国家标准应用:中医内科疾病诊疗常规》将肝衰竭的中医病名归纳为"肝瘟",并首次就其辨病要点进行了阐述,但照搬西医的成分居多,无中医特色。笔者认为病贯始终,证是阶段,本病当首重辨病,在辨病明确的基础上才能逐步辨证,最终达到病证结合的目的。中医学自古以来就重视辨病。如长沙马王堆出土的《五十二病方》记载的就是针对临床各科52类疾病100多个病种而设的200多个药方未有明确分证型而治疗的内容。东汉张仲景《伤寒杂病论》绝大多数篇名都是"辨××病脉证并治",首重辨病,再进行辨证及论治。宋代名医朱肱在《南阳活人书》

（《类证活人书》）中说："因名识病，因病识证。"近代《赵锡武医疗经验》中又指出："有病始有证，而证必附于病，若舍病谈证，则皮之不存，毛将焉附？"至于如何辨病，就应从辨病论治方法学上加以探讨尝试。

肝衰竭实际上是多脏器功能衰竭，故临床上表现相当复杂，导致中医据四诊收集来的资料千变万化，由此归纳演绎病机病理的概括——证型也就呈现出诸多差异，其治疗也必然随之千变万化，达不到执简驭繁的目的。

引证本文：朱清静，盛国光.重型肝炎的中医证治浅识[J].中医药学刊，2006，24(4)：662-663.

肝炎黄疸辨治刍议

一、黄疸概念与分类

黄疸，亦称黄瘴，是以目黄、身黄、小便黄赤为主要特征的一种病证。现代医学认为，黄疸是一个症状，凡是引起血中胆红素异常升高的疾病，均可出现黄疸。黄疸病名首见于《黄帝内经》。《素问·平人气象论》中"溺黄赤安卧者，黄疸""目黄者，曰黄疸"以及《灵枢·论疾诊尺》中"身痛而色微黄，齿垢黄，爪甲上黄，黄疸也"对黄疸主症的描述十分准确。黄疸之分类始自汉代张仲景，《金匮要略·黄疸病脉证并治》中有黄疸、谷疸、酒疸、女劳疸之分，而上述4疸若失治、误治日久可转变为黑疸。晋代葛洪将黑疸删去，代之以黄汗，分为5疸。隋代巢元方《诸病源候论》依据黄疸发病情况或所出现的不同症状，将黄疸分为28类。唐代王焘编撰的《外台秘要》，将黄疸分为10疸。宋《圣济总录》又分为9疸、36黄。综观唐宋以前，对黄疸分类过细，辨证困难。故元代罗天益在《卫生宝鉴·发黄》中，从黄疸的性质出发，将黄疸概括为阳黄与阴黄两大类，从而使黄疸的辨证施治简单明确、行之有效，至今仍为医界所遵循。明代张景岳在《景岳全书·黄疸》中指出"黄疸一证，古人多言为湿热，及有五疸之分者，皆未足以尽之，而不知黄之大要有四：曰阳黄，曰阴黄，曰表邪发黄，曰胆黄也。知此四者，则黄疸之证无余义矣"，首次提出了"胆黄"这一病名；并论述了阳黄、阴黄的症状，阳黄证"必有身热，有烦渴，或躁扰不宁，或消谷善饥，或小水热痛赤涩，或大便秘结，其脉必洪滑有力"，而对阴黄证症状的描述即为"凡病黄疸而绝无阳证阳脉者,便是阴黄",为临床辨证提供了可靠依据。关于黄疸的危重证候,即表现为起病急骤、突现黄疸,且迅速恶化者,《诸病源候论》称之为"急黄"。巢元方告诫:"卒然发黄,心满气喘,命在顷刻。"王焘更指出:"虽有治疗碍难胜任。"喻其瞬息万变,危重至极。

二、肝炎黄疸与肝失疏泄

在肝的疏泄与胆的贮存二者功能相协调的作用下,胆汁正常地存泄以发挥其功能,一旦任一环节发生病变,肝炎患者致肝失疏泄,影响胆汁正常存泄而出现黄疸。胆汁与血液同源,胆汁实为人体由气血精微化生的一种特殊津液,所以,在某种程度上它们有着相似的性质。生理上常讲血汗同源,是因血与汗共同来源于水谷精微,故亡血者必亡汗、亡汗者必亡血。《东医宝鉴》"肝之余气,泄于胆,聚而成精"指出胆汁是由肝之精气所化生,汇集于胆。而津液是机体一切正常水液的总称,包括各脏腑组织器官的内在体液及其正常的分泌物,所以胆汁同样来自水谷精微,只不过是特殊化生的产物,但其津液的实质未变,故从生理上讲胆汁与血液同源。基于此,其病理上也常相互影响,如热入血分,则会出现各部位不同的出血;同样,在热病急期也可出现黄疸,《伤寒论》第 6 条"太阳病,发热而渴,不恶寒者,为温病。若发汗已,身灼热者,名风温,风温为病,脉阴阳俱浮,自汗出,身重,多眠睡,鼻息必鼾,语言难出。若被下者,小便不利,直视失溲,若被火者,微发黄色,剧则如惊痫,时瘛疭,若火熏之,一逆尚引日,再逆促命期。"因为胆汁与血液同源,若胆汁正常存贮在胆内则不会全身发黄,正是由于其入脉与血同行于全身各处,故全身发黄。

三、肝炎黄疸辨治关键在"瘀"

中焦湿邪瘀结于血分是黄疸的根本病机。张仲景在《金匮要略·黄疸病脉证并治》中首条指出:"寸口脉浮而缓,浮则为风,缓则为痹。痹非中风,四肢苦烦,脾色必黄,瘀热以行。"开宗明义,阐明了湿邪蕴郁脾胃,邪热瘀结于血分,导致湿热发黄的道理,从而对黄疸的病机作了实质性的论述。唐容川在《金匮要略浅注补正》中指出:"瘀热以行,一瘀字,便见黄皆发于血分,凡气分之热不得称瘀。小便黄赤短涩而不发黄者多矣。脾为太阴湿土,土统血,热陷血分,脾湿郁遏，乃发为黄……故必血分湿热乃发黄也。"所以，仅仅理解黄疸是湿热之邪蕴结于脾胃，乃湿热熏蒸所致，是不够确切的。临床上很多湿热病虽然以脾胃为中心，出现湿阻中焦的症状，但很少发生黄疸，这是因为湿热邪气只郁阻气机，而血分未受影响时，只不过是一般湿热病；只有当湿邪不但郁阻气机，同时又伤及血分时，才会发生黄疸。所以，张仲景在《伤寒论》中指出"阳明病，发热汗出，此为热越，不能发黄也。但头汗出，身无汗，剂颈而还，小便不利，渴饮水浆者，此为瘀热在里，身必发黄"，揭示了湿热之邪不得外解而内蕴，同时又造成了瘀热在血的病理机转，"瘀热在里"足以说明邪热瘀结于血分之义。很多疾病都可以引起黄疸，按病因发病学可分为溶血性黄疸、肝细胞性黄疸、胆汁郁积性黄疸和先天性非溶血性黄疸。无论哪一种黄疸，都是因胆红素在血液中的含量增多所造成。这就充分肯定了黄疸的发生无不涉及血。正如关幼波教授所说："黄疸一病，病在百脉。"总之，关于黄疸的病机，张仲景在总结前人的基础上，通过大量的临床观察进行了创造性的发挥，认为中焦湿邪不得泄越，同时又瘀结于血分，才能发生黄疸，这就启发我们治疗黄疸时，在分辨阴黄、阳黄的基础上，紧紧抓住病邪瘀结于血分的共同特点，因时、因地、因人、因证而论，在辨证论治的前提下，结合活血化瘀之法，以加速黄疸的消退。这也为"黄疸必伤血，治黄要活血"提供了理论根据。

引证本文：朱清静，盛国光.肝炎黄疸辨治刍议[J].湖北中医学院学报，2005,7(4):38.

阴黄理论的形成与证治探讨

一、阴黄理论形成的三阶段

1. 阴黄理论奠基阶段　《素问·六元正纪大论》中说"溽暑湿热相薄……民病黄疸"，首先提出炎暑湿热为黄疸的成因。而《素问·通评虚实论》中指出"黄疸……久逆之所生也"，从侧面反映了黄疸的产生有其慢性病理基础，非一蹴而就，而久病则多属虚证。《伤寒论·辨太阳病脉证并治》中说："得病六七日，脉迟浮弱，恶风寒，手足温，医二三下之，不能食而胁下满痛，面目及身黄。"《伤寒论·辨阳明病脉证并治》也说："太阴者，身当发黄""阳明病脉迟，食难用饱……此欲作谷疸,虽下之,腹满如故。所以然者,脉迟故也",指出脾胃虚弱,中焦有寒,水谷不化,清浊相混,可以致发黄疸。《黄帝内经》《伤寒论》虽未直接提出阴黄病名,但相关的论述为后世阴黄理论的提出和发展奠定了基础,其影响广泛而深远。

2. 阴黄理论的提出、探索阶段 "阴黄"病名最早记载于隋代巢元方所著的《诸病源候论》,在第十二卷"黄病诸候"篇中记载了 28 种黄病,而"九疸候"包括了 9 种黄疸证候,故实为 36 种证候。《太平圣惠方》,除记述了急黄、阴黄、内黄、劳黄、黄汗、黄病小便淋涩、黄疸、酒疸、谷疸、风疸外,还第一次记载并提出了"三十六种黄","三十六种黄"中又再次出现了"阴黄"之名。《圣济总录》亦记载了 36 种黄,其黄病名称与《太平圣惠方》有同有异,并两次出现阴黄(阴黄第十一和阴黄第十六)。《千金要方》中无"阴黄"之名,但记载了"夫黄发已久,变作桃皮色,心下有坚,呕逆不下饮食,小便极赤色少,四肢逆冷,脉深沉极微细迟者,不宜服此方,得下必变踠(哕)也",细致地观察了黄疸病日久不愈,可以转变为虚寒证的症状表现,提出在治疗上不能继用清热、攻下等法,以免误治。《太平圣惠方》三十六黄中之"阴黄证候"述:"阴黄者,身如熟杏,爱向暗卧,不欲闻人言语,四肢不收,头旋目痛,上气痰饮,心腹胀满,面色青黄,脚膝浮肿,小便不利",此处阴黄确属阴证。另外"三十六黄"中的"肾黄证候"治以附子散方,药用炮附子、炮姜、生干地 3 味,第一次记载了用附子、干姜这种温性药物治疗黄疸。《圣济总录》中也记载"三十六黄",其中阴黄第十一、阴黄第十六所述症状中有色青、经下后、吃食渐少、气虚乏力、食物难消等症,治疗用桑螵蛸、白术、人参、茯苓、甘草、生姜等,或用灸法,取关元、气海、上脘等穴,此处阴黄理论已与后世渐同,另外脾黄第三、肾黄第五之症状、治法也包含了阴黄内容。可见,在这一时期,阴黄并未成为黄疸的主要分类方法,也未在黄疸的辨证治疗中占有主要地位,阴黄理论只是散见于一些医家记述中。

3. 理论成熟阶段 宋代韩祗和在《伤寒微旨论》中立"阴黄证篇",首次提出阳黄、阴黄病名。他第一次对黄疸病的阳证、阴证进行了系统的反思,并结合自己的观察和治疗得失,提出了黄疸并非皆为阳证,也有许多阴证,其治疗当于阳黄证外另为立法,如"伤寒病发黄者,古今皆为阳证,治之往往投大黄、栀子、柏皮、黄连、茵陈之类,亦未尝得十全",分析了其原因为黄疸病亦有阴黄证,以治阳黄之法治之,故"有愈者,有不愈者"。根据"仲景治伤寒……身目为黄,所以然者,寒湿在里不解故也……于寒湿中求之"的论述,补充了治阴黄方7首,用之治数人,皆得中病。韩氏的理论和方剂为后世医家大力推崇,称为"韩祗和法",开辟了黄疸病治疗的新篇章。宋代的另一位医家窦材在《扁鹊心书》中更加简明地说:"黄疸……此证第一要审阴阳,阳黄必身色光明,脉来洪滑,善食发渴,此皆实证,清湿热利小便可愈,若身热脉浮亦可发表;阴黄则身色晦暗,神思困倦,食少便溏,脉来无力,重用温补,则小便长而黄自退,若误作阳黄治之,为变非细",将阳黄、阴黄从症状、脉象、治法、预后方面都进行了对比,并附方5首以治阴黄,至此阴黄的理论愈臻完善,治法亦更具针对性。自宋代始,还有些医家从湿热病机的热盛或湿盛来区分阳黄、阴黄,认为:湿家之黄,身黄如似熏黄,虽黄而色暗不明;热盛之黄,必身黄如橘子,如《伤寒明理论》《仁斋直指附遗方论》等,亦是从另一侧面对阴黄理论的补充,也有临床指导意义,后世从此论者亦颇多。金代著名医家刘完素在其《黄帝素问宣明论方·积聚门》中说,"脾之积,名曰痞气,在胃脘,覆大如杯。久不愈令人四肢不收,发黄疸",独具慧眼地提出积聚可以导致黄疸,并创立积气丹、金黄丸等,从行气活血消积角度进行治疗。治黄疸之法,可谓备矣。元代王好古《阴证略例》,专论阴证,对阴证发黄也有论及。记录了两例因误用下法而生黄病,用茵陈附子汤及茵陈四逆汤而获大效。罗天益的《卫生宝鉴》也记载治阴黄用茵陈附子干姜汤、茵陈四逆汤。明清医家论及黄疸,大都从阴黄、阳黄分类,对于阴黄的认识逐渐全面。《证治准绳》认为治疸须分新久,久病脾胃受伤,气血虚弱,必用补剂,如参术健脾汤,使正气盛则邪气退,庶可收功。《景岳全书》认为黄疸"大要有四:曰阳黄,曰阴黄,曰表邪发黄,曰胆黄也"。认为阴黄证全非湿热,而总由气血之败。并且认为阴黄证为最多,不可见黄即云同是湿热而治以茵陈、栀子泻火利水等剂,但宜调补心脾肾之虚以培血气,血气复则黄必尽退。其余《医宗必读》《医门法律》《证治汇补》《症因脉治》《临证指南》等著作亦皆如此,不可尽数,阴黄理论已经成熟,并沿用至今。

二、阴黄证的病因病机探讨

1. 脾虚寒湿学说　汉代医家张仲景虽未明确提出阴黄病名,但最早指出寒湿发黄说,《金匮要略·黄疸病脉证并治》曰:"伤寒发汗已,身目为黄,所以然者,以寒湿在里不解故也。"《临证指南医案》蒋式玉云,"阴黄之作,湿从寒水,脾阳不能化热,胆液为湿所阻,渍于脾,浸淫肌肉,溢于皮肤,色如熏黄。阴主晦,治在脾",明确指出脾虚湿邪难化,胆液受阻而发阴黄。

2. 热毒学说　隋代巢元方《诸病源候论》论阴黄候言其"阳气伏,阴气盛,热毒加之,故但身面色黄,头痛而不发热"。指出阴黄乃阳伏阴盛,热毒侵袭所致。

3. 脾肾亏损学说　张仲景在《金匮要略》中所提出的黑疸即是脾肾亏虚之黄疸。《景岳全书》中指出,"阴黄之病何以致然?盖必以七情伤脏,或劳倦伤形,因致中气大伤,脾不化血,故脾土之色,自见于外",认为阴黄是脾亏气血无以生化所致。宋代窦材在《扁鹊心书》中说:"黑疸由于脾肾二经,纵酒贪色则伤肾,寒饮则伤脾。"明代李中梓、清代顾松园提出阴黄脾肾虚寒说,如《医宗必读·黄疸》"亦有脾肾虚寒,脉沉而细,身冷自汗,泻利溺白,此名阴黄",无不指出阴黄为脾肾衰败之证候。

4. 血瘀学说　《张氏医通·杂门》指出,"阴疸则真阳衰微不振,一任湿热与浊气,败血团聚不散",说明阳气不振,血瘀内阻,可发阴黄。

5. 肝体虚损学说　潘雪飞等认为肝阳气虚损是阴黄的又一主因。肝阳气虚弱,气不得布达,肝阳不得伸展,则胆汁凝滞,胆络痹阻,胆汁外溢而发黄。此外,张景岳提出气血衰败学说,《景岳全书》云:"阴黄证……而总由血气之败。"

三、阴黄证的治法方药

宋代韩祇和《伤寒微旨论》根据"仲景治伤寒……身目为黄,所以然者,寒湿在里不解故也……于寒湿中求之"的论述,补充了治阴黄方7首,可谓阴黄证方药始祖,倡导用温中散寒、利湿退黄之法组方,切中阴黄病机。韩氏的理论和方剂为后世医家大力推崇,称为"韩祇和法",开辟了黄疸病治疗的新篇章。宋代《圣济总录》言阴黄宜服桑螵蛸汤,体现了阴黄证治疗健脾固本的原则。元代罗天益《卫生宝鉴》的阴黄治验方——茵陈附子干姜汤,切中阴黄之脾阳虚、寒湿阻滞之病机特点。清代医家顾松园、叶天士、沈金鳌均以温阳散寒、利湿退黄为法推崇茵陈四逆汤主治阴黄证。但历代医家并未拘泥寒湿之说。《丹溪心法·疸》指出:"诸疸口淡,怔忡耳,脚软,微寒发热,小便白浊,此为虚证。"张仲景在《金匮要略》中指出:"男子黄,小便自利,当与虚劳小建中汤。"《景岳全书》云:

"阴黄证，多由内伤不足……但宜调补心脾肾之虚以培血气，血气复则黄必尽退。如四君子汤，五君子煎……皆心脾之要药也。若六味、八味丸……皆阴中之阳虚者所宜也。"

引证本文：朱清静，盛国光.阴黄理论的形成与证治探讨[J].中医研究，2006，19（2）：1-3.

基于"湿温"探讨急性（黄疸型）病毒性肝炎的证治规律

急性（黄疸型）病毒性肝炎属中医"黄疸"范畴，少部分病情危重，可发展为肝衰竭，可划归在"疫黄"范畴。本病在病因、发病途径、发病特点和传变规律等方面与温病中的湿温相似，故可纳入"湿温"范畴。笔者结合理论分析和临床体会认为：针对急性（黄疸型）病毒性肝炎，采用湿温病的卫气营血辨证思路，更切中病机，现作以下简要探讨。

一、急性（黄疸型）病毒性肝炎与湿温的关系

急性（黄疸型）病毒性肝炎是临床上常见的消化道传染性疾病，甲、乙、丙、丁、戊五种嗜肝病毒均可引起，最常见于甲型肝炎病毒，其次为戊型肝炎病毒。典型的临床过程可分为3个阶段：①黄疸前期，常表现出非特异的前驱症状，如发热、头痛、关节酸痛等，常被误诊为上呼吸道感染，此阶段大部分患者可自愈，表现为隐性感染。②黄疸期，本期以黄疸和消化道症状为主要表现，少部分患者可进展为急性或亚急性肝衰竭，合并凝血功能障碍、肝性脑病等严重并发症。③恢复期，大部分患者随着黄疸的消退，症状逐渐好转，肝功能指标恢复，肝组织病变减轻，但仍可有消化道症状和全身疲乏等不适，完全恢复则多需半年以上。

湿温属温病范畴，是一类以温热之邪夹湿为病因，多经口鼻感邪而引起的以中焦为病变中心的急性外感热病。病机特点：初起为邪遏卫气之证；进而湿热留恋气分，困遏中焦，郁阻气机；邪在气分，治之得当，湿热渐解，转入恢复期，恢复期多见余湿未净，脾胃未复之证；如湿热不能从气分而解，化火成毒或疫毒过盛，可耗伤阴液，内陷营血分，形成毒痰瘀等病理产物交织的局面，出现神昏窍闭，动血耗血或气随血脱等危重变证。

急性(黄疸型)病毒性肝炎多表现为"阳黄",甚或"疫黄"范畴,具有一定的传染性,《杂病源流犀烛》中的"又有天行疫疠,以致发黄者,俗谓之瘟黄,杀人最急",是对其传染性的深刻认识。病变脏腑涉及脾胃和肝胆,而且由脾胃波及肝胆,病位层次多涉及血分,恰如张仲景云:"脾色必黄,瘀热以行。"急性(黄疸型)病毒性肝炎在病因、感邪途径、传染性、临床表现、发展及传变规律等方面与湿温相似,故清代温病大家吴鞠通在《温病条辨》将"疸病"明确附三湿温之下。

二、从湿温探讨急性(黄疸型)病毒性肝炎证治规律

急性(黄疸型)病毒性肝炎典型的临床过程包括黄疸前期、黄疸期和恢复期,大部分患者经治疗可进入到恢复期,少部分病情恶化,会进一步发展至肝衰竭阶段。本病发病和传变特点,与湿温病由表及里,由轻转重的依次传变规律类似,故可以循卫气营血辨证思路进行辨证论治。

需要指出的是,因感邪程度或侧重不同,患者体质强弱有别,以及受治疗效果的影响,疾病总体传变顺序沿卫气营血方向发展,但可能会出现证候相兼或突变的传变形式,如出现卫气同病、气血同病等证候,或病邪直陷入里,如不经卫分或气分直陷营血分等传变方式。这就需要根据具体病情,加以甄别,谨察病机,治疗上既要主次兼顾,也要注意提早预防,截断病势,防止深入传变。

1. 卫分证阶段 此阶段相当于黄疸前期,临床常见发热、胸闷、汗出、咽痛、咳嗽、舌淡红、苔薄白、脉浮数等症状,证属湿遏卫表,病位在上焦。部分患者可同时或在短期内出现身热不扬,午后热甚,头痛如裹,胸脘痞闷,腹胀纳少,全身困倦,苔黄腻,脉濡等表现。一般卫分证持续时间短,很快过渡到卫气同病,进而完全进入气分证阶段。治疗宗"在肺者宜宣发"之旨,因本病病因以温热夹湿为患,治疗则需分化,使湿热不相搏结。初期病位局限在肺卫,以辛香宣化为法,采用藿朴夏苓汤化裁;卫气同病者,则以三仁汤为主方加减,宣上畅中兼以渗下,使邪气从三焦分化。总之,遣方用药总以辛平宣散为主,切不可寒凉太过;汗、下、润三法自当禁用。

2. 气分证阶段 此阶段相当于黄疸期。湿温邪气不能从卫分而解,温邪化热,湿热相搏,留恋气分,阻滞脾胃,熏蒸肝胆,胆汁外溢而发为黄疸。临床症状常见面目肌肤发黄,小便黄赤,发热烦躁,肝区不适或疼痛,苔厚腻或黄燥,脉

弦数。根据湿与热侧重的不同，可分为湿重于热和热重于湿两个类型，湿重于热者当以辛开苦降，清化湿热为法，方选王氏连朴饮加减，热重于湿者当以清热解毒，化湿利浊为治，以甘露消毒丹方化裁。黄疸的形成多涉及血分，此阶段证候主体虽仍在气分，但随着气分证的发展，温热之邪易化火成毒，有深入营血分的趋势，可出现气营同病的证候，可兼见身热夜甚、口干不多饮、心烦失眠、舌红少苔、脉细数等表现。因此，在清化湿热的基本治法下，应提早使用血分药，可兼施以清营凉血或活血散结之法，以截邪入营，对肝脾大亦有治疗作用，诚如著名中医肝病学家关幼波的主张"治黄必治血，血行黄易却"。气分证阶段是本病转归的关键阶段，治疗得法，湿热从气分得解，黄疸渐退，进入恢复期。反之，湿热化火成毒，内陷营血分，变证丛生。

3. 营、血分证阶段　湿热之邪不能经气分而解，进一步蕴积，化燥入血，化火成毒，内陷营血，或"疫毒"来势凶猛，直中营血。本阶段病情危重，病死率极高。正如《诸病源候论·急黄候》："脾胃有热，谷气郁蒸，因为热毒所加，故卒然发黄，心满气喘，命在顷刻，故云急黄。"本阶段属中医"瘟黄"范畴，相当于西医所论的（亚）急性肝衰竭，营分证阶段多为肝衰竭早、中期，血分证阶段则相当于肝衰竭晚期，两个阶段紧密联系，难以截然分开，故统一讨论。关于急性肝衰竭的基本病机，目前已成共识：湿热（毒）邪化火成毒，内陷营血分，热毒炽盛，伤津耗液，动血耗血，形成毒痰瘀等病理产物交织的局面，使病情变得更为复杂，变证丛生。常出现两种严重的并发症，一方面表现为湿热疫毒酿生痰浊，蒙蔽心窍，轻则烦躁不安，重则神志昏迷，相当于现代医学的肝性脑病；另一方面表现为热入血分，损伤脉络，动血耗血等致多部位的出血倾向，类似于西医的凝血功能障碍。

营血分证是本病病势急转直下的最凶险阶段，应提高警惕，积极抢救，综合治疗，中西医并重，可降低死亡率。治疗总以清营凉血，活血解毒为要，采用千金犀角散方为主加减。对于营分证，治以清营透热，养阴活血为法，以清营汤加减，可遵叶天士"入营可透热转气"之旨酌情加连翘、金银花、竹叶等气分药物。而对偏于血分证者，治以凉血救阴，散瘀解毒，以犀角地黄汤加减，并酌情加用侧柏叶炭、地榆炭等止血之药。如出现精神症状或神志改变者，以清热解毒，豁痰开窍为治，可采用菖蒲郁金汤配合苏合香丸或至宝丹等。

4. 恢复期阶段　应根据疾病外解的不同阶段，区分对待。疾病相对较轻，经气分而解进入恢复期者，热邪已去，由于湿邪具有重浊黏滞本性，其易留恋脾胃,常出现纳呆、便溏、身倦乏力、厌食油腻、恶心呕吐、脘腹痞闷、食后尤甚、苔薄腻等表现,证属余邪未尽,脾胃未复,治以芳香宣化,醒脾开胃,进行善后调养,用药宜轻灵。诚如《湿热病篇》:"湿热证,数日后脘中微闷,知饥不食,湿邪蒙绕三焦,宜藿香叶、薄荷叶、鲜荷叶、枇杷叶、佩兰叶、芦尖、冬瓜仁等味。"对毒邪陷入营血分,救之得法,进入恢复期者,主要有两个方面的病理表现,一方面正气大虚,尤其是阴津大伤,出现夜热早凉,热退无汗,脉细数等邪伏于阴分的证候表现,当以扶助正气,养阴透邪为治疗原则,可选青蒿鳖甲汤加减,还应根据气血津液亏损的侧重,酌情加减。另一方面,病程中形成的毒痰瘀等病理产物交织而致残黄难以速去,随着正气的虚衰,湿从寒化,可转为"阴黄",日久可能会形成"臌胀""积证"等变证,此时应从长计议,治疗思路则当结合关幼波教授"治黄必治血,血行黄易却;治黄需解毒,解毒黄易除;治黄要治痰,痰化黄易散"之要旨。

三、小结

急性(黄疸型)病毒性肝炎是临床常见的消化道传染性疾病,本病中医治疗效果较好,经积极治疗后绝大部分患者可获痊愈。其发病特点具有典型的阶段性,相对于慢性肝炎,急性(黄疸型)病毒性肝炎病因和病机相对单纯,更符合湿温病的特点。因此,根据本病不同阶段的临床特点,采用湿温病卫气营血为主的辨证思路进行辨证论治,在临床上更具可操作性和实用性,这对于从整体上认识和把握疾病发展的规律,提高临床疗效具有重要的意义。

引证本文:崔翔,杜念龙,盛国光.基于"湿温"探讨急性(黄疸型)病毒性肝炎的证治规律[J].辽宁中医杂志,2016,43(4):729-731.

民间草药土三七与肝窦阻塞综合征

盛国光

一、概述

我国中草药一直被广泛使用。一些含吡咯生物碱(pyrrole alkaloid,PA)的植物，如菊科的土三七、千里光，豆科的猪屎豆，紫草科的天芥菜等，因同样具有止血、止痛等功效，容易与主要产自云南的五加科三七（亦称参三七）相混淆，服用后可能导致严重的肝窦阻塞综合征（hepatic sinusoidal obstruction syndrome，HSOS）。其中以土三七最常见，五加科三七不含 PA，不会引起HSOS。土三七是一种民间草药，在民间流传很广。一般认为它有散瘀止痛、补气摄血的功效，故常用于治疗跌打损伤。但是其毒性比较大，容易引起肝损伤，特别是 HSOS。

HSOS 最早于 1920 年由 Wilimot 和 Robertson 在南非报道，因为肝脏病理多有小叶中央静脉闭塞，1954 年被命名为肝小静脉闭塞病（hepatic veno occlusive disease）。近年来研究发现，其最早发生、最根本的病理改变是肝窦的阻塞而不是小叶中央静脉受损，鉴于此，2007 年被美国胃肠肝病学家 DeLeve 等将其更名为肝窦阻塞综合征（HSOS），目前已获普遍认同。

经皮经肝或经颈静脉肝穿刺取肝组织做病理检查被认为是确诊 HSOS 的金标准，但由于 HSOS 病变分布不均匀，肝活检不一定能取到典型病变，且该技术对器械及操作人员技术的要求较高，在临床实践中应用困难，故多依赖于病史和临床特征做出诊断。目前国际上常用的与造血干细胞移植相关 HSOS（造血干细胞移植诱导肝窦梗阻综合征，HSCT-HSOS）临床诊断标准包括改良 Seattle 标准和 Baltimore 标准。PA 相关 HSOS 与 HSCT-HSOS 在病因、基础疾病、临床特征上存在显著不同。因此，为了指导我国 PA 相关 HSOS 的诊治，2017 年中华医学会消化病学分会肝胆协作组组织编撰的《吡咯生物碱相关肝窦阻塞综合征诊断和治疗专家共识意见》提出了 PA 相关 HSOS（PA-HSOS）诊断的"南京标准"，初步统一了 PA-HSOS 的诊断标准。

通过检索 300 余篇以英文发表的 HSOS 相关文献，发现西方国家的 HSOS 绝大多数发生在骨髓造血干细胞移植（HSCT）后，与大剂量化学治疗药物预处理等因素有关；也有实体瘤化学治疗、肝移植术后应用免疫抑制剂相关的HSOS 报道。我国鲜有 HSCT-HSOS 的报道，HSOS 以 PA-HSOS 为主，其中因服用土三七导致的 HSOS 占 $50.0\% \sim 88.6\%$。土三七导致 HSOS 是肝病临床上较少见的一种药物性肝损伤，近十余年来，随着人们对健康需求的增加及相关知识的欠缺，HSOS 的发病率有增加的趋势。所以，广大社会群体及专业人员应加强相关知识宣教和临床研究。

有关病例报道，如某女士，67 岁。平日非常注意保健，经常听各式各样的健康讲座。1年前她在听讲座时,听到做讲座者说土三七可以稀释血液,每天吃1 g即可。她就每天吃1 g,从不间断。半年前,她无明显诱因出现食欲不振、厌油腻,但仍能胜任家务劳动。2个月后症状加重,且出现腹胀,进食后加重。就诊于某医院,查肝功能异常(天冬氨酸氨基转氨酶133 U/L,正常值应小于40 U/L),B超检查有腹水,经治疗无好转。转至省肿瘤医院,查各种肝炎指标均阴性,治疗后好转,遂出院。1个月前又出现明显腹胀,两下肢也出现凹陷性水肿。入省医院进行了全面检查,发现食管静脉轻度曲张,大量腹水,血清胆红素83.60 mmol/L(正常值应小于17.1 mmol/L),治疗后好转出院。1天前又出现腹胀,检查发现大量腹水,两下肢凹陷性水肿。胆红素169.5 mmol/L,初步诊断为HSOS。

华中科技大学同济医学院附属协和医院(下简称协和医院)消化内科病例报告夫妻同服"土三七"药酒,先后发病,均诊断为HSOS。病例1:女,71岁,2013年1月12日因皮肤黄染、纳差伴腹胀半个月余入院。患者于半个月前开始感上腹胀满、腹围增大,伴纳差、恶心、腹痛和腹泻,并出现皮肤发黄,小便量减少,每天约1000 ml,遂就诊于职工医院并住院,行肝胆胰脾B超:慢性肝病并腹水。给予利尿及对症支持治疗(具体治疗不详),自觉腹胀等症状缓解不明显,为求进一步诊治前来协和医院,门诊以"腹水原因待查"收入该科。追问病史,患者于发病前曾与丈夫一同服用"土三七"药酒1个月余。病例2:男,病例1的丈夫,74岁,2013年2月27因"尿黄2个月,腹胀、尿少1周"入院。患者于3个月前与妻子同时服用"土三七"药酒1个月后,出现尿黄、腹胀,未予重视。1周前出现腹胀加重,伴尿少、乏力。收住当地医院。既往有高血压病史10年,血压最高150/80 mmHg,未治疗。平素体检肾功能无异常,否认糖尿病、慢性肾脏疾病等病史。根据两位患者的临床表现并结合"土三七"服用史,可以临床诊断为HSOS。

我院(湖北省中医药)于2016年收治一个口服土三七导致HSOS的病例,亦为夫妻同服,仅一人发病。患者孙某,女,60岁,湖北武汉人,退休,既往体健,腹部胀痛半个月,加重1天;患者于半个月前无明显诱因出现腹部胀痛,解大便或排气后腹胀减轻,肛门无坠胀不适,自行在外院治疗后症状稍减轻,后腹胀反复出现,口服中药症状改善不明显,1天前患者感腹胀较前加重,未诉排气,少量排便,为求进一步诊治,收入我院外科。我院外科行辅助检查排除肠梗阻,给予抗感染、抗酸、保肝护肝、利尿及放腹水等综合治疗1周,腹胀缓解不明显,并呈进行性加重,腹水原因仍无法明确。遂请院内多学科会诊,包括肿瘤科、妇产科、感染(肝病)科专家。多学科会诊专家意见考虑:肝源性腹水? 恶性肿瘤待排?

患者于 2016 年 4 月 20 日转入肝病科,转入我科后追问患者服药史,患者诉入院前曾服用"三七粉"20 余天,每日 3 g 冲服(后经湖北中医药大学中药药物鉴定,患者所服用三七粉为"菊叶三七",即"土三七")。病例特点:患者中老年女性,既往体健,无病毒性肝炎病史,起病急;临床表现:黄疸、肝大、触痛、体重增加、周围水肿和腹水;患者为新近发生的不明原因的腹水,有服用"土三七"史,CT 和 MRI 有"地图状"改变。综合病史、症状体征及实验室和影像学检查,初步诊断:HSOS、非酒精性脂肪性肝炎、肝内胆汁淤积、原发性腹膜炎、肾功能不全。

二、土三七与中药三七的鉴别

三七是传统的名贵中药材,在我国应用已有上千年历史。由于三七名贵,因而出现了许多以三七命名、但实际与三七作用完全不同的其他三七,土三七就是其中一种。按照我国古代《本草纲目》典籍记载,土三七有活血化瘀的作用。《西藏常用中草药》中介绍,土三七虽有消肿、活血、淤积肿痛、治跌打损伤、乳痈等作用,但土三七非三七,此两者功效作用上存在一定相似之处,但来源不同,更加重要的是,此两者毒性差异区别很大。土三七主要以全草或景天科植物或菊科植物的根,如菊叶三七、景天三七、费菜、血三七等,不同地域或省份所称呼的名称也有所差异,我国土三七分布较为广泛,且有人工进行栽培,由于土三七和三七具有相似功效,而土三七便宜,容易生长,很多人自己就可以栽种,因此他们便用土三七代替三七,或大剂量煮服土三七水治疗跌打损伤,或长期服用土三七泡的酒进行养生保健,从而导致中毒。

三七与土三七的鉴别:三七别名田七、人参三七、参三七、山漆、金不换,科属五加科,主要分布于中国云南文山,广西、四川、广东、江西也有种植,生长环境七分喜阴、三分喜阳,不耐寒暑,外形掌状复叶,花成熟后为红色,味道入口苦,回甜;土三七别名景天三七、血三七、散血草、和血丹、亦当归、菊三七、三七草、天青地红,科属菊科、景天科,中国大部分区域均有分布,朝鲜、日本、蒙古、俄罗斯、越南等国也有种植,喜阳、耐旱、耐盐碱,叶互生或近对,花为黄色,味甘、微苦，有酸味。

三、肝窦阻塞综合征(HSOS)

（一）定义

由于肝窦内皮细胞损害，导致肝窦流出道阻塞而引起的肝内窦性门静脉高压性疾病，临床以黄疸、肝脏肿大疼痛、顽固性腹水为特征。

（二）病因

（1）服用含 PA 的中草药，如土三七、野百合等，世界上有 6000 余种植物中含有野百合碱/PA。我国的中草药中有 38 种属于这类植物，其中临床常用的有野百合、千里光、猪屎豆、西门肺草、琉璃草、毛束草、款冬叶、聚合草及土三七（菊叶三七）等。

（2）HSCT 前后应用抗肿瘤化疗药物及免疫抑制剂。

（3）放射性肝病（radiation—induced liver disease，RILD）。

（4）术前使用奥沙利铂的结肠癌肝转移患者。

（5）肝转移癌行肝切除术前后的辅助或新辅助化疗等。

（三）发病机制

土三七致 HSOS 的具体发病机制目前尚未完全明确，有研究证实可能与土三七所含的千里光碱、菊三七碱甲及菊三七碱乙等 PA 成分有关。PA 属于双环氨基醇衍生物，分为饱和型和不饱和型，其中饱和型无明显毒性或具有低毒性，不饱和型则具有极强的肝毒性。现有研究认为，HSOS 起病的始动因素为肝小叶第Ⅲ区的肝窦内皮细胞（sinusoidal endothelial cell，SEC）及肝细胞的损伤，SEC 谷胱甘肽的耗竭为其最主要的致病因素。谷胱甘肽的耗竭，不仅影响细胞生物合成及细胞增殖，还会启动细胞凋亡程序，进而使肝细胞变性、坏死，肝功能受损，最终可导致多器官功能衰竭和死亡。

（四）临床表现

（1）主要临床表现为腹胀、肝区疼痛、腹水、黄疸、肝大。

（2）实验室检查可见肝功能异常，以 AST 升高为著；血 CA125 和纤溶酶原激活物抑制物-1(plasminogen activator inhibitor-I，PAI-1)水平均明显升高。

（3）腹水为门脉高压性。

（4）超声检查可见肝大、门静脉增宽、肝静脉变细以及腹水。

（5）CT 和 MRI 肝脏有"地图状"改变。

有研究对 45 例肝静脉闭塞症（HVOD）患者临床表现、肝脏影像学检查及肝穿刺组织学变化进行分析。结果显示 45 例患者肝脏超声检查有 28 例患者可见"斑片状"或"豹纹状"低回声区；CT 检查均有"地图状"密度改变；肝脏 MRI T1W1 均呈大片状低信号，T2W1 信号呈略高信号，增强后呈"地图状"不均匀强化。

（五）病理特征

HSOS 典型的病理表现为肝窦淤血扩张，病变多见于小叶中心区域，并可连接成为充血带。肝窦周围可见大量红细胞及渗出物沉积并可导致肝窦壁破裂。小叶中央静脉内皮细胞变圆，可出现内膜出血。可以出现小叶中央静脉闭塞和纤维化，其严重程度与病情相关，肝细胞变性不明显。

（六）诊断：PA-HSOS 的临床诊断可参照 2017 年"南京标准"

有明确服用含 PA 植物史。

腹胀和（或）肝区疼痛、肝大和腹水。

血清 TBil 升高或其他肝功能异常。

典型的增强 CT 或 MRI 表现。

对于实验室和影像学检查不典型的疑诊患者，建议行肝穿刺活检，存在大量腹水，或凝血异常者，为降低操作相关风险，可采用经颈静脉肝穿刺活检，并可行肝静脉嵌塞压和肝静脉压力梯度测定，评估门静脉压力。在确立 PA-HSOS 诊断的同时，需考虑病程分期和严重程度分级，因为不同病程时期的临床表现和治疗不尽相同，不同严重程度的患者预后差别巨大。

病程分期：急性期多有明显肝功能损害，黄疸和脾大较少见或多呈轻度肿大；亚急性期以肝大和腹水为主要表现，可时轻时重或急性发作，有时经过隐匿，病程可达数月以上，肝功能损害也时轻时重；慢性期以门脉高压为主，肝脏出现硬化,脾大明显,并伴有顽固性腹水,少数 HSOS 患者可出现食管静脉曲张甚至破裂出血、肝性脑病、肝肾综合征。

临床分级:轻度,胆红素(mg/dl)<5.0,转氨酶<3×ULN(健康人群高限),体质量超过基线<2%,肌酐为正常值,临床进展速度慢;中度,5.1<胆红素(mg/dl)<8.0,转氨酶<(3~8)×ULN,体质量超过基线 2%~5%,肌酐<2×ULN,临床进展速度中;重度,胆红素(mg/dl)>8.0,转氨酶>8×ULN,体质量超过基线>5%,肌酐>2×ULN,临床进展速度快。

(七)鉴别诊断

HSOS 主要应注意与布加综合征(BCS)、肝硬化并发腹水、急性重型肝炎相鉴别,尤其是 BCS 中单纯的肝静脉阻塞型,两者容易混淆。BCS 是由各种原因的肝静脉及肝后段下腔静脉阻塞,导致肝静脉血流出受阻而继发的一类疾病。急性期患者主要表现为肝区疼痛、肝大、黄疸、顽固性腹水和(或)双下肢水肿等。临床上诊断 BCS 主要依赖影像学检查,超声可见下腔静脉近心端和(或)肝静脉狭窄或闭塞,常伴有尾状叶肿大、肝静脉间交通支形成、第三肝门开放等特征性表现。PA-HSOS 时,肝大压迫下腔静脉也可造成其狭窄,但肝静脉变细且不具备肝静脉间交通支是其与 BCS 的重要鉴别要点。

BCS 患者因阻塞的血管部位和数量不同而表现各异,但腹水是贯穿始终的主要表现,常伴躯干水肿,通常肝脏的合成功能较好,肝脏 CT、MRI 无斑片状或地图样改变及第二肝门沿肝静脉"爪形"征,或"三叶草"征,可资鉴别。

如果忽视了服用含 PA 植物的病史,急性期/亚急性期 PA-HSOS 易误诊为失代偿期肝硬化。HSOS 与失代偿期肝硬化的鉴别要点包括病史、病理和辅助检查。失代偿期肝硬化患者起病缓慢,患者常有明确的肝炎病毒感染史、长期大量饮酒史或自身免疫病等长期致肝损伤的病史。实验室检查可见转氨酶升高、低蛋白血症、凝血功能异常和脾功能亢进等。超声检查可见肝脏左右叶比例失调、体积缩小、实质回声增粗、门静脉扩张、脾大等。胃镜检查可见食管胃静脉曲张和门静脉高压性胃病等表现。PA-HSOS 患者肝脏体积增大、实质回声不均匀,门静脉无扩张,脾脏一般不肿大,急性期患者食管胃静脉曲张常常不明显,但胃肠黏膜水肿常见。

急性重型肝炎可出现腹水,但此时肝脏体积缩小,血清生物化学检测可见伴随黄疸及肝脏合成功能严重受损（白蛋白下降等）；而 HSOS 则是肝大，有触痛，黄疸重而肝脏合成指标下降不明显。急性肝炎由于肝细胞变性坏死，影像学表现为肝实质密度和信号不均匀伴门脉期斑片状或地图状强化，因肝内淋巴淤滞水肿，门静脉周围常见"晕征"或"轨道征"，与急性 HSOS 极为相似，但无以第二肝门为中心沿肝静脉周围的"三叶草"征或"爪形"征，结合实验室检查，有助于鉴别。

（八）治疗

HSOS 病情进展迅速，预后较差，无特效治疗药物。对于 HSOS 的治疗，首先应去除致病因素（停用肝损害药物，调节放化疗的强度等），所有疑诊患者均应停止服用含 PA 植物。HSOS 的内科治疗方法主要有保肝、利尿、改善微循环、预防感染及对症治疗等。

临床常用的保肝药物主要有多烯磷脂酰胆碱、异甘草酸镁、谷胱甘肽等药物；合并肝内胆汁淤积或高胆红素血症时，可以选择熊去氧胆酸和（或）S-腺苷蛋氨酸治疗；利尿治疗首选口服呋塞米和螺内酯联合应用。去纤苷（defibrotide，DF）、肝素或低分子肝素（low molecular weight heparin，LMWH）抗凝，熊去氧胆酸（ursodeoxycholic acid，UDCA）减轻胆汁淤积，糖皮质激素抗纤维化等，这些药物可以在一定程度上逆转肝损害，降低病死率。

去纤苷是一种最早从牛肺中提取出的单链多聚脱氧核糖核苷的钠盐，是腺苷受体的激动剂，具有抗血栓、抗炎性反应和抗缺血的特性。去纤苷已经在多个治疗和预防 HSOS 的临床试验中被证实有效，欧洲药品管理局在 2014 年批准去纤苷用于治疗重度 HSCT-HSOS。

关于抗凝治疗，存在腹水、黄疸等表现的急性期/亚急性期患者是抗凝治疗的主要人群，并应尽早开始治疗。禁忌证主要是合并严重出血疾病或出血倾向。抗凝药物首选低分子肝素，低分子肝素安全性较普通肝素高，出血不良反应少，大多数患者使用时无须监测。

熊去氧胆酸（优思弗）是一种亲水性胆汁酸，通过减少疏水性胆汁酸生成而降低肝实质细胞毒性，虽然其在 HSOS 防治中是否有效尚有争论，但目前大多数学者仍推荐其用于 HSOS 的预防治疗。

糖皮质激素对 PA-HSOS 的疗效仍存在争议。国外在 HSCT-HSOS 中的相关激素应用研究提示其可能有效。2013 年英国指南推荐大剂量激素冲击可以用于 HSCT-HSOS 的治疗,但需关注感染的风险。国内糖皮质激素在 PA-HSOS 中应用的证据主要来自几个单位的基础研究和小样本临床病例报道,其确切疗效有待大样本临床试验进一步证实。

HSOS 的手术治疗包括经颈静脉肝内门体分流术(TIPS)及肝移植。TIPS 可以有效降低慢性期 HSOS 患者的门脉压力,减轻 HSOS 患者的腹水症状,但在某些急性期患者会加速疾病的恶化,因此 TIPS 是否能够改善远期预后还需要更长时间的随访观察。

肝移植作为 HSOS 的终末期治疗,仅适用于肝衰竭但除肝病外其他状况良好,以及良性疾病行骨髓移植后肝衰竭的患者。对于合并肝衰竭经过内科治疗无效的患者,可考虑行肝移植。

中医提倡治未病的学术思想,做到未病先防,已病早治。中医临床辨治采用辨证与辨病相结合的方法,本病辨证可归属中医黄疸、胁痛、臌胀的范畴;分析 HSOS 的中医病因病机,其为湿热毒邪阻滞络脉,肝郁血瘀发黄,脾虚气滞水停。审因论治,治法可采用疏肝活血利胆、健脾行气利水、化浊通络软坚。临床辨证须知犯何逆,随证治之。并可酌情应用消胀散敷脐、中药灌肠等中医特色疗法。

总之,防治 HSOS 首先要加强宣传,引导人们在医师或药师指导下正规使用含 PA 植物,切勿私自口服。同时,应该通过基层社会管理的力量教育群众认识含 PA 植物的巨大危害,甄别参三七和土三七。HSOS 作为一种特殊类型的肝脏疾病,易漏诊或误诊,HSOS 的死亡率与病情严重程度相关,重症 HSOS 有很高的病死率。在一项大样本队列研究中,病情为轻度、中度、重度的 HSOS 患者的死亡率分别为 9%、23% 和 98%。因此临床医生须加强对该疾病的认识,通过详细询问病史,结合临床特点以及特征性影像学表现,争取早诊断、早治疗。

病毒性肝炎黄疸的机理、诊断及治疗

盛国光

黄疸是由于血中胆红素增高,黏膜、皮肤以及其他组织和体液发生黄染的现象。血清中正常总胆红素为 1.7～17.1 μmol/L(0.1～1.0 mg/dl),当总胆红素超过 34.2 μmol/L(2.0 mg/dl)时，临床上可出现显性黄疸，如总胆红素超过 34.2 μmol/L 而临床黄疸不明显，称为隐性黄疸。各型病毒性肝炎均可出现黄疸，是病变引起肝脏损伤的一个重要标志。然而，黄疸并不是病毒性肝炎所特有的体征，其他许多疾病也可引起黄疸，它们之间有着不同的发病机制和病理变化，治疗方法及预后也不一样，临床上常易混淆不清。因此，要提高病毒性肝炎的诊疗水平，应重视病毒性肝炎黄疸的机制、诊断及治疗。

一、病毒性肝炎黄疸的机制

正常胆红素在肝脏内代谢主要包括三个方面。①胆红素的摄取。间接胆红素在通过肝细胞窦面质膜时，肝细胞膜对胆红素有高度亲和力，使白蛋白与胆红素脱离，脱离后的胆红素经窦周隙到达肝细胞膜的微绒毛处摄取，并与细胞质内的两种载体蛋白(Y 和 Z)形成复合物，然后到达肝细胞的光面内质网内。②胆红素的结合。在酶系统的催化下，主要通过葡萄糖醛酸基转换作用，使间接胆红素与葡萄糖醛酸结合形成胆红素葡萄糖醛酸酯。③胆红素的转运和排泄。结合胆红素形成后，依赖于肝细胞的各种细胞器(如内质网、高尔基体及溶酶体等)向毛细胞管侧肝细胞膜转运，并通过肝细胞膜将直接胆红素排放到毛细胆管，随胆汁的其他成分循管系统进入肠道。病毒性肝炎导致的肝损伤为弥漫性，可引起肝细胞水肿、变性、坏死、再生、汇管区炎症细胞浸润及间质增生性改变。其只要影响到胆红素在肝内代谢的任何一个环节，就可以引起黄疸。病毒性肝炎发生黄疸的机制，分而言之主要有如下几点。

(1) 肝细胞病变导致肝细胞膜及肝细胞器损伤，导致摄取或结合非结合胆红素功能发生障碍，血中非结合胆红素上升。

(2) 肿胀的肝细胞压迫毛细胆管，并中断肝细胞和毛细胆管之间的连接，使结合胆红素排泄障碍。

(3) 毛细胆管壁上的肝细胞坏死。结合胆红素可通过坏死的肝细胞周围，经窦周隙等途径反流入血。

(4) 毛细胆管上皮脱落，胆栓形成及胆管增生导致毛细胆管梗阻，使分泌障碍及胆管内压上升，毛细胆管破裂，胆汁漏出。

（5）毛细胆管微丝起保持毛细胆管形态和大小的作用。当微丝损伤时,毛细胆管管腔扩大,微绒毛消失,引起胆汁淤积。

（6）胆汁淤积因子的作用。目前有研究表明:病毒性肝炎胆汁淤积患者外周血淋巴细胞经特异性和非特异性刺激原刺激后,可产生一种能使肝内胆汁淤积的淋巴因子,称为胆汁淤积因子。

二、病毒性肝炎黄疸的诊断

1. 病史

（1）既往肝炎病史及现病史。

（2）注射、输血及手术史。出现黄疸前 6 周或 6 个月之内有此病者,应考虑有病毒性肝炎的可能。

（3）黄疸前多有病毒血症的临床表现,如发热、纳差、乏力、呕恶感等,但有的较为轻微,仅像感冒以及轻度胃肠道症状。

2. 体格检查

（1）黄疸。巩膜、皮肤黄染,一般持续 2～4 周,但在肝内淤胆型肝炎（胆管型肝炎）可长达数月。

（2）肝脏轻度肿大,质地不硬,可有压痛。

（3）个别患者有胆囊肿大。

（4）急性病毒性肝炎或慢性活动性病毒性肝炎脾脏可轻度肿大。

（5）小便黄。黄疸越深则尿色也越深。

3. 实验室检查

（1）病原学检查:①甲、乙、丙、丁、戊型肝炎病毒,巨细胞病毒、EB 病毒等病原学检查。②各型肝炎病毒的混合或重叠感染情况。③病原学检测阴性的病毒性肝炎（排除了其他类型的肝炎）的疑诊病例。有研究报道,在病毒性肝炎中,经前七种病原学检测均为阴性的约占 6.9%。

（2）肝功能试验:①胆红素定量:胆红素升高,一般不超过 10 mg/dl,但亦有可达 30 mg/dl 以上者,以结合胆红素为主。1 分钟胆红素占总胆红素 20%

以上。②血清转氨酶（ALT、AST、γ-GT）升高。

（3）尿三胆试验：①尿中胆红素阳性，但急性肝炎时，因肝细胞水肿，胆红素暂时不能排出，亦可出现暂时的阴性。②尿胆原，因肝细胞不能充分处理来自肠肝循环的尿胆原，故一般增高。③尿胆素阳性。

三、鉴别诊断

根据引起黄疸发生的部位，一般将黄疸分为三类，即肝前性、肝性和肝后性。毒性肝炎黄疸属肝性一类，包括肝细胞性和肝小胆管性。急性黄疸常见类型的鉴别见表1。

表 1　急性黄疸常见类型的鉴别

	胆道结石	壶腹部肿瘤	急性病毒性肝炎	胆汁郁滞性药物性黄疸
既往病史	发作前消化不良	无	接触注射输血史或无	服药
疼痛	上腹部、胆囊触痛或无	上腹部、背部触痛或无	肝区疼痛或无	无
瘙痒	±	+	短暂的	+
黄疸进展速度	慢	慢	快	快
黄疸的变化	波动或持续	通常出现	发作升高快恢复下降慢	易变化、通常轻度
体重减轻	轻微减轻	进行性的	轻微的	轻微的
体质检查	常见肥胖女性	40 岁以上	通常是青年人	常为老年女性、精神病患者
黄疸的深度	中度	深度	变化的	变化的
腹水	无	恶化时	严重的，或慢性可见	0
肝脏	增大或轻微叩痛	增大、无叩痛	增大和叩痛	轻微增大
可触及的胆囊	无	有时（+）	无	无

	胆道结石	壶腹部肿瘤	急性病毒性肝炎	胆汁郁滞性药物性黄疸
胆囊压痛	＋	无	无	无
可触及的脾脏	无	偶然的	大约20%	无
发热	↑	通常没有	仅发作时↑	发作时↑
白细胞计数	增高或正常	增高或正常	下降	正常
白细胞分类	多形核白细胞增高	—	淋巴细胞增高	发作时嗜伊红细胞↑
大便颜色	间性苍白色	无胆汁的	变化的、轻微的浅黑色	苍白色或淡浅
潜血	无	＋	无	无
尿胆原	＋或±	缺如	早期（一）后来（＋）	早期（一）
血清胆红素	一般 3～10	逐步升高到 15～30	随严重程度而变	易变化的
碱性磷酸酶/(U/L)	>3×ULN	>3×ULN	<3×ULN	>3×ULN
天冬氨酸转氨酶/(U/L)	<5×ULN	<5×ULN	>10×ULN	>5×ULN
影像学检查	胆系结石	胆管扩张	脾脏肿大	正常

ULN，健康人群高限

四、病毒性肝炎黄疸的防治

1. 原发病的治疗　病毒性肝炎的黄疸，是由肝炎病毒导致肝细胞损害而引起的。清除或阻断肝炎病毒对肝细胞的损伤，是治疗病毒性肝炎黄疸的重要治疗措施。同时要控制肝脏病变的反复活动，预防重叠感染。有关研究提示，多病毒重叠感染率可高达 45% 左右，此为病毒性肝炎发生黄疸和病情加重的重要因素。

2．一般疗法

（1）支持疗法：给予静脉输注葡萄糖或能量合剂，因黄疸患者一般因肝功能受损而消化功能差，从静脉补充能量，并使患者卧床休息，有利于提高机体抗病能力，恢复肝功能，促使黄疸消退。

（2）注意休息：由于运动和劳累可减少肝脏血流量，增加肝脏负担，不利于黄疸的恢复，故要注意休息。

（3）饮食调护：以食用清淡、易消化而富营养的食物为主。并适当补充维生素 C 及 B 族维生素。

3．西药退黄

（1）门冬氨酸钾镁，可加速肝细胞内三羧酸循环，降低血循环中氨和氧化碳的含量，降低血胆红素浓度。用法：每日 10～20 ml，静滴。

（2）强力宁，有诱生 γ-干扰素，提高 NK 细胞活性、解毒、抗炎等作用。用法：每日 80～120 ml，静滴。

以上两药对急性病毒性肝炎黄疸有退黄作用，但对慢性肝炎、肝硬化及重型肝炎疗效不肯定。

（3）胰高血糖素-胰岛素（GI）疗法，可促进胆汁分泌，增加胆汁流量及肝血流量，增加肝细胞中环磷酸腺苷浓度，有利胆作用。用法：胰高血糖素和胰岛素分别为每日 1～2.4 mg 和 10～24 IU，静滴，但退黄疗效不肯定。

（4）肝细胞生长素，可促进肝细胞再生，恢复肝细胞功能而退黄。用法：20～40 mg 静滴或肌注。

（5）苯巴比妥，主要为提高肝细胞对胆红素的摄取和排泄能力。用法：30～60 mg，每日 2～3 次，口服。

（6）熊去氧胆酸，可增加毛细胆管碳酸盐的分泌，增加胆汁流量，溶解结石，有利胆作用。用法：200 mg，每日 3 次，口服。

以上两药可用于淤胆型病毒性肝炎，有一定退黄效果。

（7）肾上腺皮质激素，可促进胆流，降低血清胆红素。用法：每日 30 mg，间隔 5～7 日，按 20 mg、15 mg、10 mg、5 mg 递减。

临床上激素曾用于治疗淤胆型病毒性肝炎，亦可用于鉴别肝外或肝内淤胆，但最近有研究表明，皮质激素对淤胆型病毒性肝炎的疗效并不优于对照组，且副作用增多，所以不宜用于治疗淤胆型病毒性肝炎的黄疸。激素可使病毒复制增加,停药后病情反跳或复发。故病毒性慢性活动性肝炎也不宜使用激素退黄。

(8)肝素,可溶解胆栓,改善微循环,调节免疫功能。用法:每日 5000 U,静滴。对改善肝功能、退黄均有一定疗效。

4. 中药退黄

(1)治疗原则:①利小便,包括清热利湿和温化寒湿。②疏肝利胆。③活血化瘀。

(2)治疗方法:辨证施治。

①阳黄:阳黄症因湿热内蕴而成,临床表现以身目俱黄,黄色鲜明为其共有特征。因其湿热有偏重的不同,或兼感外邪,阳黄可分为热重于湿、湿重于热和表邪闭郁三类。

热重于湿。症见身目俱黄,黄色鲜明,发热口苦,心中懊恼,口渴喜饮,脘腹胀满,恶心呕吐,小便短赤,大便硬结,苔黄腻而厚,脉弦数或滑数。治则:清热利湿,佐以泻下。首选方剂:茵陈蒿汤。

湿重于热。症见身目俱黄,但不及前者鲜明,头身重困,胸脘痞闷,恶心纳呆,大便溏,或溏而不爽,口渴不欲饮,苔黄腻而厚。治则:利湿化浊,佐以清热。首选方剂:茵陈五苓散合甘露消毒丹加减。

表邪闭郁。此证可见于黄疸初期,或黄疸复感外邪,症见发热恶寒,头痛身痛,无汗或兼咳喘,肌肤发黄,色泽鲜明,恶心呕吐,脘腹胀满,小便黄赤短少,苔白腻,脉浮紧。治则:辛散清利,宣表化湿。方剂:麻黄连翘赤小豆汤。

②阴黄:症见发黄,黄色灰暗,甚者如烟黄,脘腹胀满,饮食减退,小便不利,大便不实,畏寒肢冷,神疲乏力,舌淡,苔白腻或滑润,脉沉迟或沉弦无力。治则:温化寒湿,健脾和胃。方剂:茵陈术附汤。

③瘀黄:此证由气滞血瘀引起,症见黄色暗而带黑,胁下有癥积,胸颈面部有红丝赤缕,形体消瘦,饮食减少,腹胀满或伴疼痛,可兼见低热,或见吐血、便血、鼻衄、尿血,唇舌紫暗,脉沉涩。治则:活血化瘀,养肝健脾。方剂:硝石矾石散加减。

④急黄:症见发病急骤,黄疸迅速加深,甚则涕、泪、汗、唾及小便均黄如柏汁,高热烦渴,胁痛腹满,其则神昏谵语,或见衄血、便血,或见肌肤瘀斑,舌红泽,苔黄而燥或黑黄燥裂,脉弦滑数或细数。治则:清热凉血,解毒开窍。方剂:

犀角散。若神昏者合安宫牛黄丸。

（3）单方验方。

①炖泥鳅豆腐。泥鳅 5 条,豆腐 1 块,盐、味精少许。

泥鳅放清水中,滴几滴食油,让泥鳅吃油及食水后,排出其肠内粪物,同豆腐切块炖熟,加盐及味精调味食用,每日 1 次。

②芜菁菜子(即大头菜子)。将菜子凉干,研末,以开水调服,每服 10～15 g,见大便泻下即愈。

③宝塔菜。宝塔菜根(即甘露、地葫芦)50 g、积雪草 50 g、黄栀子 10 g、茵陈 15 g,水煎,每日早晚分服。

④玉米花须。玉米花须 15 g,煎汤代茶饮。

盛国光教授治疗非酒精性脂肪性肝病的经验

一、非酒精性脂肪性肝病中西医病名的认识

脂肪肝,属于中医"肝癖"的范畴,是一种以胁肋胀或痛、右胁下肿块为主的积聚类疾病。早在《黄帝内经》中就有关于"胁痛"的记载,《灵枢·五邪》曰:"邪在肝,则两胁中痛"。《金匮要略·五脏风寒积聚病脉证并治》载:"积者,脏病也,终不移。"《诸病源候论·癖病诸候》言:"癖者,谓癖侧在于两胁之间,有时而痛是也。"西医认为,非酒精性脂肪性肝病是指排除酒精和其他明确肝损因素所致的以弥漫性肝细胞大泡性脂肪病变为主要特征的临床病例综合征。流行病学调查研究表明,近年来由于生活水平提高,饮食结构及生活方式改变等因素的影响,非酒精性脂肪性肝病的发病率不断上升,且日益低龄化,已成为危害国人健康的常见肝病之一,人们对此的关注度也逐年升高。

二、重视病因病机,治病必求其因

《素问·生气通天论》说:"阴之所生,本在五味,阴之五宫,伤在五味。"《素问·脏气法时论》云:"肝病者,两胁下痛引少腹,令人善怒。"《丹溪心法》:"凡人身上中下有块者,多是痰。"《石室秘录》载:"肥人多痰乃气虚也。"体质在一定程度上决定了机体对疾病的易感性,痰湿、瘀血、气滞为非酒精性脂肪性肝病发病

的 3 个重要环节。梁浩卫等认为,本病以气虚、痰浊、水湿、血瘀为病理基础,素体气虚是痰湿内停、瘀血阻滞的关键。张建平通过对非酒精性脂肪性肝病临床病例的研究总结出湿热和瘀血是构成该病的病理基础。王丽萍等认为,脂肪肝一病病位在肝,与脾、肾关系密切,肝郁、痰湿、血瘀为标实之象,本质当属脾肾亏虚,正虚邪恋。综上所述,肝癖的病因多为过食肥甘厚味,或素体肥胖,或多食少动,或情志失调,或感受湿热,或久病体虚等。水湿、痰浊、瘀血为此病关键病理因素。以上病因皆因引起肝失疏泄、脾失健运,进而痰湿内生;痰湿蕴结肝经,致肝气不舒,气血不畅;瘀血内生,痰湿痰瘀互结于肝脏,为积为痛,故成"肝癖"。

三、辨证施治,以证遣方

辨证论治是中医理法方药在临床实际中的应用。辨证是论治的前提和依据,是遣方用药的基础。中医辨证方法多样,在肝脏疾病论治方面,应用较多的当为脏腑辨证和八纲辨证。脂肪肝属本虚标实之证,病位在肝,与脾、肾密切相关;虽虚实兼夹,但以邪实为主,水湿、痰浊、瘀血在脂肪肝发生发展中起关键作用。辨证时应特别注重脉证、方证的病机层次,并根据证候的主要矛盾进一步辨识核心病机,精准地针对脉证病机靶点用方,切实地做到辨证查机用方精准。

脂肪肝的常见证型包括肝郁脾虚型、痰湿内阻型、痰瘀互结型、湿热内蕴型、肝阴不足型。肝郁脾虚型典型症状为胁肋胀满作痛,每因烦恼郁怒诱发,兼见周身困倦、神疲乏力、恶心纳差、腹泻、大便稀溏等症;舌淡边有齿痕,苔白或腻。痰湿内阻型主症为胁肋不适或胀闷,舌淡红,苔白腻。一般说来,此两型常见于脂肪肝的早期阶段,治疗当以疏肝健脾、祛湿化痰为主。临床上盛国光教授常选用柴胡疏利肝气,泽泻、茯苓、荷叶利水渗湿消肿;若患者胃脘不适,酌加炒山楂、鸡内金健脾消积。痰瘀互结型以胁下痞块、胁肋刺痛,舌淡暗边有瘀斑,苔腻为主症;或兼见纳呆厌油、面色晦滞,脉弦滑或涩等。湿热内蕴型以胁肋胀痛,舌淡红,苔黄腻为主症,常兼有口干、口苦、身目发黄,小便黄,脉濡数或滑数等症。以上两型一般为脂肪肝的中期阶段,治宜清热化痰,活血祛瘀消积。盛国光教授喜用丹参、赤芍清热凉血活血,黄芩、生地、葛根、决明子等清利肝热。肝阴不足型常见肝区不适,胁肋隐痛,舌红少苔,或见口干咽燥、两目干涩、头晕目眩、健忘、易疲倦、脉弦细数等症。此为慢性肝病的晚期证型,法当清热滋阴，滋补肝肾。盛国光教授常以女贞子、桑寄生、枸杞子、川续断滋补肝肾，调理血脉。

四、临床疾病复杂，注意分清主次，灵活取舍

临床所见之患者，常合并有其他疾病，因而多有不遵循此发展趋势的病例。临床多见有慢性乙型肝炎病史的脂肪肝患者，诊断脂肪肝时就已表现出肝阴不足、痰瘀互结的症状，治法自然不能仅仅考虑脂肪肝，要分清疾病的主次。如患者乙型肝炎病毒（HBV）复制处于活跃期，处方用药往往以抗病毒为主，盛国光教授在处方中常用白花蛇舌草、叶下珠等抑制 HBV 复制，再根据患者刻下症选用相应药物处理，如患者口干，用生地黄、麦冬等滋阴；如有胃脘不适、大便溏等，选用鸡内金、焦山楂、炒麦芽等健脾和胃；如失眠，选用茯神、夜交藤、酸枣仁等养心安神。若患者 HBV-DNA 稳定或转阴，现阶段以脂肪肝为主要矛盾，则可取肝肾阴虚主方一贯煎加减治疗，但因方中生地黄、川楝子过于苦寒，临床常恐苦寒药燥湿使阴液耗伤更为严重，且川楝子入汤剂口感不佳，患者多难以接受，盛教授常取一贯煎滋阴疏肝之方义，但改用丹参、香附配伍以疏肝活血，临床收效更佳。

此外，由于辨证方法多样化，或辨病论治、辨证论治或病证结合，包括中西医结合论治（各种现代医学检验指标的参考），也使得临床对疾病的认识进一步深入。譬如，诊断为慢性乙型肝炎的患者，肝功能检查转氨酶指标正常，而单单血脂一项偏高，可在盛国光教授研制的海珠益肝方的基础上酌加生山楂等具有化浊降脂功效的中药；或血胆红素高，则可加入茵陈、泽泻清泻胆热，利湿退黄。临床诊病做到病、证、症与现代医学检验相结合，方能在治病用药中取得最佳疗效。

在肝病治疗方面，清代著名医家王旭高在继承前人肝脏疾病生理病理特点及诊断治疗经验的基础上，结合个人的临床实际，总结出"治肝三十法"，为治疗肝病最详尽的方法记载，切合临床应用。盛国光教授指出，其中应用较多的当为疏肝、柔肝、养肝、逐肝（即活血化瘀法）、软肝、平肝（如天麻钩藤饮治疗肝阳上亢型头晕）、泻肝（龙胆泻肝汤治疗肝胆湿热型黄疸）七法。最后，根据肝脏生理功能特点，"肝脏宜补不宜伐"，即使祛邪用药也应力取平和。慢性肝病迁延日久，肝阴不足，多致肾元亏虚，常在用药中配伍滋补肝肾之品，如玄参、女贞子、生地黄等药物。

总的来说,中医临床辨治要根据患者个体化差异综合考虑,对症状、舌脉象有针对性地进行取舍,首要解决主要矛盾,再尽可能兼顾其他。

五、注重肝病调养,树立健康生活理念

肥胖为非酒精性脂肪性肝病的一大重要因素,是现代多发病的主要致病原因,已成为世界性难题。因此,在医生指导下树立健康生活理念,建立健康行为,养成良好的生活方式、饮食习惯,对于预防和治疗脂肪肝,尤其是单纯性脂肪肝、肥胖相关脂肪肝是极其重要的。

六、典型病案

1. 病案 1 患者主诉:肝区不适伴乏力 2 年余。症见:时右胁不适,神疲乏力,无恶心、泛酸无腹痛腹胀,大便稀,小便可;舌暗红,边有齿痕,苔白,脉弦滑。查肝功能未见明显异常。超声示:中度脂肪肝;胆囊结石;胆囊炎。中医诊断为胁痛,证属肝郁脾虚,痰浊瘀阻肝络。西医诊断为非酒精性脂肪性肝病。治以疏肝健脾,化痰祛湿消积。处方:柴胡、法半夏、焦山楂、甘草各 6 g,黄芩、蒲公英、枳实、丹参、赤芍、鸡内金、茯苓、葛根各 10 g。中药 14 剂,每日 1 剂,水煎取汁 450 ml,分 3 次服。

二诊:患者诉肝区不适稍好转,乏力症状改善,大便正常。守前方,去鸡内金,加决明子 10 g,14 剂,每日 1 剂,水煎取汁 450 ml,分 3 次服。

三诊:患者未诉特殊不适,上述症状基本消失。前方去蒲公英、枳实,加薏苡仁、荷叶各 10 g,枸杞子 8 g,每日 1 剂,继服半个月以调理善后,并嘱患者清淡饮食,适度锻炼,定期复查。

按:本病属胁痛,肝郁脾虚证,兼有痰浊瘀阻肝络。临床以疏肝健脾、化痰祛湿、化瘀消积为主要治法。所用方药中,柴胡疏肝解郁调经,法半夏、茯苓健脾利湿,配以鸡内金、焦山楂健脾消积,丹参、赤芍清热活血。诸药合用,共成疏肝健脾,化痰祛湿消积之剂。后患者大便正常,故去鸡内金,加决明子清肝利水通便;慢性肝病迁延日久,易化火伤阴,致肝肾亏虚,故加入滋补肝肾之枸杞子顾护阴液。应当注意的是,临床用药在治疗原发病的同时,还当控制药物对肝脏的损伤。

2. 病案 2　患者既往有脂肪肝病史 10 余年,时肝区隐痛,神疲乏力,精神差、头晕、健忘,时眼干涩,腰膝酸软,睡眠欠佳,小便频,大便正常;舌稍暗红,有齿痕,苔薄白,脉细滑。中医诊断为胁痛,肝肾阴虚证。西医诊断为非酒精性脂肪性肝病。处方:丹参、茯苓、枸杞子、当归各 6 g,薏苡仁、荷叶、连翘、合欢皮、生地黄、石菖蒲、郁金、酸枣仁、珍珠母、桑寄生各 10 g,首乌藤 8 g,茵陈 15 g。中药 14 剂,每日 1 剂,水煎取汁 450 ml,分 3 次服。

二诊:患者诉精神、睡眠较前好转,稍乏力,仍有头晕、眼干等症。查肝功能示:天冬氨酸转氨酶(AST)20 U/L,丙氨酸转氨酶(ALT)16 U/L,谷氨酰转移酶(GGT)32 U/L,白蛋白/球蛋白(A/G)1.67,总胆固醇(TC)5.31 mmol/L,甘油三酯(TG)1.80 mmol/L,高密度脂蛋白胆固醇(HDL-C)0.96 mmol/L,低密度脂蛋白胆固醇(LDL-C)3.3 mmol/L。超声示:轻度脂肪肝,胆囊附壁结石。前方去连翘,加鳖甲 10 g。中药 14 剂,每日 1 剂,水煎取汁 450 ml,分 3 次服。

三诊:患者上述症状基本消失,无明显不适。为巩固疗效,守前方,去生地黄、石菖蒲、首乌藤、珍珠母,加黄芪 10 g,继服 15 日,后门诊定期随访,未见复发。

引证本文:杨妮,徐建良,盛国光.盛国光教授治疗非酒精性脂肪性肝病的经验[J].中西医结合肝病杂志,2020,30(3):242-243,269.

盛国光从"土壅木郁,痰瘀互结"分期论治代谢相关脂肪性肝病

代谢相关脂肪性肝病指在原有肝脂肪变性的基础上,合并超重、肥胖、2 型糖尿病或代谢异常(如高血压、高血脂、胰岛素抵抗等)等任一条件的慢性疾病,现已成为全球最常见的慢性肝病。其可从单纯性肝脂肪变性发展为脂肪性肝炎、肝纤维化,最终可发展为肝硬化或肝细胞癌,目前现代医学并无特效药物,常通过饮食治疗、锻炼来控制病情。现将盛国光教授基于"土壅木郁,痰瘀互结"理论分期论治代谢相关脂肪性肝病的学术思想整理如下,与同道共飨。

一、病因病机

代谢相关脂肪性肝病根据病因病机及临床症状,可归属于中医学"胁痛"

"积聚""肝积""肝癖"等范畴，根据《肝癖（非酒精性脂肪性肝病）诊疗方案》，将"肝癖"作为其中医病名较为合适。《诸病源候论·癖病诸候》中提及"癖者，谓癖侧在于两胁之间，有时而痛是也"，认为肝癖是以胁肋或痛、右胁下肿块为主要临床表现的疾病。

盛国光教授认为，代谢相关脂肪性肝病是由饮食不节、情志失调、久病体虚等，导致土壅木郁、肝脾不和、气机运行不畅，而致痰湿、瘀血内生，痰瘀沉积于肝而成，可能会出现乏力、右上腹不适、腹胀、食欲减退等症状。其发病与肝、脾密切相关，日久可累及于肾。盛国光教授基于代谢相关脂肪性肝病的发病规律及临床特点对其进行分期：早期以土壅木郁、痰瘀互结为主，中期以痰瘀化热为主，晚期以脏腑虚损为主，并认为痰瘀贯穿疾病始终。

二、分期论治

1. 早期：土壅木郁，痰瘀互结 《医林绳墨》载："胁痛之症，当左右分而治之，左胁痛者气与火也，右胁痛者痰与食也。"代谢相关脂肪性肝病以右胁疼痛为易于察觉的症状之一，故当属痰与食的范畴。若过食肥甘厚味，导致脾失健运，水谷精微不化，气机郁滞，聚而化湿生痰，久则痰瘀内停，痰为瘀之渐，瘀为痰之变，溢于肌肤则为肥胖，内积于肝则为脂肪肝，临床上肥胖和脂肪肝常并见，正如张志聪（《黄帝内经灵枢集注》）中言"中焦之气，蒸津液，化其精微……溢于外则皮肉膏肥，余于内则膏肓丰满"。现代社会生活带来的各种压力，易使人们肝郁气滞，疏泄失常，血行不畅，气津不化，致瘀血与痰湿并积于肝内形成脂肪肝。因此在脂肪肝的病程中，"土壅"和"木郁"互为因果，常一病俱病，"见肝之病，知肝传脾，当先实脾"。肝属木，脾属土，肝主疏泄，"土得木而达"，肝可协调脾胃升降，促进脾胃消化、吸收和转输；脾主运化，"脾土营木"，气血生化有源，濡养肝体而利于肝发挥疏泄功能。就本病而言，若过食肥甘厚味，脾失健运，土壅致木郁或情志不畅，肝失疏泄，木郁克脾土，致使肝脾功能失调而发本病。可见"土壅""木郁"常相互影响，在肝脾失和、痰瘀互结的循环中推动病情发展。

此时的核心病机以土壅木郁、痰瘀互结为主，这一时期以邪气亢盛为矛盾的主要方面。症见：体胖、腹型肥胖为主，肝区偶有胀痛或刺痛，乏力，身体困重、便溏或便秘、舌淡红或淡白水滑，苔白厚腻、舌下脉络曲张、色紫暗，脉滑。

治宜运脾开郁，化痰活血，常用四术汤合二陈汤加减：生白术、麸炒白术、生苍术、麸炒苍术、法半夏、茯苓、陈皮、郁金、丹参、甘草。四术汤中白术、苍术为脾胃专药，盛国光教授认为，生白术偏于燥湿利水，麸炒白术偏于补气健脾，肝病患者大便易溏结不调，而生白术大剂量有通便之效，小剂量则有止泻之用，可根据患者具体情况选择用药。生苍术、麸炒苍术均有燥湿健脾之功，而生苍术偏于燥湿，麸炒苍术偏于醒脾。四药同用，补运相兼，攻补结合。法半夏燥湿祛痰，陈皮芳香化湿行气，茯苓淡渗利水，郁金行气活血，丹参活血化瘀，甘草调和诸药。现代研究表明，丹参可在一定程度上抑制脂质在肝内沉积，改善肝功能和血脂代谢，配伍郁金可增强活血化瘀之效。腹胀明显、纳差者可加黄芪、太子参，腹泻、腹部触诊有凉感者可加干姜。盛国光教授注重肝之生理特性，肝为刚脏，体阴而用阳，治疗时应遵循宜柔肝不宜伐肝、不可过多用理气药、防止耗伤阴血的治疗原则。结合病理特点和多年用药经验，盛国光教授注重化脂消脂，多配伍荷叶、红曲、生山楂等，同时嘱患者控制体质量，适当运动，戒烟戒酒，调畅情志等，临床效果显著。

2. 中期：痰瘀化热，沉积于肝　代谢相关脂肪性肝病中期痰瘀搏结，郁而化热，痰瘀热互结，沉积于肝。热、痰、湿、瘀相互影响，一则中焦壅滞，脾土侮木，疏泄失常，气郁化火，炼津为痰，阻于气道，使气郁加重。气郁又可加重痰、瘀等代谢产物的堆积，阻于肝脏。

此时核心病机以痰瘀化热为主，该时期同样以邪气亢盛为主要矛盾。症见：体胖、腹型肥胖为主，肝区胀痛或刺痛，拒按，口干、口苦，腹胀，大便秘结，小便黄赤，舌红或绛，苔黄或黄厚腻，舌下脉络曲张、色紫暗，脉弦滑数。治宜清肝泻火，化痰活血，常以小柴胡汤合二陈汤加减：柴胡、黄芩、法半夏、陈皮、茯苓、泽泻、丹参、郁金、甘草。盛国光教授认为，小柴胡汤中柴胡疏畅气机而消除发热之源，黄芩清泄肝胆而专清已郁之热。法半夏、茯苓、陈皮理气运脾化痰，泽泻泄热利水，丹参、郁金清热理气活血，甘草调和诸药。研究表明，泽泻可化浊降脂，改善肝功能，减轻肝脏损伤。若出现痰瘀热蕴结成毒，湿热毒为患，症见身、目、尿黄，或发热、咽痛，可加用清热解毒、利湿退黄之品，如虎杖、茵陈、蒲公英、连翘、炒栀子等。

3. 后期：痰瘀日久，损伤脏腑　代谢相关脂肪性肝病后期热邪耗气伤阴，气由热损，津由热耗，出现气阴两虚，进而阴损及阳，阴阳两虚，脏腑失养；或痰瘀搏结,邪气沉积日久,损伤脏腑,久病必虚,可致脏腑虚损。

盛国光教授认为,病程后期脏腑虚损,包括肝、脾、肾俱虚,既有脾气亏虚,又伴有肝肾精血亏耗。此时的核心病机以脏腑虚损为主,痰瘀互结为辅,这一时期以正气不足为主要矛盾。症见:肝区隐痛不适,喜按,遇劳加重,面色晦暗,乏力,两目干涩,腰膝酸软,舌暗红少津,舌下脉络曲张,色紫暗,脉沉弱。治宜滋肝健脾,补肾固本,兼化痰活血,常用一贯煎合六君子散加减:生地黄、枸杞子、当归、党参、茯苓、麸炒白术、法半夏、陈皮、丹参、郁金、甘草。盛国光教授根据乙癸同源理论,药选生地黄、枸杞子、当归滋养肝肾精血,具有滋水涵木之功;重用党参、茯苓、麸炒白术益气健脾祛湿,实脾以护肝补肝;法半夏、陈皮燥湿行气;丹参、郁金行气活血化瘀;甘草调和诸药。若肝病日久,阴津内耗,肝阴不足,肾阴亏虚,症见头晕耳鸣、记忆减退、心烦盗汗等,可加玄参、女贞子、牛膝等;若肾阴不足,阴损及阳,阴阳两虚,症见怕冷、夜尿频多,在滋补肝肾同时酌加巴戟天、仙茅、菟丝子等补阳药,使阴得阳而泉源不竭。

三、典型病例

患者,男,40 岁,久居武汉,2021 年 10 月 14 日就诊。来院体检示:胆固醇 5.24 mmol/L,甘油三酯 1.42 mmol/L,高密度脂蛋白胆固醇 1.04 mmol/L,低密度脂蛋白胆固醇 3.72 mmol/L。彩超示:轻度脂肪肝。余无异常。刻下:患者体胖,体重 90 kg,身高 170 cm,体重指数 31.14 kg/m²,偶有胁痛,咳大量白黏痰,口干,小便黄,大便不成形,舌淡红,有细裂纹,有齿痕,苔黄微腻,舌下脉络曲张、色紫暗,脉沉滑数。既往无饮酒史,否认慢性病毒性肝炎病史。西医诊断:代谢相关脂肪性肝病。中医诊断:肝癖。辨证:土壅木郁、痰瘀互结证。治则:运脾开郁,活血化痰。处方:麸炒白术 10 g,麸炒苍术 10 g,法半夏 6 g,陈皮 6 g,茯苓 10 g,薏苡仁 10 g,泽泻 6 g,丹参 10 g,郁金 10 g,荷叶 10 g,生山楂 6 g,神曲 6 g,甘草 6 g。14 剂,每日 1 剂,每日 3 次,水煎服。嘱患者清淡饮食,戒烟戒酒,调情志,加强运动。

2021 年 10 月 28 日二诊:患者胁痛明显缓解,体重减至 84 kg,咳痰量减少,口干,小便微黄,舌红,有细裂纹,有齿痕,苔薄黄,舌下脉络曲张,色淡暗,脉滑略数。前方加茵陈 10 g,枸杞子 15 g。14 剂,每日 1 剂,每日 3 次,水煎服。嘱患者清淡饮食,加强运动。

2021 年 11 月 4 日三诊：患者无胁痛,体重减至 79 kg,偶有咳痰,口不干,舌淡红,有细裂纹,脉滑。复查肝胆胰脾彩超正常,血脂正常。嘱患者长期清淡饮食,戒烟戒酒,调情志,适运动。未予其他特殊处理。

按：本案患者久居武汉,潮湿而闷热,加之平素饮食不节、起居无常、劳逸失度导致脾失健运,水谷精微不化,聚而化湿生痰,上传于肺,故见咳大量白黏痰,痰湿困脾伤肝,肝主疏泄失常,气机不得舒畅,日久痰湿瘀内停,郁而化热,故见胁痛、口干,结合兼证及舌脉,盛国光教授认为,此时为代谢相关脂肪性肝病早期,治宜运脾开郁、化痰活血,兼以清热,以四术汤合二陈汤加减。取四术汤中麸炒白术健脾利湿,麸炒苍术醒脾燥湿,两药合用,散补结合,脾胃同治,燥湿而不伤阴；此方中未选用生白术与生苍术,是因患者症见口干,已出现化热倾向,二者温燥之性较强,避免耗气伤阴。法半夏、陈皮、茯苓、薏苡仁、泽泻利湿、燥湿、渗湿,使湿去脾自健,脾健湿自化,方中泽泻"火泻则水行,行水则火降矣"（《本草汇言》）,同时具有化浊降脂之功,泄热、利水、降脂同行,配伍精妙；荷叶、生山楂、神曲均归脾、胃二经,具有健脾消导之功,可协助恢复脾脏运化功能,增强全方祛湿之功,药理研究表明,此三药具有降脂、护肝的作用。此外,生山楂兼有活血化瘀之效,佐以丹参、郁金加强活血化瘀之功；甘草调和诸药。二诊患者热象未消,加茵陈清热利湿、护肝降酶,考虑患者舌象有裂纹,又防利水太过,加枸杞子滋肝肾之阴。内治基础上辅以饮食、情志、运动等长期调理,才能从根本上帮助患者解决脂肪肝。最终本案患者血脂及影像学检查皆恢复正常。

四、结语

代谢相关脂肪性肝病为我国第一大慢性肝病,中医药在改善临床症状、减脂减重等方面具有独特优势。盛国光教授强调,应从整体把握代谢相关脂肪性肝病的发生发展,根据其发病规律及临床特点,基于"土壅木郁,痰瘀互结",将代谢相关脂肪性肝病分为早、中、晚三期治疗,痰瘀积肝为其核心病机,临床治疗上以化痰活血为大法,同时注意脏腑辨证,临证灵活使用运脾开郁、清肝泻火、滋肝健脾、补肾固本等治则,在内治基础上配以运动、饮食调理,可效如桴鼓。

引证本文：罗成，叶远航，李晓东，等. 盛国光从"土壅木郁，痰瘀互结"分期论治代谢相关脂肪性肝病[J]. 中国中医药信息杂志，2024，31(1)：176-179.

盛国光教授从肝论治顽固性失眠临证经验

失眠是指以经常不能获得正常睡眠为特征的一类病症，主要表现为睡眠时间和深度的不足，轻者入睡困难，或寐而易醒，或醒后不能再寐，重则彻夜不寐。失眠古称为"不寐""不得卧""不得眠""目不瞑"等，其中不寐之名最早见于《难经》。顽固性失眠现今并无明确定义，多将其归属于慢性失眠的范畴，主要表现为睡眠异常，病程较长，一般超过3个月以及发作频率≥3次/周，严重失眠的患者病程可持续10年以上，此类患者长期服用药物，易出现焦虑、抑郁、烦躁不安的情绪，进而加重失眠的程度，导致恶性循环。近年来，关于顽固性失眠的治疗，西医常用药物为苯二氮䓬类、褪黑素类、抗组胺类和抗抑郁类等，确有其效，但长期服用后，少数患者出现药物依赖、戒断困难等不良反应。《血证论》云，"肝藏魂，人寤则魂游于目，寐则魂返于肝"，表明肝脏具有调控人体睡眠的作用。中医治疗失眠，许多医家从肝论治，疗效颇佳，且无明显不良反应。盛国光教授在临床诊治病毒性肝炎、肝硬化等慢性病患者时，发现多数患者因长期肝体受损，肝血不足，虚热内扰心神以致饱受失眠的困扰，此类患者，从肝论治，予以酸枣仁汤、一贯煎、小柴胡汤、逍遥散、温胆汤等经方加减化裁治疗，可取得良好疗效。

一、肝血不足，虚热内扰是关键病机

《难经》载："人之安睡，神归心，魄归肺，魂归肝，意归脾，志藏肾，五脏各安其位而寝。"指出五脏气血关系正常，气机畅达，情志调和方能入寐而安睡。张锡纯在《医学衷中参西录》中亦提出不寐的发病与五脏功能失调关系密切。临床实践发现，顽固性失眠病机多错综复杂，不可简单将其归因于某一脏腑。肝为五脏之贼，与人体一身的气机出入、气血运行及情志调节等关系密切，最易导致气血阴阳逆乱而发为本病,并常迁移他脏,所以欲治失眠,必须学会治"肝"。肝为藏魂之脏,肝血不足,血不舍魂,阳不入阴,则可致夜晚魂不归肝而不寐。《素问·五脏生成》云"人卧血归于肝",此皆表明肝血充盈调和是人体正常寤寐的基础之一。肝者,罢极之本,肝体阴而用阳,肝之阴血不足,则难以制阳,阳浮于外,虚热自生,故肝血不足之患者多出现虚烦不眠等相关证候。盛国光教授常用酸枣仁汤、一贯煎等方滋阴疏肝,养血安神。若患者因思虑太过,劳心伤脾,损耗阴血,血不养肝,肝血亦亏,导致肝脏疏泄功能失调,气机不畅,致津液代谢失常,日久可酿生痰热,上蒙清窍,扰乱心神。临床亦常见肝血亏虚兼夹痰热扰心型失眠。针对此类患者,盛国光教授在前方基础上,常用小柴胡汤合温胆汤加减治疗,标本兼顾。伤寒大家郝万山教授也曾提出少阳阳气郁遏,痰浊内生,心胆不宁是诱发失眠的重要病机之一,少阳病常出现经腑同病,治疗时宜采用和少阳,益心胆,化痰浊,宁神志的方法。

二、养血柔肝,清心安神是基本治法

盛国光教授认为在辨治顽固性失眠时,当以肝血不足、虚热内扰为辨治之眼,兼顾他脏,治疗上以养血柔肝,清心安神为治疗大法的同时,需兼顾患者体质,施以不同的辨治方法。口干、口苦,两胁胀痛,咽部时有哽噎感,情志抑郁,喜叹气者,为肝郁气滞证,常用柴胡疏肝散合逍遥散;体质肥胖,大便黏腻,苔白腻者,为肝郁痰阻证,常用半夏厚朴汤合二陈汤;若患者有眠浅易醒、早醒,形体瘦弱,郁郁寡欢,心烦,面黄无泽,双目干涩,排便无力或大便干结,舌体偏瘦、舌淡红,苔薄白,脉弦细等症,多为肝血亏虚,虚热内扰型失眠,治疗以养血柔肝,清心安神为主,辅以疏肝健脾、滋养肝肾之阴等法。常用酸枣仁汤、一贯煎合逍遥散加减化裁。盛国光教授常用酸枣仁 30 g,柴胡 10～15 g,知母、川芎、茯苓、生地黄、枸杞子、麦冬、当归、炒白芍、炒白术各 15 g,薄荷、甘草各 6 g,同时配伍二至丸(女贞子、墨旱莲各 15 g)滋肝肾之阴。酸枣仁汤在典籍中记载可用于治疗失眠,尤其擅长改善由肝血不足、阴虚内热而致的失眠、心悸、多梦等症,经现代临床发现其对失眠、焦虑、抑郁等精神疾病均有显著疗效。若患者以眠浅多梦、睡眠不宁,心烦不安,胸闷脘痞,痰多,头晕目眩,口苦,舌红,苔黄腻,脉滑数等症多见,多为胆郁痰热内扰证,初期可采用小柴胡汤合温胆汤化裁。如果痰热较盛,去大枣加黄连,则为黄连温胆汤,加强清热化痰之功,痰热一去,邪去则正安,后期则以扶正为主,注重调养肝脾,柔肝养血,健脾安神,令邪气不可再入。若患者兼有眩晕耳鸣,失眠健忘,急躁易怒症状,多因肝血不足,肝阳偏亢,上扰清阳所致,盛国光教授常用柴胡加龙骨牡蛎汤,加用生龙骨 30 g、生牡蛎 30 g、煅珍珠母 30 g 等潜镇安神之品。患者罹患顽固性失眠,长期睡眠不佳,病久易耗伤精气,可配伍枸杞子 15 g、菟丝子 15 g、女贞子 15 g、墨旱莲 15 g 等滋补肝肾之品,补先天之本以助后天气血生化。

引证本文:叶雯,徐建良,盛国光.盛国光教授从肝论治顽固性失眠临证经验[J].中西医结合肝病杂志,2024,34(3):267-269.

荆楚中医药继承与创新出版工程·
荆楚医学流派名家系列（第三辑）

盛国光

临床与实验研究

海珠益肝胶囊对免疫性肝损伤及其
免疫作用的实验研究

本实验研究采用卡介苗（BCG）＋脂多糖（LPS）所致免疫性肝损伤模型小鼠，氢化可的松（或环磷酰胺）所致免疫低下模型小鼠，观察中药海珠益肝胶囊对免疫性肝损伤小鼠及对其免疫作用的影响，结果如下。

一、实验材料

1. 实验动物　昆明小鼠，雌雄均用，由同济医科大学（现华中科技大学同济医学院）实验动物部提供，合格证号：医动字第 19-052。BALB/C 近交纯系雄性小鼠，18～22 g，购自湖北医学院（现武汉大学医学部）实验动物中心。

2. 主要试验药品及试剂

（1）受试药品：海珠益肝胶囊浸膏液（以下简称海珠益肝）。每毫升海珠益肝含复方生药量分别为 0.375 g、0.75 g、1.5 g（即 37.5％、75％、150％），由湖北中医学院（现湖北中医药大学）脏象肝病研究所提供。

（2）阳性对照药：地塞米松片（抑制免疫作用对照药），由广东省制药工业公司（现广东省制药工业有限公司）华南制药厂生产；左旋咪唑片（增强免疫作用对照药），由广东江门制药厂（现广东邦尼制药厂有限公司）生产。

（3）其他药品及试剂：氢化可的松注射液（以下简称氢可），由天津市氨基酸公司（现天津金耀氨基酸有限公司）人民制药厂生产；注射用环磷酰胺（CY），由上海华联制药有限公司（现上海医药（集团）有限公司新华联制药厂）生产；冻干卡介苗制剂（BCG），由兰州生物制品研究所（现兰州生物制品研究所有限责任公司）生产；植物血凝素（PHA），由广州医药工业研究所（现广州医药研究总院有限公司）生产；Con A、LPS、MTT 均购自美国 Sigma（Sigma-Aldrich）公司。

二、实验方法和结果

（一）海珠益肝对 BCG＋LPS 所致免疫性肝损伤小鼠的影响

1. 方法　取雄性昆明小鼠 72 只，体重 24～26 g，随机分成 6 组，每组 12

只。第 1 组为正常对照组。第 2～6 组分别为免疫性肝损伤模型组，海珠益肝 7.5 g／kg、15 g／kg、30 g／kg 组和地塞米松 6 mg／kg 组，第 2～6 组小鼠于实验第 1 天尾静脉注射 BCG 200 mg／kg，第 12 天尾静脉注射 LPS 0.4 mg／kg。第 1～2 组小鼠在实验第 1 天开始灌服生理盐水（N.S）20 ml／kg，第 3～5 组小鼠分别灌服 37.5％、75％和 150％海珠益肝 20 ml／kg，第 6 组灌服 0.03％地塞米松 20 ml／kg，每天 1 次，连续 12 天。于实验第 12 天尾静脉注射 LPS 后 8 h（末次给药后 1 h）取血，离心，用全自动生化分析仪测定血清中 ALT、AST 活力单位，同时处死小鼠，称体重以及肝脏和脾脏重量，计算其肝、脾脏器系数（g／10 g 体重），并取肝组织进行病理组织学检查。

病理组织学损伤程度分级：“一”为未见明显病理损伤；“＋”为部分肝细胞浊肿伴有散在的点状坏死，汇管区少许炎症细胞浸润；“＋＋”为肝细胞浊肿伴有点状坏死及小灶性坏死，可见散在的肉芽肿形成，汇管区有大量炎症细胞浸润；“＋＋＋”为肝细胞浊肿并有大片状坏死灶，肉芽肿形成，汇管区及其周围有大量炎症细胞浸润。

2. 结果

（1）BCG＋LPS 所致免疫性肝损伤模型小鼠血清中 ALT、AST 活力单位较正常对照组明显升高，肝、脾脏器系数增大，肝组织有明显的病理性损伤，表明 BCG＋LPS 能建立小鼠免疫性肝损伤模型。

（2）用 BCG＋LPS 造模，灌服海珠益肝 7.5 g／kg、15 g／kg、30 g／kg 和地塞米松 6 mg／kg 后，小鼠血清中 ALT、AST 活力单位均较免疫性肝损伤模型组低，脏器系数减小，病理性肝损伤程度减轻，提示药物对免疫性肝损伤小鼠有保肝降酶作用。具体见表 1、表 2、表 3。

表 1　海珠益肝对 BCG＋LPS 所致免疫性肝损伤小鼠血清 ALT、AST 含量的影响（$n=12$）

组别	剂量	ALT／(IU／L)	AST／(IU／L)
正常对照组（N.S）	20 ml／kg	37±4 [**]	143±19 [**]
模型组（N.S）	20 ml／kg	633±177	760±177
海珠益肝组	7.5 g／kg	155±45 [**]	328±76 [**]
海珠益肝组	15 g／kg	127±36 [**]	226±66 [**]
海珠益肝组	30 g／kg	116±30 [**]	255±63 [**]
地塞米松组	6 mg／kg	129±26 [**]	220±21 [**]

各组与模型组比较，[**] $P<0.01$。

表 2　海珠益肝对 BCG＋LPS 所致免疫性肝损伤小鼠肝、脾脏器系数的影响（$n＝12$）

组别	剂量	肝/（g/10 g 体重）	脾/（g/10 g 体重）
正常对照组（N.S）	20 ml/kg	0.42±0.04**	0.0392±0.0090**
模型组（N.S）	20 ml/kg	0.89±0.09	0.1700±0.0338
海珠益肝组	7.5 g/kg	0.63±0.05**	0.0523±0.0072**
海珠益肝组	15 g/kg	0.62±0.05**	0.0482±0.0074**
海珠益肝组	30 g/kg	0.57±0.04**	0.0461±0.0109**
地塞米松组	6 mg/kg	0.51±0.03**	0.0226±0.0036**

各组与模型组比较，** $P＜0.01$。

表 3　海珠益肝对 BCG＋LPS 所致免疫性肝损伤小鼠肝组织病理改变的影响

组别	剂量	动物数/只	肝损伤程度 −	＋	＋＋	＋＋＋	P
正常对照组（N.S）	20 ml/kg	12	12	0	0	0	＜0.01
模型组（N.S）	20 ml/kg	12	0	0	3	9	—
海珠益肝组	7.5 g/kg	12	0	5	7	0	＜0.01
海珠益肝组	15 g/kg	12	0	6	6	0	＜0.01
海珠益肝组	30 g/kg	12	0	8	4	0	＜0.01
地塞米松组	6 mg/kg	12	0	7	5	0	＜0.01

（二）海珠益肝对免疫性肝损伤小鼠免疫功能的影响

1. 腹腔巨噬细胞吞噬功能试验

（1）方法。

腹腔巨噬细胞吞噬鸡红细胞（CRBC）试验。取雄性昆明小鼠 60 只，体重 20～24 g。动物分组，BCG＋LPS 所致免疫性肝损伤造模方法，药物给药方法、剂量、途径和天数同上。于实验第 12 天尾静脉注射 LPS 后 3 h，于每只小鼠腹腔注射 10％CRBC 0.5 ml，3 h 后再腹腔注射 N.S 2 ml，轻揉腹部，处死小鼠，剖吸腹腔液，离心，涂片，染色，计算腹腔巨噬细胞吞噬 CRBC 百分率和吞噬指数。

（2）结果。

①免疫性肝损伤模型组小鼠腹腔巨噬细胞吞噬 CRBC 百分率和吞噬指数较正常对照组明显增加（$P＜0.01$），提示 BCG＋LPS 所致免疫性肝损伤小鼠的

非特异性免疫吞噬功能亢进。

②用 BCG＋LPS 造模后，海珠益肝 7.5 g/kg、15 g/kg、30 g/kg 组和地塞米松 6 mg/kg 组小鼠腹腔巨噬细胞吞噬 CRBC 百分率和吞噬指数较模型组低，表明药物能减轻免疫性肝损伤小鼠的非特异性免疫吞噬功能亢进状态。结果见表 4。

表 4　海珠益肝对 BCG＋LPS 所致免疫性肝损伤小鼠吞噬功能的影响（$n＝10$）

组别	剂量	吞噬率/（%）	吞噬指数
正常对照组（N.S）	20 ml/kg	12.3±3.59**	0.198±0.053**
模型组（N.S）	20 ml/kg	21.0±5.48	0.301±0.060
海珠益肝组	7.5 g/kg	14.9±2.38**	0.247±0.053**
海珠益肝组	15 g/kg	13.9±2.18**	0.230±0.054**
海珠益肝组	30 g/kg	13.1±3.18**	0.207±0.041**
地塞米松组	6 mg/kg	14.4±2.91**	0.199±0.050**

各组与模型组比较，**$P＜0.01$。

2. 抗绵羊红细胞抗体-血清溶血素试验

（1）方法。

取雄性昆明小鼠 60 只，体重 22～26 g，动物分组，BCG＋LPS 所致免疫性肝损伤造模方法，药物给药剂量、方法、途径和天数同上。于实验第 7 天，每只小鼠腹腔注射 3∶5 绵羊红细胞（SRBC）0.2 ml 进行免疫，实验第 12 天，尾静脉注射 LPS 后 8 h（末次给药后 1 h）取血，分离血清，按血清溶血素测定法，测定小鼠血清的半数溶血值（HC50）。

（2）结果。

①免疫性肝损伤模型小鼠比正常对照组小鼠血清 HC50 高，提示 BCG＋LPS 所致免疫性肝损伤小鼠血清中特异性体液免疫即抗 SRBC 抗体水平明显升高。

②用 BCG＋LPS 造模后，海珠益肝 7.5 g/kg、15 g/kg、30 g/kg 组和地塞米松 6 mg/kg 组小鼠与模型组比较，血清中 HC50 降低，表明药物对免疫性肝损伤小鼠特异性体液免疫功能亢进有一定抑制作用。结果见表 5。

表 5　海珠益肝对 BCG＋LPS 所致免疫性肝损伤小鼠血清溶血素的影响

组别	剂量	动物数/只	HC50	P
正常对照组（N.S）	20 ml/kg	10	166±17	＜0.01
模型组（N.S）	20 ml/kg	10	502±66	—

组别	剂量	动物数/只	HC50	P
海珠益肝组	7.5 g/kg	10	264±19	<0.01
海珠益肝组	15 g/kg	10	206±35	<0.01
海珠益肝组	30 g/kg	10	199±32	<0.01
地塞米松组	6 mg/kg	10	107±5	<0.01

3. Con A 诱导脾淋巴细胞增殖试验

（1）方法。

取雄性 BALB/C 近交纯系小鼠 60 只,体重 18～22 g,动物分组,BCG＋LPS 所致免疫性肝损伤造模方法,药物给药剂量、方法、途径和天数同上。于实验第 12 天,尾静脉注射 LPS 后 8 h(末次给药后 1 h)处死小鼠,无菌取脾,置入 2 ml Hank's 液中,轻轻挤压数次,制成细胞悬液,经 200 目筛网过滤,用 Hank's 液洗 3 次,然后用培养液调整细胞悬液浓度为 2×10^6/ml。将细胞悬液分为两组,每组平行 3 孔,加入 96 孔培养板中,每孔 0.1 ml。一组加入 Con A,另一组不加 Con A(作对照),置入 5％CO_2 培养箱培养 72 h,在培养结束前 4 h,每孔轻轻吸去上清液,加入不含小牛血清的 DMEM 液,同时每孔加入 MTT 50 μl 继续培养 4 h,培养结束后,每孔加入 0.1 ml 酸性异丙醇,吹打混匀,用酶联免疫检测仪,以波长 570 nm 测定 OD 值。

（2）结果。

①免疫性肝损伤模型组小鼠对 Con A 诱导脾淋巴细胞增殖反应 OD 值较正常对照组高,表明免疫性肝损伤时小鼠 T 淋巴细胞功能增强。

②用 BCG＋LPS 造模后,海珠益肝 7.5 g/kg、15 g/kg、30 g/kg 组和地塞米松 6 mg/kg 组小鼠对 Con A 诱导脾淋巴细胞增殖反应 OD 值较模型组低,提示药物对免疫性肝损伤小鼠的细胞免疫功能亢进有抑制作用。结果见表 6。

表 6　海珠益肝对 BCG＋LPS 所致免疫性肝损伤小鼠经 Ccn A 诱导脾淋巴细胞增殖试验的影响

组别	剂量	动物数/只	增殖反应 OD 值($\overline{x}\pm s$)	P
正常对照组(N.S)	20 ml/kg	10	0.0495±0.00€3	<0.01
模型组(N.S)	20 ml/kg	10	0.0622±0.0120	—
海珠益肝组	7.5 g/kg	10	0.0505±0.0079	<0.01

组别	剂量	动物数/只	增殖反应 OD 值($\bar{x} \pm s$)	P
海珠益肝组	15 g/kg	10	0.0468±0.0082	<0.01
海珠益肝组	30 g/kg	10	0.0421±0.0085	<0.01
地塞米松组	6 mg/kg	10	0.0489±0.0054	<0.01

（三）海珠益肝对氢化可的松（或环磷酰胺）所致免疫低下小鼠的免疫作用的影响

1. 单核巨噬细胞功能

（1）碳粒廓清试验。

方法：取雌性昆明小鼠 60 只，体重 18～20 g。随机分成 6 组，每组 10 只。第 1 组为正常对照组，每天皮下注射 N.S 10 ml/kg。第 2～6 组分别为氢可致免疫低下模型组，海珠益肝 7.5 g/kg、15 g/kg、30 g/kg 组和左旋咪唑 25 mg/kg 组，每天皮下注射氢可 25 mg/kg 1 次，连续 12 天。从实验第 5 天开始，第 1～2 组灌胃给予 N.S 20 ml/kg，第 3～5 组灌服海珠益肝，第 6 组灌服左旋咪唑，共 8 天。于实验第 12 天，末次给药后 1 h 向各组小鼠静脉注射印度墨汁 0.1 ml/10 g 体重，随后 1 min 及 5 min 分别在小鼠眼眶静脉丛取血 20 μl，溶于 0.1% 碳酸钠溶液中，用 722 型分光光度计于波长 600 nm 处测定 OD 值，并称小鼠体重及肝脾重量，计算廓清指数（K）和校正廓清指数（α）。

结果：①氢可致免疫低下模型组小鼠 K 值和 α 值均较正常对照组低，表明氢可能致免疫低下小鼠非特异性免疫功能的吞噬作用降低。②用氢可造模后，海珠益肝 7.5 g/kg、15 g/kg、30 g/kg 组和左旋咪唑 25 mg/kg 组小鼠的 K 值和 α 值均较模型组高，提示药物能提高氢可所致免疫低下小鼠的吞噬功能。结果见表 7。

表 7 海珠益肝对氢可所致免疫低下小鼠碳粒廓清试验的影响

组别	剂量	动物数/只	K 值($\bar{x} \pm s$)	α 值($\bar{x} \pm s$)
正常对照组（N.S）	20 ml/kg	10	0.1278±0.0115**	9.45±0.74**
模型组（N.S）	20 ml/kg	10	0.0689±0.0106	7.40±0.73
海珠益肝组	7.5 g/kg	10	0.0910±0.0049**	8.43±0.42**

组别	剂量	动物数/只	K 值($\bar{x}\pm s$)	α 值($\bar{x}\pm s$)
海珠益肝组	15 g/kg	10	0.0899±0.0068**	8.41±0.31**
海珠益肝组	30 g/kg	10	0.0904±0.0074**	8.74±0.53**
左旋咪唑组	25 mg/kg	10	0.0865±0.0111**	8.63±0.35**

各组与模型组比较，** $P<0.01$。

（2）腹腔巨噬细胞吞噬鸡红细胞（CRBC）试验。

取雄性昆明小鼠 60 只,体重 20~24 g。动物分组,氢可致免疫低下造模方法,药物给药剂量、方法、途径和天数同上。于实验第 12 天,末次给药后 1 h,每只小鼠腹腔注射 10%CRBC 0.5 ml 3 h 后,再腹腔注射 N.S 2 ml,轻揉腹部,处死小鼠,剖吸腹腔液,离心,涂片,染色,计算腹腔巨噬细胞吞噬 CRBC 百分率和吞噬指数。

结果:①免疫低下模型组小鼠腹腔巨噬细胞吞噬 CRBC 百分率和吞噬指数较正常对照组低,表明氢可致免疫低下小鼠的非特异性免疫吞噬功能降低。②用氢可造模后,海珠益肝 7.5 g/kg、15 g/kg、30 g/kg 组和左旋咪唑 25 mg/kg 组小鼠腹腔巨噬细胞吞噬 CRBC 百分率和吞噬指数较模型组高,提示药物能提高氢可所致免疫低下小鼠的吞噬功能。结果见表 8。

表 8　海珠益肝对氢可所致免疫低下小鼠腹腔巨噬细胞吞噬试验的影响

组别	剂量	动物数/只	吞噬率/(%)($\bar{x}\pm s$)	吞噬指数($\bar{x}\pm s$)
正常对照组(N.S)	20 ml/kg	10	13.5±2.72**	0.214±0.048**
模型组(N.S)	20 ml/kg	10	6.5±1.35	0.103±0.020
海珠益肝组	7.5 g/kg	10	9.9±2.18**	0.145±0.036**
海珠益肝组	15 g/kg	10	14.4±2.32**	0.243±0.063**
海珠益肝组	30 g/kg	10	14.9±2.60**	0.259±0.046**
左旋咪唑组	25 mg/kg	10	10.0±1.49**	0.153±0.032**

各组与模型组比较，** $P<0.01$。

2. 抗 SRBC 抗体-血清溶血素试验

（1）方法:取昆明小鼠 60 只,雌雄各半,体重 18~22 g,随机分成 6 组,每组 10 只,第 1 组为正常对照组,每天皮下注射 N.S 10 ml/kg。第 2~6 组分别为免疫低下模型组,海珠益肝 7.5 g/kg、15 g/kg、30 g/kg 组和左旋咪唑 25

mg/kg 组,皮下注射 CY 20 mg/kg,每天 1 次,连续 12 天,于实验第 5 天,第 1～2 组灌服 N.S 20 ml/kg,第 3～6 组分别灌服海珠益肝 7.5 g/kg、15 g/kg、30 g/kg 和左旋咪唑 25 mg/kg,每天 1 次,共 8 天,在实验第 7 天(即灌胃给药第 3 天)各组每只小鼠均用 3∶5 SRBC 0.2 ml 进行免疫,于实验第 12 天,末次给药后 1 h,取血,分离血清,测定血清中 HC50。

(2) 结果:①CY 所致免疫低下模型组小鼠血清中 HC50 低于正常对照组,表明 CY 所致免疫低下小鼠对 SRBC 诱导的血清中循环抗体——溶血素水平有抑制作用,抑制了其特异性体液免疫功能。②用 CY 造模后,海珠益肝 7.5 g/kg、15 g/kg、30 g/kg 组和左旋咪唑 25 mg/kg 组小鼠血清中 HC50 高于模型组,提示药物能提高免疫低下小鼠特异性体液免疫功能,增高血清中循环抗体水平。结果见表 9。

表 9 海珠益肝对免疫低下小鼠血清溶血素试验的影响

组别	剂量	动物数/只	HC50($\bar{x} \pm s$)	P
正常对照组(N.S)	20 ml/kg	10	150±19	<0.01
模型组(N.S)	20 ml/kg	10	68±9	—
海珠益肝组	7.5 g/kg	10	98±24	<0.01
海珠益肝组	15 g/kg	10	106±15	<0.01
海珠益肝组	30 g/kg	10	141±31	<0.01
左旋咪唑组	25 mg/kg	10	98±12	<0.01

3. 海珠益肝对免疫低下小鼠 T 淋巴细胞功能的影响

(1) 对 Con A 诱导脾淋巴细胞增殖试验的影响。

方法:取 BALB/C 近系纯交雄性小鼠 60 只,体重 18～22 g。动物分组,氢可致免疫低下造模方法,药物给药剂量、方法、途径和天数同上。于实验第 12 天,末次给药后 1 h,处死小鼠,无菌取脾,测定小鼠脾淋巴细胞增殖反应 OD 值。

结果:①免疫低下模型组小鼠对 Con A 诱导脾淋巴细胞增殖反应 OD 值低于正常对照组,表明氢可所致免疫低下小鼠细胞免疫功能下降。②用氢可造模后,海珠益肝 7.5 g/kg、15 g/kg、30 g/kg 组和左旋咪唑 25 mg/kg 组小鼠对 Con A 诱导脾淋巴细胞增殖反应 OD 值较模型组显著增大,提示药物能使免疫低下小鼠免疫功能明显增强(P<0.01)。结果见表 10。

表 10　海珠益肝对免疫低下小鼠经 Con A 诱导脾淋巴细胞增殖试验的影响

组别	剂量	动物数/只	增殖反应 OD 值($\overline{x}\pm s$)	P
正常对照组(N.S)	20 ml/kg	10	0.0538±0.0126	<0.01
模型组(N.S)	20 ml/kg	10	0.0358±0.0076	—
海珠益肝组	7.5 g/kg	10	0.0502±0.0115	<0.01
海珠益肝组	15 g/kg	10	0.0619±0.0237	<0.01
海珠益肝组	30 g/kg	10	0.0753±0.0256	
左旋咪唑组	25 mg/kg	10	0.0869±0.0219	<0.01

（2）对 PHA 刺激外周血 T 淋巴细胞转化试验的影响。

方法：小鼠体内诱导法。取雌性昆明小鼠 60 只，体重 18～22 g。动物分组，氢可致免疫低下造模方法、药物给药剂量、方法、途径和天数同上。在实验第 6 天（即灌胃给药次日起）每组小鼠肌内注射 PHA 10 mg/kg，连续 3 天。于实验第 12 天，末次给药后 1 h，采血，涂片，染色，计算 100 个淋巴细胞中淋巴母细胞及过渡态细胞百分率。

结果：①免疫低下模型组小鼠外周血淋巴母细胞和过渡态细胞百分率均较正常对照组低，表明氢可所致免疫低下小鼠对 T 淋巴细胞的应答能力降低。②用氢可造模，海珠益肝 7.5 g/kg、15 g/kg、30 g/kg 组和左旋咪唑 25 mg/kg 组小鼠外周血淋巴母细胞百分率较模型组高，表明药物能提高免疫低下小鼠细胞免疫功能。结果见表 11。

表 11　海珠益肝对免疫低下小鼠对 PHA 刺激外周血 T 淋巴细胞转化试验的影响

组别	剂量	动物数/只	淋巴母细胞/(%)($\overline{x}\pm s$)	过渡态细胞/(%)($\overline{x}\pm s$)
正常对照组(N.S)	20 ml/kg	10	22.6±6.24**	38.65±17**
模型组(N.S)	20 ml/kg	10	15.6±4.53	28.6±4.53
海珠益肝组	7.5 g/kg	10	16.9±2.23	33.1±6.61
海珠益肝组	15 g/kg	10	22.8±4.52**	33.0±3.92**
海珠益肝组	30 g /kg	10	23.0±4.47**	33.8±4.39**
左旋咪唑组	25 mg/kg	10	20.4±5.58**	33.9±4.70*

各组与模型组比较，* $P<0.05$，** $P<0.01$。

三、讨论与小结

乙型肝炎患者常病程迁延，与自身免疫功能密切相关，有学者认为肝组织的炎性病变并非仅为病毒侵袭所致，而是由于病毒的侵袭感染改变了肝细胞表面的抗原性，先后通过 T、B 淋巴细胞介导的细胞和体液免疫参与形成自身免疫性疾病，造成了肝组织的广泛性损害，其病理过程与变态反应相似。由此可见阻止自身免疫应答，是治疗乙型肝炎的一个重要环节。

本文用 BCG＋LPS 建立小鼠免疫性肝损伤模型。实验资料显示，本模型的小鼠免疫应答处于亢进状态，表现如下。①巨噬细胞吞噬功能增强；②血液循环抗体——抗 SRBC 抗体水平增高；③脾 T 淋巴细胞增殖反应增强，并同时导致小鼠明显的免疫性肝损伤，血清 ALT、AST 活力单位显著升高，肝脾大，重量成倍增加，肝组织结构重度损伤。

本实验对免疫性肝损伤小鼠用海珠益肝后，结果：①增高的巨噬细胞吞噬功能降低；②增高的血清抗 SRBC 抗体水平下降；③增强的脾 T 淋巴细胞增殖反应下降；④与此同时小鼠的免疫性肝损伤明显减轻，血清 ALT、AST 活力单位显著下降。肿大的肝脾及其脏器系数减小、肝组织结构损害明显减轻，显示保肝降酶作用。药物的剂量与上述药效基本呈平行关系。海珠益肝 15～30 g/kg 的免疫抑制作用以及保肝降酶作用与免疫抑制剂地塞米松 6 mg/kg 的效果基本相当。

免疫抑制剂（如糖皮质激素）的大剂量长期应用，可导致免疫低下，防御功能降低，诱发和加重感染。本文实验资料显示，长期用氢可或 CY 给药造成小鼠免疫功能低下，可见小鼠巨噬细胞的吞噬功能、循环抗体的形成和脾 T 淋巴细胞增殖反应，外周血 T 淋巴细胞转化能力均显著降低。对上述免疫低下小鼠应用海珠益肝后，可使低下的免疫功能趋向正常。其免疫促进作用的效果与左旋咪唑相似。

综上所述，当免疫性肝损伤，免疫应答处于亢进状态时，海珠益肝有类似地塞米松的免疫抑制作用，并能同时抑制肝组织免疫性病理损害，显示其保肝降酶作用。当机体处于免疫低下状态时，海珠益肝具有类似左旋咪唑的免疫促进作用，使免疫功能趋向正常，有利于维护机体防御功能，消除感染因子，达到"扶正祛邪"之功效。本制剂对免疫应答的主要环节，包括巨噬细胞功能、B 淋巴细胞和 T 淋巴细胞介导的体液和细胞免疫具有双向免疫调节作用,对治疗免疫功能失调的乙型肝炎患者具有重要作用。

引证本文:盛国光,谭大琦,李秋华,等.海珠益肝胶囊对免疫性肝损伤及其免疫作用的实验研究[C]//中国中西医结合学会肝病专业委员会.第十二次全国中西医结合肝病学术会议论文汇编.杭州:第十二次全国中西医结合肝病学术会议,2003:55-61.

海珠益肝胶囊对小鼠免疫性肝损伤肝细胞凋亡的影响

前期临床和实验研究表明,海珠益肝胶囊有良好的抗乙型肝炎病毒和抗急、慢性肝损伤的作用,且对免疫功能有调节作用。本研究采用卡介苗(BCG)加脂多糖(LPS)所致免疫性肝损伤模型,观察海珠益肝胶囊对免疫性肝损伤模型肝细胞凋亡及病理变化的影响。

一、材料与方法

1. 实验动物　昆明种雄性小鼠,体重 22～24 g,购自湖北医学院(现武汉大学医学部)实验动物中心。

2. 主要试验用药及试剂

(1)受试药物:3 种浓度的海珠益肝胶囊(由叶下珠、海藻、莪术等药物组成)浸膏液(以下简称海珠益肝),每毫升海珠益肝含复方生药量分别为 0.375 g、0.75 g、1.5 g(即 37.5%、75%、150%),由湖北中医学院附属医院(现湖北省中医院)药剂科制备。

(2)阳性对照药物:地塞米松片,由广东省制药工业公司(现广东省制药工业有限公司)华南制药厂生产(批号:2001018)。

(3)试剂:BCG,由北京生物制品研究所(现北京生物制品研究所有限责任公司)生产(批号:990318);LPS,为美国 Sigma 公司产品;细胞凋亡检测试剂盒(in situ cell death detection kit,POD)。

3. 分组及给药方法　取小鼠 72 只,随机分成 6 组,每组 12 只。第 1 组为正常对照组，第 2～6 组分别为免疫性肝损伤模型组，海珠益肝大、中、小剂量组，地塞米松组。第 2～6 组小鼠于实验第 1 天尾静脉注射 BCG 200 mg/kg（每只小鼠约 $5×10^7$ 个活苗），第 12 天尾静脉注射 LPS 0.4 mg/kg（每只小鼠约 10 μg）。第 1、2 组小鼠在实验第 1 天开始灌服生理盐水 20 ml/kg，第 3～5 组分别灌服 150%、75%、37.5% 海珠益肝 20 ml/kg，第 6 组灌服地塞米松 20 ml/kg（即 6 mg/kg），每天 1 次，连续 12 天，于实验第 12 天尾静脉注射 LPS 后 10 h（末次给药后 1 h）眼眶采血、取肝，收集血清及肝脏标本，同时处死小鼠。

4. 检测项目及方法

（1）血清 ALT、AST 的测定：采用全自动生化分析仪测定血清 ALT、AST 活力单位。

（2）肝组织病理组织学检查：肝脏标本切片后用 HE 染色，镜下观察病理改变。病理组织学损伤程度分级：“－”为未见明显病理损伤；“＋”为部分肝细胞浊肿伴有散在的点状坏死，汇管区少许炎症细胞浸润；“＋＋”为肝细胞浊肿伴有点状坏死及小灶症坏死，可见散在的肉芽肿形成，汇管内有大量炎症细胞浸润；“＋＋＋”为肝细胞浊肿并有大片坏死病灶，肉芽肿形成，汇管区及其周围有大量炎症细胞浸润。

（3）肝细胞凋亡检测方法：石蜡切片常规脱蜡、水化，再用细胞凋亡检测试剂盒检测，按说明书步骤进行，最后常规 DAB（二氨基联苯胺）显色，苏木素复染，中性树胶封固。

肝细胞凋亡程度判定：无细胞核棕褐色染色为阴性，细胞核呈棕褐色染色为阳性。阳性程度分 3 级：低倍镜视野阳性细胞＜1/3 为“＋”，1/2～2/3 为“＋＋”，＞2/3 为“＋＋＋”。

5. 统计学方法　计量资料用 t 检验，肝细胞凋亡用 Ridit 分析。

二、结果

（1）海珠益肝对 BCG 加 LPS 所致免疫性肝损伤小鼠肝功能的影响，见表 1。

BCG 加 LPS 所致免疫性肝损伤模型小鼠血清中 ALT、AST 活力单位较正常对照组明显升高。分别灌服 30 g/kg、15 g/kg、7.5 g/kg 海珠益肝和地塞米松 6 mg/kg 后,小鼠血清中 ALT、AST 活力单位均较免疫性肝损伤模型组低,病理性肝损伤程度减轻,提示海珠益肝对免疫性肝损伤小鼠有保肝降酶作用。

表 1　海珠益肝对免疫性肝损伤小鼠血清 ALT 及 AST 含量的影响($U/L, \bar{x} \pm s$)

组别	n	ALT	AST
正常对照组	12	$30 \pm 1^*$	$98 \pm 7^*$
模型组	12	406 ± 97	580 ± 127
海珠益肝大剂量组	12	$101 \pm 15^*$	$230 \pm 38^*$
海珠益肝中剂量组	12	$110 \pm 19^*$	$206 \pm 46^*$
海珠益肝小剂量组	12	$135 \pm 18^*$	$308 \pm 53^*$
地塞米松组	12	$114 \pm 10^*$	$205 \pm 9^*$

与模型组比较,$^* P < 0.01$。

(2)海珠益肝对 BCG 加 LPS 所致免疫性肝损伤小鼠肝组织病理改变的影响,见表 2。

海珠益肝可明显减轻肝组织病理损伤,可使肝细胞浊肿程度减轻,汇管区及其周围的炎症细胞浸润减少。与模型组比较差异有显著性($P < 0.01$)。

表 2　海珠益肝对免疫性肝损伤小鼠肝组织病理改变的影响

组别	n	肝损伤程度				P
		$-$	$+$	$++$	$+++$	
正常对照组	12	12	0	0	0	< 0.01
模型组	12	0	0	3	9	—
海珠益肝大剂量组	12	0	8	4	0	< 0.01
海珠益肝中剂量组	12	0	6	6	0	< 0.01
海珠益肝小剂量组	12	0	5	7	0	< 0.01
地塞米松组	12	0	6	6	0	< 0.01

(3)海珠益肝对 BCG 加 LSP 所致免疫性肝损伤小鼠肝细胞凋亡的影响,见表 3。

经 Ridit 分析,海珠益肝大、中、小剂量组,地塞米松组与模型组比较有显著性差异（$P<0.01$）。海珠益肝组免疫性肝损伤小鼠肝细胞凋亡减少，并且有剂量依赖关系。

表3　海珠益肝对免疫性肝损伤小鼠肝细胞凋亡的影响

组别	n	凋亡程度			
		－	＋	＋＋	＋＋＋
正常对照组	12	12	0	0	0
模型组	12	0	0	8	4
海珠益肝大剂量组	12	0	9	2	1
海珠益肝中剂量组	12	0	5	5	2
海珠益肝小剂量组	12	0	3	6	3
地塞米松组	12	0	5	5	2

三、讨论

　　海珠益肝针对慢性乙型肝炎毒侵、痰阻、血瘀的病因病机，以解毒、化痰、消瘀为治法，选用叶下珠、海藻、莪术等药组合成方，临床上治疗慢性乙型肝炎有明显的效果。前期的实验研究和临床验证表明，海珠益肝有良好的抗乙型肝炎病毒和抗急、慢性肝损伤的作用，且对免疫功能有调节作用。机体的免疫功能以及乙型肝炎病毒感染和复制引起免疫状态的变化在慢性乙型肝炎发病机制中有十分重要的作用。近年来，肝细胞凋亡在肝炎发病机制中的作用为许多学者所关注。在乙型肝炎肝细胞损伤机制中，发挥关键效应作用的是CTL。CTL介导肝细胞凋亡主要有两种途径：①Fas/FasL途径，即活化CTL表达的FasL释放穿孔素和颗粒酶B，引起肝细胞凋亡；②穿孔素/颗粒酶B途径，即活化的CTL释放穿孔素和颗粒酶B，引起肝细胞凋亡。而体内实验表明，只有当这两种途径完整地配合协调，才能观察到明显的肝损伤。正常肝组织中检测不出Fas抗原。病毒性肝炎时，感染了病毒的肝细胞膜上有大量的病毒抗原表达，并可诱导Fas抗原的表达。

　　我们采用BCG加LPS联合诱导免疫性肝损伤模型小鼠来探讨海珠益肝对肝细胞凋亡的影响。这种动物模型肝损伤的机制与化学性肝损伤如CCL_4

等导致的完全不同,其损伤机制为 BCG 首先激活致敏 T 淋巴细胞。当注射 LPS 后进一步激活处于致敏状态的巨噬细胞,使其释放大量细胞毒性因子,如一氧化氮(NO)、肿瘤坏死因子(TNF)、白细胞介素、自由基、白三烯等造成肝细胞损害。Ferlug 等认为该动物模型是研究肝炎发病与治疗较理想的模型之一。

海珠益肝可使免疫性肝损伤小鼠血清 ALT、AST 活力显著下降,可明显减轻肝细胞的病理损伤,且有明显的药物量效关系,其中中剂量组保肝降酶作用与免疫制剂地塞米松组的作用相当。肝组织学检查和凋亡细胞 TUNEL 试验结果显示,模型组和各治疗组小鼠均出现胞内及胞外凋亡小体等典型细胞凋亡变化,TUNEL 凋亡表现阳性,而正常对照组小鼠肝组织未出现以上变化。其中海珠益肝大剂量组具有明显减少肝细胞凋亡的作用,中剂量组减少肝细胞的作用与地塞米松组的作用相当。我们推测海珠益肝对肝细胞凋亡的影响,可能与其调节免疫反应和减轻肝组织的炎症反应有关,而海珠益肝对肝细胞凋亡的影响则可能是药物疗效的作用机制之一。

引证本文:盛国光,王东华,李卫星,等.海珠益肝胶囊对小鼠免疫性肝损伤肝细胞凋亡的影响[J].中国中西医结合杂志,2002,22(S1):144-146.

海珠益肝胶囊治疗慢性乙型肝炎近期疗效观察

1997 年 3 月至 2000 年 3 月,我们应用海珠益肝胶囊治疗慢性乙型肝炎 73 例,并与应用干扰素治疗的 37 例进行对照,结果如下。

一、临床资料

1. 诊断标准　诊断标准参照 1995 年 5 月北京第 5 次全国传染病与寄生虫病学术会议修订的病毒性肝炎防治方案,乙型肝炎病毒复制指标阳性(HBeAg 或 HBcAg 或 HBV-DNA 中任何一项为阳性)、肝功能异常、病程 6 个月以上者。中医辨证均以湿热中阻为主,兼有痰阻或血瘀证,诊断标准主症:①胁胀脘闷;②口黏口苦;③肢体困重乏力;④身、目、尿发黄;⑤苔黄腻,舌体胖,舌边有齿痕。兼症:①胁痛有定处,身、目发黄;②面色晦暗;③舌暗,或有瘀斑；④舌体胖，舌边有齿痕；⑤苔腻；⑥脉滑。凡具备主症 3 项，或主症 2 项、兼症 2 项，或主症 1 项、兼症 3 项即属本证。

2. 一般资料　慢性乙型肝炎患者 110 例，采用随机数目表法随机分为两组，治疗组 73 例，男性 58 例，女性 15 例；年龄 18～60 岁，平均 30.1 岁；病程 6～204 个月，平均 52.3 个月。对照组 37 例，男性 31 例，女性 6 例；年龄 18～44 岁，平均 29.7 岁；病程 6～180 个月，平均 49.8 个月。两组患者肝功能损伤轻度者分别为 44 例（60.3%）、27 例（73.0%），中度者分别为 29 例（39.7%）、10 例（27.0%）。治疗组中乏力 52 例（71.2%）、纳差 47 例（64.4%）、腹胀 32 例（43.8%）、胁痛 44 例（60.3%）、肝大 9 例（12.3%）、脾大 7 例（9.6%）；对照组中乏力 34 例（91.9%）、纳差 30 例（81.1%）、腹胀 14 例（37.8%）、胁痛 20 例（54.1%）、肝大 3 例（8.1%）、脾大 4 例（10.8%）。两组患者治疗前临床资料（性别、年龄、病程、病情程度、主要症状、体征）无显著性差异，具有可比性。

二、治疗方法

1. 治疗药物　治疗组均口服海珠益肝胶囊（由湖北中医学院附属医院（现湖北省中医院）药剂科提供，由叶下珠（*Phyllanthus urinaria*，产于湖北武穴）、海藻、白芥子等组成，每粒 0.5 g，含生药 5.7 g），4 粒/次，每日 3 次，疗程为 3 个月；对照组肌内注射干扰素 α1b 300 万 U（商品名为赛若金，由深圳科兴生物制品有限公司（现深圳科兴生物工程有限公司）提供），第 1 周每日 1 次，从第 2 周起隔日 1 次，疗程为 3 个月。

2. 观察项目　两组患者每月观察记录主要临床症状与体征，治疗前后分别采集血标本，－80 ℃冰箱保存备检。检测项目：①乙型肝炎病毒标志物（HBV-M）：采用酶联法，试剂盒购自上海实业科华生物技术有限公司（现上海科华生物工程股份有限公司）。②HBV-DNA 定性：采用斑点杂交法，试剂盒购自上海协恒生物工程有限公司。③肝功能：采用常规生化方法，试剂盒购自北京北化精细化学品有限责任公司。

3. 统计学方法　定性资料采用 χ^2 检验，定量资料采用 t 检验、Ridit 检验或 u 检验。

三、结果

1. 疗效判定标准　参照1992年中国中医药学会内科肝病专业委员会制定的《病毒性肝炎中医疗效判定标准(试行)》,分为临床基本治愈、显效、好转、无效。

2. 临床疗效比较　治疗组临床基本治愈28例(38.4%),显效16例(21.9%),好转27例(37.0%),无效2例(2.7%),总有效率97.3%;对照组临床基本治愈10例(27.0%),显效10例(27.0%),好转16例(43.2%),无效1例(2.7%),总有效率97.3%。两组总有效率比较差异无显著性($u=1.16,P>0.05$)。

3. 两组患者治疗后主要症状及体征改善比较　治疗组主要症状及体征复常率略优于对照组,但两组比较差异无显著性。见表1。

表1　两组患者治疗后主要症状及体征改善比较(%,(治疗后例数/治疗前例数))

组别	乏力	纳差	腹胀	胁痛	肝大	脾大
治疗组	76.9(40/52)	72.3(34/47)	75.0(24/32)	59.1(26/44)	55.6(5/9)	14.3(1/7)
对照组	73.5(25/34)	80.0(24/30)	71.4(10/14)	55.0(11/20)	33.3(1/3)	25.0(1/4)

4. 两组患者HBeAg和HBV-DNA阴转率比较　治疗组HBeAg、HBV-DNA的阴转率为50.0%(35/70)及59.7%(43/72),对照组依次为40.5%(15/37)及62.9%(22/35),两组比较差异无显著性。但治疗组有2例HBsAg转阴,而对照组HBsAg无1例转阴。

5. 两组患者治疗前后肝功能改善情况　治疗组ALT、AST、A/G、TBil的复常率依次为80.4(41/51),72.7%(24/33)、57.6%(34/59)、73.7%(42/57);对照组依次为75.9%(22/29),68.8%(11/16)、58.1%(18/31)与64.7%(11/17),两组比较差异无显著性。详见表2。

表2　两组患者治疗前后肝功能改善情况的比较($\bar{x}\pm s$)

组别		ALT/(U/L)	AST/(U/L)	A/G	TBil/(U/L)
治疗组	治疗前	169.41±175.34(51)	117.03±76.88(33)	1.48±0.36(59)	20.53±30.44(57)
	治疗后	33.75±21.32*(51)	44.90±32.43*(33)	1.56±0.36(59)	11.08±4.92*(57)

续表

组别		ALT/(U/L)	AST/(U/L)	A/G	TBil/(U/L)
对照组	治疗前	118.42±80.41 (29)	115.13±70.74 (16)	1.59±0.28 (31)	18.69±12.36 (17)
	治疗后	43.69± 69.48*(29)	16.06± 18.85*(16)	1.72±0.28 (31)	12.97±6.92 (17)

与本组治疗前比较，*$P < 0.05$；（ ）内为例数。

四、讨论

笔者认为慢性乙型肝炎的病因病机为湿热疫毒之邪侵袭人体，损及肝脾，或热邪灼津为痰，或湿邪困阻阳气，水湿停聚为痰，痰阻气滞，瘀血阻络，致使毒、痰、瘀互结，相互为患。海珠益肝胶囊中叶下珠有清肝明目，泻火消肿，收敛利水和解毒消积的作用；海藻性寒，味苦、咸，消痰软坚，利水。诸药合用，共奏解毒、化痰、消瘀之功效，使慢性乙型肝炎患者湿热疫毒得清，痰湿得化，瘀血消散，从而肝气条达，脾气健运，邪去正安而痊愈。

本组临床资料研究显示，海珠益肝胶囊能够改善患者临床症状和体征，其中对乏力、纳差、腹胀改善较为明显；能够抑制病毒复制，消除病因，HBeAg、HBV-DNA 的转阴率达到 50.0%、59.7%；能够保护肝细胞，恢复肝功能，防治肝纤维化。其总有效率达到 97.3%，与干扰素疗效相当。本药药源广泛，价格低廉，服用方便，未见明显毒副作用，是治疗慢性乙型肝炎较好的药物。

引证本文：盛国光，黄育华，张建军，等.海珠益肝胶囊治疗慢性乙型肝炎近期疗效观察[J].中国中西医结合杂志，2002，22(2):136-137.

海珠益肝胶囊对 HepG2215 细胞 Fas、Bax、Bcl-2 的影响

本研究采用 HepG2215 细胞株作为体外实验模型，观察海珠益肝胶囊对细胞凋亡和凋亡相关基因表达的影响，结果如下。

一、材料与方法

1. 细胞　乙型肝炎病毒（HBV）DNA 克隆转染人肝癌细胞 HepG2215 细胞,系美国 Mount Sinai 医学中心构建,中国医学科学院医药生物技术研究所引进,我们自后者购进并传代培养。MEM 培养液 100 ml:含胎牛血清 10%,3% 谷胺酰胺,1%G-418 380 μg/ml,青、链毒素各 100 μg/ml 加 1 ml 用 5%NaCO$_3$ 调 pH 至 7.0。细胞消化液:0.25%胰酶,用 Hank's 液配制。

2. 试剂

（1）海珠益肝胶囊（由叶下珠、海藻、莪术等药组成）,湖北中医学院附属医院（现湖北省中医院）药剂科制成浸膏稀释液,每 ml 含生药 1 g,实验时用培养液稀释,配成 2.5 mg/ml 溶液。

（2）无环鸟苷（ACV）,湖北医药工业研究所科益制药厂（现湖北科益药业股份有限公司）制。

（3）即用型 S-P 染色免疫组化试剂盒。

（4）Fas/CD95/APO-1,MAB-0022（单克隆抗体）。

（5）Bax,RAB-0254（兔抗单克隆抗体）。

（6）Bcl-2,MAB-0014（鼠抗单克隆抗体）。

（7）碘化丙啶（PI）染色液,美国 Sigma 公司产品。

3. 细胞染色　采用 S-P 免疫组化法。

（1）将 HepG2215 细胞按 1×10^5/ml 接种于内含飞片的 24 孔板,待细胞贴壁成片后,分别加用海珠益肝胶囊配制液 2.5 mg/ml,及 3 个稀释度 1.25 mg/ml、0.625 mg/ml、0.3125 mg/ml 药液,每浓度 3 孔。在 37 ℃ 5%CO$_2$ 孵箱内培养,4 天换 1 次培养液,第 8 天取出小飞片,用 PBS 洗 1 次风干,置 4% 甲醛内,室温下固定 30 min 后,常规乙醇逐级脱水,4 ℃保存。实验设 ACV 阳性药物组及无药细胞对照组。

（2）用 0.25%胰酶将培养孔内的细胞消化下来,制成单细胞悬液,然后制成细胞涂片,以下步骤同上。

（3）取出飞片及细胞涂片,按即用型 S-P 染色免疫组化试剂盒说明书步骤染色封片。

（4）细胞膜和细胞质染成棕黄色为阳性细胞。

（5）将 S-P 免疫组化片于光镜 200 倍放大，通过图像分析仪在相同条件下每张标本随机选择 5 个视野，测定阳性染色的平均光密度。

4. 用流式细胞仪测定细胞 DNA 含量　经 70％冷乙醇固定的 HepG2215 细胞的单细胞悬液用 pH7.4 的 PBS 洗，离心后除去固定液加碘化丙啶（PI）染色液（含 50 $\mu g/ml$ PI，0.1％Triton X-100，100 $\mu g/ml$ RNase A）混匀，4 ℃避光 30 min 后，应用流式细胞仪检测，低于 G1 期 DNA 含量主峰的细胞（亚 G 期峰）为凋亡细胞。

5. 统计方法　采用 SAS 系统软件，两两比较采用 t 检验。

二、结果

1. 海珠益肝胶囊对 HepG2215 细胞 Fas、Bcl-2 和 Bax 的影响　见表 1。

表 1　药物对 Fas、Bcl-2、Bax 平均光密度的影响

	海珠益肝胶囊组	ACV 组	正常细胞对照组
Fas	0.131±0.018*	0.124±0.021	0.112±0.016
Bcl-2	0.108±0.015△	0.116±0.017	0.135±0.217
Bax	0.162±0.028#	0.111±0.013	0.106±0.012

　*海珠益肝胶囊组与正常细胞对照组相比有显著性差异（$P<0.05$）；△海珠益肝胶囊组与正常细胞对照组相比有显著性差异（$P<0.05$）；#海珠益肝胶囊组与正常细胞对照组及 ACV 组相比有非常显著性差异（$P<0.001$），而 ACV 组对 Fas、Bcl-2 和 Bax 的影响与正常细胞对照组相比均无显著性差异。

2. 海珠益肝胶囊组、ACV 组及正常细胞对照组的凋亡直方图及凋亡率

从图 1 中可见海珠益肝胶囊组的直方图呈现典型的亚 G1 峰，凋亡率为 21.43％；而在 ACV 组和正常细胞对照组，其亚 G1 峰低平，甚至看不见，凋亡率也分别为 11.88％和 2.23％，说明海珠益肝胶囊有明显的诱导 HepG2215 细胞凋亡的作用。

三、讨论

随着对细胞凋亡研究的深入，人们发现凋亡是许多疾病中细胞坏死的类型

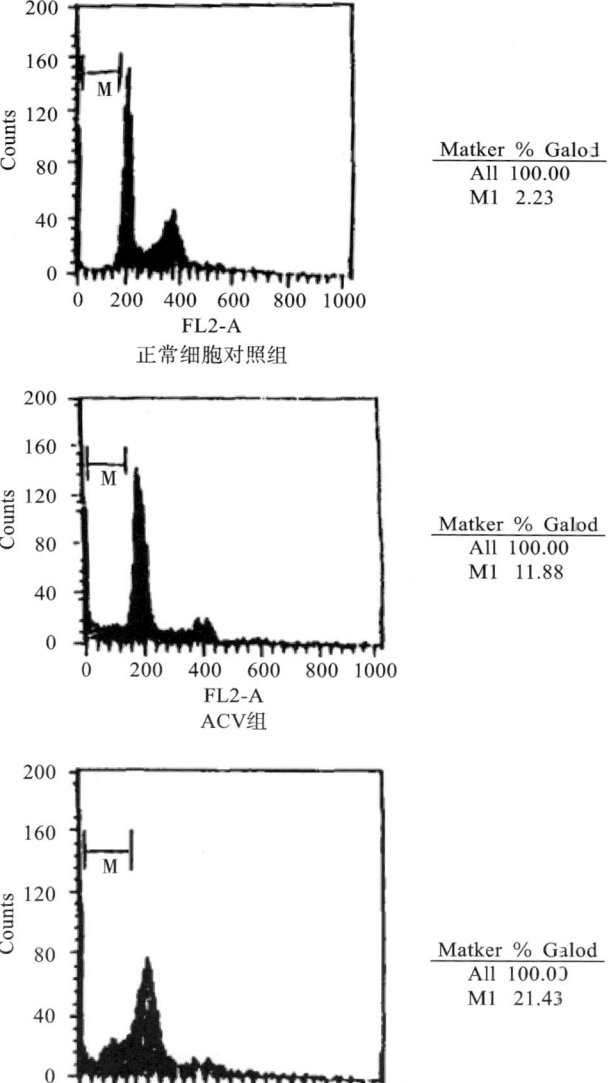

正常细胞对照组

Matker % Galod
All 100.00
M1 2.23

ACV组

Matker % Galod
All 100.00
M1 11.88

海珠益肝胶囊组

Matker % Galod
All 100.00
M1 21.43

图 1 凋亡直方图

之一。急慢性病毒性肝炎中的凋亡小体就是常见的嗜酸性小体或康斯尔曼体（Councilman body），光镜及电镜下均能找到慢性肝炎碎屑样坏死周围浸润的淋巴细胞之间的凋亡细胞，揭示了 Fas 介导细胞凋亡机制的存在。Ogasawara 等用抗 Fas 单克隆抗体 10～100 μg 注射小鼠，6～8 h 便引起小鼠肝功能衰竭、死亡，组织及电镜检查分析是由于细胞凋亡引起肝脏严重损坏。慢性乙型肝炎患者肝组织 Fas 的表达分层度与病变的程度呈正相关，表明 Fas 介导的细胞凋亡在乙型肝炎的发病机制中起着重要的作用。

系统的研究表明 Fas 系统介导的细胞凋亡是病毒性肝炎发生、发展的重要机制之一。肝炎病毒在肝细胞表面表达可能一方面刺激肝细胞大量表达 Fas，另一方面激活细胞毒性 T 淋巴细胞大量表达 FasL，二者结合导致细胞凋亡，这一过程正常发生，感染病毒的肝细胞将被清除，机体痊愈；过程若被放大则可能导致暴发性肝炎。而肿瘤的形成则是一个涉及正常细胞的生长过程改变和基因改变的复杂的多阶段过程。现在一般认为，细胞增生和细胞凋亡之间的平衡失调对细胞癌变的引发，癌前细胞和癌细胞的生存、生长起着基本的作用。细胞复制的增强有助于增大突变频率，而某一细胞中的细胞凋亡通过丢失突变细胞抵抗致癌过程。肝癌组织中高度增生和高度凋亡并存。于是人们推测凋亡在肝细胞癌的生长过程中可能起着重要作用。有研究发现，利用末端脱氧核苷酸转移酶介导的 dUTP 生物素缺口末端标记法和增生细胞核抗原染色技术，发现肝癌细胞凋亡，可使人肝细胞癌中分化级别降低，这暗示着癌细胞在低分化状态的迅速转变。其原因可能是其恶性转变的细胞的分裂周期短，必须通过细胞凋亡机制即时清除老化细胞，癌细胞增殖过程中产生的表型近乎正常的细胞也需要通过凋亡程序加以清除，从而维持癌细胞的增长率。Carthew P 等研究了 tamoxifen（他莫昔芬）诱导的鼠肝肿瘤的促长过程中细胞死亡和增殖的作用。他们发现给予 Wistar 鼠和 Lewis 鼠 tamoxifen 6 个月后凋亡的肝细胞数明显增加。PCNA（增殖细胞核抗原）标记指数持续增高。并且在给予 tamoxifen 6 个月后有肝癌的形成。因此，持续的凋亡所致的细胞死亡可能在 tamoxifen 诱导肝癌的促长机制中取得，可能诱导肝脏的过度增生。在肿瘤发展的各阶段，增生大于凋亡，从而保持癌细胞数量的净增加。很明显，凋亡的抑制在非基因毒致癌中起着重要的作用，因此凋亡过程的破坏将导致损伤或激活细胞的生存和过量生长。相反，诱导损伤细胞和癌（前）细胞凋亡的物质可以清除这些细胞，抑制肝癌的进展。而本课题选用的两个指标正是介导细胞凋亡的两条重要途径。Fas是一种触发凋亡的蛋白质,它的分子量为45000,属于肿瘤坏死因子/神经因子受体家族,Fas传导凋亡信号是通过与Fas配体或抗Fas抗体的结合实现的。肝细胞癌组织的凋亡进展不仅与Fas的表达有关而且与共位置有关,当癌细胞分化水平低或生物学特性更为恶性时,癌细胞表面的Fas表达较差,凋亡发生的频率低,这提示低分化或恶性的癌细胞能逃避Fas介导的凋亡。有学者发现癌细胞能通过下调Fas(CD95/APO-1)受体和杀死淋巴细胞(通过FasL的表达)来逃避免疫攻击,这也进一步证实了前面的观点。Bcl-2/Bax是介导细胞凋亡的另一条重要途径,原癌基因Bcl-2编码的蛋白质能抑制程序性细胞死亡,由于Bcl-2与干细胞或前体细胞的转换有关,故Bcl-2被认为在癌形成路径中起作用;Bax是Bcl-2基因家庭中特别受人注目的凋亡调节基因族。Bax能与凋亡抑制基因Bcl-2的结合形成异二聚体从而拮抗Bcl-2的抑制凋亡作用。并且Bax自身可形成同二聚体,促进细胞凋亡。周振华等拟的健脾理气方能诱导HAC肝癌细胞凋亡并上调肝癌细胞Bax基因蛋白的表达,可能是其抗肿瘤的机制之一。本课题选用Fas、Bcl-2以及Bax为指标来研究海珠益肝胶囊对HepG2215细胞基因表达影响,结果Fas和Bax均明显增高,与正常细胞对照组相比有显著性差异,而Bcl-2则下调,与正常细胞对照组相比有明显差异,这可能提示,海珠益肝胶囊可能通过诱导凋亡调控基因Fas、Bax的高表达以及下调Bcl-2基因的水平来发挥诱导凋亡的作用。

上海医科大学(复旦大学上海医学院)肝癌研究所3227例肝癌患者中,合并肝硬化者达85%(多为肝炎后肝硬化,尤其是乙型肝炎),约90%有HBV感染背景,而仅10%有HCV背景。这可能提示HBV感染是肝癌发生的最重要的途径之一。而本课题发现海珠益肝胶囊同时兼有两种活性:既有抗HBV的作用,亦有诱导肿瘤细胞凋亡作用以达到抗肿瘤的效应,然而,毕竟HepG2215细胞是HBV-DNA克隆转染的人肝癌细胞株,用它来作为研究肝癌的模型确实不如用人的肝癌细胞株理想,但其作为有HBV感染背景的肝癌模型确有值得探讨之处。

引证本文:盛国光,黄腊平,晏雪生,等.海珠益肝胶囊对HepG2215细胞Fas、Bax、Bcl-2的影响[J].实用肝脏病杂志,2003,6(2):70-72.

海珠益肝胶囊治疗 HBV 前 C 区基因突变患者的疗效观察

HBV（乙型肝炎病毒）前 C 区基因突变是目前乙型肝炎研究中的一个热点。抗病毒药物对 HBV 前 C 区基因突变乙型肝炎患者的疗效如何尚无定论。笔者对 32 例海珠益肝胶囊治疗 HBV 前 C 区基因突变患者的疗效进行了观察并同野生株组作对照，结果如下。

一、临床资料

1. 一般资料　67 例患者来自湖北中医学院附属医院（现湖北省中医院）及河南安阳市第五人民医院 1999 年 1 月至 2002 年 12 月门诊及住院患者。诊断分型标准为 1995 年北京第 5 次全国传染病与寄生虫病学术会议修订的方案。随机分为变异株组和野生株组。变异株组 32 例中男 23 例，女 9 例；年龄 19～54 岁，平均 32 岁，慢性肝炎轻度 14 例、中度 18 例。野生株组 35 例中男 25 例，女 10 例；年龄 18～52 岁，平均 30 岁，慢性肝炎轻度 15 例、中度 20 例。两组患者治疗前肝功能及 HBV-DNA 水平经统计学处理无显著性差异（P 均大于 0.05）。

2. 治疗方法　海珠益肝胶囊由湖北中医学院附属医院药剂科提供，每次 4 粒，每日 3 次，疗程 6 个月。治疗期间对症状较重者可加用一般支持治疗及对症处理。所有患者用药前及治疗后 3 个月各采血 1 次，血清标本保存于－80 ℃ 冰箱，统一检测。HBV-DNA 定量采用荧光定量 PCR 法检测，HBV 前 C 区基因突变检测采用 PCR-SSCP 银染技术，具体方法可参考朱清静、杨玲、盛国光等《52 例慢性乙型肝炎 HBV 前 C 区基因突变研究》一文。

3. 疗效判定标准　疗程结束后 ALT 降至正常，HBV-DNA 定量降为零者为完全应答，HBV-DNA 定量较治疗前下降者为部分应答，HBV-DNA 定量未下降者为无应答。

二、结果

（1）治疗前后两组 ALT 情况见表 1。

表 1　治疗前后两组 ALT 情况比较（$\bar{x}\pm s$，IU/L）

分组	n	治疗前	治疗后	复常率/（%）
野生株组	35	245.3±126.3	36.3±12.1[2]	85
变异株组	32	234.6±135.2[1]	53.4±10.5[1][2]	77[1]

①与野生株组比较，$P>0.05$；②与治疗前比较，$P<0.05$。

（2）两组对海珠益肝胶囊的近期应答率见表 2。

表 2　两组对海株益肝胶囊的近期应答率比较（例）

分组	n	完全应答	部分应答	无应答	近期应答率/（%）
野生株组	35	10	7	18	49
变异株组	32	8	5	19	41[1]

①与野生株组比较，$P>0.05$。

（3）两组治疗前后 HBV-DNA 含量比较见表 3。

表 3　两组治疗前后 HBV-DNA 含量比较（$\bar{x}\pm s$，cps/ml）

分组	n	治疗前	治疗后
野生株组	35	6.5±0.8	3.2±0.9
变异株组	32	6.2±1.1[1]	2.9±1.2[1]

表中 HBV-DNA 含量为对数值。①与野生株组比较，$P>0.05$。

三、讨论

目前不少学者对 HBV 前 C 区基因变异与临床的关系进行了系列研究，发现前 C 区基因变异往往导致 HBV 低水平持续复制，加速慢性肝病的病程进展。也有学者报道 HBV 前 C 区基因变异易引起暴发性肝炎或使慢性肝炎活动加剧。目前对于前 C 区基因变异株感染患者是否进行抗病毒治疗及对抗病毒药物的疗效如何尚无定论。国外对于野生株与变异株对抗病毒药物的应答报道也不一致,Brunetto 等报道抗 HBe(＋)慢性乙型肝炎用干扰素治疗 24 周后有 67％的患者 HBV-DNA 转为阴性(分子杂交),其疗效与 HBeAg(＋)者相近。

本研究结果显示:海珠益肝胶囊对野生株组及变异株组的肝功能复常率分别为 85％和 77％,两者无显著性差异($P>0.05$);HBV 前 C 区基因变异株慢性乙型肝炎患者对海珠益肝胶囊的近期应答率为 41％,与野生株组患者的近期应答率(49％)相近。两者经统计学比较无显著性差异($P>0.05$);两组治疗后血清 HBV-DNA 含量均较治疗前显著下降($P<0.05$),两组下降程度比较无显著性差异($P>0.05$),表明海珠益肝胶囊对 HBV 前 C 区基因变异株感染患者治疗是有效的,其对野生株和变异株感染患者的近期疗效相近。本研究结果与 Brunetto 等的报道相同。

海珠益肝胶囊为国家中药三类新药开发产品,前期实验及临床研究已证实有良好的抗病毒及免疫调节作用。笔者在研究中发现 HBV 前 C 区基因变异株并不影响海珠益肝胶囊的疗效;海珠益肝胶囊对野生株及变异株感染的慢性乙型肝炎患者的近期疗效相似。提示只要患者体内 HBV-DNA 存在复制,无论 e 抗原阴转与否、是否存在 HBV 前 C 区基因变异,均有抗病毒治疗的必要性,且不影响抗病毒药物的疗效。抗病毒药物如何在细胞免疫及体液免疫方面发挥作用,以及清除变异株或野生株 HBV 的机制尚待进一步研究。

引证本文:龚钰清,任泽久,陈悦,等.海珠益肝胶囊治疗 HBV 前 C 区基因突变患者的疗效观察[J].现代中西医结合杂志,2004,13(17):2265-2266.

海珠益肝胶囊对慢性乙型肝炎患者血清肿瘤坏死因子-α 及可溶性白细胞介素-2 受体的影响

海珠益肝胶囊为国家"九五"攻关课题重点研究项目,国家中药三类新药开发产品。前期实验已证明该药对鸭乙型肝炎病毒(DHBV)有很好的抑制作用,为了进一步研究该药对慢性乙型肝炎(慢乙肝)患者细胞因子的影响,我们自 1998 年 6 月开始使用该药治疗 60 例慢乙肝患者,并对治疗前后血清肿瘤坏死因子-α(TNF-α)、可溶性白细胞介素-2 受体(sIL-2R)的水平进行测定,结果如下。

一、一般资料

1. 诊断标准 按 1995 年 5 月北京第 5 次全国传染病与寄生虫病学术会议制定的诊断标准,临床诊断符合慢乙肝,血清病毒复制指标阳性即 HBeAg 阳性和(或)HBcAg 阳性和(或)HBV-DNA 阳性(斑点杂交法),且 ALT 高于正常 1 倍以上或长期反复异常。

2. 临床资料 全部病例均为 1998 年 6 月至 2000 年 7 月在湖北中医学院附属医院(现湖北省中医院)及河南安阳市第五人民医院门诊及住院患者。随机分为治疗组和对照组各 30 例。治疗组男 22 例,女 8 例;年龄 18～55 岁,平均 32.5 岁;病程 0.5～24 年,平均病程 6.5 年;其中慢性肝炎轻度 5 例,中度 25 例。对照组男 23 例,女 7 例;年龄 18～54 岁,平均 31.25 岁;病程 0.5～22 年,平均病程 6.7 年;其中慢性肝炎轻度 6 例,中度 24 例。治疗前两组各临床参数经统计学处理,差异无统计学意义($P>0.05$),具有可比性。此外,健康对照组(健康组)30 例血清标本来自湖北中医学院附属医院门诊体格检查健康成人。

二、方法

1. 治疗方法

(1)治疗组:用海珠益肝胶囊(海藻、叶下珠等组成,由湖北中医学院附属医院药剂科提供)4 粒/次,3 次/日,治疗 3 个月。

(2)对照组:用赛若金(干扰素 α1b,由深圳科兴生物工程有限公司生产)300 万 U/支,肌内注射,隔日 1 次,治疗 3 个月。治疗观察期间对症状较重患者可加用一般支持治疗及对症处理。

2. 标本收集方法 所有患者用药前及治疗 3 个月后各采血 1 次,对血清标本进行编号并保存于－80 ℃冰箱,统一检测。

3. 检测方法 血清 TNF-α 及 sIL-2R 的测定采用 ELISA 双抗夹心法,试剂盒购自北京邦定生物医学公司(现北京邦定生物医学技术有限公司)。

4. 统计学方法 计量资料用 t 检验。

三、结果

结果见表 1。

表 1　各组人员血清 TNF-α、sIL-2R 检测结果比较（$\bar{x} \pm s$）

组别	n		TNF-α/(pg/ml)	sIL-2R/(U/ml)
治疗组	30	治疗前	236.43±83.84[*][★]	504.37±236.83[*][★]
		治疗后	120.50±53.89[△][#]	347.73±124.36[△][#]
对照组	30	治疗前	241.64±76.23[*]	489.50±164.72[*]
		治疗后	123.72±49.54[△]	314.97±108.96[△]
健康组	30		87.63±34.96	263.20±38.50

与健康组相比，[*] $P<0.01$；与本组治疗前相比，[△] $P<0.01$；与对照组治疗后相比，[#] $P>0.05$；与对照组治疗前相比，[★] $P>0.05$。

四、讨论

近年来，免疫系统，尤其是细胞因子在肝损伤中的作用已日益受到重视。国内外学者对 TNF-α、sIL-2R 与慢性肝炎的关系做了许多研究，发现两者与肝细胞损伤程度、血浆胆红素水平及慢性肝病的活动有关。

我们的研究结果表明：60 例慢乙肝患者治疗前血清 TNF-α 和 sIL-2R 水平较健康组显著升高（$P<0.01$），这与国内外有关报道是一致的。此结果提示：慢乙肝患者机体免疫系统被激活，此激活与机体针对 HBV 感染的肝细胞发生免疫反应有关。这从另一方面反映了慢乙肝发病的免疫机制，证实了慢乙肝的发病机制与免疫调节紊乱有关。慢乙肝患者血清 TNF-α 和 sIL-2R 水平升高的结果可导致免疫功能紊乱，机体抗病毒能力下降，HBV 持续存在和大量复制，肝细胞不断被破坏。

我们在前期实验中已证实海珠益肝胶囊在体内外均有良好的抗病毒作用。在本实验中我们发现 60 例慢乙肝患者经海珠益肝胶囊及干扰素治疗后，血清 TNF-α 和 sIL-2R 水平显著下降（$P<0.01$），提示海珠益肝胶囊及干扰素均具有调节免疫功能，可影响血清细胞因子活性，从而增强机体抗病毒能力，抑制

HBV 大量复制,阻止肝细胞不断破坏。并说明海珠益肝胶囊对慢乙肝的治疗机制除了抑制 HBV 复制以外,还与免疫调节有关。

海珠益肝胶囊降低血清 TNF-α 和 sIL-2R 水平的可能机制:①能使导致 TNF-α、sIL-2R 等细胞因子分泌的刺激因子(如病毒、免疫复合物、内毒素)减少。②可通过多种机制调节免疫功能,作用于免疫活性细胞,使 TNF-α、sIL-2R 分泌减少。③可通过多种机制保护肝细胞,促进肝功能的恢复,从而使 TNF-α、sIL-2R 廓清增加。

海珠益肝胶囊是在中医理论指导下,精选具有清热解毒、化痰消瘀等作用的有效中药制成的。前期实验及临床证实其具有良好的抗病毒及免疫调节作用,其对免疫系统的调节机制尚有待进一步深入研究。

引证本文:龚钰清,盛国光,陈悦.海珠益肝胶囊对慢性乙型肝炎患者清肿瘤坏死因子-α 及可溶性白细胞介素-2 受体的影响[J].中西医结合肝病杂志,2003,13(2):79-80.

海珠益肝胶囊对免疫性肝损伤小鼠 PRL、ACTH 及辅助性 T 细胞亚群的影响

海珠益肝胶囊由叶下珠、海藻等中药组成,具有清热解毒、化痰消瘀的作用,在"九五"研究期间,经临床和实验研究证实该药具有抑制乙型肝炎病毒复制、恢复肝功能、抗肝纤维化及改善肝脏病理变化等作用。我们应用尾静脉注射卡介苗(BCG)和脂多糖(LPS)建立免疫性肝损伤模型,探讨海珠益肝胶囊对免疫性肝损伤小鼠内分泌激素物质催乳素(PRL)、促肾上腺皮质激素(ACTH)及辅助性 T 细胞亚群的影响,结果如下。

一、材料与方法

1. 动物　6 周龄 SPF 级雄性昆明小鼠 48 只,体重(22±2)g,由湖北省实验动物研究中心提供,正常饮食。

2. 药物与试剂　海珠益肝胶囊由叶下珠、海藻等中药组成,由湖北省中医院药剂科按要求配制成浓度为 10% 的药液分装,灭菌,4 ℃保存;地塞米松片,

浙江仙琚制药有限公司（现浙江仙琚制药股份有限公司）产品，用生理盐水配成浓度为 0.02％的溶液；0.9％生理盐水，武汉市滨湖制药厂产品。冻干卡介苗，北京天坛生物制品股份有限公司产品；PMA、离子霉素、莫能菌素，Alexis Biochemicals 公司产品；脂多糖、多聚甲醛、皂素，Sigma 公司产品；RPMI 1640 培养基，美国 Bibco/BRL 公司产品；胎牛血清，三利生物制品厂（现武汉三利生物技术有限公司）产品；PE-anti-mouse CD$_4^+$（克隆号 GK1.5）、FITC-anti-mouse IFN-γ（克隆号 XMG1.2）、FITC-anti-mouse IL-4（克隆号 BVD6-24G2）、小鼠 IgG1-FITC/IgG1-PE（克隆号 MCG1），eBioscience 公司产品；小鼠淋巴细胞分离液，中国医学科学院生物医学工程研究所提供；PRL、ACTH 放免试剂盒，第二军医大学（中国人民解放军海军军医大学）神经生物学教研室提供；γ 放射免疫计数器，中国科学技术大学科技实业总公司中佳光电仪器分公司产品。

3. 仪器　FACSCalibur 流式细胞仪，美国 Becton Dickinson 公司产品；24 孔培养板，Gibco 公司产品。

4. 分组与处理　将 48 只小鼠随机分为正常组，模型组 11 d、18 d、25 d，海珠益肝组，地塞米松组 6 组，每组 8 只。模型组、海珠益肝组、地塞米松组于实验第 1 天尾静脉注射 BCG 20 mg/kg（每只小鼠约 5×10^7 个活菌），第 10 天尾静脉注射 LPS 0.4 mg/kg（每只小鼠约 10 μg）。正常组与模型组灌服生理盐水 30 ml/kg，每天 1 次；海珠益肝组灌服海珠益肝药液 30 ml/kg，地塞米松组灌服地塞米松药液 30 ml/kg，每天 1 次，连续 25 d。模型组在 11 d、18 d、25 d 分别取 8 只小鼠眼眶采血，取肝，处死小鼠，正常组、海珠益肝组、地塞米松组在第 25 天眼眶采血，取肝，处死小鼠。

5. PRL、ACTH 的检测　将所采小鼠眼眶血置入已加肝素抗凝剂的干燥管中，加入抑肽酶，离心后分离血浆，−80 ℃保存。取血后，脱颈处死小鼠，立即用外科剪剪去头颅骨被盖处皮毛，暴露出头盖骨，小心用外科剪从颅骨中缝将顶骨、额骨轻轻掀起，暴露出大脑半球、小脑、脑干及颈部脊髓，用眼科剪从脑干与颈部脊髓连接处横断，用显微镊轻轻夹住小鼠脑干，缓慢掀起，暴露出小鼠脑髓的底面，在颞叶与脑桥交界处，可见垂体窝内的脑垂体，取下脑垂体置于装有 0.5 ml 生理盐水的 EP 管中，煮沸 3 min 后加 1 mol/L 冰乙酸 0.2 ml 于 EP 管中，用小玻棒将脑垂体研磨匀浆 2 h 后加入 1 mol/L 的 NaOH 溶液 0.2 ml 中和，2000 r/min 离心 5 min，取上清液于−80 ℃保存。采用放免法统一检测血浆和脑垂体中 PRL、ACTH 含量。

6. 小鼠淋巴细胞的分离与培养　用小鼠淋巴细胞分离液按密度梯度离心法分离 PBMC，调整 PBMC 浓度为 1×10^6 个/ml 悬浮于含 10% FCS 的 RPMI 1640 培养基中。种入 24 孔培养板中，每孔 1 ml，每组设 2 个复孔。加入 PMA 20 ng/ml，离子霉素 $1\ \mu g/ml$，莫能菌素 $3\ \mu g/ml$，37 ℃、5%CO$_2$ 条件下培养 6 h。

7. 细胞内细胞因子染色　收集培养 6 h 细胞，用 PBS 洗涤 2 次，每管加入 $50\ \mu l$ PBMC 细胞悬液（含 5×10^5 个细胞），然后加入 $20\ \mu l$ PE 标记 CD$_4^+$ 荧光抗体标记膜表面 CD$_4^+$ 分子，用 4% 多聚甲醛 $100\ \mu l$ 固定细胞 10 min，用皂素 $100\ \mu l$ 破膜穿孔以利于细胞因子单抗进入细胞 10 min。以 1000 r/min 离心 5 min，去上清，每管加入 $20\ \mu l$ FITC 标记的 IFN-γ、IL-4 荧光抗体，室温温育 30 min，进行细胞内细胞因子染色，经 PBS 冲洗 1 次后，离心，再用 $250\ \mu l$ PBS 重悬，上机做流式细胞分析。同时以相应的同种型对照 IgG 单抗做对照染色。

8. 流式细胞分析　采用 FACSCalibur 流式细胞仪做细胞内细胞因子检测，每份标本检测 10 个淋巴细胞，采用 CELLQuest 软件测定和分析结果。

9. 肝组织学检测　取肝组织标本经 10% 中性甲醛固定后石蜡包埋切片，行 HE 染色，肝脏病变程度按以下标准分级。0 级：正常肝组织。1 级：轻度炎症细胞浸润偶有单个肝细胞坏死。2 级：中度肝细胞损害伴炎症细胞浸润和局灶性肝细胞坏死。3 级：汇管区和肝小叶内广泛炎症细胞浸润伴广泛的肝细胞坏死。

10. 统计学方法　数据均以 $\bar{x} \pm s$ 表示，两组之间均数的比较用 t 检验。

二、结果

1. 海珠益肝胶囊对小鼠脑垂体和外周血中 PRL 水平的影响　模型组外周血和脑垂体中 PRL 含量较正常组逐渐增加，模型组 18 d、25 d 与正常组比较，差异有统计学意义（$P < 0.05$ 或 $P < 0.01$）。外周血与脑垂体中 PRL 的变化相一致。海珠益肝胶囊能够降低外周血和脑垂体中 PRL 含量，与模型组 25 d 比较，差异有统计学意义（$P < 0.01$）。见表 1。

表 1　各组小鼠脑垂体和外周血中 PRL 水平 ($\bar{x} \pm s$)

| | | n | PRL/(pg/ml) | |
			脑垂体	外周血
正常组	25 d	8	315.7±54.3	15.4±6.6
	11 d	8	362.3±56.4	21.6±6.3
模型组	18 d	8	395.6±55.7*	25.4±7.0*
	25 d	8	418.3±58.5**	29.8±7.5**
海珠益肝组	25 d	8	327.4±50.2##△	14.8±6.2##△
地塞米松组	25 d	8	341.7±56.8#	18.1±7.4##

与正常组对比，* $P<0.05$，** $P<0.01$；与模型组 25 d 对比，# $P<0.05$，## $P<0.01$；与地塞米松组对比，△ $P>0.05$。

2. 海珠益肝胶囊对小鼠脑垂体和外周血中 ACTH 水平的影响　模型组外周血和脑垂体中 ACTH 含量较正常组逐渐降低，模型组 18 d、25 d 与正常组比较差异有统计学意义（$P<0.05$ 或 $P<0.01$）。外周血与脑垂体中 ACTH 的变化相一致。海珠益肝胶囊能够增加外周血和脑垂体中 ACTH 含量，与模型组 25 d 比较，差异有统计学意义（$P<0.01$ 或 $P<0.05$）。见表 2。

表 2　各组小鼠脑垂体和外周血中 ACTH 水平 ($\bar{x} \pm s$)

| 分组 | | n | ACTH/(pg/ml) | |
			脑垂体	外周血
正常组	25 d	8	367.4±68.3	38.6±10.4
	11 d	8	324.8±65.6	29.2±9.6
模型组	18 d	8	299.5±67.2	24.7±10.0*
	25 d	8	272.9±60.4*	21.5±9.3**
海珠益肝组	25 d	8	356.8±62.5#△	36.4±9.4##△
地塞米松组	25 d	8	265.3±65.1	20.9±9.1

与正常组对比，* $P<0.05$，** $P<0.01$；与模型组 25 d 对比，# $P<0.05$，## $P<0.01$；与地塞米松组对比，△ $P<0.05$。

3. 海珠益肝胶囊对外周血 Th1/Th2 细胞平衡的影响　经过细胞内细胞因子染色流式细胞仪检测分析，模型组 Th1 的百分率增高，Th2 的百分率降低，Th1/Th2 的比值增大，与正常组比较，差异有统计学意义（$P<0.05$），与肝组织损害程度呈正相关。海珠益肝组 Th1、Th2 的百分率及 Th1/Th2 的比值

与模型组比较,差异有统计学意义($P<0.05$)。见表3。

表3 外周血 PBMC 中 Th1、Th2 细胞百分率($\bar{x}\pm s$)

分组		n	Th1/(%)	Th2/(%)	Th1/Th2 的比值	肝脏病变程度
正常组	25 d	8	2.85 ± 0.31	2.35 ± 0.43	1.28 ± 0.38	0
	11 d	8	$3.34\pm0.42^*$	2.16 ± 0.40	1.61 ± 0.73	$1.86\pm0.83^{**}$
模型组	18 d	8	$3.47\pm0.50^{**}$	2.06 ± 0.44	$1.73\pm0.28^*$	$2.00\pm0.44^{**}$
	25 d	8	$3.64\pm0.51^{**}$	$1.93\pm0.33^*$	$1.91\pm0.29^{**}$	$2.24\pm0.21^{**}$
海珠益肝组	25 d	8	$2.94\pm0.62^{\#\triangle}$	$2.31\pm0.37^{\#\triangle}$	$1.29\pm0.28^{\#\triangle}$	$1.43\pm0.51^{\#\triangle}$
地塞米松组	25 d	8	$3.05\pm0.56^{\#}$	$2.35\pm0.31^{\#}$	$1.32\pm0.34^{\#\#}$	$1.49\pm0.31^{\#\#}$

与正常组对比,$^*P<0.05$,$^{**}P<0.01$;与模型组25 d对比,$^{\#}P<0.05$,$^{\#\#}P<0.01$;与地塞米松组对比,$^{\triangle}P>0.05$。

三、讨论

慢性乙型肝炎主要损伤器官为肝脏,同时伴有肝外表现,如关节炎、内分泌失调、神经病变、变态反应性血管炎等,各系统之间相互影响、相互作用。内分泌系统是机体机能调节的重要组成部分,内分泌系统与免疫细胞存在密切联系,许多内分泌激素可直接作用于免疫细胞影响其活性状态。PRL 具有免疫调节作用,PRL 及催乳素受体(PRLR)在中枢和免疫系统的双重分布是其发挥作用的物质基础,是神经、内分泌和免疫网络中不可或缺的中介体。PRL 可以直接或协同抗原、丝裂原刺激淋巴细胞增殖,诱导 IL-2 受体的表达,增强 T 细胞对 IL-2、IFN-γ 的分泌,促进 Th1 应答,对免疫功能的调节还表现为双向性和节律性。ACTH 通过刺激糖皮质激素释放而抑制 T 细胞产生 IFN-γ,抑制 B 细胞产生抗体。

本实验采用尾静脉注射卡介苗(BCG)和脂多糖(LPS)建立免疫性肝损伤模型,探讨海珠益肝胶囊对免疫性肝损伤小鼠内分泌激素物质 PRL、ACTH 及辅助性 T 细胞亚群的影响。实验结果显示:在模型组,外周血和脑垂体中 PRL 含量较正常组逐渐增加,ACTH 含量较正常组逐渐降低,第18天、25天时与正常组比较差异有统计学意义($P<0.05$);Th1 细胞的百分率逐渐升高,Th2 细胞的百分率逐渐降低,Th1/Th2 的比值增大与肝脏损害程度呈正相关。海珠益

肝胶囊能够降低外周血和脑垂体中 PRL 含量,增加 ACTH 含量,海珠益肝组与模型组第 25 天比较,差异有统计学意义($P<0.01$),能够恢复 PRL 与 ACTH 的平衡;降低 Th1 细胞的百分率,恢复 Th1/Th2 值,对肝损伤具有保护和改善作用($P<0.05$)。本实验结果提示:在小鼠免疫性肝损伤过程中,存在 PRL 与 ACTH 的分泌紊乱及 Th1/Th2 细胞失衡,海珠益肝胶囊能够恢复 PRL/ACTH、Th1/Th2 细胞的平衡,对肝组织具有保护和改善作用,此可能是其免疫药理机制之一。

论证本文:黄育华,晏雪生,彭亚琴,等.海珠益肝胶囊对免疫性肝损伤小鼠 PRL、ACTH 及辅助性 T 细胞亚群的影响[J].中医研究,2007,20(12):4-6.

海珠益肝胶囊对免疫性肝损伤小鼠 Th1/Th2 细胞的调节作用

海珠益肝胶囊临床应用治疗慢性乙型肝炎取得满意疗效,为明确海珠益肝胶囊的免疫作用机制,笔者采用体外细胞实验方法及细胞内细胞因子染色流式细胞术探讨海珠益肝胶囊对免疫性肝损伤小鼠 Th1/Th2 细胞平衡的调节作用。

一、材料与方法

1. 实验动物　6 周龄 SPF 级雄性昆明小鼠 24 只,体重(22 ± 2)g,由湖北省医学科学院实验动物中心提供,正常饮食。

2. 药物与试剂　海珠益肝胶囊由叶下珠、海藻等中药组成,由湖北省中医院药剂科按要求配制成适宜浓度的药液分装,灭菌,4 ℃保存。0.9％生理盐水(武汉滨湖制药厂);冻干卡介苗(北京天坛生物制品股份有限公司);PMA、离子霉素、莫能菌素(Alexis Biochemicals 公司);脂多糖、多聚甲醛、皂素、伴刀豆球蛋白 A(Sigma 公司);IL-2、IFN-γ、IL-4、IL-10 ELISA 试剂盒(武汉博士德生物工程有限公司)。RPMI 1640 培养基(美国 Gibco/BRL);胎牛血清(三利生物制品厂);PE-anti-mouse CD_4^+(克隆号 GK1.5)、FITC-anti-mouse IFN-γ(克隆号 XMG1.2)、FITC-anti-mouse IL-4(克隆号 BVD6-24G2)、小鼠 IgG1-FITC/

IgG1-PE(克隆号 MCG1)(eBioscience 公司);小鼠淋巴细胞分离液(中国医学科学院生物医学工程研究所)。

3. 动物分组与处理　将实验小鼠随机分为 3 组,正常组 8 只、模型组 8 只、海珠益肝组 8 只。模型组与海珠益肝组小鼠于实验第 1 天尾静脉注射 BCG 200 mg/kg(每只小鼠约 5×10^7 活菌),第 10 天尾静脉注射 LPS 0.4 mg/kg(每只小鼠约 10 μg)。正常组与模型组小鼠灌服生理盐水 30 ml/kg,每天 1 次,连续 25 天。海珠益肝组小鼠灌服海珠益肝药液 30 ml/kg,每天 1 次,连续 25 天。正常组、模型组、海珠益肝组在第 25 天均取 8 只小鼠眼眶采血,取肝,处死小鼠。

4. 小鼠淋巴细胞的分离与培养　用小鼠淋巴细胞分离液按密度梯度离心法分离 PBMC,调整 PBMC 浓度为 1×10^6/ml,悬浮于含 10%FCS 的 RPMI 1640 培养液中。种入 24 孔培养板(Gibco 产品)中,每孔 1 ml,每组设 2 个复孔。加入 PMA 20 ng/ml、离子霉素 1 μg/ml、莫能菌素 3 μg/ml,37 ℃、5%CO$_2$ 条件下培养 6 h。培养 72 h 加入 Con A 10 μg/ml。

5. 细胞内细胞因子染色　收集培养 6 h 细胞,PBS 洗涤 2 次,每管加入 50 μl PBMC 悬液(含 5×10^5 个细胞),然后加入 20 μl PE 标记 CD$_4^+$ 抗体标记膜表面 CD$_4^+$ 分子,用 4%多聚甲醛 100 μl 固定细胞,用皂素 100 μl 破膜穿孔 10 min 以利于细胞因子单抗进入细胞。1000 r/min 离心 5 min,去上清,每管加入 20 μl FITC 标记的 IFN-γ、IL-4 荧光抗体,室温温育 30 min,进行细胞内细胞因子染色,经 PBS 冲洗 1 次后,离心,用 250 μl PBS 重悬,上机做流式细胞分析。同时以相应的同种型对照 IgG 单抗做对照染色。

6. 流式细胞分析　利用 FACSCalibur 流式细胞仪(美国 Becton Dickinson 公司)做细胞内细胞因子检测,每份标本检测 10000 个淋巴细胞,采用 CELL Quest 软件测定和分析结果。

7. 培养上清细胞因子　收集培养 72 h 后的上清液,-80 ℃保存,采用 ELISA 法分别检测 IL-2、IFN-γ、IL-4、IL-10,按说明书操作。

8. 肝组织学检测　取肝组织标本经 10%中性甲醛固定后石蜡包埋切片,行 HE 染色,肝脏病变程度按如下标准分级。0 级:正常肝组织。1 级:轻度炎症细胞浸润,偶有单个肝细胞坏死。2 级:中度肝细胞损害伴炎症细胞浸润和局灶性肝细胞坏死。3 级:汇管区和肝小叶内广泛炎症细胞浸润伴广泛的肝细胞坏死。

9. 统计学处理实验数据　均采用 $\bar{x} \pm s$ 表示，两组之间均数的比较用 t 检验。

二、结果

1. 海珠益肝胶囊对外周血 PBMC 分泌 Th1、Th2 型细胞因子的影响　在模型组，Th1 型细胞因子 IL-2、IFN-γ 分泌量增多，与正常组比较有显著性差异（$P < 0.05$）；Th2 型细胞因子 IL-4、IL-10 的分泌量降低，与正常组比较有显著性差异（$P < 0.05$）。在海珠益肝组，Th1 型细胞因子 IL-2、IFN-γ 分泌量下降，Th2 型细胞因子 IL-4、IL-10 分泌量上升，与模型组比较差异有统计学意义（$P < 0.05$），与正常组相比，无显著性差异（$P > 0.05$）。见表 1。

表 1　外周血 PBMC 中细胞因子 IL-2、IFN-γ、IL-4、IL-10 水平

| 分组 | n | Th1/(pg/ml) | | Th2/(pg/ml) | |
		IL-2	IFN-γ	IL-4	IL-10
正常组	25 d　8	31.71±12.48	57.54±25.62	13.52±5.44	120.76±38.56
模型组	25 d　8	60.25±21.78*	112.34±30.18*	7.58±4.38*	56.12±23.64*
海珠益肝组	25 d　8	38.89±16.52#	65.74±26.37#	12.96±5.32#	108.64±32.49#

与正常组比较，*$P < 0.05$；与模型组比较，#$P < 0.05$。

2. 海珠益肝胶囊对外周血 Th1/Th2 细胞平衡的影响　经过细胞内细胞因子染色流式细胞仪检测分析，在模型组，Th1 细胞的百分率增高，Th2 细胞的百分率降低，Th1/Th2 值增大，与正常组相比有显著差异（$P < 0.05$），与肝组织损害程度呈正相关。在海珠益肝组，Th1、Th2 细胞的百分率，Th1/Th2 值与模型组比较有显著差异（$P < 0.05$），肝组织有明显改善。见表 2。

表 2　外周血 PBMC 中 Th1、Th2 细胞百分率（$\bar{x} \pm s$）

分组	n	Th1/(%)	Th2/(%)	Th1/Th2 值	肝脏病变程度分级
正常组	25 d　8	2.85±0.31	2.35±0.43	1.28±0.38	0
模型组	25 d　8	3.64±0.51*	1.93±0.33*	1.91±0.29*	2.24±0.21*
海珠益肝组	25 d　8	2.94±0.62#	2.31±0.37#	1.29±0.28#	1.43±0.51#

与正常组比较，*$P < 0.05$；与模型组比较，#$P < 0.05$。

三、讨论

传统中医理论认为,机体阴阳始终处于不断消长变化之中,阴阳平衡则疾病不生,阴阳失调则出现偏盛偏衰,是一切疾病发生的根本。因此,调整阴阳,恢复阴阳的相对平衡,促进阴平阳秘,是临床防治疾病的根本原则。

辅助性 T 细胞(Th 细胞)是机体一类重要的免疫调节细胞,根据其产生细胞因子和功能的不同,将其分为 Th1 和 Th2 两类细胞。Th1 细胞主要分泌 IL-2、IFN-γ 等,介导细胞免疫应答;Th2 细胞主要分泌 IL-4、IL-10 等,介导体液免疫应答。Th1 和 Th2 细胞可通过所产生的细胞因子发挥相互调节和相互制约作用,它们之间的关系犹如中医理论体系中阴与阳的关系。生理状态下,Th1/Th2 细胞平衡则机体维持正常的免疫状态,如果某些因素引起 Th1/Th2 细胞失衡,则引发疾病,这为解释一些慢性炎症性疾病和自身免疫性疾病提供了很好的模型。因此以恢复 Th1/Th2 细胞平衡为目标的治疗策略是治疗某些慢性炎症性疾病和自身免疫性疾病的一种新方法。

本实验应用尾静脉注射卡介苗(BCG)和脂多糖(LPS)建立免疫性肝损伤模型,探讨海珠益肝胶囊对 Th1/Th2 细胞平衡的调节作用。实验结果提示,在模型组,小鼠外周血 PBMC 中 Th1 型细胞因子 IL-2、IFN-γ 分泌量增多,Th2 型细胞因子 IL-4、IL-10 的分泌量降低,肝组织损害加重,与正常组相比有显著性差异。这提示在小鼠免疫性肝损伤过程中 Th1 细胞应答占优势。细胞内细胞因子染色流式细胞仪检测分析结果显示,小鼠外周血 PBMC 中 Th1 细胞的百分率增高,Th2 细胞的百分率降低,Th1/Th2 细胞的比值增大,与肝组织损害程度呈正相关,进一步从单细胞水平证实了 Th1 细胞在小鼠免疫性肝损伤过程中起主导作用,Th1/Th2 细胞失衡是小鼠免疫性肝损伤的原因之一。海珠益肝胶囊由叶下珠、海藻等中药组成,具有清热解毒、化痰消瘀的作用,在"九五"研究期间,经临床和实验研究证实该药具有抑制乙型肝炎病毒复制、恢复肝功能、抗肝纤维化、改善肝脏病理变化等作用。本实验结果显示应用海珠益肝胶囊后小鼠外周血 PBMC 中 Th1 型细胞因子 IL-2、IFN-γ 的分泌减少,Th2 型细胞因子 IL-4、IL-10 的分泌增多。因此,降低 Th1 细胞的百分率,恢复 Th1/Th2 细胞的平衡,对肝组织损害具有保护和改善作用。

引证本文:黄育华,晏雪生,彭亚琴,等.海珠益肝胶囊对免疫性肝损伤小鼠

Th1/Th2 细胞的调节作用[J]. 中医药学刊，2006，24(7)：1240-1242.

海珠益肝胶囊抗乙型肝炎病毒疗效观察

1997 年 3 月—2000 年 3 月，我们在承担国家"九五"中医药治疗慢性乙型肝炎攻关课题期间，对海珠益肝胶囊的抗乙型肝炎病毒作用进行了观察，现报道如下。

一、资料与方法

1. 一般资料　选择门诊或住院的慢性乙型肝炎患者 110 例，分为治疗组 73 例，其中男 58 例、女 15 例，年龄 18～60 岁，平均 30.1 岁，病程 6～204 个月，平均 52.3 个月；对照组 37 例，其中男 31 例、女 6 例，年龄 18～44 岁，平均 29.7 岁，病程 6～180 个月，平均 49.8 个月。诊断标准参照 1995 年 5 月北京第 5 次全国传染病与寄生虫病学术会议修订的病毒性肝炎防治方案，乙型肝炎病毒复制指标阳性（HBeAg 或 HBcAg 或 HBV-DNA 中任何 1 项为阳性），肝功能轻、中度异常，病程 6 个月以上。

2. 治疗药物　治疗组均口服海珠益肝胶囊［湖北省中医院制剂室提供，由叶下珠（产于湖北武穴）、海藻等组成，每粒含生药 5.7 g，每粒 0.5 g］，4 粒/次，3 次/日，疗程为 3 个月；对照组肌注干扰素 α1b 300 万 U（商品名为赛若金，由深圳科兴生物制品有限公司提供），第 1 周每日给药 1 次，从第 2 周起隔日给药 1 次，疗程为 3 个月。

3. 观察项目　乙型肝炎病毒标志物（HBV-M）检测采用酶联法，试剂盒购自上海实业科华生物技术有限公司；HBV-DNA 定量采用荧光定量法，试剂盒购自上海协恒生物工程有限公司。

二、结果

1. 两组患者治疗前后 HBV-M 阴转情况　治疗组与对照组 HBeAg、HBV-DNA 的阴转率分别为 50%（35/70）、59.7%（43/72）与 40.54%（15/37）、

62.86(22/35)，两组相比无显著性差异（$P>0.05$）。治疗组有 2 例 HBsAg 阴转（2.74%），而对照组无 1 例阴转。

2. 两组患者治疗前后 HBV-DNA 定量水平变化　海珠益肝胶囊与干扰素均能降低 HBV -DNA 定量水平，治疗前后有显著性差异（$P<0.05$）。见表 1。

表 1　两组患者治疗前后 HBV-DNA 定量水平变化的比较

分组	n	治疗前	治疗后
治疗组	31	$2.24\times10^8\pm4.30\times10^{8*}$	$3.79\times10^7\pm1.19\times10^8$
对照组	15	$2.81\times10^8\pm2.94\times10^{8*}$	$1.96\times10^7\pm2.57\times10^7$

与治疗后比较，$^*P<0.05$。

三、讨论

乙型肝炎病毒在体内持续存在和复制，不能被有效清除，是导致乙型肝炎慢性化、治疗效果差的主要原因。治疗慢性乙型肝炎的主要目标是清除或持续抑制乙型肝炎病毒复制，降低乙型肝炎病毒的致病力和传染性，从而阻止或减轻肝脏的炎症坏死。抗乙型肝炎病毒治疗是重要的治疗方法，而目前抗乙型肝炎病毒治疗的药品种类颇多，但缺乏真正能清除或抑制病毒复制的有效药物。

海珠益肝胶囊是通过临床实践和实验研究而确定的中药复方制剂，由海藻、叶下珠等药组成，该药经前期体内外抗病毒实验研究证实，对 HBV-DNA、HBeAg 等有明显的抑制作用。本文从临床方面报道了患者经海珠益肝胶囊治疗后 HBeAg、HBV-DNA 的阴转率分别为 50%、59.7%，并且海珠益肝胶囊能降低 HBV-DNA 定量水平（$P<0.05$），其疗效与干扰素相当，表明海珠益肝胶囊能够抑制乙型肝炎病毒的复制，有较好的抗乙型肝炎病毒作用。

论证本文：黄育华，盛国光，张建军.海珠益肝胶囊抗乙型肝炎病毒疗效观察[J].中西医结合肝病杂志，2002，12(3)：136-137.

海珠益肝胶囊抗鸭乙型肝炎病毒的实验研究

我们在承担国家"九五"海珠益肝胶囊防治慢性乙型肝炎攻关课题期间，为观察海珠益肝胶囊在体内抗肝炎病毒的作用，进行了海珠益肝胶囊体内抗鸭乙型肝炎病毒作用的实验研究，现报道如下。

一、材料与方法

1. 材料

（1）动物：1日龄北京麻鸭（以下简称雏鸭）40只，体重40～50 g，雌雄不拘，购自北京医科院药植所动物饲养场。

（2）药物及试剂：海珠益肝胶囊由叶下珠、海藻等药物组成，由湖北省中医院药剂科提供（批号：981008），使用时用生理盐水配制。无环鸟苷片（ACV）购自武汉市科益制药公司（现湖北科益药业股份有限公司）（批号：921202）。鸭乙型肝炎病毒（DHBV-DNA）强阳性血清，采自上海麻鸭，-70 ℃保存，a-^{32}P-dCTP购自北京福瑞生物技术工程公司（北京福瑞润泽生物技术有限公司）。缺口翻译药盒购自普洛麦格公司（Promega CO）。

2. 方法

（1）造模方法：取雏鸭40只，经腿胫静脉注射上海麻鸭DHBV-DNA强阳性鸭血，每只0.2 ml，在感染后第7天取血，分离血清，-70 ℃保存待检。

（2）药物治疗试验：将感染成功的30只雏鸭随机分为5组，每组6只。3个治疗组雏鸭分别以2 g/kg、4 g/kg、8 g/kg剂量的海珠益肝胶囊灌胃；模型组给以等量生理盐水灌胃；对照组以ACV按100 mg/kg灌胃；均每天2次，共10天，在感染后第7天（用药前，即T0）、用药第5天（T5）、用药第10天（T10）和停药后第3天（P3），自鸭腿胫静脉取血，分离血清，-70 ℃保存待检。

（3）检测方法：取上述鸭血清，每批同时点膜，测定鸭血清中DHBV-DNA水平，观察其动态变化。用a-^{32}P-dCTP标记DHBV-DNA探针，按缺口翻译药盒说明书操作，在酶标检测仪上测定OD值（滤光片为490 nm），计算血清DHBV-DNA密度，以杂交斑点OD值作为标本DHBV-DNA水平值。

（4）统计学方法：计量资料以$\bar{x}\pm s$表示，组间比较采用t检验。

二、结果

（1）各组雏鸭不同时间DHBV-DNA变化情况，见表1。

表 1　各组雏鸭不同时间 DHBV-DNA OD 值变化比较($\bar{x} \pm s$)

分组	n	T0	T5	T10	P3
模型组	6	0.28±0.03	0.26±0.06	0.35±0.07	0.33±0.08
对照组	6	0.41±0.08	0.30±0.07*	0.22±0.04*	0.30±0.07*
治疗组(小剂量)	6	0.37±0.07	0.34±0.09#	0.31±0.04	0.29±0.03#
治疗组(中剂量)	6	0.40±0.03	0.33±0.05*#	0.30±0.07#	0.32±0.06#
治疗组(大剂量)	6	0.37±0.06	0.30±0.02*#	0.28±0.06*#	0.36±0.06

与本组用药前(T0)比较，* $P<0.05$；与对照组同期比较，# $P>0.05$。

（2）各组雏鸭 DHBV-DNA 被抑制情况，见表 2。

表 2　各组雏鸭不同时间 DHBV-DNA 的抑制率比较(%)

分组	n	T5	T10	P3
模型组	6	4.79	−28.76	−19.47
对照组	6	26.83	45.37*	25.80*
治疗组(小剂量)	6	7.00#	13.68*	19.19*#
治疗组(中剂量)	6	17.48#	24.40*#	18.54*#
治疗组(大剂量)	6	16.61*#	24.79*#	2.51

与模型组同期比较，* $P<0.05$；与对照组同期比较，# $P>0.05$。

三、讨论

国内外学者目前普遍采用 DHBV 感染 1～3 日龄雏鸭建立乙型肝炎动物模型，其病毒血症持续时间较长且较稳定，无明显的自然转阴现象，是研究人类乙型肝炎发病机制、病毒复制过程及筛选有效治疗药物的理想动物模型。

我们应用 1 日龄北京麻鸭经腿胫静脉注射 DHBV-DNA 强阳性血清的方法来建立乙型肝炎动物模型，观察海珠益肝胶囊的抗病毒作用，为临床治疗乙型肝炎提供依据。

中医认为怪病多痰。湿热毒邪侵袭，日久痰阻气滞，瘀血阻络是慢性乙型肝炎的病因病机，该病具有缠绵反复、常法难效的特点。海珠益肝胶囊是依据中医理论，通过长期临床实践和实验研究，精心筛选的具有清热解毒、化痰消瘀作用的中药组成的复方制剂。方中叶下珠性凉，味甘、微苦，入肝、肺经，有清热利湿解毒的功效，为君药；海藻性寒，味苦、咸，能消痰软坚、利水，与叶下珠相伍，助君药以解痰湿与湿热毒邪相搏结之患，全方共奏解毒、化痰、消瘀之功效。

该方构思新、选药精、制方奇、配伍得当。经临床研究证实，其具有改善临床症状和体征、抑制乙型肝炎病毒复制、恢复肝功能、改善肝脏病理变化的功效。本研究结果表明：海珠益肝胶囊 3 个剂量组鸭血清 DHBV-DNA 水平在给药后均有不同程度的下降，以中、大剂量组显著，说明该药在体内具有抗病毒作用，且其抗病毒作用与药物剂量大小有一定关系。与无环鸟苷片比较，疗效相近，且安全无毒，实为治疗慢性乙型肝炎患者之良药。

引证本文：黄育华，盛国光，张建军，等.海珠益肝胶囊抗鸭乙型肝炎病毒的实验研究[J]中西医结合肝病杂志，2004，14（2）：96-97.

海珠益肝加味方对免疫性肝损伤小鼠细胞因子的影响

慢性乙型肝炎（CHB）是由 HBV 感染引起的免疫性疾病，其导致肝脏损伤的发病机制至今仍未完全清楚。伴刀豆球蛋白 A（Con A）诱导的免疫性肝损伤小鼠模型具有肝脏特异性、剂量依赖性和制作简便快捷的特点，被认为是最适合研究人类病毒性肝炎病理机制的研究模型。海珠益肝加味方是盛国光教授治疗 CHB 的经验方，在前期的临床及实验研究中，我们发现其具有抑制乙型肝炎病毒复制、恢复肝功能、抗肝纤维化等作用。对此，我们从免疫性肝损伤的角度，观察海珠益肝加味方对免疫性肝损伤小鼠细胞因子的影响，探讨其作用机制，现报道如下。

一、材料与方法

1. 实验动物　昆明小鼠 40 只，清洁级，5 周龄，雄性，体重 18～22 g，购自湖北省实验动物研究中心。

2. 主要药物及试剂　海珠益肝加味方药物组成：叶下珠、海藻、太子参、枸杞子、白花蛇舌草各 15 g，茯苓 12 g，白芥子 10 g，莪术 6 g，均购自湖北省中药材公司（湖北省中药材有限公司）。按处方加水煎煮两次，混合药液，沉淀过滤，水浴浓缩为含生药 1 g/ml 的药液,分装、灭菌、低温保存,由湖北省中医院制剂室提供。醋酸泼尼松片由浙江仙琚制药股份有限公司生产(批准文号:H33021207),以生理盐水溶解成 0.78 mg/ml 溶液;Con A 购自 Sigma 公司(批号 80M7680V);IL-4、IL-6、IFN-γ、TNF-α 试剂盒购自武汉博士德生物工程有限公司。

3. 主要仪器 纯水仪(AJC-0501-P),微型旋涡混合器(WH-2),水浴锅(TL-420D),酶标仪(RT-2100C)等。

4. 动物分组及处理 将 40 只昆明小鼠随机分为正常对照组、模型组、醋酸泼尼松组、海珠益肝加味方组,每组 10 只。各组小鼠适应忄饲养 2 天后,除正常对照组外,其余组小鼠于实验第 1 天尾静脉注射 Con A 20 mg/kg(0.9% 生理盐水稀释,浓度为 2 mg/ml)。于第 1 天开始灌胃给药,醋酸泼尼松组以醋酸泼尼松 7.8 mg/kg 灌胃,海珠益肝加味方组以海珠益肝加味方 13.4 ml/kg 灌胃,正常对照组、模型组以蒸馏水 0.2 ml/10 g 灌胃,每天 1 次,连续 3 天。末次灌胃给药后 4 h,模型组、醋酸泼尼松组、海珠益肝加味方组一次性尾静脉注射 Con A 20 mg/kg。8 h 后,摘眼球取血,室温静置 2 h,低温离心留取血清。

5. IL-4、IL-6、IFN-γ、TNF-α 含量测定 采用 ELISA 法检测小鼠外周血血清中 IL-4、IL-6、IFN-γ、TNF-α 的含量。

6. 统计学方法 采用 SPSS13.0 统计学软件进行数据统计分析。实验数据均以 $\bar{x} \pm s$ 表示,计量资料组间比较采用 t 检验,$P < 0.05$ 表示差异具有统计学意义。

二、结果

1. 各组小鼠外周血血清 IL-4、IL-6 的水平 见表 1。

表 1 各组小鼠外周血血清 IL-4、IL-6 水平($\bar{x} \pm s$)

组别	n	IL-4/(pg/ml)	IL-6/(pg/ml)
正常对照组	10	66.74±8.73	29.25±9.78
模型组	10	55.54±5.81**	11.25±7.54**
醋酸泼尼松组	10	62.74±6.17▲▲	50.25±11.23▲▲
海珠益肝加味方组	10	63.42±6.33▲	25.13±11.33▲

与正常对照组比较,** $P < 0.01$;与模型组比较,▲ $P < 0.05$,▲▲ $P < 0.01$。

2. 各组小鼠外周血血清 IFN-γ、TNF-α 的水平 见表2。

表 2 各组小鼠外周血血清 IFN-γ、TNF-α 水平（$\bar{x} \pm s$）

组别	n	IFN-γ/（pg/ml）	TNF-α/（pg/ml）
正常对照组	10	2.98±0.99	68.38±8.82
模型组	10	4.43±0.79**	81.25±6.15**
醋酸泼尼松组	10	3.07±0.49▲▲	68.13±14.80▲▲
海珠益肝加味方组	10	2.88±1.64▲	58.00±3.05▲▲

与正常对照组比较，**P<0.01；与模型组比较，▲P<0.05，▲▲P<0.01。

三、讨论

在免疫应答过程中，经典的 T 细胞为辅助性 T 细胞，它的功能是有效控制免疫反应的发生，尽可能降低对机体的损害，不同的细胞因子环境导致 Th0 分化不同。IFN-γ、TNF-α 诱导 Th0 向 Th1 分化，IL-4、IL-6、IL-10 诱导 Th0 向 Th2 分化，细胞因子在其中发挥了重要作用。Th1 型细胞因子如 IFN-γ 通过激活效应细胞的细胞毒及吞噬功能发挥作用。Th2 型细胞因子如 IL-4、IL-6、IL-10，主要辅助 B 细胞产生抗体，并决定产生抗体的同种型。Th1/Th2 极化是免疫应答调节中的关键环节。Th1/Th2 细胞之间失去平衡会引起细胞免疫功能紊乱，从而导致疾病的发生。

辛永宁等发现 Th1 型细胞因子上调与乙型肝炎病毒感染时肝脏的炎症活动密切相关，在病情的急性期和慢性活动期，Th1 型细胞因子分泌是明显占优势的，IL-2、IFN-γ 分泌增多，促进细胞免疫，有利于病毒清除，但同时可加重肝脏损伤；在慢性携带状态和稳定期，以 Th2 型细胞因子分泌为主，IL-4、IL-6、IL-10 分泌增多，Th1 细胞免疫应答相对低下，导致 HBV 长期持续感染，病情进展成慢性。

IL-4 是一种由活化的 T 细胞产生的细胞因子，以往称为 B 细胞生长因子，同时也活化细胞毒性 T 细胞，被认为是典型的由 Th2 细胞产生的细胞因子，对炎症细胞因子的释放和这些细胞的杀菌活性有明显抑制作用。IL-6 为多效细胞因子，生理功能复杂，既有促炎作用，又有抗凋亡作用。Sun R 研究表明 IL-6 对各种肝损伤包括 T 细胞介导的肝炎有保护作用，其保护机制可能是 IL-6 能诱导抗凋亡蛋白的产生。IFN-γ被认为是 Th1 型反应因子,可增强单核细胞的吞噬和吞饮作用,刺激细胞释放氧化因子和 TNF-α,杀灭肿瘤细胞或受病毒感染的靶细胞。TNF-α 能诱导多种蛋白质的表达,如 TNF-α 活化巨噬细胞能诱导 IFN-γ 等细胞因子产生,而 IFN-γ 能增强 TNF-α 的活性。

海珠益肝方由叶下珠、海藻、茯苓等六味中药组成,前期研究提示其对免疫性肝损伤小鼠神经-内分泌-免疫网络有干预作用。海珠益肝加味方在海珠益肝方基础上加太子参、枸杞子组成,具有解毒、化痰、消瘀、补虚的功效。本研究发现,海珠益肝加味方可降低血清中 TNF-α 的水平,提示该药对 Con A 引起的小鼠肝损伤的保护作用与其抑制促炎症细胞因子表达密切相关。同时研究观察到,模型组小鼠注射 Con A 后 IFN-γ 水平明显上升,IL-4、IL-6 水平明显下降,引起细胞免疫功能亢进,体液免疫功能低下。海珠益肝加味方组 IFN-γ 水平明显下降,同时 IL-4、IL-6 水平明显上升,提示海珠益肝加味方可以恢复 Th1/Th2 细胞的平衡,稳定免疫功能,预防、减轻免疫性肝损伤,具有保护肝细胞的作用。

引证本文:徐建良,张云城,盛国光,等.海珠益肝加味方对免疫性肝损伤小鼠细胞因子的影响[J].中西医结合肝病杂志,2017,27(3):168-169.

海珠益肝加味方对慢性免疫性肝损伤小鼠 LPS/TLR4 信号途径的影响

肠源性内毒素血症(intestinal endotoxemia,IETM)作为联系"肝-肠"病理对话的中介,在多种急慢性肝病进展中起着重要的作用。本研究采用伴刀豆球蛋白 A(concanavalin A,Con A)诱导的慢性免疫性肝损伤小鼠模型,探讨海珠益肝加味方对脂多糖/Toll 样受体 4(LPS/TLR4)信号途径的干预作用。

一、材料与方法

1. 动物　SPF 级 C57BL/6 小鼠 48 只,雌雄各半,6 周龄,体质量(20.52±2.13)g,购自武汉大学动物实验中心,许可证号:SCXK(鄂)2008-0004。自由进食、饮水,喂标准颗粒饲料,室温 18～22 ℃,相对湿度 55%,采用标准化光照。

2. 药物 海珠益肝加味方(叶下珠 15 g,海藻 15 g,白花蛇舌草 10 g,白芥子 10 g,莪术 5 g,茯苓 10 g,太子参 10 g,白术 15 g,赤芍 10 g)浓缩液含生药 1 g/ml(湖北省中医院制剂室加工)。阳性对照药物:甘草酸二铵胶囊,每粒 50 mg(正大天晴药业集团股份有限公司,批号:130138),以 0.9％生理盐水溶解成 60 mg/ml 溶液。

3. 主要试剂及仪器 Con A,购自 Sigma 公司(批号:80M7680V),Con A 溶液配制:Con A 用 0.9％生理盐水配制成 0.2％溶液,现配现用。丙氨酸转氨酶(ALT)、天冬氨酸转氨酶(AST)、总胆红素(TBil)试剂盒购自中生北控生物科技股份有限公司(批号:090301、090271、090281)。白细胞介素-6(IL-6)试剂盒、肿瘤坏死因子-α(TNF-α)试剂盒购自南京建成生物研究所(批号:090725、E10J0403)。β-actin 抗体、HRP 标记羊抗兔二抗,购自武汉博士德生物工程有限公司(批号:BM0627、E10J0403),兔抗小鼠 TLR4 抗体、兔抗小鼠 MyD88 抗体、兔抗小鼠 NF-κB 抗体,购自美国 SantaCruz 公司(批号:ab13867、ab51671、ab13867)。鲎试剂盒购自厦门鲎试剂实验厂有限公司(现厦门鲎试剂生物科技股份有限公司)(批号:140325)。7170 全自动生化分析仪(日本日立公司);Multiskan MK3 全自动酶标仪(Thermo Fisher Scientific);752 紫外分光光度计(上海舜宇恒平科学仪器有限公司)。

4. 分组、造模与给药 将 48 只小鼠随机均分为空白对照组、模型组、甘草酸二铵组、海珠益肝加味方组,每组 12 只。适应性饲养 3 天后,空白对照组小鼠尾静脉注射 0.9％生理盐水 0.2 ml,余 3 组以 Con A 按 6 mg/kg 的剂量注入小鼠尾静脉,每周 1 次,共 6 次。

模型复制成功后,空白对照组、模型组以 20 ml/kg 蒸馏水灌胃,甘草酸二铵组以甘草酸二铵 0.68 mg/kg 灌胃,海珠益肝加味方组以海珠益肝加味方 15.34 g/kg 灌胃,每天 1 次,连续 4 周。末次灌胃结束后,夜间禁食,12 h 后采集标本。

5. 检测指标

(1) 血清 ALT、AST、TBil 检测:摘眼球取血,室温静置 30 min,3000 r/min 离心 10 min 后,分离血清,按试剂盒说明书操作检测。

(2) 血浆 LPS 检测:无菌技术下,取门静脉血 1 ml,装入无热原抗凝管,

3000 r/min 离心 3 min,取血浆按照鲎试剂盒说明书操作检测。

（3）血清 TNF-α、IL-6 检测:按双抗体夹心 ELISA 法试剂盒操作说明书操作检测。

（4）肝组织 TLR4、MyD88、NF-κB 的蛋白表达:取 50 mg 肝组织,剪碎后加入蛋白抽提缓冲液 1 ml,匀浆离心取上清蛋白质样本。取 10 μl 待测蛋白质,以 8％的 SDS-PAGE 分离蛋白质,用湿转法将蛋白质转移至 PVDF 膜上,再用含 5％脱脂奶粉的 TBST(含 0.1％ Tween20)室温下封闭 2 h 后加入一抗,4 ℃过夜,洗膜后加 HRP 标记的二抗,室温下轻摇 1 h 洗膜,而后 DAB 显色、照相分析,使用凝胶分析软件(Quantity-one V4.62)测定各条带的平均光密度值(OD值),以待测蛋白质表达量与 β-actin 表达量的比值,表示蛋白质的相对表达量。

6. 统计学方法　采用 SPSS17.0 统计学软件分析,所有数据均以 $\bar{x}\pm s$ 表示,两样本均数比较采用两独立样本 t 检验;多个样本均数比较用方差分析。取 $P<0.05$ 为差异有统计学意义。

二、结果

1. 各组小鼠血清 ALT、AST、TBil 水平的比较　见表 1。与空白对照组比较,3 个造模组小鼠血清 ALT、AST、TBil 水平显著升高($F<0.05$ 或 $P<0.01$)。海珠益肝加味方、甘草酸二铵组血清 ALT、AST、TBil 水平均较模型组显著降低($P<0.05$ 或 $P<0.01$);在降低血清 ALT、AST 水平方面,甘草酸二铵组显著优于海珠益肝加味方组($P<0.05$);在降低血清 TBil 水平方面,海珠益肝加味方组显著优于甘草酸二铵组($P<0.05$)。

表 1　各组小鼠血清 ALT、AST、TBil 水平的比较($\bar{x}\pm s$)

组别	n	ALT/(U/L)	AST/(U/L)	TBil/(μmol/L)
空白对照组	12	37.69±15.30	41.44±13.18	4.87±1.18
模型组	10	245.91±32.63[**]	568.72±21.03[**]	32.71±3.15[**]
甘草酸二铵组	11	114.50±18.22[**△△]	187.84±16.42[**△△]	24.30±7.43[**△△]
海珠益肝加味方组	11	151.50±13.18[**△▲]	209.50±43.29[**△▲]	15.70±6.42[*△▲]

与空白对照组比较,[*] $P<0.05$,[**] $P<0.01$;与模型组比较,[△] $P<0.05$,[△△] $F<0.01$;与甘草酸二铵组比较,[▲] $P<0.05$。

2. 各组小鼠血浆 LPS 水平的比较　见表2。与空白对照组比较,模型组和甘草酸二铵组小鼠血浆 LPS 水平均显著升高($P<0.05$);与模型组、甘草酸二铵组比较,海珠益肝加味方组小鼠血浆 LPS 水平明显降低($P<0.05$)。

表 2　各组小鼠血浆 LPS,血清 IL-6、TNF-α 水平的比较($\bar{x}\pm s$)

组别	n	LPS/(EU/ml)	TNF-α/(pg/ml)	IL-6/(pg/ml)
空白对照组	12	0.25±0.14	28.38±8.82	11.25±7.54
模型组	10	0.65±0.23*	89.25±6.15**	50.25±11.23**
甘草酸二铵组	11	0.55±0.18*	48.13±14.80*△	42.55±9.78**
海珠益肝加味方组	11	0.33±0.13△▲	47.71±13.05*△	28.13±11.33*△▲

与空白对照组比较,* $P<0.05$,** $P<0.01$;与模型组比较,△ $P<0.05$;与甘草酸二铵组比较,▲ $P<0.05$。

3. 各组小鼠血清 TNF-α、IL-6 水平的比较　见表2。与空白对照组比较,3 个造模组小鼠血清 TNF-α、IL-6 的水平均显著升高($P<0.05$ 或 $P<0.01$);与模型组比较,TNF-α 水平均显著下降($P<0.05$),但海珠益肝加味方组和甘草酸二铵组之间差异无统计学意义;与模型组和甘草酸二铵组比较,海珠益肝加味方组 IL-6 水平明显降低($P<0.05$)。

4. 各组肝组织 TLR4-MyD88-NF-κB 通路蛋白表达的比较　见表3、图1。与空白对照组比较,模型组和甘草酸二铵组小鼠肝组织 TLR4、MyD88、NF-κB 的蛋白表达水平均明显升高($P<0.01$ 或 $P<0.05$);与模型组比较,海珠益肝加味方组和甘草酸二铵组 TLR4、MyD88、NF-κB 的蛋白表达水平呈显著下降趋势($P<0.01$ 或 $P<0.05$);而海珠益肝加味方组干预效果显著优于甘草酸二铵组($P<0.05$)。

表 3　各组小鼠肝组织 TLR4、MyD88、NF-κB 蛋白表达的比较($\bar{x}\pm s$)

组别	n	TLR4/β-actin	MyD88/β-actin	NF-κB/β-actin
空白对照组	12	0.10±0.01	0.07±0.05	0.13±0.05
模型组	10	0.61±0.02**	1.36±0.04**	0.52±0.04**
甘草酸二铵组	11	0.25±0.02*△	0.42±0.02*△	0.24±0.03*△
海珠益肝加味方组	11	0.13±0.01△△▲	0.11±0.05△△▲	0.18±0.07△△▲

与空白对照组比较,* $P<0.05$,** $P<0.01$;与模型组比较,△ $P<0.05$,△△ $P<0.01$;与甘草酸二铵组比较,▲ $P<0.05$。

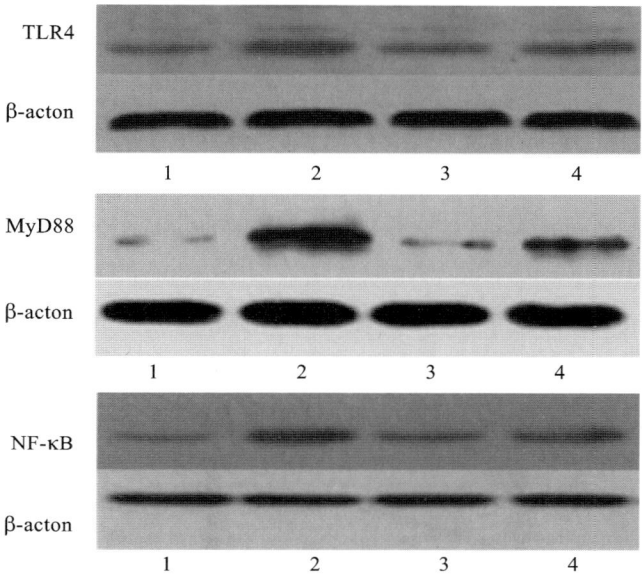

图 1　各组小鼠肝组织 TLR4、MyD88、NF-κB 的蛋白表达水平

1.空白对照组；2.模型组；3.海珠益肝加味方组；4.甘草酸二铵组

三、讨论

本课题组早期采用卡介苗（bacillus calmette-guerin，BCG）联合 LPS 诱导免疫性肝损伤模型，证实海珠益肝方具有保肝降酶、改善肝组织病理损伤的作用，对 Th1/Th2 型细胞因子具有调节作用。Con A 诱导的慢性肝损伤模型与人类病毒性肝炎相似，相比于 BCG 联合 LPS 造模法，具有制作简便、动物死亡率低和肝脏靶向性好等优点，更适合用于病毒性肝炎抗肝损伤药物的筛选。本研究借助 Con A 诱发的慢性免疫性肝损伤模型，从 LPS/TLR4 通路途径角度，探讨海珠益肝加味方对抗慢性免疫性肝损伤的作用机制。

海珠益肝方是盛国光教授课题组历经 30 余年，在国家"七五"至"十五"等攻关课题研究的基础上，通过对慢性乙型肝炎（CHB）证治规律的总结，基于 CHB"毒、痰、瘀、虚"的核心病机而创立的基础方，该方由叶下珠、海藻、白花蛇舌草、白芥子、茯苓、莪术组成，具有解毒、化痰、消瘀、补虚的功效。实验证明，该方具有抗炎保肝、抑制 HBV-DNA、抗肝纤维化、调节免疫等作用。在临床应用中，又加白术、太子参、赤芍等而成海珠益肝加味方。

本研究证实海珠益肝加味方亦可改善 Con A 诱导的慢性免疫性肝损伤模型小鼠肝损伤程度，并能降低外周血 LPS 水平。LPS 是肠源性内毒素的主要成分，经门静脉进入血液循环后形成 IETM，能激发肝脏炎性反应。肝脏是 LPS 的首过器官，LPS 除直接损伤肝脏外，主要通过病原体相关分子模式（pathogen-associated molecular pattern，PAMP）损伤途径介导固有免疫应答，激活库普弗细胞（Kupffer cell，KC）、肝星状细胞（hepatic stellate cell，HSC）、肝窦内皮细胞表面的 TLR4，TLR4 被激活后通过髓系分化因子 88（myeloid differentiation factor 88，MyD88）依赖性或非 MyD88 依赖性信号转导途径介导信号转导，进而激活核因子 κB（nuclear factor kappa B，NF-κB），促进 TNF-α、IL-1、IL-2、IL-6、IL-8 等促炎因子的释放，激发炎性瀑布反应，从而加重肝脏损害。本研究发现海珠益肝加味方组小鼠肝组织 TLR4-MyD88-NF-κB 通路关键蛋白均呈低表达，促炎因子 TNF-α、IL-6 的水平亦下降。

中药复方具有"多因、多效、多靶点"的效应特点，本研究发现海珠益肝加味方具有良好的抗炎保肝作用，并可改善 IETM，其机制与抑制 TLR4-MyD88-NF-κB 途径，降低下游促炎因子的表达水平有关。

引证本文：崔翔，于慧杰，盛国光.海珠益肝加味方对慢性免疫性肝损伤小鼠 LPS/TLR4 信号途径的影响［J］.中华中医药杂志，2016，31（12）：5192-5195.

海珠益肝加味方对刀豆蛋白 A 诱导免疫性肝损伤小鼠的保护作用

海珠益肝加味方是湖北省中医院肝病科盛国光教授根据中医理论，拟定的临床上治疗慢性乙型肝炎的协定方，主要组成有叶下珠、海藻、白花蛇舌草、白芥子、茯苓、莪术等，有清热解毒、健脾化痰、活血祛瘀之功效。其降转氨酶的作用最为显著，但该方药的作用机制还需进一步研究。我国是病毒性肝炎高发区，其中慢性乙型病毒性肝炎（CHB）占大多数，临床上用海珠益肝加味方治疗 CHB 十分有效。用刀豆蛋白 A（伴刀豆球蛋白 A，concanavalin A）诱导小鼠急性肝损伤模型具有操作简单、肝脏特异性等特点，广泛应用于各种肝病的研究中。对此，为确保海珠益肝加味方治疗 CHB 有效的机制，我们通过建立模型实验探讨海珠益肝加味方对 concanavalin A 诱导的免疫性肝损伤小鼠的保护作用,现报道如下。

一、材料与方法

1. 材料

(1) 动物:昆明小鼠,由湖北省实验动物研究中心提供,许可证号:SCXK(鄂)2008-0008,共 100 只,5 周龄,雄性,体质量 18~22 g。小鼠由提供方喂养。

(2) 药物:海珠益肝方,海珠益肝方加太子参、枸杞子,海珠益肝方加太子参、淫羊藿,海珠益肝方加枸杞子、淫羊藿,叶下珠、白花蛇舌草,海藻、茯苓、白芥子,莪术,以上均由湖北省中医院制剂室提供,泼尼松片(上海上药信谊药厂有限公司,国药准字 H31020771),所有药物剂量依据说明应用。

(3) 试剂与仪器:concanavalin A(C2010,批号:80M7680V)购自 Sigma 公司。丙氨酸转氨酶(ALT)、天冬氨酸转氨酶(AST)、超氧化物歧化酶(SOD)、丙二醛(MDA)、考马斯亮蓝试剂盒购自南京建成生物工程研究所(批号依次为20120410、20120407、20120412、20120413、20120406)。美谱达 UV-6100S 可见分光光度计。

2. 方法

(1) 分组与模型制备:所有小鼠均正常饲养 1 周后,将 100 只小鼠随机分为正常组、模型组、A 至 H 组,每组 10 只,即 A 组(泼尼松)、B 组(海珠益肝方)、C组(海珠益肝方加太子参、枸杞子)、D 组(海珠益肝方加太子参、淫羊藿)、E 组(海珠益肝方加枸杞子、淫羊藿)、F 组(叶下珠、白花蛇舌草)、G 组(海藻、茯苓、白芥子)、H 组(莪术)。根据文献,在疗程结束后 60 min,给予正常组所有小鼠尾静脉注射氯化钠溶液 10 ml/kg,其他各组给予小鼠尾静脉注射 20 mg/kgconcanavalin A(用 0.9% 的氯化钠溶液稀释,浓度为 2 mg/ml)。

(2) 给药方法:正常组和模型组给予温开水干预,其余组给予药物干预,即A 组(7.8 mg/kg 泼尼松)、B 组(9.5 ml/kg 海珠益肝方)、C 组(13.4 ml/kg 海珠益肝方加太子参、枸杞子)、D 组(13.4 ml/kg 海珠益肝方加太子参、淫羊藿)、E 组(13.4 ml/kg 海珠益肝方加枸杞子、淫羊藿)、F 组(3.9 ml/kg 叶下珠、白花蛇舌草)、G 组(4.8 ml/kg 海藻、茯苓、白芥子)、H 组(0.78 ml/kg 莪术),1 次/

日,疗程为 2 周。

（3）检测指标与方法:①肝组织指标检测:取 10 组小鼠的肝组织在 4 ℃氯化钠溶液中漂洗,除去相关杂质后风干,称取肝组织 0.20 g,于无菌试管中制成10％匀浆,分离匀浆（3000 r/min,10 min）后,使用考马斯亮蓝试剂盒检测总蛋白浓度。采用酶联免疫吸附法检测 SOD 水平,采用硫代巴比妥酸（TBA）比色法测定 MDA 含量。②肝酶检测:取小鼠血清 0.2 ml,采用赖氏法测定 ALT 和AST 水平。③肝组织病理检查:再称取肝组织 0.20 g,经 10％甲醛固定和石蜡包埋后、连续切片进行脱蜡,切片厚度均为 4 μm,根据 SP 法染色后于 400 倍视野下观察其组织结构。

3. 统计学方法　采用 SPSS22.0 统计学软件处理,计数资料以百分比（％）表示,采用 χ^2 检验,计量资料以 $\bar{x} \pm s$ 表示,采用独立样本 t 检验,以 $P <$ 0.05 为差异有统计学意义。

二、结果

所有小鼠干预前后生命体征均良好,且干预后无小鼠死亡。

1. 各组小鼠肝脾指数变化　见表 1。

表 1　各组小鼠肝脾指数比较（$\bar{x} \pm s$,$n = 10$）

组别	肝指数/（g/100 g）	脾指数/（g/100 g）
空白组（正常组）	5.58±0.40	0.43±0.04
模型组	6.59±0.54*	0.78±0.13*
泼尼松组（A 组）	5.76±0.53*	0.45±0.03*
海珠益肝方组（B 组）	5.88±0.53*	0.59±0.09*
海珠益肝方加太子参、枸杞子组（C 组）	5.92±0.41△	0.60±0.07*
海珠益肝方加太子参、淫羊藿组（D 组）	5.98±0.42△	0.64±0.08△
海珠益肝方加枸杞子、淫羊藿组（E 组）	5.96±0.42△	0.66±0.09△
叶下珠、白花蛇舌草组（F 组）	6.03±0.42△	0.67±0.10△
海藻、茯苓、白芥子组（G 组）	6.11±0.56	0.61±0.12
莪术组（H 组）	6.32±0.46	0.74±0.11

模型组与正常组比较,A 至 H 组与模型组比较,* $P < 0.01$,△ $P < 0.05$。

2. 各组小鼠肝组织中 ALT、AST 的变化　见表 2。

表 2　各组小鼠肝组织 ALT、AST 水平比较 ($\bar{x}\pm s, n=10$)

组别	ALT(U/gprot)	AST(U/gprot)
空白组（正常组）	177.69±15.30	107.44±13.18
模型组	245.91±52.63*	168.72±22.03*
泼尼松组（A 组）	189.97±30.24△	110.55±15.19*
海珠益肝方组（B 组）	193.91±26.19△	124.57±17.56*
海珠益肝方加太子参、枸杞子组（C 组）	189.50±38.22△	115.44±16.42△
海珠益肝方加太子参、淫羊藿组（D 组）	190.11±30.71△	118.71±18.81△
海珠益肝方加枸杞子、淫羊藿组（E 组）	189.68±35.01△	111.88±19.68△
叶下珠、白花蛇舌草组（F 组）	225.65±33.51	139.85±17.21
海藻、茯苓、白芥子组（G 组）	239.88±21.99	165.25±16.88
莪术组（H 组）	219.69±23.11	146.85±17.58

模型组与正常组比较，A 至 H 组与模型组比较，* $P<0.01$，△ $P<0.05$。

3. 各组小鼠肝组织中 MDA、SOD 的变化　见表 3。

表 3　各组小鼠肝组织 MDA、SOD 水平比较（$\bar{x}\pm s, n=10$）

组别	SOD/(U/mgprot)	MDA/(nmol/mgprot)
空白组（正常组）	282.74±47.99	3.98±0.44
模型组	245.69±21.06△	5.24±0.77△
泼尼松组（A 组）	273.26±32.52△	4.11±0.54△
海珠益肝方组（B 组）	268.40±38.76△	4.31±0.62△
海珠益肝方加太子参、枸杞子组（C 组）	280.32±20.86*	4.10±0.58△
海珠益肝方加太子参、淫羊藿组（D 组）	273.90±32.94△	4.25±0.60△
海珠益肝方加枸杞子、淫羊藿组（E 组）	275.53±43.44	4.28±0.61
叶下珠、白花蛇舌草组（F 组）	267.26±27.84	4.84±0.73
海藻、茯苓、白芥子组（G 组）	265.22±16.54	4.74±0.76
莪术组（H 组）	267.25±20.85	4.68±0.73

模型组与正常组比较，A 至 H 组与模型组比较，* $P<0.01$，△ $P<0.05$。

4. 各组肝组织 HE 染色变化　光镜检查示，正常组小鼠肝脏无异常，肝细胞大小正常，排列整齐。模型组小鼠肝细胞浆颜色变浅，细胞分散，肝窦不清晰,且不见肝索,甚至可见点状坏死、炎症细胞浸润等表现。其他各组肝脏炎症坏死程度均降低,尤其是 D 组最为明显。

三、讨论

肝脏的生理功能最为复杂,肝损伤的疾病发病机制相应地也十分复杂。concanavalin A 是一种糖类结合蛋白,具有促有丝分裂作用,能够促进淋巴细胞转化反应,武建毅等报道静脉注射 BALB/C 小鼠后 8～12 h 可引起明显的肝损伤,且提示其机制可能是 T 细胞亚群介导的,此与机体的急性肝炎发病机制相似,故 concanavalin A 诱导的肝损伤小鼠模型可作为模拟人体肝损伤的模型。本研究结果显示,给予模型小鼠药物干预可降低 concanavalin A 诱导的小鼠升高的血清转氨酶活力,从而使肝细胞逐渐恢复正常形态,进一步提示海珠益肝加味方的干预可有效预防肝损伤。由此可见,改善患者的免疫系统及降低炎性物质的分泌可促进肝脏功能正常运行。免疫性肝损伤的主要病机为湿毒、痰滞、血瘀,继而痰凝,久而入血致瘀。因此,解毒、化痰、活血、祛瘀亦为慢性肝炎治本之法。海珠益肝加味方是治疗慢性肝炎的经验方,由叶下珠、海藻、白花蛇舌草、白芥子、茯苓、莪术组成,全方具有清热解毒、健脾化痰、活血祛瘀之功,可有效去湿毒、痰滞、血瘀,继而改善急性肝炎。

临床上我们观察到较多 CHB 患者病情缠绵,最后有一个急性加重发作的过程。对此,本研究通过给予小鼠海珠益肝加味方及拆方药物干预,结果发现加用扶正中药后降酶效果更佳,能够有效提高机体免疫力和降低炎性反应。另外我们还发现活血化瘀药单用就可以降低肝脾指数,且海珠益肝加味方能够在提高 SOD 水平的同时降低 MDA 水平,继而加强患者的抗氧化能力,提高机体的自由基清除能力,从而起到保护肝脏的作用。

综上所述,海珠益肝加味方能有效降低免疫性肝损伤转氨酶水平,减轻肝细胞膜脂质过氧化反应,达到保护肝脏的目的。但海珠益肝加味方抗肝损伤的作用是多方面的,其机制尚不清楚,故其对肝脏的免疫功能和炎性反应的干预机制有待进一步研究。

引证本文:张云城,盛国光,胡世平.海珠益肝加味方对刀豆蛋白 A 诱导免疫性肝损伤小鼠的保护作用[J].世界中医药,2020,15(9):1296-1299.

海珠益肝加减方治疗肝硬化腹水临床观察

肝硬化是由不同肝损伤机制引起的以肝细胞炎症坏死、弥漫性纤维化、假小叶和再生结节形成为特征的慢性、进行性终末期肝病。肝硬化腹水是肝脏疾病进展至失代偿期最常见的并发症,属于中医学"臌胀"范畴,系肝病日久,正气耗损,脾虚运化无力,气滞、血瘀、水湿停聚中焦所致。目前西医给予利尿、抗感染、降低门脉压、穿刺放腹水、输注白蛋白等综合治疗,虽然在一定程度上可缓解患者腹胀等不适症状,但存在利尿剂抵抗、肾功能不全和电解质紊乱等并发症,难以获得理想疗效。中医审证求因、整体施治,治疗肝硬化腹水临床疗效显著。徐建良认为臌胀主要责于脾胃虚弱不能运化精微而致水谷、湿浊阻滞,气机不利,临床上以脾虚水停证较多见。海珠益肝方是全国名老中医盛国光教授基于"毒、痰、瘀、虚"理论治疗慢性乙型病毒性肝炎研制而成的。基于臌胀的核心病机,徐建良在前期海珠益肝方基础上,化裁组成海珠益肝加减方,此加减方具有健脾化湿、行气利水功效。本研究回顾性地分析了海珠益肝加减方治疗脾虚水停证臌胀患者的疗效,现将结果报道如下。

一、资料与方法

1. 诊断标准　西医诊断参照《肝硬化腹水及相关并发症的诊疗指南》(2017)中肝硬化腹水的诊断标准。中医辨证分型参照《肝硬化腹水中医诊疗规范专家共识意见(2011 年,海南)》中脾虚水停证辨证标准。主症:腹大胀满,按之如囊裹水;脘腹痞胀,得热则舒,食少便溏。次症:面色萎黄、困倦懒动,颜面、下肢浮肿,尿少,舌苔白滑或白腻,脉缓。具备主症 2 项、次症 2 项即可诊断。

2. 纳入标准　①西医诊断符合肝硬化失代偿期合并腹水的诊断标准;②中医诊断符合臌胀脾虚水停证辨证标准;③年龄 18～70 岁。

3. 排除标准　由心源性、肾源性等因素引起的腹水者;合并肝性脑病、食管胃底静脉曲张破裂出血、肝肾综合征、肝功能衰竭、精神类疾病及严重心血管、肺、肾、造血系统等疾病者;原发性肝癌及其他肝内占位性病变者;妊娠妇女或哺乳期妇女。

4. 剔除标准　发生严重不良事件结局者；资料不全，影响有效性判断者。

5. 一般资料　在湖北省中医院电子病历系统检索 2017 年 1 月—2020 年 12 月肝病科诊治的脾虚水停证肝硬化腹水患者病例资料，建立 Excel 数据库，所有数据由 2 名经验丰富的研究人员同时进行记录并由第三人核查，以保证数据的准确性和真实性。共纳入脾虚水停证肝硬化腹水患者 84 例，根据接受治疗方案的不同分为 2 组。对照组 36 例，男 22 例、女 14 例；年龄（56.5±8.8）岁；病程（4.94±1.53）年；乙型肝炎肝硬化 24 例，丙肝肝硬化 7 例，酒精性肝硬化 3 例，原发性胆汁淤积性肝硬化 1 例，自身免疫性肝硬化 1 例。治疗组 48 例，男 25 例、女 23 例；年龄（59.7±6.7）岁；病程（4.61±1.27）年；乙型肝炎肝硬化 30 例，丙肝肝硬化 11 例，酒精性肝硬化 5 例，原发性胆汁淤积性肝硬化 1 例，自身免疫性肝硬化 1 例。2 组患者一般资料比较差异无统计学意义（P 均大于 0.05），具有可比性。

6. 治疗方法　对照组给予限制水钠摄入、原发病治疗、利尿、抗感染、补充白蛋白等内科常规治疗。治疗组在对照组治疗基础上加用海珠益肝加减方口服，药物组成：叶下珠、太子参、茯苓、枸杞子、炒白术、泽泻、茯苓皮、白茅根、厚朴各 15 g，炒神曲、陈皮各 10 g，甘草 6 g。腹胀甚、大便干者加制大黄 8 g、炒枳实 15 g，身目黄染、口干、口苦者加茵陈 24 g、栀子 8 g，胁下刺痛者加丹参、泽兰、炙鳖甲各 15 g，纳呆腹满者加黄芪 15 g、法半夏 10 g、砂仁 6 g。2 组均治疗 4 周。

7. 观察指标　①治疗前和治疗 4 周后按照《中药新药临床研究指导原则》对 2 组患者腹胀、肢体水肿、乏力、面色萎黄、口渴少饮、食少纳呆、大便稀溏或秘结、小便短黄症状给予 0～3 分评价，分数越高，症状越明显。②记录治疗前及治疗 4 周后 2 组患者空腹体重、腹围、24 h 尿量、腹水深度（采用三星麦迪逊 WS80A 彩超机探查患者右侧卧位时的腹水深度）。③比较治疗前及治疗 4 周后 2 组患者肝功能指标［丙氨酸转氨酶（ALT）、天冬氨酸转氨酶（AST）、血清白蛋白（ALB）、总胆红素（TBil）］。④参考《肝硬化腹水中医诊疗专家共识意见（2017）》中疾病疗效评定标准评估 2 组患者治疗 4 周后临床疗效。临床缓解：腹胀及肢体水肿完全消退，B 超探查无腹水，肝功能恢复正常，体重、腹围恢复至腹水出现前水平。显效：腹水及肢体水肿大部分消退，B 超提示腹水减少不低于 50%，肝功能指标明显改善，体重减轻不低于 2 kg 或腹围减少 5 cm 以上。

有效:腹水及肢体水肿有所消退,B超提示腹水减少50％以下,肝功能指标轻度改善,体重减轻2 kg以下或腹围减少3～5 cm。无效:腹水、体重、腹围、症状无改善或加重,肝功能指标无变化。总有效率＝\[(临床缓解例数＋显效例数＋有效例数)/总例数\]×100％。

8. 统计学方法　所有资料采用SPSS26.0软件进行统计分析。符合正态分布的计量资料以均数±标准差($\bar{x}\pm s$)表示,组间比较采用独立样本t检验,组内比较采用配对t检验;不符合正态分布的计量资料以$Q_2(Q_1,Q_3)$表示,组间比较采用曼-惠特尼检验,组内比较采用威尔科克森符号秩检验;计数资料用例(百分比)表示,组间比较采用χ^2检验;等级资料比较采用秩和检验。$P<0.05$表示差异有统计学意义。

二、结果

1. 2组中医症状积分比较　治疗前2组患者各项中医症状积分比较差异均无统计学意义(P均大于0.05)。治疗4周后,2组患者各项中医症状积分均明显降低(P均小于0.05),且治疗组均明显低于对照组(P均小于0.05)。见表1。

表1　2组肝硬化失代偿期腹水患者治疗前后中医症状积分比较\[$Q_2(Q_1,Q_3)$,分\]

组别	例数	时间	腹胀	肢体水肿	食少纳呆	乏力	面色萎黄	口渴少饮	大便稀溏或秘结	小便短黄
对照组	36	治疗前	3(2,3)	2(1,2)	2(1,3)	2.5(2,3)	2(2,3)	2(2,2)	2(2,3)	2(2,3)
		治疗4周后	2(0.25,2.75)①	1(0,1)①	1(0,1)①	1(0.25,1)①	1(1,2)①	1(0,1)①	1(0,1)①	1(0.25,1)①
治疗组	48	治疗前	3(2,3)	2(1,2)	2(1,3)	2.5(2,3)	2(2,3)	2(1.25,3)	2(2,3)	2(2,3)
		治疗4周后	0.5(0,1)①②	0(0,0.75)①②	0(0,0)①②	0(0,1)①②	1(0,1)①②	0(0,1)①②	0(0,1)①②	0(0,1)①②

与治疗前比较,①$P<0.05$;与对照组比较,②$P<0.05$。

2. 2组空腹体重、腹围、24 h尿量、腹水深度比较　治疗前2组患者空腹体重、腹围、24 h尿量、腹水深度比较差异均无统计学意义（P均大于0.05）。治疗4周后，2组患者空腹体重、腹围、腹水深度均较治疗前明显下降（P均小于0.05），且治疗组均明显低于对照组（P均小于0.05）；治疗组24 h尿量明显多于治疗前及对照组（P均小于0.05），对照组治疗前后比较差异无统计学意义（$P>0.05$）。见表2。

表2　2组肝硬化失代偿期腹水患者治疗前后空腹体重、腹围、24 h尿量、腹水深度比较（$\bar{x}\pm s$）

组别	例数	时间	空腹体重/kg	腹围/cm	24 h尿量/ml	腹水深度/cm
对照组	36	治疗前	70.86±5.92	96.20±7.28	1477.14±423.51	5.88±3.66
		治疗4周后	67.00±6.67①	91.10±8.00①	1770.71±463.85	4.98±3.79①
治疗组	48	治疗前	70.50±6.26	97.00±8.23	1527.86±287.38	6.59±2.39
		治疗4周后	61.29±6.30①②	83.45±7.83①②	2283.57±323.74①②	2.60±2.02①②

与治疗前比较，①$P<0.05$；与对照组比较，②$P<0.05$。

3. 2组肝功能指标比较　治疗前2组患者ALT、AST、TBil、ALB水平比较差异均无统计学意义（P均大于0.05）。治疗4周后，2组患者ALT、AST、TBil水平均明显降低，ALB水平均明显增高，且治疗组各指标较对照组明显改善，差异均有统计学意义（P均小于0.05）。见表3。

表3　2组肝硬化失代偿期腹水患者治疗前后肝功能指标比较（$\bar{x}\pm s$）

组别	例数	时间	ALT/(IU/L)	AST/(IU/L)	TBil/(μmol/L)	ALB/(g/L)
对照组	36	治疗前	142.35±20.50	81.44±17.93	60.82±11.48	27.67±2.93
		治疗4周后	77.27±18.08①	47.55±12.03①	35.75±11.93①	35.70±1.78①
治疗组	48	治疗前	139.85±16.42	80.33±12.07	58.04±8.93	27.13±2.56
		治疗4周后	62.10±6.18①②	36.54±8.75①②	27.58±8.53①②	42.96±5.38①②

与治疗前比较，①$P<0.05$；与对照组比较，②$P<0.05$。

4. 2组临床疗效比较　治疗4周后，对照组临床总有效率为75.0%，治疗组为 91.7%,2 组比较差异有统计学意义($P<0.05$)。见表 4。

表 4　2 组肝硬化失代偿期腹水患者治疗 4 周后临床疗效比较

组别	例数	临床缓解	显效	有效	无效	总有效
对照组	36	9(25.0%)	7(19.4%)	11(30.6%)	9(25.0%)	27(75.0%)
治疗组	48	18(37.5%)	14(29.2%)	12(25.0%)	4(8.3%)	44(91.7%)[①]

与对照组比较,[①]$P<0.05$。

三、讨论

肝硬化腹水是终末期肝病的常见并发症,腹水形成后患者的 1 年病死率为 15% 左右,5 年病死率高达 44%。徐建良认为其病因病机为情志不遂、嗜酒过度、湿热虫毒所伤、黄疸失治,肝病日久传脾,脾胃气虚,无力运化水湿,水湿内停,阻滞气机,气为血之帅,气停则血停,终致气、血、水停聚中焦。随着疾病病程进展,肝硬化腹水后期常见脾气虚衰、健运失职,是导致患者腹水反复消长、病情缠绵难愈的主要原因,还可导致并发症的发生风险上升、生活质量下降以及预后不良。

目前西医对肝硬化腹水的治疗以支持疗法为主,如补充白蛋白、联合应用利尿剂等,但长期白蛋白治疗给患者带来了沉重经济负担,且利尿剂具有剂量依赖性,还存在肾功能不全等不良反应。西医常规治疗联合中医辨证论治在改善肝硬化腹水患者症状及生活质量方面疗效显著。已有临床研究证实中药穴位敷贴可促进腹水消退,改善肝功能。何泽慧等通过对患者尿液代谢产物进行分析,提示消胀贴膏可通过调节机体氨基酸代谢,从而缓解肝硬化腹水患者临床症状和体征。一项 Meta 分析结果显示,与单用西医常规治疗肝硬化腹水相比,联合温阳健脾类中药可显著提高患者总有效率、ALB 水平,增加尿量,改善患者临床症状和体征。

张锡纯云"欲治肝者,原当升脾降胃,培养中宫,俾中宫气化敦厚,以听肝木之自理",强调了肝病从脾论治,脾运得健,气机调畅,则肝木条达。海珠益肝方是治疗慢性乙型病毒性肝炎的经验方。肝硬化腹水后期患者多出现脘腹胀大、疲倦乏力、少气懒言、下肢水肿等症状,着眼于臌胀脾虚、湿阻的核心病机,遵朱丹溪意"宜大补中气行湿……大剂人参、白术，佐陈皮、茯苓、苍术之类"，在海珠益肝方基础上化裁，加入炒白术、陈皮、茯苓皮、神曲、厚朴等健脾利湿之类，组成海珠益肝加减方，功效健脾化湿、行气利水。方中太子参性平力薄，归脾、肺经，益气健脾，生津润肺，无助湿之弊；茯苓甘、淡，性平，甘则能补，淡则能渗，既可祛邪，又可扶正，利水而不伤正气，补而不留邪；与茯苓皮同用，量用至 30 g，达健运脾胃、渗利水湿之功；炒白术性温，味苦、甘，归脾、胃经，益气健脾燥湿，兼能利小便。以上共为君药，益气健脾渗湿。厚朴味苦、辛，性温，苦燥辛散，既能燥湿，又能下气除胀满，善除脾家之湿郁痰满；陈皮辛、苦，性温，辛香走窜，温通苦燥，健脾化痰，有行气、除胀、燥湿之功，可通及全身之湿；上二味为臣药，增加君药健脾利湿、行气除胀之功。佐以枳实味苦、辛、酸，微寒，辛行苦降，既能破气除痞，又能消积导滞，《名医别录》曰"（枳实）除胸胁痰癖，逐停水，破结实，消胀满"；泽泻味甘、淡，性寒，归肾、膀胱经，淡渗利湿作用较强；更用炒神曲健脾消积、行气散结，焦可消食，香能醒脾；叶下珠凉，微苦，《全国中草药汇编》中记载其清热利尿，明目消积。白茅根味甘性寒，归肺、胃、膀胱经，健脾益气，清热生津，利尿通淋，虽性寒但不伤胃，利水而不伤阴，《神农本草经》言其主治"劳伤虚羸，补中益气……利小便"。枸杞子味甘、平，归肝、肾经，滋补肝肾，养肝明目，为佐使药。甘草健脾和中，调和诸药，为佐使。

前期经过一系列基础实验和临床研究证实海珠益肝方具有抗病毒、改善肝功能、抗肝纤维化等作用。本研究在海珠益肝方基础上联用健脾利湿之品治疗脾虚水停证臌胀患者，结果表明海珠益肝加减方能显著提高临床疗效，可有效缓解患者腹胀等症状，改善肝功能，并有利尿及协助消退腹水的作用。这提示该方可治疗肝硬化腹水患者，健脾益气治其本，化湿利水治其标，但其药理机制不明，有待进一步研究。

引证本文：赵丹，徐建良，杨妮，等.海珠益肝加减方治疗肝硬化腹水临床观察[J].现代中西医结合杂志，2022，31(7)：909-913.

海珠益肝加味方对乙型肝炎小鼠肠道菌群的干预作用

乙型肝炎是一种传染性强，流行性广，发病率高的传染性疾病。中医药在防治乙型肝炎方面具有其独特的优势。海珠益肝加味方是来源于盛国光教授的临床研究及科研团队数十年临床和科研实践提炼的有效验方,在急性毒性实验和临床试验中证实了其用药的安全性和有效性,目前该方已作为院内制剂在临床推广应用。本实验研究的目的是探讨海珠益肝加味方对乙型肝炎模型小鼠肝功能和肠道菌群水平的调节干预作用。

一、材料与方法

1. 实验动物　C57BL/6 HBsAg(＋)小鼠 40 只,购于北京大学医学部实验动物科学部,SSPF/VAF 清洁级,4～6 周龄,雄雌各半,体重(20.52±2.13) g。动物合格证号:SCXK(京)2011-0012。在室温(22±2)℃、相对湿度(55±5)％、10～12 h 光照周期环境中适应性饲养 1 周后实验。

2. 实验试剂　cDNA 第一链合成试剂盒(Fermentas);TRIzol、SYBR、Green/Flourescein,qPCR Master Mix(2X)(Fermentas);Ex Taq TM、DL 2000 DNA Marker(TAKARA)。

3. 实验器材　微量移液器(Eppendorf);离心机(上海安亭科学仪器厂);电热恒温水浴锅(北京市长风仪器仪表公司);电子天平(北京赛多利斯仪器系统有限公司);全自动生化分析仪(Thermo Fisher Scientific);紫外分析仪(北京君意东方电泳设备有限公司);实时荧光定量 PCR 仪(ABI)。

4. 实验药物　海珠益肝加味方(叶下珠、海藻、白术各 15 g,白花蛇舌草、白芥子、茯苓、太子参、赤芍各 10 g,莪术 5 g),将上药浓煎成含生药 1 g/ml 的药液,由湖北省中医院制剂室提供,4 ℃冰箱贮藏备用。丽珠肠乐双歧杆菌活菌制剂,0.5 亿活菌/粒,丽珠医药集团股份有限公司,批号:20110109。

5. 动物分组与给药　小鼠适应性饲养 1 周后,禁食不禁水 12 h,称量体重。随机取出 10 只作为模型组(A 组),立即处死,进行各种指标的检测。剩余 30 只小鼠随机分为空白对照组(B 组),给予蒸馏水灌胃(1.5 ml/(kg・d));海珠益肝加味方组(C 组),给予海珠益肝加味方灌胃(15.17 g/(kg・d));丽珠肠乐组(D 组),给予生理盐水丽珠肠乐稀释液灌胃(1.5 ml/(kg・d),≥6.0×10⁶ 个活菌)。给药时间为每天上午 9:00—11:00,每天 1 次,连续 4 周。

6. 标本采集与检测指标　治疗 4 周后，末次给药 8 h 后对小鼠称重，经眼球取血，室温静置约 15 min 后，在高速离心机上离心（3000 r/min）10 min 后，留取血清。采用全自动生化分析仪检测血清 ALT、AST、TBil。肠内容物取样时按解剖关系分辨结肠段，留取包裹肠内容物 100 mg，置无菌瓶中，－80 ℃ 深低温冰箱保存、备用。采用细菌 16S rDNA 荧光定量 PCR 方法测定小鼠粪便主要肠道菌群水平。

7. 统计学方法　将信息数据库的所有数据导出为 SPSS 格式，采用 SPSS18.0 统计学软件进行统计学分析。计量资料以均数±标准差（$\bar{x}\pm s$）表示，组间比较应用 t 检验；计数资料组间比较采用 χ^2 检验。$P<0.05$ 提示差异有统计学意义。

二、结果

1. 实验小鼠的一般症状和体征变化　B 组小鼠毛色暗淡，毛发易脱，反应迟钝，懒动少食。C 组小鼠与 B 组相比，活动、进食方面均较好，毛密而不蓬松，有光泽，弓背喜卧者少。D 组小鼠与 C 组相比，体重增长缓慢，形体稍瘦小，偶作萎靡状，弓背喜卧，毛粗乱蓬松等。

2. 各组小鼠血清 ALT、AST、TBil 结果　见表 1。与 A 组相比，B 组小鼠血清 ALT、AST、TBil 水平变化不明显，差异无统计学意义（$P>0.05$），但 C 组和 D 组小鼠血清 ALT、AST、TBil 水平下降明显，差异有统计学意义（$P<0.01$）；C 组与 D 组小鼠相比，血清 ALT、AST、TBil 水平下降明显，差异有统计学意义（$P<0.01$）。

表 1　各组小鼠血清 ALT、AST、TBil 结果比较（$\bar{x}\pm s$）

组别	n	ALT/(U/L)	AST/(U/L)	TBil/(μmol/L)
A 组	10	145.91±22.63	178.72±21.03	22.71±3.15
B 组	10	140.50±18.22△	165.84±16.42△	20.65±7.43△
C 组	10	47.69±15.30**☆	51.44±13.18**☆	5.87±1.28**☆
D 组	10	134.50±13.28**	71.36±14.08**	14.73±5.24**

与 A 组相比，**$P<0.01$，△$P>0.05$；与 D 组相比，☆$P<0.01$。

3. 各组小鼠肠道菌群定量检测结果比较 见表2与A组相比,B组小鼠肠道菌群定量检测结果变化不明显,差异无统计学意义($P>0.05$);C组、D组与A组小鼠相比,肠道菌群定量检测结果改变明显,差异有统计学意义($P<0.01$);C组与D组小鼠相比,肠道菌群定量检测结果改变不明显,差异无统计学意义($P>0.05$)。

表2 各组小鼠肠道菌群定量检测结果比较($\bar{x}\pm s$,copies/g)

组别	n	肠球菌	双歧杆菌	大肠杆菌	乳酸杆菌
A组	10	8.70 ± 0.13	3.61 ± 0.29	2.12 ± 0.64	5.16 ± 0.34
B组	10	$9.01\pm0.69^{\triangle}$	$3.42\pm0.16^{\triangle}$	$1.74\pm0.21^{\triangle}$	$4.98\pm0.14^{\triangle}$
C组	10	$3.14\pm0.22^{**}$	$7.58\pm0.09^{**}$	$6.43\pm0.63^{**}$	$9.13\pm0.21^{**}$
D组	10	$3.33\pm0.19^{**\star}$	$7.80\pm0.32^{**\star}$	$5.74\pm0.87^{**\star}$	$8.97\pm0.37^{**\star}$

与A组相比,$^{**}P<0.01$,$^{\triangle}P>0.05$;与C组相比,$^{\star}P>0.05$。

三、讨论

Marshall于1998年提出"肠-肝轴"的概念,当肠黏膜受损后,肠道内细菌及内毒素进入门静脉,肝脏内炎性细胞被激活,释放一系列炎性因子,进一步造成肠黏膜及远隔器官损伤。肠道和肝脏疾病共患的临床现象也提示我们,某些肝肠疾病之间可能存在着相互关联的发病机制。因此加强此方面的研究对探索肝病治疗的新途径具有十分重要的意义。

现代医学中"肠"的功能可归属于中医学"脾脏",因此"肝-肠轴"可理解为中医学的"肝脾同治",即汉代张仲景《金匮要略》中提出的"夫治未病者,见肝之病,知肝传脾,当先实脾"。乙型肝炎迁延日久,久病必虚,伤及脾胃而致脾胃亏虚。脾气虚,湿毒之邪损伤肝络,气机疏泄失常,则气滞;气滞则不能有效地推动血液运行,血液运行缓慢甚至滞留不去,则血瘀。由此可见,乙型肝炎为本虚标实之证。因此从"实脾"入手治疗乙型肝炎可以在一定程度上控制疾病发展、改善患者临床症状。

本实验所采用的海珠益肝加味方由叶下珠、海藻、白花蛇舌草、白芥子、莪术、茯苓、白术、太子参、赤芍九味中药组成。其中叶下珠清热利湿解毒,为君药;白花蛇舌草协助叶下珠清热解毒,莪术凉血逐瘀行气,海藻消痰软坚,茯苓健脾化湿,共为臣药;白芥子祛痰散结,太子参与白术相伍,健脾扶正,共为佐药;赤芍为使药,疏肝理气,解郁止痛。此方合用,共奏解毒、化痰、活血、补虚之功。方中特加白术、太子参、赤芍以增强健脾扶正补虚之效,体现了"肝脾同治"的中医治则理论。研究发现,部分补益类中药如黄芪、白术、枳壳具有扶植正常菌群生长繁殖、改善菌群失调、提高定植抗力的作用。此方也从另一方面验证了盛国光教授"毒、痰、瘀、虚"的乙型肝炎病机进展过程。

本实验结果显示,海珠益肝加味方不仅可以提高乙型肝炎模型小鼠肝功能水平,而且可以调节其肠道菌群变化,改善肠道微生态。

引证本文:曹婷,于慧杰,李红,等.海珠益肝加味方对乙型肝炎小鼠肠道菌群的干预作用[J].中西医结合肝病杂志,2015,25(6):343-344,368.

中医辨证疗法对 NAFLD 大鼠肝功能的影响

随着人们生活水平的提高,饮食结构、生活方式的改变,非酒精性脂肪性肝病(NAFLD)的患病率近年来呈上升趋势。中医药在治疗 NAFLD 方面具有一定的优势,而根据脂肪肝发病早期和后期各自不同的病机特点进行辨证用药尤具重要的临床实际意义。本实验借助 NAFLD 大鼠模型,针对早期和后期病机的不同,采取相应的辨证方法对 NAFLD 进行干预,来探讨中医辨证疗法对 NAFLD 大鼠肝功能影响的作用机制。

一、材料与方法

1. 动物　SPF 级 Wistar 大鼠 72 只,雌雄各半,体重(190±10) g(购自湖北省实验动物研究中心)。

2. 药物　对照药物由经实验验证相比东宝肝泰有显著疗效的复方中药组成,功效为活血化瘀、化痰利湿,处方药物为丹参、生山楂、海藻,泽泻;NAFLD早期治疗药物(A 方)具有疏肝健脾、活血化瘀、化痰利湿功效,处方药物为柴胡、茯苓、海藻、泽泻、丹参等;NAFLD 后期治疗药物(B 方)具有化痰消瘀、清热利湿、补益肝肾功效,处方药物为丹参、海藻、泽泻、虎杖、茵陈、生山楂等。上述药物均制成 200% 浓度的水煎剂(由湖北省中医院制剂室制备)。

3．试剂　ALT、AST、ALP试剂盒（购自柏定生物工程（北京）有限公司）；TBil、DBil、FBG试剂盒（购自上海名典生物工程有限公司）；INS试剂盒（购自北京科美东雅生物技术有限公司）。

4．仪器　台式高速低温离心机（Centrifuge5471，德国）；721分光光度计（上海第二分析仪器厂）；全自动生化分析仪（OlympusAu560，日本）；FMJ-184型放免γ计数器（中国科学院上海原子核研究所（现中国科学院上海应用物理研究所））。

5．动物分组、造模及给药　大鼠随机分为正常组、模型组、对照药物组、A方组、B方组、先A方后B方组、先B方后A方组、先空白后A方组、先空白后B方组，共9组，每组8只。参照钟岚等的高脂饲料造模法，高脂饲料采用普通饲料加15％的猪油、2％的胆固醇、5％的蛋黄粉，自由饮水。正常组给予普通饲料。4周后，各给药组按10 ml/(kg·d)灌胃（模型组和正常组给予等体积生理盐水），每天1次，共8周（A、B方给药期各为4周，空白期为不灌胃）。

6．取材及指标检测　实验期间观察大鼠的精神、运动、饮食、排便、皮毛色泽等情况。12周后，各组大鼠称重，摘眼球取血，低温离心取血清检测，采用分光光度计340 nm波长下测定ALT、AST，405 nm波长下测定ALP；采用生化分析仪测定TBil、DBil、FBG；采用放免法测定INS，操作均按式剂盒说明书进行。处死大鼠，取全肝用生理盐水冲洗，称重，计算肝指数。肝指数＝（肝湿重/体重）×100％。胰岛素抵抗指数（IR）＝空腹血糖含量×空腹胰岛素含量/22.5。

7．统计学处理　计量资料以 $\bar{x}\pm s$ 表示，数据经过SPSS15.0软件处理，采用单因素方差分析，方差齐者组间两两比较采用LSD检验，方差不齐者用Tamhane's T2法检验。

二、结果

（1）一般情况：正常组大鼠均表现活跃，皮毛光滑，体重持续增长。其他组大鼠在喂饲高脂饲料的前4周表现为体重增加迅速，活泼喜动，粪便较正常组黏、臭；第5～8周，大鼠活动减少，形体肥胖，皮毛渐变粗糙；第9～12周各给药组大鼠体重增加明显减慢，模型组大鼠舌明显发暗。B方组、先空白后A方组大鼠喂养过程中因相互撕咬各死亡1只。

（2）各组大鼠肝功能、肝指数的比较见表 1 和表 2。

表 1 各组大鼠 ALT、AST、ALP、肝指数比较（$\bar{x}\pm s$）

组别	n	ALT/(U/L)	AST/(U/L)	ALP/(U/L)	肝指数/(%)
正常组	8	65.38±7.29	74.75±11.45	66.38±10.38	3.76±0.443
模型组	8	141.88±12.00**	151.38±11.43**	153.25±14.06**	6.44±0.479**
对照药物组	8	89.75±9.84△△	102.38±12.39△△	74.75±13.42△△	5.00±0.567△△
A 方组	8	120.75±9.50△△	127.63±11.30△△	96.63±9.26△△	5.78±0.446△△
B 方组	7	106.00±13.03△△▲▲	111.00±15.41△△▲	97.57±5.50△△	5.04±0.310△△▲▲
先 A 方后 B 方组	8	100.13±5.59△△▲▲	90.88±11.90△△▲▲●●	64.13±12.97△△▲▲●●	4.20±0.474△△▲▲●●
先 B 方后 A 方组	8	108.75±5.01△△▲▲	100.00±10.43△△▲▲	102.75±9.33△△●●○○	4.91±0.508△△▲▲○
先空白后 A 方组	7	133.29±6.60△▲▲●●○○★★	140.29±16.87●●○○★★	118.43±9.73△△▲▲●●○○★	6.06±0.536○○●●★★
先空白后 B 方组	8	123.13±7.75△△●●○○★★	129.25±20.68△△●○○★★	115.63±17.87△△▲▲●●○○★	5.02±0.782△△▲▲○○

与正常组比较，**$P<0.01$；与模型组比较，△$P<0.05$，△△$P<0.01$；与 A 方组比较，▲$P<0.05$，▲▲$P<0.01$；与 B 方组比较，●$P<0.05$，●●$P<0.01$；与先 A 方后 B 方组比较，○$P<0.05$，○○$P<0.01$；与先 B 方后 A 方组比较，★$P<0.05$，★★$P<0.01$。

表 2 各组大鼠 TBil、DBil、INS、IR 比较（$\bar{x}\pm s$）

组别	n	TBil/(μmol/L)	DBil/(μmol/L)	INS/(mmol/L)	IR
正常组	8	2.55±0.33	0.51±0.196	8.27±0.87	1.50±0.22
模型组	8	4.01±0.74**	1.14±0.192**	16.31±1.77**	5.10±0.99**
对照药物组	8	2.01±0.29△△	0.44±0.160△△	13.99±1.42△△	3.35±0.51
A 方组	8	2.03+0.38△△	0.46±0.160△△	15.30±1.05	3.74±0.26
B 方组	7	2.60±0.46△△▲	0.56±0.181△△	13.52±1.38△△▲	3.37±0.39
先 A 方后 B 方组	8	2.69±0.41△△▲▲	0.46±0.119△△	8.57±1.35△△▲▲●●	1.99±0.54△△▲▲●●

组别	n	TBil/(μmol/L)	DBil/(μmol/L)	INS/(mmol/L)	IR
先B方后A方组	8	1.94±0.33△△●●○○	0.58±0.149△△	10.41±0.97△△▲▲●●○○	2.50±0.28△△▲▲▲●
先空白后A方组	7	1.89±0.27△△●●○○	0.66±0.113△△▲○	15.95±0.97●●○○★★	4.53±0.23▲▲●●○○★★
先空白后B方组	8	2.75±0.63△△▲▲★★	0.66±0.192△△▲○	14.75±1.03△○○★★	4.04±0.22○○★★

与正常组比较，** $P<0.01$；与模型组比较，△ $P<0.05$，△△ $P<0.01$；与 A 方组比较，▲ $P<0.05$，▲▲ $P<0.01$；与 B 方组比较，● $P<0.05$，●● $P<0.01$；与先 A 方后 B 方组比较，○ $P<0.05$，○○ $P<0.01$；与先 B 方后 A 方组比较，★★ $P<0.01$。

三、讨论

中医学本无脂肪肝的病名，但根据其临床表现一般将其归属于中医学"积聚""胁痛""黄疸""肝着""痰浊"等范畴。中医在治疗脂肪肝的临床实践中发现，脂肪肝在发病过程中的不同阶段，其病机不同。脂肪肝的基本病机为痰湿阻滞、瘀血阻络；脂肪肝早期的病机多伴有肝郁脾虚；后期的病机则多伴有湿郁化热、肝肾不足。中医对 NAFLD 在不同时期具有不同病机的认识与现代医学探讨 NAFLD 发病机制所提出的"二次打击"学说，似有某些相同之处。"二次打击"学说认为：初次打击主要是因为胰岛素抵抗导致肝细胞脂肪变性，第二次打击主要为反应氧代谢产物增多，继而引起脂肪变性的肝细胞发生炎症、坏死，甚至纤维化。

NAFLD 时血清转氨酶（ALT、AST）水平呈轻至中度升高，AST/ALT 对于划分 NAFLD 的严重程度有重要意义，一般 NAFLD 病例 AST/ALT 小于 1，大于 1 常表明 NAFLD 程度严重。血清中碱性磷酸酶（ALP）大部分来源于肝脏和骨骼，因此常作为肝脏疾病的检查指标之一。血清胆红素（TBil、DBil）的状态与肝功能密切相关，肝细胞功能的异常可表现为胆红素异常。同时测定 ALP、血清胆红素和转氨酶有助于对肝病的诊断。在胰岛素抵抗状态下，血清高胰岛素（INS）水平对脂肪组织脂蛋白脂肪酶（LPL）的活性具有升高作用，同时脂肪组织 LPL 对 INS 的反应减弱，低密度脂蛋白（VLDL）降解减少，从而进一步加重高甘油三酯血症，导致 VLDL 在肝脏内堆积，形成了 NAFLD。

本实验运用 NAFLD 大鼠模型，以前期实验研究验证有显著疗效的复方中药作对照，根据 NAFLD 发病过程中病机发生相应变化的特点，在不同的时期采取对应的中医治法，来观察各治疗组大鼠肝功能的变化。结果发现，先 A 方后 B 方降低 NAFLD 后期大鼠血清 ALT、AST、ALP、TBil、DBil、INS、IR 水平及肝指数的疗效与其他治疗组相比尤为显著（$P<0.01$ 或 $P<0.05$）；A 方、B 方、先 B 方后 A 方也均有不同程度的改善 NAFLD 后期大鼠肝功能及肝指数的疗效。根据实验结果，我们认为在 NAFLD 的整个发展过程中，根据其病机变化特点，采取早期疏肝健脾、活血化瘀、化痰利湿，后期化痰消瘀、清热利湿、补益肝肾的治疗方案，即先 A 方后 B 方，对于降低 NAFLD 后期大鼠血清 ALT、AST、ALP、TBil、DBil、INS、IR 水平及肝指数的疗效显著优于其他治疗措施。

本研究既发挥了中医治疗疾病辨证的特色，又融合了现代医学对 NAFLD "二次打击"的不同阶段的认识。中医针对 NAFLD 不同病机所运用的相应干预药物在不同时期疗效具有差异性，在本次实验的大鼠肝功能及肝指数等指标上有所体现，但中医辨证治疗 NAFLD 的作用机制还有待今后深入探讨。

引证本文：盛国光，黎运呈，邵卫. 中医辨证疗法对 NAFLD 大鼠肝功能的影响[J]. 湖北中医杂志，2008，30(5)：7-9.

中医多法治疗对 NAFLD 大鼠脂质过氧化及病理影响的研究

随着物质条件的改善、社会的进步、人们生活方式的改变，非酒精性脂肪性肝病（NAFLD）的患病率近年来呈上升趋势。在治疗学上，中医药在防治 NAFLD 方面具有一定的优势，而根据脂肪肝在临床发病过程中早期和后期具有的不同病机特点进行辨证用药尤具重要的临床实际意义。本研究借助 NAFLD 大鼠模型，针对 NAFLD 早期和后期病机的不同，采取相应的中医辨治方法对 NAFLD 进行干预，来探讨中医多法治疗对 NAFLD 大鼠脂质过氧化及病理影响的作用机制。

一、材料与方法

1. 实验材料　SPF 级 Wistar 大鼠 80 只，雌雄各半，雌雄分隔饲养，体重（190±10）g，购自湖北省实验动物研究中心。对照药物由经前期实验研究验证相比东宝肝泰有显著疗效的复方中药组成，功效为活血化瘀、化痰利湿，处方药物为丹参、生山楂、海藻、泽泻；NAFLD 早期治疗药物（A 方）具有疏肝健脾、活血化瘀、化痰利湿功效，处方药物为柴胡、茯苓、海藻、泽泻、丹参等；NAFLD 后期治疗药物（B 方）具有化痰消瘀、清热利湿、补益肝肾功效，处方药物为丹参、海藻、泽泻、虎杖、茵陈、生山楂等；实验各组用药均煎成 200％浓度的水煎剂，由湖北省中医院制剂室制备。

2. 试剂　SOD、MDA、GSH-ST 及考马斯亮蓝蛋白测定试剂盒均购自南京建成生物工程研究所；其他化学试剂购于医药公司。

3. 实验仪器　全自动生化分析仪（OlympusAu560，日本）、台式高速低温离心机（Centrifuge5471，德国）、恒温箱（S648 型，上海医疗器械厂（现上海医疗器械厂有限公司））、721 分光光度计（上海第二分析仪器厂）、手摇切片机（AO820，美国）、图像分析系统（Eagle Ⅱ，美国）、称量天平。

二、实验方法

1. 动物分组及喂养　取 SPF 级 Wistar 大鼠 80 只，雌雄各半，随机分为正常组（编号为 1 组）、模型组（编号为 2 组）、对照药物治疗组（编号为 3 组）、药物 A 方治疗组（编号为 4 组）、药物 B 方治疗组（编号为 5 组），共 5 组，每组 16 只。

2. 造模方法　用高脂饲料饲养实验动物建立脂肪肝模型。高脂饲料的配制，参照钟岚等的造模方法，采用普通饲料加 15％的猪油、2％的胆固醇、5％的蛋黄粉，自由饮水。

3. 实验用药及给药方法　除正常组外，模型组、对照药物治疗组、药物 A 方治疗组、药物 B 方治疗组均给予高脂饲料，自由饮水，实验第 4 周后，模型组加用生理盐水 1 ml/（100 g·d）灌胃；对照药物治疗组加用对照药物 1 ml/（100 g·d）灌胃；药物 A 方治疗组加用治疗药物 A 方 1 ml/（100 g·d）灌胃；药物 B

方治疗组加用治疗药物 B 方 1 ml/(100 g·d)灌胃。

4. 实验取材　于实验第 8 周(即灌胃 4 周)时,每组随机各取 8 只大鼠(雌雄各半),处死大鼠并迅速摘取肝脏然后称重,用冷生理盐水洗涤,在肝左前叶取小块肝组织以中性甲醛固定,以备作光镜切片。另取肝右叶 1 g,4 ℃下制成 10%肝组织匀浆,用于肝组织匀浆指标测定。实验第 12 周时,处死剩余大鼠,取材方法及处理步骤同上。

5. 前后两次实验观察项目及方法

(1)肝组织匀浆指标测定:取前后两次实验所得肝组织匀浆,按试剂盒操作说明检测肝组织 SOD、MDA、GSH-ST 含量。

(2)肝组织病理脂肪变性和炎症活动度评估:将肝组织用冷生理盐水冲洗,在肝左前叶取小块肝组织,以中性甲醛固定,石蜡包埋,切片,HE 染色,光镜下观察,评估脂肪变性和炎症活动度。

采用 Brunt E M 提出的非酒精性脂肪性肝病的病理分级方法进行分级。非酒精性脂肪性肝病分级:①大泡性肝细胞脂变。0 级,无;1 级,<33%;2 级,33%～66%;3 级,>66%。②坏死炎症活动度。1 级(轻度),肝细胞脂变可达 60%,3 区偶有气球样变,小叶内炎症轻度,汇管区炎症无或轻度;2 级(中度),各种程度脂变,3 区气球样变明显,小叶内炎症多核细胞明显,汇管区炎症轻至中度;3 级(重度),广泛脂变和气球样变,小叶内急慢性炎症,汇管区炎症中至重度。

炎症活动度计分标准参考 Knodell 提出的慢性肝炎组织学活动指数(HAI),并结合王泰龄等提出的慢性肝炎炎症活动计分方案:分为汇管区炎症(P)、小叶内炎症(L)、碎屑样坏死(PN)、桥接坏死(BN)四项,每项依病变程度分别计以 1、2、3、4 分,因为 PN、BN 严重程度与预后直接相关,因而计分 2 倍于其他病变,计分公式为 P+L+2PN+2BN。

6. 统计学处理　计量资料均以 $\bar{x}\pm s$ 表示,数据经 SPSS15.0 软件处理,采用单因素方差分析,方差齐时组间两两比较采用 LSD 检验,方差不齐时组间两两比较用 Tamhane's T2 法检验;等级资料采用秩和检验。

三、实验结果

(1)实验第 8 周时各组大鼠肝组织匀浆 SOD、MDA、GSH-ST 含量的变化见表1。

表1　各组大鼠肝组织匀浆 SOD、MDA、GSH-ST 检测结果比较($\bar{x}\pm s$)

组别	n	SOD/(U/mgprot)	MDA/(nmol/mgprot)	GSH-ST/(U/mgprot)
1	8	234.45±24.40	1.63±0.25	39.62±9.89
2	8	119.85±13.69**	3.48±0.23**	34.57±4.91**
3	8	181.40±14.13**△△	2.32±0.25**△△	52.25±5.88**△△
4	8	192.49±11.36**△△	2.05±0.32**△△	60.31±6.71*△△#
5	7	171.05±16.20**△△※	2.29±0.40**△△	51.76±5.44**△△※

与正常组比较，*$P<0.05$，**$P<0.01$；与模型组比较，△△$P<0.01$；与对照药物治疗组比较，#$P<0.05$；与药物A方治疗组比较，※$P<0.05$；第5组大鼠喂养过程中因相互撕咬而死亡1只。

（2）实验第12周时各组大鼠肝组织匀浆 SOD、MDA、GSH-ST 含量的变化见表2。

表2　各组大鼠肝组织匀浆 SOD、MDA、GSH-ST 检测结果比较($\bar{x}\pm s$)

组别	n	SOD/(U/mgprot)	MDA/(nmol/mgprot)	GSH-ST/(U/mgprot)
1	8	250.38±22.22	1.84±0.27	76.86±8.39
2	8	130.37±17.79**	3.90±0.33**	33.16±3.60**
3	8	210.44±20.19**△△	2.61±0.32**△△	55.08±8.33**△△
4	8	191.34±13.80**△△#	3.18±0.35**△△##	49.67±4.07**△△
5	7	230.21±20.38*△△#※※	2.37±0.12**△△※※	71.06±6.80△△##※※

与正常组比较，*$P<0.05$，**$P<0.01$；与模型组比较，△△$P<0.01$；与对照药物治疗组比较，#$P<0.05$，##$P<0.01$；与药物A方治疗组比较，※※$P<0.01$；第5组大鼠喂养过程中因相互撕咬而死亡1只。

（3）实验第8周时各组大鼠肝细胞脂肪变性程度及炎症活动度观察结果见表3。

表3　各组大鼠肝细胞脂肪变性程度及炎症活动度结果比较

组别	n	不同肝细胞脂肪变性程度大鼠只数				炎症活动度计分
		−	+	++	+++	
1	8	8	0	0	0	0
2	8	0	0	6	2**	3.25±0.463**

组别	n	不同肝细胞脂肪变性程度大鼠只数				炎症活动度计分
		−	+	++	+++	
3	8	0	5	3	0[**△]	2.00±0.535[**△△]
4	8	0	6	2	0[**△△]	1.25±0.463[**△△##]
5	7	0	4	3	0[**△]	2.14±0.378[**△△**]

与正常组比较,[**]$P<0.01$;与模型组比较,[△]$P<0.05$,[△△]$P<0.01$;与对照药物治疗组比较,[##]$P<0.01$;与药物 A 方治疗组比较,[**]$P<0.01$。

(4)实验第 12 周时各组大鼠肝细胞脂肪变性程度及炎症活动度观察结果见表 4。

表 4　各组大鼠肝细胞脂肪变性程度及炎症活动度结果比较($\bar{x}\pm s$)

组别	n	不同肝细胞脂肪变性程度大鼠只鼠				炎症活动度计分
		−	+	++	+++	
1	8	8	0		0	0
2	8	0	0	0	8[**]	5.25±0.463[**]
3	8	0	2	4	2[**△△]	3.50±0.535[**△△]
4	8	0	1	4	3[**△]	3.75±0.463[**△△]
5	7	0	2	3	2[**△△]	2.71±0.488[**△△#***]

与正常组比较,[**]$P<0.01$;与模型组比较,[△]$P<0.05$,[△△]$P<0.01$;与对照药物治疗组比较,[#]$P<0.05$;与药物 A 方治疗组比较,[**]$P<0.01$。

四、讨论

NAFLD 是一类肝组织学改变与酒精性肝病相类似,但无过量饮酒史的临床病理综合征。在 NAFLD 发病机制的多种假说中,Day 等提出的"二次打击"学说是目前得到多数学者赞同的观点,第一次打击主要是胰岛素抵抗(IR)和脂肪酸代谢失衡为脂肪肝形成的主要启动因素。大量游离脂肪酸(FFA)被转运到肝细胞中,同时肝细胞内高胰岛素水平又抑制脂肪酸的 β 氧化分解,打破了肝脏脂肪代谢的平衡;第二次打击为各种原因导致体内氧自由基增多,在肝细胞内形成线粒体反应氧体系活性氧(reactive oxygen-species,ROS),ROS 激活氧化还原反应敏感性激酶，使得细胞因子 TNF-β 和 IL-8 水平升高，局部炎症细胞浸润，炎症细胞反过来又加强 TNF-β 和 IL-8 的分泌，造成持续的氧化应激状态，同时线粒体的脂肪酸 β 氧化功能受损，脂肪不断沉积于肝细胞内，形成了 NAFLD。

超氧化物歧化酶（SOD）、还原型谷胱甘肽（GSH-ST）等组成的抗氧化系统能清除超氧阴离子自由基，保护细胞免受氧化损害，减轻肝损害。丙二醛（MDA）是脂质过氧化反应的最终产物，是反映组织氧化损伤的指标之一，测定其含量可以间接反映细胞内氧自由基的代谢状况及细胞受自由基攻击的严重程度，其生成量随氧自由基生成的增加而增加。NAFLD 的病理表现为肝细胞脂肪变性；肝细胞气球样变；小叶内混合性炎症细胞浸润，或小叶内炎症重于汇管区；可伴有或无肝细胞坏死、Mallory 小体和肝窦周纤维化等。

在 NAFLD 治疗学方面，目前尚无治疗 NAFLD 效果满意的西药，中医药在防治 NAFLD 方面具有一定的优势。在中医药治疗脂肪肝的临床实践中发现，脂肪肝在发病过程中的不同阶段，其病机不同。脂肪肝的基本病机为痰湿阻滞、瘀血阻络；脂肪肝早期的病机多伴有肝郁脾虚，后期的病机则多伴有湿郁化热、肝肾不足。本实验运用 NAFLD 大鼠模型，根据 NAFLD 的发病特点，在不同时期采取相应的中医治法，由前期实验研究验证有显著疗效的复方中药作对照药物，来观察各治疗药物对大鼠肝脏脂质过氧化及病理的影响。根据实验结果，我们认为在 NAFLD 的早期阶段，运用具有疏肝健脾、活血化瘀、化痰利湿功效的治疗药物（A 方）疗效较好；在 NAFLD 的后期阶段，运用具有化痰消瘀、清热利湿、补益肝肾功效的治疗药物（B 方）效果更优。

运用中医辨证的观点，针对病机治疗入手，于 NAFLD 的不同阶段采取相应的中医治法能够显著提高疗效，在本次实验中得到了体现。采用中医辨证的观点分阶段治疗 NAFLD 的作用机制还需进一步深入探讨。

引证本文：盛国光，黎运呈，邵卫，等. 中医多法治疗对 NAFLD 大鼠脂质过氧化及病理影响的研究[C]//中华中医药学会内科分会. 中华中医药学会第十三届内科肝胆病学术会议论文汇编. 杭州：中华中医药学会第十三届内科肝胆病学术会议，2008：418-422.

中医辨证治疗对 NAFLD 大鼠血脂等影响的实验研究

随着人们生活水平的提高，饮食结构、生活方式的改变，非酒精性脂肪性肝病（NAFLD）的患病率近年来呈上升趋势，在治疗学上，中医药在防治 NAFLD 方面具有一定的优势，而根据脂肪肝在临床上发病早期和后期各具有不同病机的特点进行辨证用药尤具重要的实际意义。本实验借助 NAFLD 大鼠模型，针对 NAFLD 早期和后期病机的不同，采取相应的中医辨治方法对 NAFLD 进行干预，来探讨中医药辨证治疗对 NAFLD 大鼠血脂等指标影响的作用机制。

一、材料与方法

1. 实验材料　SPF 级 Wistar 大鼠 72 只，雌雄各半，雌雄分隔饲养，体重（190±10）g，购自湖北省实验动物研究中心。对照药物由经前期实验研究验证相比东宝肝泰有显著疗效的复方中药组成，处方药物为丹参、生山楂、海藻、泽泻，功效为活血化瘀、化痰利湿；NAFLD 早期治疗药物（A 方），处方药物为柴胡、茯苓、海藻、泽泻、丹参等，具有疏肝健脾、活血化瘀、化痰利湿功效；NAFLD 后期治疗药物（B 方），处方药物为丹参、海藻、泽泻、虎杖、茵陈、生山楂等，具有化痰消瘀、清热利湿、补益肝肾功效；实验各组用药均煎成 200% 浓度的水煎剂，由湖北省中医院制剂室制备。

2. 试剂　HDL、LDL 试剂盒购自上海名典生物工程有限公司；TCH（总胆固醇，又称 TC）由上海荣盛生物技术有限公司（现上海荣盛生物药业有限公司）提供；TG 购自浙江东瓯生物工程有限公司；FFA、GSH-ST 试剂盒购自南京建成生物工程研究所；TNF-α 试剂盒购自北京科美东雅生物技术有限公司；其余化学试剂购于医药公司。

3. 实验仪器　全自动生化分析仪（OlympusAu560，日本）、台式高速低温离心机（Centrifuge5471，德国）、恒温箱（S648 型，上海医疗器械厂）、721 分光光度计（上海第二分析仪器厂）、称量天平、FMJ-184 型放免 γ 计数器（中国科学院上海原子核研究所产品）等。

二、实验方法

1. 动物分组及喂养　取 SPF 级 Wistar 大鼠 72 只,雌雄各半,随机分为正常组(编号为 1 组);模型组(编号为 2 组);对照药物治疗组(编号为 3 组);药物 A 方治疗组(编号为 4 组);药物 B 方治疗组(编号为 5 组);第 5～8 周用 A 方,第 9～12 周用 B 方(先 A 方后 B 方)治疗组(编号为 6 组);第 5～8 周用 B 方,第 9～12 周用 A 方(先 B 方后 A 方)治疗组(编号为 7 组);先空白,第 9～12 周用 A 方治疗组(编号为 8 组);先空白,第 9～12 周用 B 方治疗组(编号为 9 组)。共 9 组,每组 8 只大鼠。

2. 造模方法　用高脂饲料喂养实验动物造成脂肪肝模型。高脂饲料的配制,参照钟岚等的造模方法,采用普通饲料加 15% 的猪油、2% 的胆固醇、5% 的蛋黄粉,自由饮水。

3. 实验用药及给药方法　除正常组外,模型组、对照药物治疗组、第 4～9 组大鼠均给予高脂饲料,自由饮水,实验第 4 周后,模型组加用生理盐水 1 ml/(100 g·d)灌胃;对照药物治疗组加用对照药物 1 ml/(100 g·d)灌胃;第 4 组加用治疗药物 A 方 1 ml/(100 g·d)灌胃;第 5 组加用治疗药物 B 方 1 ml/(100 g·d)灌胃;第 6 组,第 5～8 周用 A 方 1 ml/(100 g·d)灌胃,第 9～12 周用 B 方 1 ml/(100 g·d)灌胃;第 7 组,第 5～8 周用 B 方 1 ml/(100 g·d)灌胃,第 9～12 周用 A 方 1 ml/(100 g·d)灌胃;第 8 组,第 5～8 周不灌胃,第 9～12 周用 A 方 1 ml/(100 g·d)灌胃;第 9 组,第 5～8 周不灌胃,第 9～12 周用 B 方 1 ml/(100 g·d)灌胃。

4. 实验取材　于实验第 12 周时,各组大鼠称重,摘眼球取血,3000 r/min 离心取血清,脱颈椎处死大鼠。

5. 实验观察项目及方法

(1) 一般情况:观察大鼠的精神、运动、饮食、排便、皮毛色泽等情况。

(2) 指标检测:两次实验检测的血清学指标为 TCH、TG、HDL、LDL、FFA、GSH-ST、TNF-α。均按试剂盒提供的方法进行操作。

6. 统计学处理　计量资料均以 $\bar{x} \pm s$ 表示,数据经过 SPSS15.0 软件处理,采用单因素方差分析,方差齐时组间两两比较采用 LSD 检验,方差不齐时组间两两比较用 Tamhane's T2 法检验。

三、实验结果

1. 一般情况　正常组大鼠在实验过程中均活跃,皮毛光滑,体重持续增长;模型组大鼠在饲喂高脂饲料的前 4 周表现为体重增加迅速,活泼喜动,粪便较正常组黏、臭,实验第 5～8 周,造模组大鼠活动减少,形体肥胖,皮毛渐变粗糙,第 9～12 周治疗组体重增加明显减慢,造模组大鼠舌明显发暗。第 5、8 组大鼠各因相互撕咬而死亡 1 只。

2. 实验第 12 周各组大鼠血脂及 TNF-α 等指标的比较　见表 1、表 2。

表 1　各组大鼠 TG、TCH、LDL、HDL 检测结果比较(mmol/L, $\bar{x}\pm s$)

组别	n	TG	TCH	LDL	HDL
1	8	0.38±0.123	1.44±0.27	0.15±0.053	0.61±0.081
2	8	1.24±0.377**	5.99±0.42**	1.55±0.141**	0.57±0.080
3	8	0.42±0.119△△	3.73±0.53**△△	0.76±0.091**△△	0.62±0.113
4	8	0.60±0.148*△△	3.93±0.30*△△	0.88±0.071**△△#	0.66±0.082
5	7	0.50±0.158△△	3.74±0.33**△△	0.74±0.098**△△**	0.66±0.102
6	8	0.39±0.110△△**	3.25±0.30**△△#***§	0.70±0.076**△△	0.64±0.080
7	8	0.52±0.141△△	3.66±0.64**△△	0.78±0.046**△△*	0.67±0.127△
8	7	0.67±0.296**△△#§	4.71±0.58**△△##***§§$$!!	1.06±0.079**△△##***§§$$!!	0.64±0.061
9	8	0.65±0.221*△△#§	4.49±0.32**△△#*#§§$$!!	0.98±0.09**△△##***§§§$$!!	0.61±0.086

与正常组比较,*P<0.05,**P<0.01;与模型组比较,△P<0.05,△△P<0.01;与对照药物治疗组比较,#P<0.05,##P<0.01;与 A 治疗组比较,*P<0.05,**P<0.01;与 B 方治疗组比较,§P<0.05,§§P<0.01;与先 A 方后 B 方治疗组比较,$P<0.05,$$P<0.01;与先 B 方后 A 方治疗组比较,!!P<0.01。

表2　各组大鼠 GSH-ST、FFA、TNF-α 检测结果比较($\bar{x}\pm s$)

组别	n	GSH-ST/(U/ml)	FFA/(μmol/L)	TNF-α/(ng/ml)
1	8	36.39±3.84	340.68±30.45	3.16±0.72
2	8	17.79±4.85**	557.00±42.13**	5.72±0.48**
3	8	28.96±3.97**△△	437.76±36.28**△△	3.78±0.89*△△
4	8	22.38±3.50**△##	529.96±35.20**##	4.50±0.30**△△##
5	7	26.73±4.96**△△*	395.20±38.47**△△#**	3.56±0.24△△*
6	8	38.81±1.40△△##**§	356.12±42.85**△△##**§	3.93±0.23△△**
7	8	31.88±3.82*△△**§§§	383.27±28.53*△△##**	3.46±0.25△△**
8	7	18.65±3.21**##§§§§!	553.95±47.09*△#△§§§§!!	4.65±0.28**△△#△§§§§!!
9	8	21.50±2.14**△##§§§§!!	508.06±29.73**△#△§§§§!!	4.54±0.43**△△##§§§§!!

与正常组比较，*$P<0.05$，**$P<0.01$；与模型组比较，△$P<0.05$，△△$P<0.01$；与对照药物治疗组比较，##$P<0.01$；与 A 方治疗组比较，*$P<0.05$，**$P<0.01$；与 B 方治疗组比较，§$P<0.05$，§§$P<0.01$；与先 A 方后 B 方治疗组比较，§§$P<0.01$；与先 B 方后 A 方治疗组比较，!$P<0.05$，!!$P<0.01$。

四、讨论

中医学本无脂肪肝的病名，但根据其临床表现一般认为其归属于中医学的"积聚""胁痛""黄疸""肝着""痰浊"等范畴。中医学认为该病疾因为嗜食肥甘厚味，或情志失调，或久病体虚而致气、血、痰、湿互相搏结，聚而为积，形成脂肪肝，其病理变化在于气滞、湿阻、痰结、血瘀，病位在肝。中医在治疗脂肪肝的临床实践中发现，脂肪肝在发病过程中的不同阶段，其病机不同。脂肪肝的基本病机为痰湿阻滞、瘀血阻络；脂肪肝早期多伴有肝郁脾虚；后期则多伴有湿郁化热、肝肾不足。中医对 NAFLD 在不同时期具有不同病机的认识与现代医学探讨 NAFLD 发病机制所提出的"二次打击"学说似有某些相同之处。"二次打击"学说认为：初次打击主要因为胰岛素抵抗而导致肝细胞脂肪变性；第二次打击主要为反应氧代谢产物增多，继而引起脂肪变性的肝细胞发生炎症、坏死，甚至纤维化。

肝脏是脂类代谢的中心，也是脂肪运输和转化的枢纽，能合成和储存各种脂质，以供应肝脏及全身的需要。脂肪经肠黏膜吸收后在脂肪组织以甘油三酯（TG）的形式储存，并在肾上腺素、糖皮质类固醇及其他内分泌激素的作用下，以 FFA 的形式释放入血并与白蛋白结合进入肝脏经线粒体脂肪酸 β 氧化代谢或以极低密度脂蛋白（VLDL）形式分泌入血送回脂肪组织。NAFLD 的形成与 FFA 运输至肝脏增多、肝内 FFA 合成 TG 增多、脂肪酸 β 氧化磷酸化受损以及 VLDL 合成或分泌减少等 4 个因素密切相关。肝脏对脂肪酸的代谢发生障碍，导致 FFA 在肝脏不断累积，FFA 本身亦有细胞毒性，不仅可损伤肝细胞质、线粒体及溶酶体膜，还可通过加强肿瘤坏死因子（TNF）等细胞因子毒性，引起生物膜损伤，导致线粒体肿胀变性和通透性增加，肝细胞变性、坏死和炎症细胞浸润。TNF 是一种促炎症细胞因子，TNF 尤其是 TNF-α 对脂肪肝早期发病及其进展均有作用，TNF 和 TNF-R1 结合后，多种信息系统被激活，引起细胞因子、化学因子和黏附分子释放，从而引起炎症细胞浸润，破坏肝细胞，启动愈合反应，导致纤维化。在各种肝脏疾病中，自由基对肝脏的损害是重要的病理基础。

GSH 在过氧化物酶的作用下，通过其巯基氧化分解体内的超氧基团，中和氧自由基对组织的损害。谷胱甘肽转移酶（GSH-ST）和过氧化氢酶（CAT）、谷胱甘肽过氧化物酶（GSH-Px）、超氧化物歧化酶（SOD）及磷脂氢过氧化物谷胱甘肽过氧化物酶共同组成一个氧化有机氢过氧化物酶系，主要负责清除 H_2O_2，防止脂质过氧化对组织的损伤，一旦这个系统中的某一种酶活性减弱或量减少，整个保护酶系就可能全线崩溃，导致不可逆的细胞损伤。

本实验运用 NAFLD 大鼠模型，根据 NAFLD 的发病特点，在不同的时期采取相应的中医治法，由前期实验研究验证有显著疗效的复方中药作对照药物，来观察各治疗药物对大鼠血脂等指标的影响。实验发现，高脂饲料喂养大鼠 12 周时，先 A 方后 B 方治疗降低 NAFLD 后期大鼠血清 TG、TCH、LDL、FFA、TNF-α 及升高血清 GSH-ST 水平的效果较好；药物 A 方治疗组（编号为 4 组）、药物 B 方治疗组（编号为 5 组）、先 B 方后 A 方治疗组（编号为 7 组）NAFLD 后期大鼠血脂等指标也均有不同程度的下降。根据实验结果，笔者认为在 NAFLD 的整个发展过程中，根据其病机变化特点，采取早期运用疏肝健脾、活血化瘀、化痰利湿功效的治法，后期运用化痰消瘀、清热利湿、补益肝肾功效的治法的治疗方案较好。

根据疾病的病机特点设方来进行干预治疗 NAFLD，既发挥了中医辨证治疗的特色,又融合了现代医学对 NAFLD"二次打击"不同阶段的认识。中医针对 NAFLD 不同时期的病机施方进行治疗对降低大鼠血脂、炎性因子水平,提高肝脏抗氧化能力的效果较其他方案为优的特点,在本次 NAFLD 大鼠模型的实验中得到体现,但其治疗作用的机制还有待进一步探讨。

引证本文:黎运呈,盛国光,黄育华,等.中医辨证治疗对 NAFLD 大鼠血脂等影响的实验研究[J].中华中医药学刊,2008,26(11):2402-24C5.

肝炎肝硬化失代偿期患者中医证型临床特点分析

证候学是中医基础理论和临床体系的重要支撑,寻找合适的方法和途径,取得公认的科学数据来支持中医证候理论,保证中医证候理论的可持续发展是中医面临的一个重要课题。肝炎肝硬化失代偿期"证"的研究是当今中医研究热点,但至今无统一的辨证标准、辨证分型纷繁复杂、缺乏重复性及不利于推广应用极大地制约了研究的深入与发展。我们采用临床流行病学调查及系统聚类分析的方法,处理肝炎肝硬化失代偿期患者中医四诊信息及相关检查数据,探讨肝炎肝硬化失代偿期患者中医证型特点及分布规律,为构建切合临床实际及便于操作的辨证施治体系奠定理论基础。

一、资料与方法

1. 资料

(1) 一般资料:共收集 112 例患者的资料,112 例均为 2005 年 1 月至 2006 年 8 月在湖北省中医院肝病科住院的失代偿期肝硬化患者,其中男 78 例、女 34 例,年龄(51.55±10.76)岁,病程(3.17±2.49)年。其中 12 例为丙型肝炎病毒感染者,1 例为乙、丙型肝炎病毒重叠感染者,2 例为乙、戊型肝炎病毒重叠感染者,2 例为乙、丁型肝炎病毒重叠感染者,其余均为乙型肝炎病毒感染者。

(2) 肝炎肝硬化失代偿期诊断标准:符合 2000 年中华医学会传染病与寄生虫病学会、肝病学分会联合修订的肝炎肝硬化失代偿期诊断标准。

(3) 纳入标准和排除标准。纳入标准:①符合肝炎肝硬化失代偿期的诊断标准;②年龄在 16~72 岁之间;③乙、丁、丙型肝炎病毒感染病史明确。排除标准：①年龄小于 16 岁或者大于 72 岁；②非病毒感染性肝硬化；③患有肝癌及其他严重的肝胆疾病，合并严重的心、脑、肺功能障碍及重症糖尿病；④并发Ⅱ度以上肝性脑病，严重的自发性腹膜炎或上消化出血患者。

2. 研究方法

（1）临床调查：调查表内容包括一般资料、症候（临床症状、体征、舌、脉）。

（2）信息数据库的建立：运用通用的 EpiData 中 3.02 数据输入软件对患者的临床症状、体征、舌象、脉象建立信息数据库。

3. 统计学方法　逐个计算失代偿期患者主要症状及体征指标的检出率，选取其中检出率大于 10% 或检出率在 10% 以下但有较大临床意义的指标，综合成 78 个症状指标，转换成标准化症状指标进行系统聚类分析，然后对每种聚类逐个进行探索性因子分析，依据其贡献率的大小及中医专业知识归纳证型。所有数据都在 SPSS11.0 统计学软件上处理。

二、结果

1. 失代偿期患者临床症状、体征表现　经聚类和对主成分贡献率大小加以归纳，列出主要症状出现的频率和频数，可以看出乏力、腹胀、移动性浊音、食少、腰膝酸软出现的频率均大于 75%，结果见表 1。

表 1　失代偿期患者临床主要症状、体征及其出现的频率

症状和体征	频数	频率/(%)	症状和体征	频数	频率/(%)
乏力	101	90.2	肢体困重	47	42.0
腹胀	97	86.6	口干	46	41.1
移动性浊音	91	81.3	肝掌	46	41.1
食少	89	79.5	苔厚	44	39.3
腰膝酸软	85	75.9	面色晦暗	40	35.7
睡眠障碍	83	74.1	口苦	40	35.7
脉弦	81	72.3	蜘蛛痣	37	33.0
肝区不适	77	68.8	舌暗	36	32.1
尿黄	76	67.9	少苔	33	29.5
舌红	75	67.0	腹静脉曲张	28	25.0

症状和体征	频数	频率/(%)	症状和体征	频数	频率/(%)
苔黄	71	63.4	胸闷	26	23.2
目黄	69	61.6	苔白腻	24	21.4
小便少	65	58.0	舌紫暗	22	19.6
脾大	54	48.2	舌边瘀斑	20	17.9
下肢浮肿	49	43.8	身黄	19	17.0

2. 失代偿期患者证型特点　对 112 例患者依据症状和体征的相关程度进行系统聚类分析,主要分为 4 大类,结果见表 2。

表 2　失代偿期患者主要症状和体征聚类分析结果

类型	例数	聚类结果
1	57	乏力、腹胀、食少、肝区不适、小便短少、胸闷、肢体困重、口苦、尿黄、移动性浊音、舌红、苔薄白或黄、脉弦
2	22	乏力、腹胀、食少、口苦、口干、身目尿黄、腰膝酸软、胸闷、恶心欲呕、低热、睡眠障碍、大便干或溏、小便短少、面色晦暗、肝区叩击痛、腹壁静脉曲张、蜘蛛痣或肝掌、脾大、移动性浊音、下肢浮肿、舌暗或红、苔黄腻、脉弦或涩
3	13	乏力、腹胀、食少、少气懒言、渴不欲饮、腰膝酸软、睡眠障碍、面色㿠白或晦暗、目黄、心悸或气短、头晕、小便短少、恶寒或肢冷、脾大、移动性浊音、下肢浮肿、舌暗或淡、舌边有齿痕或瘀斑、苔白腻或薄、脉细涩或沉弦
4	20	乏力、食少、腹胀、肝区不适、口干、面色晦暗、两目干涩、健忘耳鸣、腰膝酸软、烦热、齿衄或鼻衄、身目尿黄、大便干、小便短少、蜘蛛痣或肝掌、脾大、移动性浊音、舌红或暗、少苔、脉弦细涩或数

结合专业知识,同时参考肝硬化的中医辨证标准,上述 4 类证型大致可归纳如下:①气滞浊阻,水湿困脾;②湿热蕴结,气滞、血瘀、水停;③脾肾阳虚湿阻,气滞、血瘀、水停;④肝脾肾亏损,阴虚水停。

三、讨论

辨证是中医认识疾病的过程，根据四诊收集的疾病资料，用中医理论进行分析、归纳、综合，从而正确地辨别其证。证是人体在疾病过程中某一阶段的病理变化的本质，它比症状更全面、更深刻地揭示疾病的本质。肝炎肝硬化失代偿期多属于中医学"臌胀""黄疸"等病范畴，教科书虽对两者的辨证分别进行规范论述，但与临床实际有一定的差距。我们试图通过对失代偿期患者的临床症状、体征、舌象、脉象进行聚类分析，使失代偿期患者的中医辨证分型标准更加规范化、客观化、标准化，从而为临床辨证施治提供依据，提高临床疗效的可重复性。

我们运用系统聚类分析归纳出失代偿期患者4类证型，每一类均为复合证候，特点为虚实共存，与历代医家认识相一致，符合肝炎肝硬化失代偿期中医证型临床特点及规律。现代学者普遍认为湿热疫毒侵袭是导致肝炎肝硬化的始动因素，正气不足是其内在的发病因素。《灵枢·百病始生》曰："温气不行，凝血蕴里而不散，津液涩渗，著而不去，而积皆成矣。"《素问·六元正纪大论》曰："溽暑湿热相薄……民病黄瘅而为胕肿。"《金匮要略·黄疸病脉证并治》则有"黄家所得从湿得之"的记述。

临床上通过辨病因、病位、病势、病性、病机等，针对疾病症结所在，求得对疾病的完整认识，正确认识疾病本质，进而为论治疾病提供明确方向。肝炎肝硬化失代偿期是一个逐渐发展的过程，由实致虚，为本虚标实之证。基本病机为肝脾肾三脏同病，气血水互结。肝主疏泄，畅气机，促进津液和血液的运行；脾主运化，肾主水，共同维持体内水液代谢平衡。湿热疫毒外侵，壅滞中焦，肝失疏泄，则气机不畅，郁阻于络，血行瘀滞，水液不循常道，溢为水湿；肝气犯脾，脾失健运，水谷不化精微而成水湿停留腹中；湿困脾胃，寒壅肝胆，疏泄失常，胆汁外溢而发黄；脾气亏虚，终必及肾，气虚及阳，肾阳衰微，脾肾阳气不足，水湿之气不行，停聚于内；脾肾阳虚不能输布精微，脏腑百脉失于濡养，久则阳虚及阴，同时肝损及肾，致肝肾阴伤。肝肾阴虚证是肝炎肝硬化失代偿后期常见的一种证型，也是疾病发展过程中，病情进一步加重的表现。当临床出现明显的阴虚证候时，实际上已包含阴阳两虚，仅以阴虚现象较为突出而已。肝炎肝硬化失代偿晚期正虚邪盛，病情深重，一旦出现阴虚腹水，治疗棘手。同时阴虚易生内热,阳气易浮动,变证迭起,故前贤对臌胀有"阳虚好治,阴虚难调"之说。

综上,如何从临床实际出发,探索证型的分布规律,为临床辨证论治提供有力的依据,是中医证型研究的重要内容。本研究结果揭示了肝炎肝硬化失代偿期的病机特点,基本符合中医理论的认识规律,为论治提供了可靠的辨证基础,今后尚需进一步发展,使之不断完善。

引证本文:盛国光,朱清静,徐建良,等.肝炎肝硬化失代偿期患者中医证型临床特点分析[J].中西医结合肝病杂志,2007,17(1):38-40.

探讨慢性肝炎转为重症肝炎的实验及临床研究

慢性肝炎,尤其是病情反复的慢性肝炎,是严重危害人类健康的一类肝脏疾病。据统计,我国现有慢性肝炎患者约三千万人。其中一部分慢性肝炎在临床上可演变为重症肝炎。一旦演变为重症肝炎,则病情凶险,预后极差,病死率高达50%以上。在数千万慢性肝炎患者中,哪些患者将转变为重症肝炎,临床医生往往难以预料和把握,而明确诊断为重症肝炎的患者,临床上多难以救治。因此,对于慢性肝炎演变为重症肝炎能否早期预测以及如何早期预测,是临床迫切需要解决的一个难题。本研究的目的就是试图通过综合分析临床有价值的相关指标,探索其中的内在规律,并对慢性肝炎转为重症肝炎的趋势进行量的界定,从而为临床医生早期预测慢性肝炎演变为重症肝炎提供参考。

一、实验研究

(一) 材料与方法

1. 材料

(1) 实验动物:健康 Wistar 大鼠 30 只,体重为 150～200 g,全部为雄性,购自同济医科大学(现华中科技大学同济医学院)实验动物中心。

(2) 饲料:标准饲料,购自湖北医学院(现武汉大学医学部)实验动物中心。

(3) 主要试剂:人肿瘤坏死因子 α(TNF-α)酶联免疫检测盒,购自北京邦定生物医学公司。

（4）药物：D-氧基半乳糖胺（D-GlaN）购自北京科技协作中心精细化学部，用前溶于灭菌生理盐水并调 pH 至 7.0 左右，最终浓度为 100 g/L。

2. 方法

（1）实验动物分组：将大鼠按完全随机方法分为两个组，即正常对照组和肝损伤组，每组 15 只。

（2）动物处理方法：在常温下，对照组大鼠自由饮水、进食，肝损伤组实验前（注射 D-GlaN 前）禁食 8 h，按每千克体重 900 mg（900 mg/kg）的剂量，一次性腹腔注射 D-GlaN。注射 D-GlaN 4 h 后自由饮水、进食。对照组大鼠同期一次性经腹腔注射 2 ml 生理盐水。两组大鼠分别于注射前及注射后 24 h、48 h、72 h 随机取出 3 只放血，检测 TNF、F 蛋白（FP）、总胆红素（SB）、转氨酶（ALT）及凝血酶原时间（PT）五项指标，并在肝中叶一定部位取肝组织做常规切片、HE 染色，用光镜观察细胞形态，并拍摄病理照片。

（3）血浆 TNF 含量测定：采用 ELISA 双抗体夹心法，首先绘出 TNF 标准曲线，以酶标阅读仪测 OD 值，然后在标准曲线上求出 TNF 含量，以 ng/ml 表示。

（4）血清 FP 水平测定：由研制 F 蛋白试剂的中国医学科学院放射医学研究所牛惠生教授协助完成。

（5）血清 SB、ALT 及 PT 三项指标的测定：在本所实验室用常规方法测定。

（二）结果

（1）大鼠血浆 TNF，血清 FP 及 SB、PT、ALT 在中毒前、后变化情况见表 1；中毒后 24 h 上述指标开始上升，并于中毒后 48 h 达高峰，72 h 时下降，各个时相与正常对照组相比均有显著性差异（$P < 0.01$）。

表 1　大鼠中毒前、后 TNF、FP、SB、PT、ALT 变化（$\bar{x} \pm s$）

指标	中毒前	中毒后		
		24 h	48 h	72 h
TNF(ng/ml)	50.00±9.13	113.00±32.15	273.33±30.55	226.67±20.82
FP(ng/ml)	80.00±21.06	280.00±70.00	486.67±20.82	301.67±15.28
SB(μmol/L)	5.99±1.92	23.30±3.67	55.77±14.03	32.37±6.08

指标	中毒前	中毒后		
		24 h	48 h	72 h
PT/s	12.58±1.15	24.70±1.57	55.63±12.31	24.78±4.23
ALT/(U/L)	37.50±7.53	228.33±19.73	1337.00±374.77	480.50±41.24

（2）大鼠中毒后不同时间，大体标本肉眼可见肝脏表面瘀血呈点状或片状。光镜下肝组织切片可见肝细胞有不同程度的点状、片状坏死及炎性细胞浸润，对病理检查结果进行定量化分析，再与各检测指标进行多元线性相关、回归及逐步回归分析。

设定病理变化指数"Y"，用 MIDAS 软件，在计算机上对"Y"与 X_1（TNF）、X_2（FP）、X_3（SB）、X_4（PT）、X_5（ALT）进行多元线性相关、回归及逐步回归分析。

线性回归方程：$Y = 51.40 - 0.106X_1 + 0.078X_2 + 0.885X_3 + 0.099X_4 - 0.012X_5$

逐步回归方程：$Y = 50.8898 - 0.1106X_1 + 0.0808X_2 + 0.8204X_3 - 0.0126X_5$

二、临床研究

（一）材料与方法

1. 病例选择　根据 1990 年第六次全国病毒性肝炎会议修订的病毒性肝炎防治方案，本组病例符合慢性活动性肝炎（慢活肝）或重症肝炎的诊断。（本研究从 1994 年开始实施）

2. 检测指标及方法　血浆 TNF 及血清 SB、FP、PT、ALT 检测方法同前。白细胞介素 2 受体（IL-2R）用酶联法测定。乙型肝炎、丙型肝炎、丁型肝炎、戊型肝炎标志物用酶标法测定。

乙型肝炎病毒前 C 区基因变异采用聚合酶链反应-单链构象多态性（PCR-SSCP）银染技术检测。

3. 观察及统计方法　设定：X_1（SB）、X_2（PT）、X_3（ALT/AST）、

X_4（TNF）、X_5（IL-2R）、X_6（FP）、X_7（ALT）。对每个观测病例每隔 1 周左右动态检测上述主要指标，检测数据全部用计算机统计软件进行统计分析。

（二）结果

（1）慢活肝及转重病例各指标动态变化见表 2。

表 2　慢活肝及转重病例各指标动态变化（$\bar{x} \pm s$）

类别	例数	次数	SB	PT	ALT	AST	TNF	IL-2R	FP	基因变异 +/-
慢活肝	35	1	130± 121	16.8± 5.3	213.8± 412.2	181.4± 270.9	329.0± 280.9	417.5± 248.6	413.1± 130.0	17/18
		2	114± 123	15.9± 4.8	78.5± 83.2	102.1± 200.1	219.3± 235.7	362.6± 290.3	393.1± 116.6	18/17
慢活肝转重	26	1	103± 85	15.5± 4.0	450.0± 420.4	381.0± 324.8	213.6± 125.1	357.7± 306.8	363.2± 105.2	4/22
		2	250± 124	26.6± 11.9	290.0± 569.3	234.8± 42.00	397.4± 310.5	564.3± 407.5	473.6± 277.2	8/18

（2）慢活肝及转重病例的各项检测指标经统计分析，建立病情轻重的两类判别公式。

判别公式：$Y_{(1)} = 0.00705X_1 + 0.2154X_2 + 0.0033X_4 + 0.00256X_7$

$Y_{(2)} = 0.0174X_1 + 0.36352X_2 + 0.00639X_4 + 0.00629X_7$

将病例各指标检测值分别代入公式，若 $Y_{(1)}$ 大于 $Y_{(2)}$，则为病情类别 A（较轻）；$Y_{(2)}$ 大于 $Y_{(1)}$，则为病情类别 B（较重）。

（3）统计分析筛选出主要指标的相关系数，见表 3。

表 3　主要指标的相关系数

主要指标	F	$P2 > F$
X_1	17.8172	0.0001
X_2	25.5795	0.0001
X_4	6.8109	0.0115
X_7	5.3809	0.0238

（4）慢活肝转重的预测方案。

设定：I 为预测指数，X^0 为正常值，X 为第 1 次检测值，X^1 为第 2 次检测值；X_1（SB）、X_2（PT）、X_4（TNF）、X_7（ALT）。

公式：

$$I = \frac{X_1^1 - X_1}{X_7^0} \cdot 17.8 + \frac{X_2^1 - X_2}{X_2^0} \cdot 25.6 \ \frac{X_4^1 - X_4}{X_4^0} \cdot 6.8 \ \frac{X_7^1 - X_7}{X_7^0} \cdot 5.4 \cdot Z$$

注：$Z=1$，当酶胆分离时 $Z=-1$；当 $I \leqslant 0$ 时，病情稳定，无转重趋向；当 $0 < I < 50$ 时，病情活动明显，密切观察；当 $50 < I < 100$ 时，有向重症肝炎转化的趋势；当 $I > 100$ 时，多转化为重症肝炎。

三、讨论

（1）重症肝炎是临床上的危重症之一。根据其肝炎病史及发病的慢急，重症肝炎可分为急性、亚急性和慢性重症肝炎，临床上多为慢性重症肝炎。慢性重症肝炎是在原有肝炎病史，主要是在慢活肝的基础上发生的，其死亡率高达 50% 以上，这一难治性疾病是长期困扰临床医生的一大难题。若能早期预测，及时防治，将能明显降低其死亡率，提高临床疗效。本研究采用多指标动态分析，寻找规律，制订方案，对慢性肝炎转为重症肝炎的临床预测进行了尝试。

（2）重症肝炎病变的实质是肝细胞大片坏死，本研究利用 D-GlaN 诱发大鼠肝损伤类型，该类型的肝脏病理改变与人类病毒性肝炎表现极其相似，本类型病变仅限于肝脏，不涉及其他脏器，给实验动物注射 D-GlaN 后一定时间内动物出现昏迷而死亡，其终点十分明确。我们观察大鼠肝细胞坏死与血清检测指标的动态变化，用计算机图像技术处理肝组织病变，定量分析肝组织病理变化与血清指标的相关性，综合分析 TNF、FP、SB、PT 和 ALT 等指标，发现诸指标的含量变化与大鼠肝损伤程度呈明显的正相关（$R=0.9690$），且诸指标含量变化幅度远大于病理变化幅度，提示这些指标含量变化较病理变化为早，因此对这些指标的综合分析将有可能为肝损伤的早期预测提供依据。

（3）临床研究在实验研究的基础上，增加了血清白细胞介素 2 受体（IL-2R）和乙型肝炎病毒前 C 区基因变异两项指标。IL-2R 是细胞免疫、体液免疫和免疫调节中的重要介质，是由 Th 细胞释放的，它只有与 IL-2 结合才能发挥其生物学功能，IL-2R 水平的高低与肝脏损害的程度及炎性活动的强弱有密切关系，它与 TNF 一样是反映肝功能损害的重要免疫指标之一。乙型肝炎病毒前 C 区基因变异是近几年来肝病研究的热点之一。有学者报道乙型肝炎病毒基因变异与乙型肝炎慢性化、重症化相关。我们建立了临床上简便实用的乙型肝炎病毒基因变异的单链构象多态性（SSCP）银染技术的检测方法，并经测序法证实，同时临床动态观察各项检测指标。所有数据采用计算机 SAS 软件处理，做多元方差、相关及回归分析，优选出较好的相关性指标如 SB、PT、TNF 及 ALT。综合实验及临床研究结果，并结合临床实际，制订出慢活肝转为重症肝炎的预测方案，为临床医师早期预测慢性肝炎转变为重症肝炎提供参考。

引证本文：盛国光，张建军，刘坚，等.探讨慢性肝炎转为重症肝炎的实验及临床研究［C］//中国中西医结合学会肝病专业委员会.2002 全国中西医结合肝病学术会议论文汇编.贵阳：2002 全国中西医结合肝病学术会议，2002：70-73.

肝衰竭患者肠道微生态变化及其干预措施

肠道菌群可以参与体内多种物质的合成与代谢，提高机体免疫功能，维护肠道生态平衡，对机体的生理、病理过程产生重要影响。肝衰竭是肝脏病变最危重的临床阶段，肠道微生态失调与肝病的严重程度相关，肝功能障碍与肠道微生态之间相互影响，可形成恶性循环。肠道微生态紊乱时，益生菌数量减少，肠道有害物质不能被很好地分解代谢，氨类、酚类、内毒素等大量产生和吸收，从而加重肝脏解毒负荷，当这种负荷达到一定程度和超过一定的时限，就会发生肝功能损伤或加速，加重肝衰竭的发生。所以改善肝衰竭患者肠道微生态环境显得尤为重要。有学者提出，肠道微生态治疗必须作为肝衰竭综合治疗的一个不可缺少的方面。

胃肠道生态系统是人体最大的微生态系统，含有人体最大的贮菌库及内毒素池，而肝脏与胃肠道的解剖和功能关系密切，共同组成消化系统整体。人肠道微生物具有丰富的基因信息，是人类基因数目的 150 倍，其中超过 90% 来自细菌，主要有硬壁菌、拟杆菌、放线菌和变形菌门，其中硬壁菌和拟杆菌为优势菌。肠道微生态失调包括菌群比例失调和定位移位两大类，菌群比例失调多表现为双歧杆菌和乳酸杆菌数量减少，或肠杆菌科、大肠杆菌群、拟杆菌等数量增多；定位移位指肠道正常菌群由原定位向周围转移，如大肠菌群向小肠转移，或正常菌群由原定位向肠黏膜深处转移。肝脏病变引起胆汁分泌量减少，或胆汁组成成分发生变化,可破坏肠-肝轴平衡,对肠道杆菌的抑制作用减弱。肝病病情加重时,胃肠蠕动减慢、延迟、张力降低、溶菌酶黏液及酸碱分泌减少,肠腔pH调节失常,易发生肠道细菌过度生长、外来菌定植以及肠道丛潜生体形成,细菌亦可明显上移至小肠繁殖。在肝衰竭的病程进展中,患者可发生全身炎性反应综合征(SIRS),这时肠上皮细胞功能和完整性遭到严重破坏,肠道屏障功能几乎丧失,出现肠道细菌移位,导致严重感染。

肠道微生态系统的重要功能之一,是阻止肠腔内细菌和内毒素移位到其他组织。当肠道微生态系统的生物屏障功能下降时,会导致肠腔大量细菌或内毒素向肠内外组织迁移,从而引起肝衰竭患者内毒素血症的发生。肝脏是体内清除内毒素和解毒的主要场所,也是体内遭受内毒素攻击的首要器官。由于肠道内革兰氏阴性杆菌(GNB)过度生长,代谢增快,细胞壁脂多糖(LPS)即内毒素增多。一方面,内毒素可影响肝细胞分泌功能和三磷酸腺苷(ATP)酶活性及线粒体的能量合成而影响胆汁排泌,从而引起胆汁淤积导致肝损害;另一方面,内毒素还可通过激活 Kupffer 细胞、单核细胞释放促炎介质导致肝损害。细胞因子与内毒素相互激发,加重肝脏循环障碍和肝细胞的免疫损伤。肝衰竭患者内毒素血症的主要临床表现有发热、中毒性鼓肠、少尿、急性胃黏膜出血及低血压休克等。肝衰竭患者肠道微生态变化的干预措施主要包括微生态制剂、抗生素及中药制剂的应用。

一、微生态制剂

肠道微生态制剂包括医学益生菌、益生元及合生元。常用医学益生菌主要有双歧杆菌、乳酸杆菌两大类,双歧杆菌、乳酸杆菌联用优于单一使用,其中双歧杆菌三联活菌疗效较确切。益生元包括乳果糖、乳梨醇(拉克替醇)等制剂。乳果糖能够选择性地促进一种或多种有益菌生长,并通过其酸性代谢产物促进肠蠕动,加快肠道细菌及毒素的排出,不可直接灭活内毒素。合生元是指益生菌与益生元合并使用的制剂,既可发挥益生菌的生理性细菌活性,又可选择性地增加这种细菌的数量,使益生菌作用更持久。另外,熊去氧胆酸有利胆作用,而胆汁可抑制肠道内许多细菌的生长。而西沙比利可增加肠动力而减少小肠细菌过度生长。

二、抗生素的应用

广谱抗生素可杀灭敏感菌群，使肠黏膜上与益生菌结合的许多细菌定植靶暴露出来，为致病力较强的非常居菌留下定植空间，使之大量繁殖，出现菌群失调。科学合理选择和使用抗生素，严格掌握抗生素应用指征是防止肠道菌群失衡的关键。

抗生素代表疗法是选择性肠道去污疗法（SID），是指用口服肠道不吸收的抗生素选择性地抑制和杀灭肠道的致病菌，而不影响有益菌群的治疗方法。该疗法起源于欧洲，根据肠道微生物"定植抗力"学说，用窄谱抗生素去除肠道GNB及真菌，尽可能保护肠道专性厌氧菌，减少肠道 GNB 过度繁殖，降低肠道内毒素水平，以降低感染的发生率及内毒素血症的发生率。SID 常用的不干扰定植抗力的抗生素如下：①不吸收的有多黏菌素 E、新霉素、妥布霉素；②吸收的有诺氟沙星、头孢拉定，因其吸收好，只要剂量不过大就不会影响定植能力；③抗真菌的制霉菌素、两性霉素。研究证实，SID 可有效地降低肠源性细菌向邻近组织和远隔脏器移位的发生率。

三、中药制剂

近年来，中药制剂对肠道微生态的调节作用逐渐引起关注。相关研究表明，中药制剂具有调节肠道微生态的作用，并显示出广泛而良好的应用前景。其研究及临床应用主要有单味中药、单味中药有效成分、中药复方、中药外治法及中药保留灌肠等。

1. 单味中药　调节肠道微生态的代表性中药有神曲、白术、蒲公英、大黄等。神曲，味甘、辛，性温，归脾、胃经，含有酵母菌、酶类维生素 B 复合体、麦角固醇、挥发油和苷类等成分。郭丽双通过实验研究证明，神曲制剂可以扶植正常菌群，调整肠道微生态平衡，对双歧杆菌、类杆菌水平的升高具有明显促进作用，可以降低肠杆菌、肠球菌的数量，而且还有提高机体免疫功能的作用。白术，性温，味苦、甘，入脾、胃经，具有促进双歧杆菌和乳杆菌增殖，改善肠道内菌群的功能，能扶植肠道正常菌群生长，促进肠黏膜损伤修复。蒲公英，味甘，性寒，归肝、胃经，能扶植肠道中有益菌生长，抑制大肠杆菌生长，使肠道菌群趋于平衡。大黄，味苦，性寒，归脾、胃、大肠、肝、心包经，能够增加肠道有益菌数量和减少有害菌数量，从而改善肝病患者肠道微生态。

2. 单味中药有效成分 实验研究显示，黄芪多糖、石斛多糖等单味中药有效成分对肠道微生态有不同程度的调节作用。黄芪多糖能扶植模型小鼠肠道正常菌群生长，对肠道微生态有一定的调节作用；石斛多糖亦有扶植模型小鼠肠道正常菌群生长，调整菌群失调，提高机体免疫力的作用。

3. 中药复方 有研究表明，中医脾虚、湿热等与肠道微生态有关，健脾化湿类中药具有扶植正常菌群生长繁殖、调整菌群失调、提高定植抗力的作用，是理想的微生态调节剂。中药黄芪、白术、枳壳可扶植肠道正常菌群生长、调整菌群失调、修复黏膜损伤，起到益生元的作用。我们在实验研究中发现：海珠益肝加味方通过改善肝损伤小鼠的肠道病理损伤，保护肠黏膜屏障及调节肠道菌群，减少机会致病菌产生内毒素，从而降低小鼠血浆内毒素水平，并通过降低内毒素配体 LBP 水平，对内毒素生物学效应起到明显阻断作用。乳黄制剂能提高肠道局部免疫功能，具有降低肠道通透性的作用，有效保护肠黏膜，平衡肠道菌群。临床上应用枳实导滞加减方（枳实、白术、蒲公英、赤芍、升麻、木香、神曲、制大黄、生甘草）亦可起到调节肠道菌群，缓解腹胀、腹泻等临床症状的作用。

4. 中药外治法 消胀散是湖北省中医院传统的中药外用制剂，由黄芪、附子、大黄、莱菔子、冰片、麝香、白芷等组成。对肝衰竭因内毒素引起的中毒性臌胀患者，采用中药消胀散敷脐，治疗难治性腹胀的肠道菌群失调有明显的疗效。

5. 中药保留灌肠 众多临床及实验研究证实，针对肝衰竭热毒内蕴的基本病机，法取荡涤邪毒、清肠复正，以承气汤加减为代表的各种方剂保留灌肠是治疗肝衰竭内毒素血症的有效措施，能使肠道细菌和内毒素等随大便排出体外，改善内环境，减少内毒素的吸收，促进氨的分解和排出，保护肠屏障，防止肠道有害菌的繁殖及细菌移位。湖北省中医院采用加味承气汤（枳实、厚朴、赤芍、蒲公英、乌梅、制大黄）保留灌肠，改善肠道微生态，治疗肝衰竭内毒素血症患者有良好的效果。

对于肝衰竭肠道微生态变化的干预措施，在临床上可根据患者的具体情况酌情应用，或单独选用，或联合应用，如益生菌与益生元有协同作用。联合应用是保证疗效的重要措施。从不同途径联合给药，如内服药与外敷药、保留灌肠药联用可增强疗效。联合用药要注意药物之间的不良影响，如防治感染使用抗生素时，要防止药物对益生菌的杀灭作用，或可调整给药时间，或可用有耐抗生素杀灭作用的微生态制剂。中药制剂应在中医理论的指导下辨证使用，同时可参考现代药理、药效研究的成果，探讨合理、有效的个体化治疗方案，以提高临床疗效。

引证本文：盛国光.肝衰竭患者肠道微生态变化及其干预措施[J].中西医结合肝病杂志,2016,26(5):257-259.

应用 PCR-SSCP 银染技术检测 HBV 基因点突变

单链构象多态性（single-strand conformation polymorphism，SSCP）分析技术已成为基因突变快速筛检的重要手段。Orita 等于 1989 年首次报道该技术，之后不少学者不断加以改进。冈田·吉博于 1993 年报道将银染技术与 PCR-SSCP 技术相结合，应用于检测 23 例病例乙型肝炎病毒前 C 区（HBV Pre-C）基因点突变，获得成功。我们将此技术加以改进，使其更为简便快速稳定，并用于 HBV Pre-C 基因点突变的检测。

一、材料与方法

1. 标本来源　随机收集门诊或住院乙型肝炎患者血清标本 58 份，其中 HBeAg 阳性标本 10 份、抗 HBe 阳性标本 48 份。

2. 血清 DNA 抽提　取患者血清 100 μl 经蛋白酶 K 消化后，用等量酚/氯仿/异戊醇抽提，乙醇沉淀后将 DNA 溶于 30 μl 灭菌三蒸水。

3. 引物设计　根据 adr 亚型 HBV 基因核苷酸序列，选择 HBV Pre-C 突变率高、突变意义大的一般核苷酸设计引物。5′-GCT GTG CCT TGG GTG GCT-3′、5′-AAG AGA GTA ACT CCA CAG-3′。

4. PCR 扩增　取血清 DNA 抽提物 2 μl 进行 PCR 扩增，反应总体积 50 μl，其中 10×缓冲液 5 μl、Taq DNA 多聚酶 2 U、dNTP 8 μl、MgCl$_2$ 3 μl、两种引物各 2 μl（25 pmol）。反应条件为 94 ℃ 30 s；55 ℃ 30 s，72 ℃ 30 s，共 32 个循环。每次扩增均设阴阳性对照。取 PCR 产物 8 μl，在含 EB 的 2％琼脂糖凝胶

中电泳,特异性扩增条带为 77 bp。

5. 聚丙烯酰胺凝胶电泳　采用 6% 聚丙烯酰胺凝胶垂直电泳,取 PCR 产物 8 μl 与 5 μl 加样缓冲液(95% 甲酰胺,0.2 mmol/L EDTA,0.05% 溴酚蓝,0.05% 二甲苯青 FF)混合,95 ℃ 变性 5 min 后立即置冰浴中。预电泳 1 h,电泳条件为 100 V、6 mA、恒温。加样后再电泳 3 h 左右,待指示剂接近凝胶下缘停止电泳。

6. 银染技术　用 10% 乙酸固定 10～20 min,用去离子水洗 3 次、每次 2 min。用染色液(0.1% 硝酸银,0.056% 甲醛)染色 30 min,去离子水洗 20 s。用显影液(3% 碳酸钠,0.056% 甲醛)显影约 10 min,直到样品信号足够强而背景不致过高为止。最后用 10% 乙酸终止反应。

二、结果

58 份血清标本经 PCR 扩增后,在 77 bp 左右出现特异性条带者有 20 份,其中 HBeAg 阳性标本 8 份、抗 HBe 阳性标本 12 份。SSCP 银染后分析,结果 HBeAg 阳性的 8 份 PCR 产物有 2 份出现单链泳动状态异常,经直接测序证实为非终止密码子突变。抗 HBe 阳性的 12 份 PCR 产物有 8 份出现单链泳动状态异常,其中 4 份标本经直接测序证实在第 1898 位发生了 G→A 变异,出现了 TAG 终止密码子突变。

三、讨论

HBV 基因突变是乙型肝炎患者临床表现及转归多样化的主要原因。近年,HBV Pre-C 的突变已成为研究热点。在我国存在的 10 种不同类型的 HBV Pre-C 基因突变,其中约 80% 在第 1898 位及 1901 位核苷酸发生了 G→A 变异,导致 TAG 终止密码子的出现,以至于不能翻译出完整的 e 抗原(HBeAg),临床上表现为 HBeAg 阴性而病毒 DNA 阳性,称为 E 阴性突变。有学者认为,该突变的出现与疾病的慢性化、重症肝炎及肝硬化密切相关。但另一些学者又提出不同的看法。因此,为了研究 E 阴性突变的临床意义和规律,必须建立一种稳定、简便、快速的检测方法,从大样本、大面积筛检中发现规律。目前研究突变的方法主要有 DNA 直接测序、限制性内切酶谱分析和同位素标记寡核苷酸探针技术等。但这些方法由于其自身的弱点而不能成为大样本、大面积筛检的方法。PCR-SSCP 银染技术较以上方法有如下优点：①方法可靠，PCR 产物经变性后可产生两条互补的单链，各单链根据自己的一级结构而形成不同的空间构象，有突变的单链就发生空间构象的变化，不同构象的片段在聚丙烯酰胺凝胶电泳中的迁移率不同，从而在凝胶上显现出不同的带型，以此判断有无突变的存在。经直接测序证实，SSCP 阳性标本 100%（6/6）存在突变。当 PCR 产物小于 200 bp 时，SSCP 分析能检测出 70%～95% 的突变，银染技术可提高其敏感率，能基本满足临床大面积、大样本筛检的需要。②安全方便，操作中不受同位素污染及半衰期短的限制，实验周期相对较短，当天可以出结果。③无需贵重试剂及仪器，适合一般实验室运用。

引证本文：盛国光，李瀚旻，冉瑞琼，等. 应用 PCR-SSCP 银染技术检测 HBV 基因点突变[J]. 中西医结合肝病杂志，2001，11（4）：216-217.

乙型肝炎病毒前 C 区基因变异的特点及其临床意义

一、前 C 区的结构与功能

前 C 区位于 C 区的前部，含有 87 个核苷酸（HBV 全基因组第 1814～1900 位核苷酸），每 3 个核苷酸组成一个密码子，该区有 29 个密码子。前 C 区分隔开了 HBV C 区含有的 2 个框内转录起始密码子。当前 C 区起始密码子 ATG 连续启动前 C 和 C 区翻译时，产生一种前 C 基因/C 基因共同编码的前核心/核心前体蛋白，或称 HBeAs 前体蛋白，分子质量 25000 kD。之后将该 25000 kD 蛋白的氨基端和羟基端各削减一部分，即形成 HBeAg，分子质量 17000 kD。实际上 HBeAg 由前 C 基因编码产物羧基端 10 个氨基酸残基（aa）和 C 基因编码产物氨基酸端 149 个 aa 所构成，并进入胞质内织网，最后裂解形成 HBeAg，然后释放到肝细胞表面和血液中。所以前 C 区对 HBeAg 的合成和分泌是至关重要的。

二、前 C 区突变特点和原因

前 C 区末端易发生突变。Carman 等首次对乙型肝炎患者进行 HBV 基因突变的分析,证实前 C 区末端产生翻译终止密码子的点突变,从而使 HBeAg 不能合成。该区第 1896、1899 和 1909 位核苷酸经常出现点突变,由 TGG 或 ATG 突变为终止密码子 TAG,因而前 C 蛋白的翻译中断,H3eAg 不能产生。此突变被称为前 C 区缺陷性突变。此外,前 C 区转录起始密码子位置还可出现点突变,使转录起始密码子消失,从而导致 HBeAg 合成障碍。还有研究发现前 C 区的第 4 位鸟苷→腺苷突变,以及在前 C 区出现第 1837、1838、1846 位核苷酸点突变。

Yotumoto 等发现第 29 位密码子发生甘氨酸→天冬氨酸替换,这种突变通常不与第 28 位终止密码子突变同时发生。Carman 证实在抗 HBe 阳性的中国患者中,存在第 15 位密码子的脯氨酸→丝氨酸的替换,该种突变与第 29 位密码子的突变有关,但与第 28 位密码子的突变无关,此种突变可能影响 HBeAg 的合成和分泌。但我国学者骆抗先等发现除 A_{83}、A_{86} 点突变外,未发现第 15 位密码子脯氨酸至丝氨酸的变异,第 15 位密码子变异似乎不是华人慢性 HBV 感染病毒变异的特征。

Bhat 等从 1 例 HBV 持续感染的男性同性恋患者的血液中,发现在前 C 区有 1 个长 36 bp 的核苷酸框内插入片段。该插入片段带有 1 个新的起始密码子,结果产生了 1 个具有 12 个额外氨基酸的新的 C 蛋白。Tran 也在 1 例慢性 HBV 感染的患者中发现此种插入片段。

前 C 区基因突变的高发性,可能与下列因素有关:① HBV-DNA 是通过 RNA 介导的逆转录酶进行复制的,逆转录酶如同 RNA 聚合酶一样,具有较弱的校对活性,从而导致在 HBV-DNA 复制过程中出现较高的错配率;②慢性 HBV 感染为 HBV-DNA 复制时出现阅读错误提供了较多的机会;③前 C 区基因和 C 区基因产物是机体免疫系统攻击的靶子,病毒为逃避宿主免疫而发生突变,因而称为逃避性突变。

三、前 C 区基因突变与乙型肝炎的关系

1. 前 C 区突变与暴发性乙型肝炎　Kosaka 等曾对暴发型乙型肝炎 (FHB) 和急性自限性乙型肝炎患者的 HBV-DNA 前 C 区进行了序列分析，发现几乎所有 FHB 患者 HBV 前 C 区均发生了点突变，HBeAg 不能生成，而急性自限性乙型肝炎患者的 HBV 前 C 区均为野毒型 HBV 基因序列。

Fagan 等发现 HBeAg 阴性而抗 HBe 阳性母亲所生婴儿以及 1 例抗 HBe 阳性 HBsAg 携带者的 6 例性伴侣发生 FHB。以色列 Harfa 医院曾同时发生 5 例 FHB，经调查证实 1 例抗 HBe 阳性 HBsAg 携带者系这次暴发流行的共同传染源，经输血传播。Kosaka 等报道在抗 HBe FHB 中经基因分析证实 HBV 前 C 区突变株感染比例颇高。从 FHB 患者获得的 HBV 前 C 区突变株，其 C 区的几个常见氨基酸位点总是伴有 6～18 个氨基酸的突变。而有人认为，前 C 区第 29 位密码子的天冬氨酸替换甘氨酸的突变，对于引起暴发型肝炎是重要的。

一些伴有慢性 HBV 感染的恶性肿瘤患者，在突然终止免疫抑制治疗后，常引起 FHB，提示 FHB 除与病毒因素有关外，宿主免疫反应的差异亦是重要因素。

前 C 区突变株引起 FHB 的发生似乎与地理分布及环境等因素也有关。在地中海地区，HBV 突变株的感染常导致肝病进行性加重或引起 FHB。但在日本一些地区，感染该突变株的患者一般病情较轻，在美国，FHB 与前 C 区突变株感染通常无关。

2. 前 C 区突变与慢性乙型肝炎　HBV 前 C 区基因突变株基因组的 S 基因、P 基因、X 基因功能一般是健全的，现认为 HBV 前 C 基因区表达对 HBV 组装、复制和传播并非必不可少，HBeAg 的缺如也不影响 HBV 生命力，而且证实了 HBV 突变株能独立复制。所以前 C 区突变株 HBV 可在体内持续复制，导致一些患者肝炎的慢性化。

骆抗先等对抗 HBe(＋) 的 51 例先天性肾上腺皮质增生症患者进行检测，以 PCR 检出 HBV-DNA 48 例 (94.1%)，对 6 例以反应物进行直接序列分析，发现前 C 区第 83 位核苷酸发生 G→A(A83) 点突变，使密码 28 由 TGG 变异为终止密码子 TAG 而不能编码 HBeAg。以 30 例抗 HBe(＋) 的慢性无症状

HBV 携带者为对照,仅 12 例(40％)检出弱 HBV-DNA,5 例序列分析未发现变异(A83)。故认为病毒逃避免疫清除而继续活跃复制,与病变持续活动有关。刘华瑞等对 117 例 142 份临床各型 HBV 感染者的血清标本进行了 HBV 前 C 区第 1896 位已知 G→A 点突变株的检测,发现 24 例 30 份标本有突变株感染,检出率为 20.51％。其中重肝组 39.13％(9/23),慢活肝组 19.54％(11/56),慢迁肝组 13.33％(2/15),无症状携带者 8.70％(2/23),发现前 C 区突变株与慢重肝的发生、发展有一定关系。王氏等发现 HBeAg 阴性/抗 HBe 阳性慢性乙型肝炎患者有 17 例(85％)在第 1896 位核苷酸发生点突变,形成终止密码子,其中 10 例(50％)发生 2 处点突变。

田琦琦等检测了 54 例慢性乙型肝炎患者的 97 份 HBV-DNA 阳性血清(均经肝活检确诊,平均随访 5.7 年,均未经干扰素等抗病毒治疗),检测不同时期的前 C 区变异,总检出率为 66.7％(36/54),慢活肝中的检出率为 80.0％(24/30),明显高于慢迁肝(46.7％,7/15),$P<0.05$,而与肝硬化(55.6％,5/9)比较无明显差别。观察到前 C 区变异在慢性乙型肝炎病程的任何时期可能发生和消失,并在抗 HBe 阳性且 ALT 正常的慢性乙型肝炎患者(病情好转者)血清中的检出率高达 82.4％。为什么缺陷型 HBeAg 前 C 区基因变异株导致肝细胞损伤,原因可能如下:①前 C 区突变使 HBV 的致病性发生改变,新的终止密码子的产生使前 C 肽被截短而直接致细胞病变,肝细胞发生损害;②变异株感染的肝细胞逃避宿主的免疫,不被机体免疫系统识别并杀伤,病毒不能被清除而产生慢性肝炎;③HBV 前 C 区突变导致提前终止翻译的 HBeAg 抗原性发生改变,使之产生强烈的反应,导致肝细胞被杀伤。

四、前 C 区变异与肝癌的关系

陈子平等通过分析肝癌组织 HBV C 基因的核苷酸序列,首先发现我国存在 HBV adr 亚型前 C 区终止密码子的变异(即第 1898 位核苷酸突变),说明了这一突变的普遍性。龚常勇等对 31 例原发性肝癌患者的 11 例血清 HBV-DNA 阳性者进行限制性酶切片段长度多态性分析,发现前 C 区终 28 变异 2 例,C 区 L_{97} 位点变异 5 例,故认为一部分肝癌患者不仅存在病毒复制,且与对照组一样有变异毒株存在。

五、前 C 区突变与干扰素的关系

近年研究发现干扰素治疗后 HBe 系统血清转换（乙型肝炎病毒 e 抗原、e 抗体系统血清转换）时，均可发现 HBV 前 C 区突变。胡德昌等研究发现，6 例干扰素治疗后 4 例 HBV-DNA 转阴，2 例阳性者均检出突变株，其中 1 例 HBeAg 阴性。非干扰素治疗 HBeAg 阳性者 7 例，1 例突变株。1 例患者经干扰素治疗一个月后 HBeAg 转阴，优势病毒株已由突变株野生株共存状态替代原有野生株，提示干扰素治疗后 HBeAg 转阴并不意味着 HBV 已被清除，而有潜在 HBV 前 C 区突变的可能。有学者指出原先体内优势毒株存在的形式与干扰素疗效有关，治疗前为野生株病毒感染者，干扰素疗效较优，而治疗前为突变株感染者，疗效较差。刘华瑞等分析了 8 例用干扰素治疗者的血清 HBV 感染标志、HBV-DNA 及突变株感染情况，发现有突变株感染的 HBV-DNA 阴性比例较野生株感染者小，提示对干扰素治疗反应不良。由此可见，HBV 前 C 区突变可能是影响干扰素疗效的重要因素之一。

六、前 C 区突变与血清标志物的关系

前 C 区突变与 HBV e 系统的关系最为密切。田琦琦等在 HBeAg（＋）患者中检测发现前 C 区突变率为 41.2％，在 HBeAg/抗 HBe（－）患者中为 42.4％，在抗 HBe（＋）患者中为 63.3％，且各组间无显著性差异，表明慢性乙型肝炎中的前 C 区变异大部分在 HBeAg（＋）期即已出现。骆抗先等在抗 HBe 阳性且 HBV-DNA 阳性的 48 例患者中检出 6 例前 C 区发生点突变，占 12.5％，研究表明发生在前 C 区终止密码子的变异，主要存在于抗 HBe 阳性的慢性乙型肝炎患者中，这类患者在远东和地中海地区较常见，而我国亦属远东地区，临床抗 HBe 阳性的慢性活动性肝炎和慢性重型肝炎极常见，可以肯定有两类 HBV-DNA 阳性、而其他血清标志不同的慢性乙型肝炎。第一类是 HBeAg 阳性伴肝损害，当 HBeAg 阴转而抗 HBe 出现后，病毒停止复制，HBV-DNA 消失，HBeAg 不再生成。第二类是 HBeAg 阴性而抗 HBe 阳性，此类患者有病毒复制和肝病活动征象，HBV 在其体内发生前 C 区突变，导致 HBeAg 不能生成，该类肝炎大多数可转重。

此外，刘华瑞报道 18～28 岁年龄组突变株检出率最高（35.71％，10/28），

随年龄的增长,突变株检出率逐渐降低,原因不明。男女性别差异与突变株感染的关系不大。前 C 区突变与年龄、性别的关系目前尚未见其他报道。

引证本文:盛国光,张建军.乙型肝炎病毒前 C 基因区变异的特点及其临床意义[J].中西医结合肝病杂志,1995,5(3):47-49.

52 例慢性乙型肝炎 HBV 前 C 区基因突变研究

基于 HBV 前 C 区变异与患者病情轻重及血清 e 系统的关系,我们采用聚合酶链反应-单链构象多态性(PCR-SSCP)银染技术对 52 例慢性乙型肝炎患者 HBV 前 C 区基因突变进行了检测,现报道如下。

一、材料与方法

1. 病例选择　52 例 HBV-DNA 阳性慢性乙型肝炎患者均系本院住院患者。男 44 例,女 8 例,平均年龄为 33.6 岁。所有患者均无干扰素抗病毒治疗史,无 HCV、HDV 重叠感染。抽取静脉血分离血清,保存于 −20 ℃统一检测。

2. 诊断标准　52 例慢性乙型肝炎患者均按 1995 年 5 月北京第 5 次全国传染病与寄生虫病学术会议制定的诊断标准诊断。其中慢性乙型肝炎轻度 7 例、中度 18 例、重度 13 例,慢性重症肝炎(慢重肝)14 例。

3. HBV 各项血清标志物的检测　用 ELISA 法,乙型肝炎诊断试剂盒购自华美生物工程有限公司。

4. 血清 HBV-DNA 的检测　采用聚合酶链反应(PCR)法,HBV PCR 扩增试剂盒购自华美生物工程有限公司。

5. HBV 前 C 区基因突变的扩增及 SSCP 银染分析　参考文献《慢性乙型肝炎 HBV 前 C 区基因突变与中医虚实证的关系》中的方法进行。

二、结果

1. HBV 前 C 区基因突变株感染情况　52 例 HBV-DNA 均阳性的慢性乙型肝炎患者中,共检出突变株感染 32 例,突变率为 61.5%。

2. 慢性乙型肝炎前 C 区基因突变与性别、年龄、病程的关系　前 C 区基因突变株的检出率在男性（61.4%）与女性（62.5%）间无差异，$P>0.05$；与年龄及病程亦无关。

3. 慢性乙型肝炎不同类型患者前 C 区基因突变株的检出情况　结果见表 1。

表 1　不同类型慢性乙型肝炎患者前 C 区基因突变株检出结果

诊断分型	n	前 C 区基因突变株	突变率/（%）
轻度慢性乙型肝炎	7	2	28.6
中度慢性乙型肝炎	18	8	44.4
重度慢性乙型肝炎	13	10	76.9
慢重肝	14	12	85.7

经 χ^2 检验，$\chi^2=11.27$，$P<0.01$。

4. 血清 e 系统与前 C 区基因突变株感染的关系　突变株的检出率以抗 HBe 阳性者最高（21/31，67.7%），与 HBeAg 阳性者（7/16，43.8%）比较有显著性差异（$\chi^2=5.18$，$P<0.05$）。e 系统均阴性者似乎有较高的突变率，因例数过少，无统计学意义，需扩大样本量进一步研究。

三、讨论

HBV 前 C 区基因突变常见的方式为点突变、插入和缺失。点突变最常见的位点为 nt1896G—A，使密码 28 由色氨酸密码子 TGG 变换成终止密码子 TAG，HBeAg 合成终止。这类变异主要在 HBeAg 阴性、抗 HBe 阳性、HBV-DNA 阳性的活动性肝病中检出。本实验结果表明 HBV-DNA 阳性、抗 HBe 阳性患者的突变株检出率（67.7%）明显高于 HBeAg 阳性患者（43.8%），也证实了这一点。前 C 区除终止变异（M2，nt1896G—A）突变外，另 3 个常见错义突变为 M1（nt1856C—T，导致密码 15 脯氨酸密码子 CCT 变换成色氨酸密码子 TCC）、M3（nt1898G—A，导致密码 29 甘氨酸密码子 GGC 变换成色氨酸密码子 AGC）和 M4（nt1899G—A，导致密码 29 甘氨酸密码子 GGC 变换成天冬氨酸密码子 GAG）。M1 可降低信号肽裂解的活性，使前 C/C 蛋白加工和运输发生障碍，导致 HBeAg 分泌受阻，但这种作用没有 M2 强，因而 M1 可在 HBeAg 阳性患者中出现；M3 只伴随 M1 出现，M4 只伴随 M2 出现。HBV 前 C 区基因突变除点突变外的其他类型为插入或缺失引起的移码突变,常见的为前 C 区启动子的变异,影响前 C 蛋白的加工;密码 19 附近的突变则影响 C/C 蛋白的运输。这些情况也可使 HBeAg 分泌受阻。本实验检出的 32 例前 C 区基因突变株,7 例为 HBeAg 阳性患者,21 例为抗 HBe 阳性患者,4 例为 e 系统阴性患者,其突变位点除主要为 nt1896G—A 外,可能有不少为上述突变,或为野毒株与突变株混合感染,有待进一步测序证实。

目前,不少学者对 HBV 前 C 区基因突变株与临床的关系进行了系列研究,发现 HBV 前 C 区基因突变易引起暴发性肝炎或使慢性肝炎活动加剧。本实验结果表明,HBV 前 C 区基因突变在慢重肝、重度慢性乙型肝炎中的发生率要比在轻度、中度慢性乙型肝炎中高得多,提示前 C 区基因突变株感染具有致病性,并与病情轻重相关。

引证本文:朱清静,杨玲,盛国光,等.52 例慢性乙型肝炎 HBV 前 C 区基因突变研究[J].临床肝胆病杂志,2000,16(1):28-29.

慢性乙型肝炎病毒前 C 区基因突变
与中医证型的关系

乙型肝炎病毒(HBV)前 C 区基因突变与慢性乙型肝炎的病情及预后密切相关,为此,我们采用聚合酶链反应-单链构象多态性(PCR-SSCP)银染技术检测 HBV 前 C 区基因突变,研究该突变与慢性乙型肝炎 5 个证型的关系,现报道如下。

一、资料与方法

1. 病例来源　随机收集我院住院慢性乙型肝炎患者 162 例,其中男 93 例、女 69 例;平均年龄 33.6 岁;病程 2.4～21 年,平均 12.3 年。HBeAg 阳性 58 例,抗 HBe 阳性 83 例,两者均阴性 21 例。所有患者无丙型肝炎病毒(HCV)、丁型肝炎病毒(HDV)重叠感染,也无干扰素抗病毒治疗史。血清保存于−20 ℃,统一检测。

2. 诊断标准　西医诊断标准:所选病例均符合 1995 年 5 月北京第五次全

国传染病与寄生虫病学术会议制定的诊断标准,其中慢性乙型肝炎轻度23例、中度93例、重度46例。中医辨证标准及分型:按照1991年天津会议制定的《病毒性肝炎中医辨证标准(试行)》进行分型,162例中,湿热中阻型54例,瘀血阻络型33例,肝肾阴虚型21例,肝郁脾虚型47例,脾肾阳虚型7例。

3. HBV前C区扩增及SSCP银染方法

(1)模板DNA的提取:参照文献。

(2)引物的设计:根据adr亚型HBV基因核苷酸序列,选择前C区起始密码子及C区保守序列设计引物,P_1:5′-TTTCCTTCTATTCGAGATCT-3′;P_2:5′-GTGCCTTGGGTGGCTTTA-3′。

(3)HBV前C区基因扩增:PCR反应体系参考文献。①SSCP:先制好7%非变性聚丙烯酰胺凝胶(PAG),然后将PCR产物10 μl与加样缓冲液[95%甲酰胺,0.2 mmol/L乙二胺四乙酸(EDTA),0.05%溴酚蓝,0.05%二甲苯青FF]10 μl混匀,97 ℃下变性5 min,立即置冰浴中,在DYY-Ⅲ型垂直电泳槽上电泳。条件为7%PAG、1×TBE、4 ℃、功率为10 W、预电泳30 min。加样后电泳到溴酚蓝接近凝胶下缘。②银染:将凝胶在10%乙酸内固定10 min,经硝酸银染色30 min,水冲洗,经3%碳酸钠、0.05%甲醛、0.02%硫代硫酸钠显影10 min,直到样品信号足够强而背景不至过高为止,乙酸固定,晾干。③结果判断:与HBV cDNA中的泳动型进行位置比较。

二、结果

结果见表1。

表1　162例慢性乙型肝炎患者中医证型与HBV前C区基因突变的关系

证型	例数	前C区基因突变数	突变率/(%)
湿热中阻	54	33	61.1**△
肝郁脾虚	47	14	29.8
肝肾阴虚	21	8	38.1
瘀血阻络	33	19	57.6**△
脾肾阳虚	7	1	14.3

与肝郁脾虚型比较,**$P < 0.01$;与脾肾阳虚型比较,△$P < 0.05$。

三、讨论

我们既往的研究表明,慢性乙型肝炎实证患者较虚证患者易发生 HBV 前 C 区的基因突变。进一步研究表明,湿热中阻型慢性乙型肝炎患者最易发生 HBV 前 C 区基因突变,脾肾阳虚型慢性乙型肝炎患者最不易发生 HBV 前 C 区基因突变。龚坚研究表明,前 C 区发生突变的 HBV,其致病性通常比野生株增强,从中医学的观点看,即是湿热疫毒之邪偏盛,临床即表现出实证的证候。龚远明等研究表明,实证湿热内蕴型细胞免疫功能高于正常,而肝郁脾虚、肝肾阴虚、脾肾阳虚型细胞免疫功能均低下;李平等研究表明实证组 RBC 免疫值均高于虚证组($P<0.01$),证实了虚证与实证之间的免疫状态有显著性差异。我们检测发现湿热中阻型患者血清 TNF-α、sIL-2R 水平均明显高于脾肾阳虚型和肝郁脾虚型患者。当机体的免疫功能亢进时,T 细胞处于活化状态,这类患者体内的 HBV 遭受着 T 细胞,尤其是 Tc 细胞的强烈攻击,部分 HBV 在这种免疫压力下可能发生突变,以逃避免疫攻击,并逐步形成优势毒株;而虚证患者由于免疫功能低下,感染 HBV 后无强烈的免疫应答,HBV 则不发生突变,但也不排除一开始就感染了病毒变异株,所以虚证中也有变异株的检出。有关实证组较虚证组更易发生变异的机制仍有待进一步研究。

引证本文:朱清静,杨玲,盛国光,等.慢性乙型肝炎病毒前 C 区基因突变与中医证型的关系[J].中国中西医结合脾胃杂志,1999,7(2):87-88.

急性肝损伤大鼠血清 F 蛋白及血浆肿瘤坏死因子动态变化

本实验应用 D-氨基半乳糖(D-GLaN)诱发急性肝损伤大鼠模型,动态观察血清 F 蛋白(FP)、血浆肿瘤坏死因子(TNF)含量与肝损伤的关系,今报道如下。

一、材料与方法

1. 材料 实验动物为健康 Wistar 大白鼠 60 只,购自同济医科大学(现华中科技大学同济医学院）实验动物中心，体重 150～200 g，全部为雄性，在常温下，实验前 8 h 禁食，注射 D-GLaN 后 4 h 自由饮水进食。

D-GLaN 购自中国人民解放军军事科学院防化研究院，用前溶于灭菌生理盐水，并调 pH 至 7.0 左右，最终浓度为 100 g/L。

挽肝 1 号：由海金沙、鸡内金、厚朴、大腹皮、猪苓等组成，湖北省中医院制剂室制备。

pHGF：由空军广州医院（现中国人民解放军南部战区空军医院）提供。

2. 方法 将大鼠随机分为 A、B、C 和正常对照 4 个组，每组 15 只，A、B、C 3 个组均按 900 mg/kg 体重的剂量，一次性腹腔注射 D-GLaN，B 组动物从中毒前 3 天开始用挽肝 1 号液灌胃；C 组动物于中毒前先向腹腔注射 pHGF 2 ml（含多肽 4 mg）。各组分别于中毒前及中毒后 24 h、48 h、74 h 随机取出 3 只大鼠杀死放血，分离血清后检测 FP、TNF、ALT 3 项指标；并在肝中叶一定部位取肝组织，行 HE 染色做常规病理检查。正常对照组的 15 只大鼠，经腹腔注射 2 ml 生理盐水，亦按上述时间随机取出 3 只大鼠杀死放血，分离血清后检测 FP、TNF、ALT 以取得正常参考值，并取正常肝组织切片以作对照之用。

血清 FP 检测：由研制 FP 检测方法的中国医学科学院放射医学研究所牛惠生教授等协助完成。

血浆 TNF 含量测定：采用 ELISA 双抗体夹心法。试剂盒购自中国人民解放军军事医学科学院，北京邦定生物医学技术有限公司（批号：950106）。

二、结果

（1）A 组大鼠血清 FP、血浆 TNF 等变化，见表 1。

表 1　模型组（A 组）大鼠血清 FP、血浆 TNF 等变化情况

指标	中毒前	中毒后		
		24 h	48 h	72 h
FP/(ng/ml)	80.00±21.06	280.00±70.50	486.67±20.82	306.67±15.28
TNF/(ng/ml)	50.00±9.13	146.67±25.17	273.33±30.55	226.67±20.82
ALT/(U/L)	37.50±7.53	228.33±19.73	1337.00±174.77	480.50±41.21

在中毒后 24 h 开始升高，48 h 达高峰，各时相与正常对照组相比均有显著

性差异（$P<0.01$）。

（2）在挽肝 1 号保护下 B 组大鼠血清 FP、血浆 TNF 等变化情况,见表 2。

表 2　挽肝 1 号对大鼠血清 FP、血浆 TNF 等变化的影响

指标	中毒前	中毒后		
		24 h	48 h	72 h
FP/(ng/ml)	80.00±21.06	136.67±32.15	283.33±15.12	216.67±50.33
TNF/(ng/ml)	50.00±9.13	73.33±7.64	156.67±20.87	113.33±15.28
ALT/(U/L)	37.50±7.53	111.33±20.65	528.33±26.10	269.20±30.24

与非保护组（A 组）相比,各时相均有显著性差异（$P<0.01$,$P<0.05$）。亦是在 48 h 达高峰。

（3）在 pHGF 保护下 C 组大鼠中毒前后血清 FP、血浆 TNF 等变化情况,见表 3。

表 3　pHGF 对大鼠血清 FP、血浆 TNF 等变化的影响

指标	中毒前	中毒后		
		24 h	48 h	72 h
FP/(ng/ml)	80.00±21.06	103.33±25.17	303.33±20.82	196.67±25.17
TNF/(ng/ml)	50.00±9.13	71.67±10.41	146.67±15.28	103.33±25.17
ALT/(U/L)	37.50±7.53	103.67±7.37	502.67±23.17	334.75±51.33

与非保护组（A 组）相比,各时相均有显著性差异（$P<0.01$,$P<0.05$）。

（4）A 组大鼠大体标本肉眼可见肝脏表面呈点、片状瘀血,光镜下肝组织切片可见肝细胞有不同程度的点、片状坏死及炎症细胞浸润,而 B 组和 C 组大鼠肝组织切片观察仅见以炎性变为主或仅见散在的点状坏死。

三、讨论

F 蛋白是一种主要存在于脊椎动物肝脏的细胞质蛋白,分子质量为 40～45 kD。其在肝细胞中的含量比血清及其他器官高 300 倍以上,有人称其为肝细胞的标志蛋白（market protein）,认为它对肝病的诊断能产生深远的影响。F 蛋白具有较强的抗原活性和免疫学特性,一般认为 F 蛋白的作用与肝细胞的多种代

谢过程有关，亦和肝组织和自动免疫过程有关，如果缺少 F 蛋白，则会导致代谢过程的紊乱。国外有实验研究表明血清 F 蛋白含量与肝细胞损伤程度呈正相关，本实验亦发现大鼠肝脏病理损害越严重，其 F 蛋白含量就越高，Arakawa 等用 CCl_4 建立急性肝损伤动物模型，结果发现 F 蛋白含量与 CCl_4 的给予量成正比。

TNF 是一种重要的内源性细胞因子，具有调节免疫应答、促进细胞生长分化等多种功能。在病理状态下，由于致病原的侵袭，机体细胞网络水平失调，TNF 水平增高，介导局部炎症反应，加重器官损害。本实验发现病理损害越严重，TNF 含量就越高，降低 TNF 含量可缓解肝损伤，因此可以说明 TNF 是造成肝细胞损伤坏死的重要介质之一。TNF 造成肝损伤，是病毒直接感染和 TNF 生物学作用双重因素的结果。另外，肝损伤时合并感染和内毒素血症也可激活单核巨噬细胞系统分泌大量的 TNF。实验中还发现部分大鼠出现高凝状态，肝脏表面出血，大片瘀斑，这可能是由于在内毒素参与下，TNF 刺激内皮细胞表面促凝血活化因子，在 C 反应蛋白的参与下，加速了血栓形成和急性炎症反应，使肝组织微血管损害、微血管内纤维蛋白含量增加，导致 DIC 形成。

挽肝 1 号与 pHGF 均显示出抗肝损伤作用，能降低 FP 水平与 TNF 含量，在一定程度上缓解了肝损伤。pHGF 是近年来发现的一种由肝脏本身产生的，能特异性刺激肝细胞再生的物质，可促进肝细胞 DNA 合成等，被认为是治疗肝损伤较为有效的药物之一，而中药挽肝 1 号表现出了同样的疗效，这说明中药对防护肝损伤有不可忽视的作用，值得进一步深入研究。

引证本文：盛国光，苏立稳，张建军，等.急性肝损伤大鼠血清 F 蛋白及血浆肿瘤坏死因子动态变化[J].中西医结合肝病杂志，1996，6(3):36-37.

中医药治疗精液异常所致男性不育症 92 例

精液异常是引起男性不育的重要原因之一，病因复杂，迁延难愈。笔者观察精液异常所致男性不育症患者 92 例，并取得了较好的疗效，现小结如下。

一、一般资料

本组 92 例中，25～30 岁者 48 例，31～35 岁者 37 例，36 岁及以上者 7 例。

结婚 2～3 年者 52 例,4～5 年者 31 例,6 年及以上者 9 例。精液量少于 1.5 ml 者 11 例,排精后 1 h 不液化者 2 例,液化不全者 8 例,精子密度低于 60×10^{9}/L 者 74 例,精子活动率低于 70% 者 78 例,精子畸形率高于 20% 者 15 例,精液中白细胞计数≥5/HP 者 17 例。

二、治疗方法与结果

1. 肾虚型　症见腰膝酸软,神疲乏力,记忆减退,四肢欠温,甚则阳痿早泄,夜间尿频,舌胖淡,苔白薄,脉沉细。精液常规检查:精子数量少,成活率低,活动率差,治以补肾添精。方用:菟丝子、枸杞子、淫羊藿、鹿角霜、巴戟天、党参、黄芪、熟地黄、何首乌、甘草、黄精。夜尿频者加桑螵蛸,早泄者加覆盆子。每日 1 剂,3 个月为 1 个疗程。

2. 湿热型　腰膝酸胀,小便黄赤,咽干口燥,甚则睾丸或阴囊胀痛,苔黄或腻,脉弦数或弦滑。精液检查:超过 1 h 或 1 h 液化不全,精子畸形率偏高,精液中白细胞计数≥5/HP。治以清热利湿。方用:生地黄、玄参、黄柏、赤芍、丹参、忍冬藤、白花蛇舌草、麦冬、车前草、碧玉散、土茯苓、川楝子。每日 1 剂,3 个月为 1 个疗程。

肾虚、湿热混见者,则视其轻重缓急,参考以上方法,随证加减。

3. 治疗结果　痊愈(临床症状消失,精液常规检查示各项指标均恢复正常,或治疗期间配偶怀孕)41 例,有效(临床症状基本消失,精液常规检查示有一项指标恢复正常,其他指标在原有基础上均有改善,或接近正常)43 例,无效 8 例。治疗前后精液常规检查情况见表 1。

表 1　92 例患者服药后精液改变情况

项目	例数	增加或升高	无改变	减少或降低
精液量	10	7	3	0
液化时间	24	2(延长)	3	19(缩短)
精子密度	48	33	15	0
精子活动率	36	33	3	0
精子畸形率	20	2	2	16
精液中白细胞计数	10	0	1	9

引证本文:盛国光,盛文彦.中医药治疗精液异常所致男性不育症 92 例[J].湖北中医杂志,1996,18(2):21-22.

丹山消脂方治疗非酒精性脂肪性肝炎 30 例

我们以自拟丹山消脂方对 30 例非酒精性脂肪性肝炎(NASH)患者进行治疗,效果显著,现报道如下。

一、资料与方法

1. 一般资料　56 例患者均为 2009 年 10 月至 2012 年 8 月湖北省中医院肝病门诊就诊患者,诊断均符合《非酒精性脂肪性肝病诊疗指南》中 NASH 的诊断标准。随机分为两组,治疗组 30 例,其中男 18 例、女 12 例,年龄 22~60 岁,平均 45.16 岁,病程 1~10 年;对照组 26 例,男 14 例、女 12 例,年龄 21~59 岁,平均 43.34 岁,病程 1~9 年。两组患者均有不同程度的上腹部胀满、食欲不佳或肝区不适等症状,两组患者在年龄、性别、病程、临床表现等方面具有可比性。

2. 治疗方法　治疗组患者给予丹山消脂方(丹参、炒决明子、山楂),水煎 300 ml,每日 2 次,分早晚温服;对照组患者口服护肝片,黑龙江葵花药业股份有限公司生产,每日 3 次,每次 4 片。均以 3 个月为 1 个疗程,服药 1 个疗程后判断疗效。

3. 观察指标　观察两组患者临床症状、肝脏 B 超、肝功能及血脂生化检查结果。

4. 疗效判断　参照《中药新药临床研究指导原则》。①痊愈:症状、体征消失,实验室及影像学检查正常。②显效:症状、体征明显减轻,肝功能正常,血脂下降达到以下任一项者。TC 下降＞20%,TG 下降＞30%,影像学检查肝脏形态及实质明显改善。③有效:症状、体征减轻,肝功能好转,血脂下降达到以下任一项者。TC 下降≥10%,TG 下降≥20%,影像学检查肝脏形态及实质相对改善。④无效:未达到以上标准者。

5. 统计学方法　率的检验采用 χ^2 检验,计量资料组间比较以 $\bar{x}\pm s$ 表示,采用 t 检验。

二、结果

1. 两组患者疗效比较　治疗组痊愈 6 例(20.0％),显效 12 例(40.0％),有效 8 例(26.7％),无效 4 例(13.3％),总有效率 86.7％;对照组分别为 4 例(15.4％)、9 例(34.6％)、6 例(23.1％)、7 例(26.9％),总有效率 73.1％。两组总有效率比较差异有统计学意义($P<0.05$)。

2. 两组患者治疗前后肝功能、血脂检测结果　见表 1。

表 1　两组患者治疗前后肝功能、血脂检测结果比较($\bar{x}\pm s$)

组别		ALT/(U/L)	AST/(U/L)	γ-GT/(U/L)	TC/(mmol/L)	TG/(mmol/L)
治疗组 (n=30)	治疗前	102.00±2.35	89.27±2.10	91.29±2.08	7.11±1.21	4.67±1.09
	治疗后	34.57± 1.14★★▲	43.93± 1.34★	44.83± 1.47★	4.97± 0.86★▲	1.29± 0.52★★▲▲
对照组 (n=26)	治疗前	97.51±1.74	85.50±1.97	95.67±1.97	7.37±0.17	4.79±1.01△
	治疗后	57.19±1.33★	42.07±1.72★	46.63±1.85★	6.99±1.11	2.89±1.09★

与本组治疗前比较,★$P<0.05$,★★$P<0.01$;与对照组治疗后比较,▲$P<0.05$,▲▲$P<0.01$。

三、讨论

在中医学中虽没有"脂肪肝"这一病名,但按其临床表现和症状,大多数可归于"胁痛""肝着""痰癖""痰浊""积聚""痞满"等病证范畴,认为脂肪肝与郁痰贮积及肾脾亏虚有关。古代的医学家在所述痰证里提到的体胖身重、胸胁痞满、纳呆食少、眩晕头风、四肢倦怠、七情抑郁等,大多与现代的脂肪肝患者所表现的症状有相似之处。故一般多认为是因饮食不节、嗜肥甘厚味以致脾胃肝胆功能紊乱,肝气郁滞,瘀血内阻,湿热熏蒸,痰浊胶结而致 NASH。

随着 NASH 发病率和检出率的日渐增高,其已经成为一种多发的、常见的严重危害人类身体健康的隐患,所以也越来越引起人们的重视。有临床研究表明,我国 NASH 的发病率为 5.2％～11.3％。有研究证实,在经济发达的地区,NASH 发病年龄有偏小的趋势,发病率也偏高。

现代研究认为 NASH 的危险因素有高蛋白饮食、高脂饮食、临睡前加餐、睡眠过多、嗜睡以及有肥胖症或糖尿病、脂肪肝家族史等，NASH 的发生建立在单纯性脂肪肝的基础之上。在当今西医领域，没有特别有针对性的特效药物对 NASH 来进行治疗，积极有效地防治 NASH，可以防止肝纤维化，进而降低肝硬化的发病率。

中医认为 NASH 为过食肥甘厚味，或情志失调，或久病体虚，引起肝失疏泄、脾失健运、肾精亏损，致湿邪、痰浊、瘀血等病理因素瘀积于肝所致。本病为本虚标实，病位在肝，与脾、肾功能失调密切相关。中医主张按胁痛、积症、黄疸、肝着等辨证施治。中医药治疗因其在临床上确有一定的疗效，且价格低廉，无明显毒副作用，在防治 NASH 方面具有一定的优势，因而得到许多医家及社会的广泛认可。

丹山消脂颗粒方是在中医辨证论治的基础上，辨证与辨病相结合，参考中药性味归经和现代药理研究，针对 NASH 的发病机制——湿、痰、瘀、热，选用丹参、炒决明子、山楂三味中药制成，具有疏肝解郁、利湿降浊功效。丹参：苦，微寒，归心、肝经，功能活血，为君药。《本草正义》云："丹参，专入血分，其功在于活血行血，内之达脏腑而化瘀滞，故积聚消而症瘕破……"决明子：甘、苦、咸，微寒，归肝、大肠经，它的主要功效为清肝明目、润肠通便，为臣药。山楂：酸、甘，微温，归脾、胃、肝经，功擅活血化瘀化积消食，为佐使药。丹参与山楂配伍，功在活血、化瘀、行气。《医学衷中参西录》云："山楂，味至酸微甘，性平，皮赤肉红黄，故善入血分为化瘀血之要药……若以甘药佐之，化瘀血而不伤新血，开郁气而不伤正气，其性尤为和平也。"诸药共用，以达到治疗 NASH 的目的。本研究表明，该方能改善临床症状，使肝功能恢复正常、血脂指标下降、B 超表现明显改善，从而促进 NASH 逆转。结果证明服用本方安全有效，未见明显副作用。

引证本文：徐建良，盛国光，陈诚.丹山消脂方治疗非酒精性脂肪性肝炎 30 例[J].中西医结合肝病杂志，2013，23(4):246-247.

活血化痰方对非酒精性脂肪性肝病大鼠炎性因子的影响

非酒精性脂肪性肝病(NAFLD)是一种多病因引起的肝细胞内脂质蓄积过多的临床病理综合征，可发展为肝纤维化乃至肝硬化，是隐源性肝硬化的重要原因之一,因此开展 NAFLD 的研究具有重要意义。活血化痰方是盛国光教授治疗 NAFLD 的基本方,在笔者前期的临床观察中,其疗效显著。本实验采用高脂饮食诱导 NAFLD 大鼠模型,检测血清中白细胞介素(IL)-6、肿瘤坏死因子-α(TNF-α)的水平及 IL-10 的含量,探讨活血化痰方对 NAFLD 大鼠炎性因子的影响。

一、材料与方法

1. 材料

(1) 实验动物:健康雄性 SD 大鼠 30 只,SPF 级,体质量(130±150) g,购自湖北省实验动物研究中心。

(2) 主要药物与试剂:活血化痰方的组成为泽泻、海藻、丹参、山楂、水飞蓟各 15 g,决明子、浙贝母各 10 g,柴胡 6 g,均购自湖北省中药材公司。按处方加水煎煮 2 次,混合药液,沉淀过滤,水浴浓缩为生药(0.9 g/ml),分装、灭菌、低温保存。由湖北中医学院附属医院(现湖北省中医院)药剂科制备。高脂饲料购自湖北省实验动物研究中心。

2. 方法　大鼠适应性饲养 1 周后,随机分为 3 组:正常对照组、模型组、活血化痰方组,每组 10 只。正常对照组予普通饲料喂养;模型组、活血化痰方组均予高脂饲料喂养诱导 NAFLD 模型,活血化痰方组在造模的同时,用活血化痰方干预:将煎煮浓缩的活血化痰方中药稀释成 0.45 g/ml,每天按生药量 4.5 g/kg 灌胃 1 次。3 组均自由饮水。

16 周后参照《现代医学实验动物学》,采用南京建成生物工程研究所提供的试剂盒,用双抗体夹心 ABC-ELISA 法检测各组大鼠血清中 IL-6、IL-10、TNF-α 的含量。

3. 统计学方法　实验数据均以 $\bar{x}±s$ 表示,计量资料组间比较采用单因素的方差分析。所有处理采用 SPSS12.0 软件进行。

二、结果

各组大鼠血清中 IL-6、IL-10、TNF-α 的含量比较见表 1。

表 1   各组大鼠血清中 IL-6、IL-10、TNF-α 的含量比较($\bar{x} \pm s$)

组别	例数	IL-6/($\mu g/L$)	IL-10/($\mu g/L$)	TNF-α/($\mu g/L$)
正常对照组	10	68.74±19.74	100.54±16.56	5.58±0.47
模型组	10	542.14±175.94[1]	22.19±18.62[1]	10.54±0.43[1]
活血化痰方组	10	252.93±103.53[3]	52.81±7.11[3]	7.36±2.58[2]

与正常对照组比较，[1] $P<0.01$；与模型组比较，[2] $P<0.05$，[3] $P<0.01$。

三、讨论

NAFLD 形成的主要原因是营养过剩，缺乏运动，导致脂类物质在肝脏内蓄积过多。目前脂肪肝正在严重威胁人们的健康，成为仅次于病毒性肝炎的第 2 大肝病，已被公认为是隐匿性肝硬化的常见原因。其治疗应采取综合措施，在控制饮食总量、改善饮食结构、适当运动、纠正不良生活习惯的基础上，给予药物治疗。

近年来研究发现，许多炎性因子、脂肪细胞因子与 NAFLD 的发生和发展有关，如 TNF-α、IL-6、IL-8 等。TNF-α 作为一种肝毒性细胞因子，在 NAFLD 发生时表达增加，成为导致脂肪性肝炎发生的首选因子。TNF-α 直接损伤肝细胞的机制是 TNF-α 与肝细胞膜上受体结合，活化 Caspase-8，进而活化 Caspase-3，导致肝细胞凋亡；其还能活化其他细胞因子如 IL-6、IL-8 和一些黏附分子，形成炎症瀑布反应，诱发肝脏炎症，导致胰岛素抵抗进而引起 NAFLD。TNF-α 不仅参与从单纯脂肪肝进展为 NAFLD 再到肝纤维化的整个过程，而且与脂类和葡萄糖的代谢异常有关。TNF-α 诱导激活肝脏 Kupffer 细胞，释放大量 IL-6、IL-8 等炎性因子，并可直接引起肝细胞脂肪变性、炎症及肝细胞坏死。

IL-6 也可通过胰岛素抵抗介导 NAFLD 的发生，并能抑制脂联素的表达，肝细胞的脂肪氧化和甘油三酯的清除与 IL-6 的激活和表达增加有关。采取措施防止向肝纤维化进展可提高对胰岛素的敏感性，抑制 IL-6 的活性。IL-10 主要由 Th2 细胞和炎症部位的单核-巨噬细胞产生，能抑制抗原呈递和细胞免疫，辅助 T 细胞生长，增强自然杀伤细胞和细胞毒性 T 细胞的杀伤作用。IL-10 可抑制肝纤维化形成，肝硬化经治疗肝功能好转的患者血清 IL-10 含量升高，说明 IL-10 含量的升高对肝硬化患者的肝功能恢复有利。研究发现，肝硬化患者血清 IL-10 含量降低有利于炎症、免疫介导及纤维化作用的产生。

中医根据 NAFLD 的临床表现与特点,认为 NAFLD 病位在肝,与肝、脾、肾等脏腑密切相关,痰、湿、瘀为本病病因病机之关键,故治疗多采用化痰利湿、活血化瘀之法。活血化痰方中泽泻、海藻、决明子、浙贝母善于化痰散结利湿,痰湿化则脉道气机流畅;丹参与山楂配伍,有消食健胃、活血化瘀之功效;水飞蓟、柴胡能清热利湿,疏肝利胆;全方共奏化痰利湿、疏肝活血之功效。本研究结果显示活血化痰方组血清中 IL-6、IL-10 及 TNF-α 含量与模型组比较均有显著差异;从实验结果中可以看出 IL-6、IL-10 及 TNF-α 与 NAFLD 的发病密切相关,活血化痰方可能通过降低血清中 IL-6、TNF-α 含量,提高血清中 IL-10 含量,调节体内炎性因子的变化,从而使 NAFLD 渐愈。

引证本文:徐建良,盛国光,李刚.活血化痰方对非酒精性脂肪肝大鼠炎性因子的影响[J].中国中西医结合消化杂志,2013,21(9):479-481.

活血化痰方对大鼠非酒精性脂肪性肝病模型脂肪因子的影响

非酒精性脂肪性肝病(non-alcoholic fatty liver disease,NAFLD)是除乙醇和其他损肝因素引起的以肝脏脂肪蓄积为主要病理特征,肝细胞脂肪变为主要病理改变的肝脏疾病。近年来,随着生活水平的提高和饮食结构的改变,NAFLD 发病率逐渐升高,并且发病年龄有越来越小的趋势。笔者临床研究发现活血化痰方对 NAFLD 有较好的治疗作用。本研究通过观察活血化痰方对 NAFLD 大鼠血清瘦素和脂联素水平的影响,进一步探讨其治疗 NAFLD 的作用机制。

一、材料与方法

1. 药物与试剂　活血化痰方(由丹参、海藻、泽泻、山楂组成,十堰市人民医院药剂科提供);二甲双胍片(上海信谊药厂有限公司,批号:1007231)。羧甲基纤维素钠、胆固醇(北京双螺旋漫雨生物技术有限公司提供);瘦素(上海源叶生物科技有限公司,批号:CK-E30492R);脂联素(上海源叶生物科技有限公司,批号:CK-E30584R)。

2. 主要仪器　721分光光度计、台式离心机、冷冻离心机、电子精密天平、全自动生化分析仪、超低温保存箱、光学生物显微镜、日本Ni-konYSZ、石蜡切片机、DK-526恒温水浴锅。

3. 动物　健康雄性SD大鼠60只，鼠龄5～6周，体重130～150 g，清洁级（购于湖北医药学院实验动物中心，现为湖北中医药大学实验动物中心）。

4. 动物分组与造模　适应性饲养1周后，将大鼠按体重编号，完全随机分为正常组10只和高脂造模组50只。正常组予普通饲料喂养，基础饲料配方：面粉20%、米粉10%、玉米20%、麸皮25%、豆料20%、鱼粉2%、骨粉2%。高脂造模组予高脂饲料喂养，高脂饲料配方：基础饲料77.6%、猪油10%、胆固醇2.0%、胆盐0.2%、丙硫氧嘧啶0.2%、蛋黄粉5%、蔗糖5%。均自由饮水。随后将造模大鼠又分为模型组20只，二甲双胍组10只，活血化痰方低、高剂量组各10只。自饲养第8周起，模型组每周随机处死1只大鼠，取肝脏行HE染色，至第16周末时大鼠达到重度脂肪肝。

5. 给药方法　各组大鼠按照10 ml/(kg·d)给药干预。于每日15:00给予正常组、模型组大鼠蒸馏水灌胃1次；活血化痰方高、低剂量组分别予以生药18 g/kg（含生药量1.8 g/ml）、4.5 g/kg（含生药量0.45 g/ml）灌胃给药1次，相当于临床用药剂量的18倍、4.5倍；二甲双胍组予以二甲双胍150 mg/(kg·d)灌胃，灌胃给药在予饲料喂养的同时进行。以上用药剂量均参照《现代医学实验动物学》设定。

6. 观察标本的采取　大鼠禁食不禁水12 h，称量大鼠体重，用5%的水合氯醛（0.75 ml/100 g）腹腔注射麻醉后处死，剖腹，在无热原条件下采门静脉血1 ml，注入去热原试管，待检。下腔静脉取血5～8 ml，以4000 r/min离心5 min，分离血清，置于−70 ℃超低温保存箱待用；迅速分离取出肝脏，称肝湿重，观察大体形态及表面色泽，速取右肝小组织数小块冻存于−80 ℃超低温保存箱，用于相关检测。

7. 观察项目

（1）一般情况及肝指数：观察各组大鼠食欲、毛发、大小便、行为及整体状态，死亡情况，每周定期称量各组大鼠体重，并根据大鼠体重调整给药剂量。计算肝指数：肝指数＝肝湿重/体重×100%。

（2）血清ALT、AST、TG、TC含量的检测：由十堰市人民医院生化室协助测定。

（3）血清瘦素、脂联素水平的检测：按瘦素、脂联素 ELISA 试剂盒说明书步骤进行。

8. 统计学方法　采用 SPSS17.0 软件包进行统计运算，结果以均值±标准差（$\bar{x}\pm s$）表示，并进行正态分布和方差分析检验。呈正态分布的资料组间比较进行方差分析，组间两两比较进行 LSD 检验，非正态分布的资料按 Dunnet's 法检验。以 $P<0.05$ 为差异有统计学意义。

二、结果

1. 一般情况及肝指数　正常组大鼠精神良好，行动敏捷，毛发光滑，饮食、大小便正常，体重增加较快。模型组、二甲双胍组和活血化痰方低、高剂量组大鼠体重增加较正常组快，其中二甲双胍组和活血化痰方低、高剂量组大鼠体重较模型组减轻。第 16 周末各组大鼠体重、肝重、肝指数的变化见表 1。

表 1　各组大鼠体重、肝重及肝指数变化（$\bar{x}\pm s$）

组别	n	体重/g	肝重/g	肝指数/（%）
正常组	10	378±50.55	10±2.65	3.21±1.54
模型组	12	470±74.72*	15±3.49*	5.39±1.78**
二甲双胍组	10	400±63.28*△	12±1.87*△	4.87±2.36**△
活血化痰方低剂量组	10	450±53.29*△	13±1.83*△	4.24±1.94*△
活血化痰方高剂量组	10	425±74.72*△	14±1.89*△	4.35±1.78**△

与正常组比较，* $P<0.05$，** $P<0.01$；与模型组比较，△ $P<0.05$。

2. 各组大鼠血清 ALT、AST、TG、TC 含量的测定结果　见表 2。

表 2　各组大鼠血清 ALT、AST、TG、TC 的比较（$\bar{x}\pm s$）

组别	n	ALT/(IU/L)	AST/(IU/L)	TG/(mmol/L)	TC/(mmol/L)
正常组	10	30.31±4.4	148.7±8.9	0.71±0.15	12.32±0.25
模型组	12	87.18±16.9**	285.6±17.2**	1.36±0.58**	28.56±2.41**
二甲双胍组	10	50.26±2.6*△	176.9±19.3*△	0.97±0.71*△	1⒍37±2.68*△

续表

组别	n	ALT/(IU/L)	AST/(IU/L)	TG/(mmol/L)	TC/(mmol/L)
活血化痰方低剂量组	10	53.18±3.3*△	224.8±13.3*△	0.96±0.60*△	18.32±0.83*△
活血化痰方高剂量组	10	65.18±5.7*△	167.5±15.7*△	1.07±0.30*△	22.43±0.53*△

与正常组比较，* $P<0.05$，** $P<0.01$；与模型组比较，△ $P<0.05$。

3. 各组大鼠血清瘦素、脂联素水平的测定结果　见表3。

表3　各组大鼠血清瘦素、脂联素的比较（$\bar{x}\pm s$）

组别	n	瘦素/(μg/L)	脂联素/(μg/ml)
正常组	10	9.86±2.45	17.18±1.74
模型组	12	19.87±2.93**	7.76±1.62**
二甲双胍组	10	12.73±2.32△	14.31±3.40△
活血化痰方低剂量组	10	15.54±3.12△	11.56±1.50△
活血化痰方高剂量组	10	12.18±2.54△	15.05±1.71△

与正常组比较，** $P<0.01$；与模型组比较，△ $P<0.05$。

与正常组比较，模型组大鼠血清瘦素水平显著升高（$P<0.01$）；与模型组比较，二甲双胍组和活血化痰方低、高剂量组大鼠血清瘦素水平显著降低（$P<0.05$）。与正常组相比，模型组大鼠血清脂联素水平显著降低（$P<0.01$）；与模型组相比，二甲双胍组和活血化痰方低、高剂量组大鼠血清脂联素水平显著升高（$P<0.05$）。

三、讨论

NAFLD是一种由环境、遗传等多因素所致的代谢性疾病，它的发病机制复杂，目前仍然有很多环节尚不清楚。肥胖、高脂饮食在NAFLD的发生、发展中起着重要的作用。

活血化痰方中丹参、海藻为君药，泽泻为臣药，山楂为佐药，通过君臣佐的配伍，起到活血化痰、降低血脂、改善肝功能的疗效。丹参味苦微寒，有活血调经、祛瘀止痛、凉血消痈、除烦安神功效,含丹参酮、丹参素等,有保护 CCl₄ 引起的肝损伤作用。其能护肝降酶、降低血脂,特别是甘油三酯,并可改善肝脏微循环。丹参有效成分的提取物,能更好地抑制肝脏炎症反应,改善肝脏微循环,减轻瘀血性缺血状态,增强脂质的代谢与排泄,从而抑制细胞内源性胆固醇的合成及外源性胆固醇的吸收,改善肝脏脂肪代谢,从而达到治疗脂肪肝的目的。李玉梅认为,丹参具有降低细胞内胆固醇及抗脂蛋白氧化作用。海藻含有蛋白质、氨基酸、维生素、多糖类物质和十余种微量元素,具有降压、调脂、降糖、免疫调节等多方面药理活性。张美稀等观察到它能降低高脂大鼠体重、肝指数,减少肝组织的脂肪贮积。山楂味酸、甘,微温,入脾、胃、肝经。近年来研究发现山楂叶总黄酮能抑制 NAFLD 大鼠脂质过氧化反应,减轻细胞因子对肝细胞的损伤;山楂叶总黄酮能抑制 CYP2E1 活性,同时能够抑制肝组织脂质过氧化反应,提高肝细胞的抗氧化能力,从而防治脂肪肝;另有文献报道山楂叶总黄酮可缓解氧化应激从而抑制 NF-κB、Iκ Bα mRNA 和蛋白的表达,减少 NF-κB 的活化,从而有效防治 NAFLD。泽泻性寒,味甘、淡,能利尿渗湿、泄热、化浊降脂。泽泻提取物对兔实验性高胆固醇血症有明显降胆固醇作用。其机制可能与其干扰外源性胆固醇的吸收和内源性胆固醇代谢有关。泽泻能降低血中低密度脂蛋白(LDL)水平、升高高密度脂蛋白(HDL)水平,从而防止动脉粥样硬化的发生和发展。

瘦素的生理作用主要通过外周和中枢共同发挥,通过改善摄食行为,调节机体能量代谢和维持体重平衡等。研究表明瘦素是胰岛素抵抗发生的一个独立危险因素,Bouloumie 等证实瘦素可以提高细胞活性氧的含量,并与剂量呈正相关。张丽等经过综合研究,认为瘦素参与脂肪肝形成的发病机制是复杂的。一方面,瘦素缺乏使血游离脂肪酸(FFA)水平升高,超过肝脏代谢能力,导致肝内脂质沉积;另一方面,瘦素抵抗影响胰岛素分泌和肝脏对胰岛素的敏感性,在脂肪肝、肥胖、糖尿病、代谢综合征中起着更加重要的作用。Pelleymounter 等发现,瘦素缺陷性(ob/ob)小鼠会发展至脂肪肝并会出现与人类 NAFLD 有密切关系的胰岛素抵抗、肥胖及血脂异常等;杨建锋等在一项临床试验中发现 NAFLD 患者血清瘦素水平显著高于正常对照组,且随着脂肪肝的严重程度加深而逐渐升高。

脂联素是脂肪细胞分泌的一种内源性生物活性多肽或蛋白质,是脂肪组织基因表达非常丰富的产物之一,大量存在于血液循环中。Stumvoll 等的动物实验发现,脂联素可以降低小鼠餐后血清游离脂肪酸水平,增加肝细胞对胰岛素的敏感性,抑制肝糖原的输出;生理剂量的脂联素能促进小鼠肝和肌细胞脂肪酸的氧化,改善肝及外周组织的胰岛素抵抗。脂联素改善胰岛素抵抗的机制可能为激活 PPARγ 和 AMP 途径,增强脂肪酸 β 氧化,降低甘油三酯水平;Yamauchi 等研究胰岛素敏感性改变的小鼠脂联素表达水平下降与胰岛素抵抗的相关性,发现脂联素通过降低肥胖鼠肌肉和肝脏中甘油三酯的浓度,可减轻胰岛素的抵抗。

活血化瘀方各剂量组大鼠血清瘦素、脂联素含量与模型组比较有显著差异($P<0.05$)。从实验中可以看出,瘦素、脂联素与 NAFLD 的发病密切相关,活血化瘀方可能通过提高瘦素水平、降低脂联素水平,调节体内脂质代谢,从而使 NAFLD 渐愈。

引证本文:李刚,李尤玲,盛国光.活血化瘀方对大鼠非酒精性脂肪肝模型脂肪因子的影响[J].湖北中医药大学学报,2012,14(5):14-17.

解毒化瘀方对内毒素血症
大鼠肝细胞线粒体氧化损伤的影响

线粒体是氧自由基生成的主要场所之一,其结构与功能受到影响时,O_2^- 与 H_2O_2 的产量都可能增多,过多的氧自由基启动脂质过氧化或消耗自由基清除剂,从而造成细胞损伤。细胞受到内毒素攻击时,首先受损的是线粒体。解毒化瘀方是盛国光教授治疗肝病内毒素血症(ETM)的经验方,笔者前期的临床及实验研究证实其具有保护肝细胞的作用。本实验从线粒体氧化损伤的角度,通过检测大鼠血清肿瘤坏死因子(TNF)-α 水平、肝细胞线粒体丙二醛(MDA)含量、超氧化物歧化酶(SOD)及谷胱甘肽过氧化物酶(GSH-Px)活性变化,探讨解毒化瘀方对内毒素血症大鼠肝细胞线粒体氧化损伤的影响。

一、材料和方法

1. 实验材料

（1）实验动物：Wistar 大鼠 56 只，SPF 级，体重（200±20）g，雌雄各半，购自湖北省实验动物研究中心。

（2）主要药物与试剂：解毒化瘀方的组成如下。虎杖 20 g，茵陈 20 g，紫草 10 g，丹参 15 g，生大黄 6 g，太子参 15 g，炙甘草 6 g，均购自湖北省中药材有限公司。按处方加水煎煮两次，混合药液，沉淀过滤，水浴浓缩为生药（1.6 g/ml），分装、灭菌、低温保存。由湖北中医学院附属医院（即湖北省中医院）药剂科制备。大肠杆菌脂多糖（*E. Coli* O111：B4）购自 Sigma 公司；牛血清白蛋白购自北京中山生物技术有限公司，配成 250 μg/ml 浓度的溶液；MDA、SOD 及 GSH-Px 试剂盒均购自南京建成生物工程研究所；TNF-α 试剂盒购自上海森雄科技实业有限公司。其余为国产试剂纯。

（3）主要仪器：低温高速台式离心机，上海安亭 TGL-16g 型；722 分光光度计，上海第三分析仪器厂；XD711C 酶标仪，上海迅达医疗仪器公司。

2. 实验方法

（1）动物分组及处理：将 56 只大鼠随机分为正常组及内毒素注射后 6 h、12 h、24 h 组和解毒化瘀方 6 h、12 h、24 h 组，共 7 个组，每组 8 只。正常组，作为 0 时相取材；内毒素组，经大鼠尾静脉注射大肠杆菌脂多糖（LPS，为内毒素的主要成分），剂量 5 mg/kg，制成内毒素血症动物模型，分别于相应时相点取材；解毒化瘀方组，于制模前 7 天灌胃，将煎煮浓缩的中药稀释成 0.8 g/ml，每天剂量 10 ml/kg，连续 7 天，其余步骤同内毒素组。

（2）肝细胞线粒体的制备：参照文献法。

（3）血清 TNF-α 的测定：采用酶联免疫吸附法。

（4）肝细胞线粒体 MDA 含量、SOD 及 GSH-Px 活性的测定：采用南京建成生物工程研究所提供的试剂盒。

3. 统计学方法　实验数据均以 $\bar{x}±s$ 表示，计量资料组间比较采用单因素的方差分析。所有处理均采用 SPSS12.0 软件进行。

二、结果

1. 各组大鼠血清 TNF-α 含量变化　内毒素注射后 6 h，大鼠血清 TNF-α 含量最高，12 h、24 h 时亦明显高于正常组，均有统计学意义（$P<0.01$）。解毒化瘀方组 TNF-α 含量均低于同时相点内毒素组（$P<0.01$ 或 $P<0.05$）（表 1）。

2. 各组大鼠肝细胞线粒体 MDA、SOD、GSH-Px 变化　与正常组比较，内毒素注射后 6 h，大鼠线粒体 MDA 的含量升高（$P<0.01$），SOD、GSH-Px 活性下降（$P<0.05$）；12 h、24 h 时，MDA 含量升高更加明显（$P<0.01$），SOD、GSH-Px 活性进一步下降（$P<0.01$）。与同时相点内毒素组比较，解毒化瘀方 12 h 组 MDA 的含量减低（$P<0.05$），24 h 组亦减低（$P<0.01$）；解毒化瘀方 12 h 组、24 h 组 SOD、GSH-Px 活性均升高（$P<0.05$）（见表 1）。

表 1　各组大鼠血清 TNF-α 含量及肝细胞线粒体 MDA、SOD、GSH-Px 变化（$\bar{x}\pm s$）

组别	时相点	例数	MDA /(nmol/mg)	SOD /(U/mg)	GSH-Px/ (U/(min·mg))	TNF-α /(pg/ml)
正常组	0 h	8	0.766±0.214	289.27±87.579	24.43±12.562	12.075±5.134
内毒素组	6 h	8	1.932± 0.600★★	197.91± 85.305★	15.163± 6.822★	175.33± 74.447★★
	12 h	8	3.257± 1.160★★	117.20± 79.165★★	9.188± 4.346★★	133.57± 68.704★★
	24 h	8	4.567± 1.160★★	95.920± 78.925★★	6.022± 4.223★★	88.723± 38.446★★
解毒化瘀方组	6 h	8	1.185± 0.426	279.03± 60.989▲	21.613± 7.712	102.06± 44.161★★▲▲
	12 h	8	2.193± 0.833★★▲	205.99± 71.861★▲	18.525± 5.513▲	79.696± 42.105★★▲
	24 h	8	3.223± 0.833★★▲▲	183.30± 67.062★★▲▲	15.420± 5.308★▲	39.934± 23.745★★★▲

与正常组相比，★$P<0.05$，★★$P<0.01$；与同时相点内毒素组相比，▲$P<0.05$，▲▲$P<0.01$。

三、讨论

机体发生内毒素血症时,体内氧自由基生成大量增加,超过机体的清除能力,脂质过氧化反应增强,脂质过氧化产物攻击膜脂、膜蛋白造成细胞损伤,自由基损害和膜的脂质过氧化是内毒素引起组织损伤的重要原因。1996 年 Takeyama 等发现,内毒素攻击后,大鼠肝脏过氧化氢生成增多,黄嘌呤氧化酶活性明显增高;口服黄嘌呤氧化酶抑制剂 4 周能显著抑制肝脏黄嘌呤氧化酶的活性和过氧化氢的生成,并减轻内毒素诱导的肝损伤、降低内毒素攻击大鼠的死亡率,说明黄嘌呤氧化酶的过度活化导致过氧化氢等氧自由基的生成在内毒素性肝损伤的发生机制中发挥重要作用。2002 年,Osakab 等进一步研究发现,清除氧自由基、抑制脂质过氧化能明显减轻内毒素引起的肝损伤。

TNF-α 被视为内毒素所致肝损伤的关键性促炎因子,可诱导自由基的产生及脂质过氧化。TNF-α 可以刺激单核巨噬细胞产生多种氧自由基,包括超氧化物阴离子、过氧化氢、羟自由基和单线态氧,同时这些氧自由基也可对细胞造成毒性作用,形成的脂质过氧化物能导致生物膜多价不饱和脂肪酸与蛋白质比例失常,影响膜的流动性和通透性,破坏膜上酶和受体功能,形成新的离子通道,致使大量的 Ca^{2+} 内流,线粒体和溶酶体破坏,细胞死亡。TNF-α 还可以活化神经鞘髓磷脂酶,抑制线粒体呼吸链电子传递,促进神经酰胺合成,使线粒体活性氧增多,从而促进脂质过氧化和肝细胞坏死。

Sass 等研究发现内毒素攻击后,血浆中 TNF-α 含量的变化与肝组织 TNF-α 含量的变化呈平行关系,两者出现高峰的时间和升高的幅度基本一致,说明血浆中 TNF-α 含量可以反映肝组织中 TNF-α 的产生。本实验观察到,经内毒素造模后,大鼠血清 TNF-α 含量明显升高,解毒化瘀方能明显抑制内毒素引起的大鼠血清 TNF-α 含量升高,说明解毒化瘀方可能对内毒素刺激 Kupffer 细胞释放 TNF-α 具有抑制作用,并由此减轻内毒素性肝损伤。

MDA 是脂质过氧化反应的最终产物,是反映组织氧化损伤的指标之一,可以间接反映体内氧自由基的代谢状况和机体细胞受自由基攻击的严重程度,其生成量随氧自由基生成的增加而增加。SOD 是氧自由基(O_2^-)的特异清除剂,能保护细胞免受氧化损害。GSH 在拮抗氧化性毒物中发挥了重要作用,一方面可与毒物分子及其代谢物发生结合反应降低毒物毒性;另一方面可通过氧化还原反应而降低毒物过氧化的能力,使含巯基酶免于被重金属和氧化剂激活或使已氧化的含巯基酶还原而使其恢复活性,从而抗氧化损伤。

本研究表明,与正常组比较,内毒素注射后 6 h、12 h、24 h,线粒体 MDA 的含量逐步升高,线粒体 SOD 活性降低,线粒体 GSH-Px 活性降低;与内毒素组相比,解毒化瘀方能降低 MDA 含量,增高 SOD、GSH-Px 活性,提示抗脂质过氧化物酶的减少成为内毒素血症大鼠发生氧化损伤的原因之一,抑制脂质过氧化可能是解毒化瘀方抗内毒素性肝损伤的又一重要机制。

引证本文:徐建良,李晓东,盛国光.解毒化瘀方对内毒素血症大鼠肝细胞线粒体氧化损伤的影响\[J\].中西医结合肝病杂志,2012,22(3):165-166,173.

解毒化瘀方对内毒素血症大鼠肝细胞线粒体能量代谢的影响

线粒体是细胞活动的主要供能场所,是物质代谢和能量转化的中心站。线粒体通过氧化磷酸化(oxidative phosphorylation,OXPHOS)生成大量 ATP,以满足细胞内各种化学反应与功能的能量需要,是极为重要而敏感的细胞器。细胞受到内毒素攻击时,首先受损的是线粒体。解毒化瘀方是盛国光教授治疗肝病内毒素血症(ETM)的经验方,笔者前期的临床观察证实其疗效显著。我们通过 ETM 大鼠实验,检测大鼠肝细胞线粒体腺苷酸含量、能荷(EC)水平、Na^+-K^+-ATP 及 Ca^{2+}-Mg^{2+}-ATP 酶活性,探讨解毒化瘀方对 ETM 大鼠肝细胞线粒体能量代谢的影响。

一、材料和方法

1. 实验材料

(1) 实验动物:Wistar 大鼠 56 只,SPF 级,体重(200±20) g,雌雄各半,购自湖北省实验动物研究中心。

(2) 主要药物与试剂:解毒化瘀方的组成如下。虎杖 20 g,茵陈 20 g,紫草 10 g,丹参 15 g,生大黄 6 g,太子参 15 g,炙甘草 6 g,均购自湖北省中药材有限公司。按处方加水煎煮两次,混合药液,沉淀过滤,水浴浓缩为生药(1.6 g/ml),分装、灭菌、低温保存。由湖北中医学院附属医院(即湖北省中医院)药剂科制备。大肠杆菌 LPS(*E.Coli* O111:B4)及标准品 ATP、ADP、AMP 均购自 Sigma 公司;牛血清白蛋白购自北京中山生物技术有限公司,配成 250 μg/ml 浓度的溶液;Na^+-K^+-ATP、Ca^{2+}-Mg^{2+}-ATP 酶试剂盒均购自南京建成生物工程研究所。其余为国产试剂纯。

（3）主要仪器：低温高速台式离心机，上海安亭 TGL-16g 型；722 分光光度计，上海第三分析仪器厂；色谱工作站，浙江大学智达信息工程有限公司 N2000 系列；色谱仪，日本岛津公司 LC-10A 系列；色谱柱 ZORBAX ODS C_{18}（5 μm，4.6 mm×250 mm），大连化物所。

2. 实验方法

（1）动物分组及处理：将 56 只大鼠随机分为正常组及 LPS 注射后 6 h、12 h、24 h 组和解毒化瘀方 6 h、12 h、24 h 组，共 7 个组，每组 8 只。正常组，作为 0 时相取材；内毒素组（LPS 组），经大鼠尾静脉注射大肠杆菌 LPS，剂量 5 mg/kg，制成 ETM 动物模型，分别于相应时相点取材；解毒化瘀方组，于制模前 7 天灌胃，将煎煮浓缩的中药稀释成 0.8 g/ml，每天剂量 10 ml/kg，连续 7 天，其余步骤同 LPS 组。

（2）肝细胞线粒体的制备：参照文献法。

（3）肝细胞线粒体 Na^+-K^+-ATP、Ca^{2+}-Mg^{2+}-ATP 酶活性的测定：采用南京建成生物工程研究所提供的试剂盒。

（4）肝细胞线粒体腺苷酸的含量及 EC 测定：参照文献法稍加修改。取上述制备的线粒体悬液 0.1 ml，加入冰冷的 1.6 mol/L 的 $HClO_4$ 0.2 ml，0 ℃ 静置 5 min 后，于 4 ℃ 下 12000 r/min 离心 15 min，取上清液，用 2.5 mol/L 的 K_2CO_3 中和（调 pH 至 6.5），充分混合，于 0 ℃ 静置 10 min 后，再于 4 ℃ 下 12000 r/min 离心 15 min，取上清液 20 μl 行高效液相色谱分离并检测 ATP、ADP、AMP 含量。色谱条件：流动相为含 1% 甲醇的 50 mmol/L Na_2HPO_4 缓冲液（pH 6.5），流速 0.7 ml/min，紫外检测波长 270 nm，柱温 25 ℃，样品和标准品用相同的色谱条件。结果计算：根据洗脱峰面积和标准品浓度，计算 3 种腺苷酸含量，结果以 pmol/mg 线粒体蛋白表示，并计算线粒体内腺苷酸 EC\[(ATP+1/2ADP)/ATP+ADP+AMP\]。

3. 统计学方法　实验数据均以 $\bar{x}\pm s$ 表示，计量资料组间比较采用单因素的方差分析。所有处理采用 SPSS12.0 软件进行。

二、结果

1. 线粒体 Na^+-K^+-ATP 酶、Ca^{2+}-Mg^{2+}-ATP 酶的测定结果　LPS 注射后 6 h，12 h，24 h，肝细胞线粒体内 Na^+-K^+-ATP 酶及 Ca^{2+}-Mg^{2+}-ATP 酶活性均明显下降（$P<0.01$）。与同时相 LPS 组比较，解毒化瘀方 12 h，24 h 组 Na^+-K^+-ATP 酶及 Ca^{2+}-Mg^{2+}-ATP 酶活性均增高（$P<0.05$ 或 $P<0.01$），见表 1。

表1　各组肝细胞线粒体 Na⁺-K⁺-ATP 酶、Ca²⁺-Mg²⁺-ATP 酶活性变化($\bar{x}\pm s$)

组别	时相点	例数	Na⁺-K⁺-ATP 酶 /(pmol/(mg·h))	Ca²⁺-Mg²⁺-ATP 酶 /(pmol/(mg·h))
正常组	0 h	8	8.71±1.72	9.83±2.24
内毒素组（LPS组）	6 h	8	6.58±1.43★★	6.07±1.22★★
	12 h	8	4.30±0.73★★	3.19±0.75★★
	24 h	8	2.20±0.46★★	1.33±0.22★★
解毒化瘀方组	6 h	8	7.08±1.35★★	6.58±1.21★★
	12 h	8	5.46±0.98★★▲	4.63±0.84★★▲
	24 h	8	4.00±0.58★★▲▲	2.54±0.52★★▲

与正常组相比，★★$P<0.01$；与同时相点内毒素组（LPS组）相比，▲$P<0.05$，▲▲$P<0.01$。

2. 线粒体腺苷酸含量及 EC 的测定结果　LPS 注射后 6 h、12 h、24 h，肝细胞线粒体内 ATP 含量明显下降（$P<0.01$）；ADP 含量亦呈下降趋势，12 h 组、24 h 组与正常组相比差异有统计学意义（$P<0.01$）；AMP 含量在 6 h 呈上升趋势，12 h 开始下降，24 h 降为最低（$P<0.01$）；EC 亦逐步下降（$P<0.01$）。与 LPS 24 h 组比较，解毒化瘀方组 ATP 含量及 EC 均增高（$P<0.05$），见表2。

表2　各组肝细胞线粒体腺苷酸含量及能荷(EC)变化($\bar{x}\pm s$)

组别	时相点	例数	ATP /(pmol/mg)	ADP /(pmol/mg)	AMP /(pmol/mg)	EC
正常组	0 h	8	4.802±0.689	9.209±1.204	4.446±0.687	0.511±0.028
LPS组	6 h	8	3.287±0.546★★	8.304±0.994	5.029±0.656	0.449±0.033★★
	12 h	8	2.847±0.482★★	6.172±0.743★★	4.244±0.552	0.449±0.031★★
	24 h	8	1.123±0.175★★	5.036±0.774★★	3.458±0.623★★	0.379±0.036★★
解毒化瘀方组	6 h	8	3.687±0.514★★	8.466±1.544	5.323±0.915★	0.453±0.027★
	12 h	8	2.959±0.746★★	7.169±1.515★★	4.564±0.814	0.447±0.034★★
	24 h	8	1.788±0.373★★▲	5.634±1.015★★	3.609±0.643★	0.419±0.034★★▲

与正常组比较，★$P<0.05$，★★$P<0.01$；与同时相点 LPS 组比较，▲$P<0.05$。

三、讨论

ETM 对肝细胞线粒体能量代谢的影响机制主要如下:内毒素能直接使丙酮酸进入三羧酸循环(TCA)减少,导致 TCA 关键酶被抑制,糖类和脂肪等能量代谢底物消耗,电子传递链亦被抑制,ADP 不能获取能量转变成 ATP,导致了细胞功能的障碍或死亡;内毒素可使肝窦内纤维素血栓形成和红细胞聚集,引起肝组织缺血、缺氧,引起肝细胞线粒体水肿,导致能量合成障碍;内毒素可刺激 Kupffer 细胞产生 TNF-α,激活磷脂酶 A_2(PLA$_2$),并释放大量的花生四烯酸产物,损伤线粒体膜,同时线粒体耗氧增加,氧自由基生成增多,进一步加重细胞损伤、OXPHOS 过程障碍,ATP 生成锐减。

Na^+-K^+-ATP 酶又名钠泵,正常情况下,其可平衡膜内外 K^+、Na^+ 浓度,维持渗透压和胞膜电位平衡,维持细胞体积和胞液 pH,为葡萄糖和氨基酸的摄取提供驱动力,参与肌醇代谢的信号传递,维持细胞生命活动。其活性能反映机体能量代谢水平和生理功能状态。Ca^{2+}-Mg^{2+}-ATP 酶是一种疏水的膜结合蛋白,此酶转运 Ca^{2+} 和水解 ATP 都需要 Mg^{2+} 存在,故称 Ca^{2+}-Mg^{2+}-ATP 酶。其作用涉及 ATP 的分解利用和细胞内外 Ca^{2+} 浓度的维持,活性受 ATP 含量、Ca^{2+} 浓度等多种因素的影响,是衡量线粒体功能和能量代谢水平的一个重要指标。

ATP 是生物体内可以直接利用的能源,线粒体内的 ATP 主要靠 OXPHOS 产生,因而线粒体内的腺苷酸库(adenylate pool,ATP、ADP、AMP)的大小不仅反映了线粒体的氧化呼吸活性和生成高能磷酸化合物的能力,同时也反映了细胞的能量储备状态。EC 是动态调节细胞能量平衡的一个参数,也是含高能磷酸键的腺苷的比值,其作为测定细胞高能磷酸状态的指标,可有效评估组织细胞的能量储备状态。

本研究显示:LPS 注射后 6 h、12 h、24 h,线粒体 Na^+-K^+-ATP 酶活性明显降低,提示经 LPS 造模后大鼠肝可能存在能量分解和利用减少,这会导致膜通透性增加,线粒体内离子浓度失衡,Na^+ 增多而 K^+ 减少,线粒体肿胀水肿,影响 OXPHOS 过程,导致 ATP 合成减少。Ca^{2+}-Mg^{2+}-ATP 酶活性也显著降低,提示可能出现胞内钙超载现象,导致 ATP 分解加速,线粒体肿胀、嵴断裂,甚至线粒体钙化等线粒体形态的改变,引起线粒体 OXPHOS 脱偶联,呼吸作用受抑制等,最终导致线粒体能量代谢障碍。ATP、ADP、AMP 含量及 EC 均降低,提示 ETM 时 ATP 合成下降和(或)ATP 消耗增加,细胞的能量储备下降。

本实验还观察到，与同时相点 LPS 组比较，解毒化瘀方组肝细胞线粒体 Na^+-K^+-ATP 酶、Ca^{2+}-Mg^{2+}-ATP 酶活性增高，ATP、ADP、AMP 含量及 EC 均升高，提示解毒化瘀方通过提高 ETM 大鼠肝细胞线粒体 Na^+-K^+-ATP 酶、Ca^{2+}-Mg^{2+}-ATP 酶活性，促进 ATP 的分解利用，维持细胞内外正常的离子浓度和膜电位，缓解细胞内钙超载现象，减轻线粒体损伤，促进肝细胞线粒体的能量合成和代谢；同时提高线粒体氧化磷酸化水平，增加肝细胞的能量储备，改善能量代谢障碍，具有保护肝细胞的作用。

引证本文：徐建良，李晓东，姜楠，等.解毒化瘀方对内毒素血症大鼠肝细胞线粒体能量代谢的影响\[J\].中西医结合肝病杂志，2007，17(4)：227-229.

盛国光老师中医治疗免疫性肝病疗效探讨

自身免疫性肝病（autoimmune liver disease，AILD）具有反复发作、迁延不愈的特点，可进展为肝硬化、肝衰竭，是难治的慢性肝病。西医学认为 AILD 发病机制与异常的自身免疫反应有关，故常采用免疫抑制剂等作为首选治疗药物，但长期应用不良反应明显，且停药后易复发，所以探寻新型治疗措施成为临床研究的热点。大量研究表明，中医药治疗 AILD 不仅能缓解患者临床症状，促进肝功能恢复，且安全可靠。但中医药种类繁多，如何配伍使患者受益增多仍有待探讨。特选取 86 例 AILD 患者进行前瞻性研究，探讨其治疗 AILD 的效果，为临床治疗疾病提供参考，报道如下。

一、资料和方法

1. 一般资料　选取 2017 年 1 月—2019 年 4 月湖北省中医院收治的 86 例 AILD 患者，简单随机化分组，各 43 例。两组性别、年龄等资料均衡可比（$P >$ 0.05），见表 1。

表 1　两组一般资料比较

资料	对照组($n=43$)	观察组($n=43$)	t/χ^2 值	P 值
年龄/岁	19～75(40.28±10.61)	20～73(39.86±9.89)	0.190	0.850
病程/年	1～7(3.55±1.24)	1～7(3.64±1.20)	0.342	0.733
体质量指数/(kg/m²)	19～25(21.97±1.46)	19～25(22.06±1.42)	0.290	0.773
性别(男/女)	17/26	14/29	0.454	0.501

资料	对照组($n=43$)	观察组($n=43$)	t/χ^2 值	P 值
肝功能 Child 分级\[例(%)\]				
A 级	6(13.95)	3(6.98)	0.496	0.481
B 级	37(86.05)	40(93.02)		
疾病类型\[例(%)\]				
自身免疫性肝病	19(44.19)	21(48.84)	0.470	0.925
原发性胆汁性肝硬化	9(20.93)	8(18.60)		
原发性硬化性胆管炎	11(25.58)	9(20.93)		
重叠综合征	4(9.30)	5(11.63)		
阳性抗体\[例(%)\]				
抗核抗体	23(53.49)	26(60.47)	0.481	0.786
平滑肌抗体	11(25.58)	10(23.26)		
抗核抗体＋平滑肌抗体	9(20.93)	7(16.28)		
合并疾病\[例(%)\]				
高脂血症	8(18.60)	11(25.58)	0.608	0.436
糖尿病	10(23.26)	7(16.28)	0.660	0.417
心脏病	2(4.65)	0(0)	—	0.512
高血压	4(9.30)	6(13.95)	0.453	0.501

"—"表示采用确切概率法计算,无 χ^2 值。

2. 纳入排除标准

(1)纳入标准:西医符合《自身免疫性肝病诊断和治疗指南》中 AILD 诊断标准、中医符合《中医内科学》中脾虚湿滞型标准,症见黄疸、腹胀、脘胁胀痛、皮肤瘙痒黯淡无光泽、颜面微肿、下肢水肿、四肢乏力、心慌气短、胸闷、恶心、纳差、便溏,舌淡,苔白腻,脉缓或濡;自愿签署知情同意书;年龄 18～75 岁;无相关药物过敏史;无遗传学肝病;无恶性肿瘤、造血系统疾病;无急性胆囊炎。

(2)排除标准:肝性脑病患者;肝衰竭者;正在应用肝毒性药物者;酗酒者;入组前 2 周有应用影响免疫功能、肝功能药物史者;哺乳期、妊娠期女性;严重心肾功能障碍者;认知功能异常者;合并病毒感染者。

3. 方法

(1)对照组:给予西医治疗。复方甘草酸苷片(秋山片剂株式会社,批准文号 J20130077）每次 50 mg，每天 3 次，口服；熊去氧胆酸胶囊（Dr. Falk Pharma GmbH，批准文号 H20150365）10 mg/（kg·d），每天 1 次，口服；共给药 3 个月。

（2）观察组：在对照组基础上加用海珠益肝加味方，组方白术 15 g、叶下珠 15 g、太子参 10 g、海藻 15 g、茯苓 10 g、白花蛇舌草 10 g、莪术 5 g、白芥子 10 g、赤芍 10 g，由中药室统一煎制，每剂 300 ml，每天 1 剂，分早晚两次口服，共给药 3 个月。

（3）疗效判定：①显效：丙氨酸转氨酶（ALT）、天冬氨酸转氨酶（AST）、总胆红素（TBil）恢复正常，影像学检查提示肝组织学恢复正常或仅有轻微汇管区异常。②有效：ALT、AST、TBil 降低超过 50%，影像学检查提示肝组织学改善。③无效：与显效、有效不相符者。总有效率＝\[（显效例数＋有效例数）/总例数\]×100%。

4. 观察指标

（1）比较两组总有效率。

（2）比较两组治疗前后中医症候积分：包括腹胀、脘胁胀痛、肤目发黄、食少、乏力，均按照无、轻、中、重依次取 0、1、2、3 分，分值越高，症状越严重。

（3）比较两组治疗前后血清肝功能指标：ALT、AST、TBil、碱性磷酸酶（ALP）、γ-谷氨酰转移酶（GGT）。采用酶联免疫吸附法检测血清 ALT、AST、GGT 水平，采用重氮法检测血清 TBil 水平，采用比法色检测 ALP 水平，试剂盒购自美国贝克曼公司。

（4）比较两组治疗前后血清免疫球蛋白（Ig）G、IgM 水平，采用上海瑞番生物科技有限公司酶联免疫吸附法试剂盒检测血清 IgG 水平，采用北京中检安泰诊断科技有限公司胶体金法试剂盒检测血清 IgM 水平。

（5）比较两组治疗前后细胞免疫因子变化：白细胞介素（IL）-4、IL-6、干扰素-γ（IFN-γ），通过上海瑞番生物科技有限公司酶联免疫吸附法试剂盒检测各指标变化。

（6）统计两组不良反应发生情况。

5. 统计学方法　采用 SPSS22.0 统计学软件处理数据，计量资料用 $\overline{x}\pm s$ 表示，采用 t 检验。计数资料用例数（百分比）\[例（%）\]表示，采用 χ^2 检验。$P<0.05$ 表示差异有统计学意义。

二、结果

1. 两组疗效比较　治疗后观察组总有效率(97.67％)较对照组(79.07％)高($P<0.05$)。见表2。

表2　两组疗效比较\[例(％)\]

组别	例数	显效	有效	无效	总有效
观察组	43	30(69.77)	12(27.91)	1(2.33)	42(97.67)
对照组	43	14(32.56)	20(46.51)	9(20.93)	34(79.07)
χ^2 值	—	—	—	—	7.242
P 值	—	—	—	—	0.007

2. 中医症候积分　治疗后观察组腹胀、脘胁胀痛、肤目发黄、食少、乏力中医症候积分均较对照组低($P<0.05$)。见表3。

表3　两组中医症候积分比较(分, $\bar{x}\pm s$)

时间	组别	例数	腹胀	脘胁胀痛	肤目发黄	食少	乏力
治疗前	观察组	43	2.35±0.44	2.16±0.32	2.04±0.27	2.49±0.31	2.55±0.27
	对照组	43	2.31±0.40	2.22±0.35	1.98±0.30	2.45±0.27	2.60±0.30
	t 值	—	0.441	0.830	0.975	0.638	0.812
	P 值	—	0.660	0.409	0.332	0.525	0.419
治疗后	观察组	43	0.56±0.23	0.51±0.19	0.26±0.11	0.32±0.14	0.19±0.12
	对照组	43	0.81±0.27	0.79±0.22	0.43±0.15	0.49±0.16	0.37±0.15
	t 值	—	4.622	6.316	5.993	5.243	6.145
	P 值	—	<0.001	<0.001	<0.001	<0.001	<0.001

3. 肝功能指标　治疗后观察组血清 ALT、AST、TBil、ALP、GGT 水平均较对照组降低($P<0.05$)。见表4。

表 4   两组血清肝功能指标比较($\bar{x}\pm s$)

时间	组别	例数	ALT/ (U/L)	AST/ (U/L)	TBil/ (μmol/L)	ALP/ (U/L)	GGT/ (U/L)
治疗前	观察组	43	129.47± 47.03	123.97± 45.44	52.73± 10.66	144.55± 32.26	154.06± 40.33
	对照组	43	131.25± 44.36	119.68± 51.67	51.65± 8.37	141.29± 35.87	156.11± 37.29
	t 值	—	0.181	0.409	0.523	0.443	0.213
	P 值	—	0.857	0.684	0.603	0.659	0.832
治疗后	观察组	43	73.89± 15.36	64.28± 10.09	30.04± 9.22	101.91± 17.83	81.22± 12.47
	对照组	43	81.14± 10.72	69.73± 12.46	34.75± 7.36	110.56± 14.35	87.61± 15.03
	t 值	—	2.538	2.229	2.618	2.478	2.146
	P 值	—	0.013	0.029	0.011	0.015	0.035

4. IgG、IgM 水平　治疗后观察组血清 IgG、IgM 水平均较对照组低（$P<$0.05）。见表5。

表 5   两组血清 IgG、IgM 水平比较(g/L,$\bar{x}\pm s$)

组别	例数	IgG				IgM			
		治疗前	治疗后	t 值	P 值	治疗前	治疗后	t 值	P 值
观察组	43	19.88± 4.15	13.02± 3.67	8.120	<0.001	3.11± 0.76	2.35± 0.49	5.511	<0.001
对照组	43	20.17± 4.26	15.81± 3.35	5.276	<0.001	3.05± 0.83	2.70± 0.37	2.526	0.013
t 值	—	0.320	3.682			0.350	3.738		
P 值	—	0.750	<0.001			0.728	<0.001		

5. 细胞免疫因子变化　治疗后观察组 IL-4、IL-6 水平较对照组高,IFN-γ水平较对照组低（$P<$0.05）。见表6。

表 6　比较两组细胞免疫因子变化（ng/L，$\bar{x} \pm s$）

组别	例数	IL-4		IL-6		IFN-γ	
		治疗前	治疗后	治疗前	治疗后	治疗前	治疗后
观察组	43	9.20±2.47	22.34±5.11	8.04±4.01	20.85±6.02	26.97±7.49	20.05±3.79
对照组	43	8.81±3.08	15.15±6.10	7.95±3.82	14.06±8.01	27.18±9.33	23.41±5.21
t 值	—	0.648	5.925	0.107	4.444	0.115	3.420
P 值	—	0.519	<0.001	0.915	<0.001	0.909	0.002

6．不良反应　两组均未见不良反应发生。

三、讨论

AILD 是一种严重的进行性疾病，近年来发病率呈递增趋势，极大地危害患者生命健康，因此研究其安全有效疗法意义重大。中医学中 AILD 属于"胁痛""臌胀"等范畴，发病机制为外邪杂毒入侵，脏腑功能失调，水液停滞，脾不能运化水湿，湿热疫毒蕴结于人体，易化热灼津凝聚，导致肝脏疏泄功能失调，气行不畅，精血津液郁滞而发病，且瘀血日久，易耗伤气血，使病情反复迁延，因此宜以清热解毒、健脾益气、活血化瘀为主要治疗原则。

本研究结果显示，治疗后观察组总有效率较对照组高，腹胀、脘胁胀痛、肤目发黄、食少、乏力中医症候积分及血清 ALT、AST、TBil、ALP、GGT 水平均较对照组低（$P<0.05$），提示海珠益肝加味方可缓解 AILD 患者症状、体征，改善肝功能，疗效显著。李红的报道中采用伴刀豆球蛋白 A 尾静脉注射建立免疫性肝纤维化小鼠模型，发现造模后光学显微镜下可见小鼠肝组织发生纤维化，而给予海珠益肝方干预后，肝纤维化得到好转，肝功能提高，从侧面支持本研究结论。分析原因发现，海珠益肝加味方组方中叶下珠入肝、肺经，有清热利湿解毒之功效，《全国中草药汇编》载其可收敛利水、清肝明目、泻火消肿、解毒消积；赤芍清热凉血，叶下珠与赤芍共为君药。太子参补气健脾，白花蛇舌草协助叶下珠清热解毒，共为臣药。莪术活血祛瘀，茯苓健脾化湿，配伍海藻，可解痰瘀胶结之弊，且莪术、白术尚能行气，可助化痰，又有利于祛瘀；海藻消痰软坚、利水，共为佐药，可活血化瘀、健脾益气。白芥子祛痰散结、利气，为使药。诸药合用，

共奏解毒、化痰、活血、补虚之功,故疗效良好。现代医学认为,海珠益肝加味方具有保护肝细胞、抗自由基、抑制病毒、调节细胞免疫功能等作用,能针对 AILD 引起的肝功能损害、免疫功能紊乱等进行治疗,因此具有可行性与有效性。

研究发现,IgG、IgM 与自身免疫性疾病的发生、病情进展息息相关。IgG 是生物体液内主要免疫球蛋白之一,可结合补体,增强免疫细胞吞噬病原微生物、中和细菌毒素的能力,这是对人体有利的一面,但在某些自身免疫性疾病,如红斑狼疮、类风湿等中,IgG 一旦结合相应自身细胞,可加大组织损伤。IgM 由五个基本结构相同的单体组成,是经抗原刺激后最先出现的抗体,在自身免疫性疾病中的作用与 IgG 相似。张文兰等报道指出,与正常人群相比,系统性红斑狼疮患者血清 IgG、IgM 水平较高。方静怡等研究采用免疫组化方法检测肝组织内 IgG、IgM 的表达情况,发现 AILD 患者 IgM、IgG 明显呈高表达,可见 IgG、IgM 与 AILD 有关。本研究结果显示,治疗后观察组血清 IgG、IgM 水平均较对照组低($P<0.05$),提示海珠益肝加味方能降低血清 IgG、IgM 水平,保护肝脏。崔翔等报道,海珠益肝加味方保护肝脏的机制与其抑制 Toll 样受体 4 信号通路、减少炎症介质释放有关,但由于研究对象为大鼠,在人体内是否适用仍有待探讨。

T 细胞功能失调在 AILD 发病中扮演重要角色,在病毒感染、环境污染等内外环境作用下,初始 CD4 效应性 T 细胞攻击自身抗原,被激活后分化成 Th1、Th2 等亚型,介导自身免疫不断攻击肝细胞而发病。研究发现,Th1/Th2 失衡与 AILD 病情进展密切相关。而 IFN-γ 可诱导 Th0 向 Th1 分化,IL-4、IL-6 可诱导 Th0 向 Th2 分化,是引起肝损伤的重要细胞因子。张爱芸等研究发现,AILD 患者血清 IFN-γ 呈高表达。Li 等研究显示,IL-4、IL-6 在慢性乙型肝炎中高表达。说明 IL-4、IL-6、IFN-γ 与 AILD 发生有关。本研究结果显示,海珠益肝加味方可提高 IL-4、IL-6 水平,降低 IFN-γ 水平,与我们前期动物学研究结果保持一致,提示海珠益肝加味方有助于维持 Th1/Th2 之间平衡,控制 AILD 患者病情进展。本研究不足之处在于,纳入的样本量较小,可能导致数据的偏倚,更可靠结果仍有待后续进一步探讨。

综上所述,海珠益肝加味方治疗 AILD,可缓解患者症状、体征,改善肝功能,纠正免疫功能紊乱,疗效显著,安全可靠。

引证本文:李恒飞,黄晶晶,徐曦,等.盛国光老师中医治疗免疫性肝病疗效探讨[J].中国继续医学教育,2020,12(30):158-164.

基于数据挖掘的盛国光教授治疗非酒精性脂肪性肝病用药规律分析

非酒精性脂肪性肝病(NAFLD)是指除外乙醇及其他明确肝损伤因素的基础上,以肝细胞弥漫性脂肪变性及大量脂肪堆积为特征的临床综合征,疾病谱包括单纯性脂肪肝、非酒精性脂肪性肝炎、肝纤维化、肝硬化、肝癌等。随着社会发展,人民生活水平不断提高,NAFLD发病率逐年增高,居我国慢性肝病首位。此外,NAFLD可同时诱发、伴发诸多代谢疾病,如糖尿病、高血压、心脑血管疾病等。中医药治疗以其整体观、多成分、多靶点的优势,在治疗NAFLD上取得了较好疗效。盛国光教授是湖北中医名医,第五、六届全国名老中医药专家学术经验继承导师,国务院政府特殊津贴专家,从事肝病科研、临床工作40余年,在治疗各种肝脏疾病方面学验俱丰。余有幸跟随盛国光教授抄方学习,收获颇丰,现以数据挖掘方式,总结其治疗脂肪肝的用药规律,以更好传承其学术思想。

一、资料与方法

1. 一般资料收集　2015年1月至2020年1月于湖北省中医院盛国光教授门诊诊治的311例NAFLD患者的中药处方资料,中药处方数据来源于湖北省中医院信息管理系统(HIS)。

2. 纳入及排除标准　纳入标准:①HIS中经盛国光教授诊治,且明确诊断为NAFLD的患者;②使用中医药治疗(包括中药汤剂、免煎颗粒等)。排除标准:①使用西药、中成药等其他疗法治疗;②排除肝硬化、肝癌、重症肝炎等及合并其他严重慢性疾病患者。

3. 研究方法

(1) 数据采集:利用HIS对患者的临床信息及中药处方数据进行采集,患者资料通过应用标准术语的电子病历模板完成结构化录入,建立NAFLD的方药数据库,包括诊断、方药、用法用量等信息资料。为保数据真实、准确,由双人进行录入及审核。

(2) 数据处理:为避免中药频次降低对药物之间关联度的影响,将录入的中药名称进行规范化整理。将炮制方法不一的中药如焦山楂、醋香附、炒白术、麸枳实、燀桃仁、盐杜仲等均去除炮制方法，按山楂、香附、白术、枳实、桃仁、杜仲等录入。依据 2020 年版《中国药典》为标准，将白芨、草决明、丹皮、法夏等中药名称规范为白及、决明子、牡丹皮、法半夏等。

4. 统计学分析　利用 Microsoft Excel 对药物性味、归经、频次进行统计分析，利用 SPSS25.0 进行聚类分析，利用 SPSS Modeler 14.1 进行组方关联及复杂网络分析。

二、结果

1. 中药频次统计　收集的中药处方共 339 首，运用中药共 153 种，使用频次共 4028 次，将使用频次由高到低进行排序，取前 30 位中药为高频中药，高频中药出现频次 3434 次，占总用药频次的 85.25％，每味中药的使用频次及总中药处方占比，见表 1。

表 1　治疗 NAFLD 高频中药用药频次分布表

中药	频次/次	频率/(%)	中药	频次/次	频率/(%)
丹参	291	85.84	海藻	91	26.84
枸杞子	234	69.03	黄芩	81	23.89
山楂	227	66.96	薏苡仁	77	22.71
茯苓	222	65.49	法半夏	68	20.06
荷叶	203	59.88	杜仲	66	19.47
决明子	195	57.52	陈皮	60	17.70
泽泻	174	51.33	生地黄	54	15.93
甘草	171	50.44	枳实	54	15.93
夏枯草	168	49.56	葛根	46	13.57
白术	165	48.67	郁金	45	13.27
茵陈	152	44.84	当归	36	10.62
赤芍	134	39.53	女贞子	33	9.73
五味子	108	31.86	白芍	30	8.85
柴胡	102	30.09	太子参	25	7.37
香附	98	28.91	连翘	24	7.08

2. 高频药物性味归经　对 339 首中药处方中的 30 位高频中药的性味进行统计分析,盛国光教授所用高频药物多为性微寒、寒、平、温之品(图 1),药味以苦味药和甘味药为主,其次是辛味药(图 2),其中药物多归于肝、脾经,其次肺、胃经(图 3)。

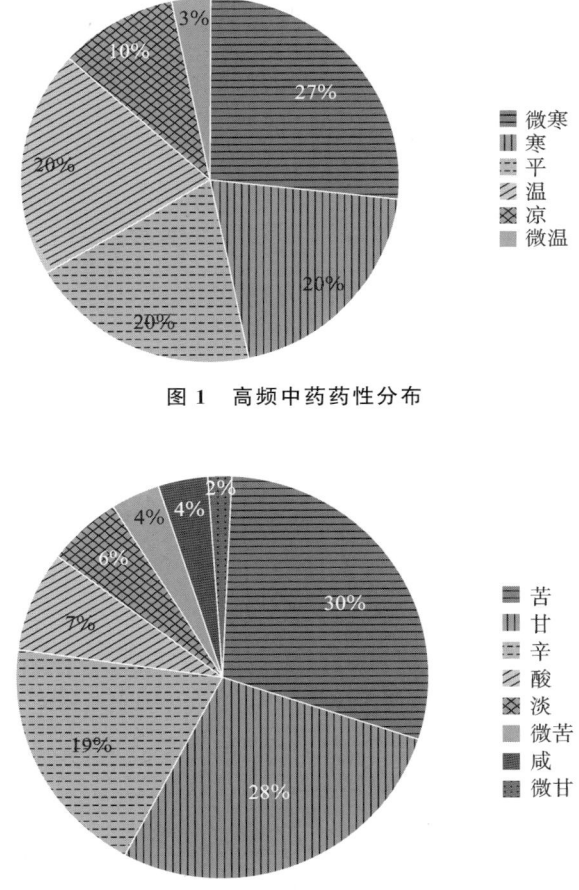

图 1　高频中药药性分布

图 2　高频中药药味分布

3. 药物关联分析

(1) 组方规律分析:利用 SPSS Modeler 14.1 将 339 首处方进行关联分析,设置最低支持度为 20,最小置信度为 90%,共得到 344 条关联规则,前 18 组关联组合如表 2。

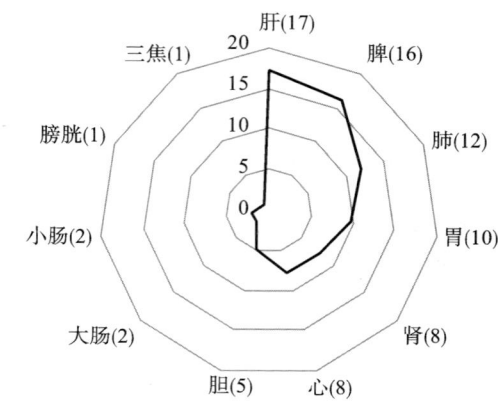

图 3　高频中药归经分布

表 2　治疗 NAFLD 药物中关联规则前 20 位分布情况

后项	前项	支持度/（%）	置信度/（%）
丹参	泽泻、枸杞子	42.82	100.00
丹参	决明子、枸杞子	46.04	99.36
丹参	泽泻、山楂	44.87	99.35
丹参	决明子、山楂、枸杞子	43.70	99.33
丹参	泽泻、荷叶	42.23	99.31
丹参	泽泻、决明子	41.94	99.30
山楂	决明子、荷叶	46.92	97.50
山楂	决明子、荷叶、丹参	46.33	97.47
山楂	夏枯草、荷叶	41.35	96.45
山楂	夏枯草、荷叶、丹参	40.76	96.40
山楂	荷叶、枸杞子、丹参	46.63	96.23
泽泻	海藻、山楂	24.34	93.98
荷叶	海藻、山楂	24.34	93.98
山楂	夏枯草、枸杞子、丹参	38.71	93.94
泽泻	海藻、山楂、丹参	24.05	93.90
荷叶	海藻、山楂、丹参	24.05	93.90
决明子	海藻、山楂、丹参	24.05	92.68
决明子	海藻、荷叶、山楂	22.87	92.31

（2）复杂网络分析：设置最大链接数为80,将链接数＜15定义为弱链接,将链接数＞35定义为强链接,对盛国光教授治疗 NAFLD 的药物进行复杂网络分析,可见丹参、山楂、枸杞子、泽泻、荷叶、茯苓等之间存在强链接,见图4。

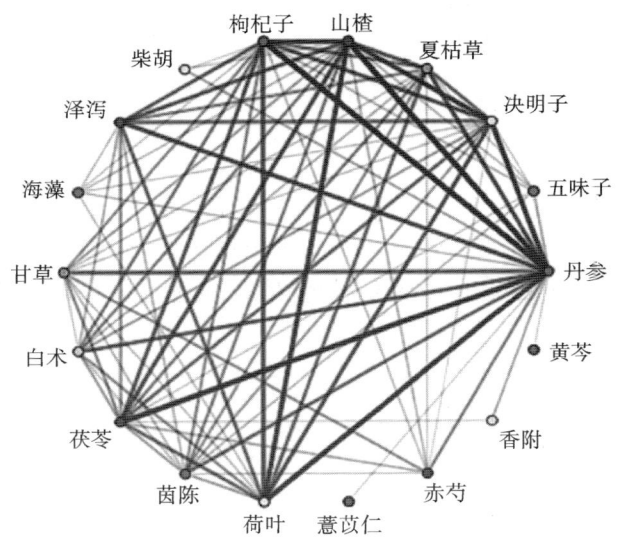

图4　治疗 NAFLD 的药物复杂网络情况

4. 聚类分析　将339首处方中使用频次在前30位的药物（即高频药物）进行聚类分析,根据聚类结果结合中医临床经验,其高频药物聚类分析见图5。

三、讨论

中医学虽未明确记载"NAFLD""脂肪肝"病名,但结合其病程特点及临床表现,现代医家将其归属为"肝癖""胁痛""积聚""积证""肥气"等疾病的范畴。盛国光教授认为 NAFLD 属本虚标实之证,气郁、痰湿、瘀血为此病的发病关键,病程过程中常有病机转化,一为虚实之间的转化,二是气滞、痰湿、瘀血等病理产物之间可相互转化,三为 NAFLD 日久,常变生他病。本着"治病求因、以证遣方"的原则,盛国光教授以疏肝健脾、祛湿化痰、活血化瘀为主,同时也强调清热滋阴、补益肝肾。本次药物频次分析可知,盛国光教授治疗脂肪肝的高频药物可分为以下几类。①活血化瘀类:丹参、三七、郁金、益母草、川芎等。②疏

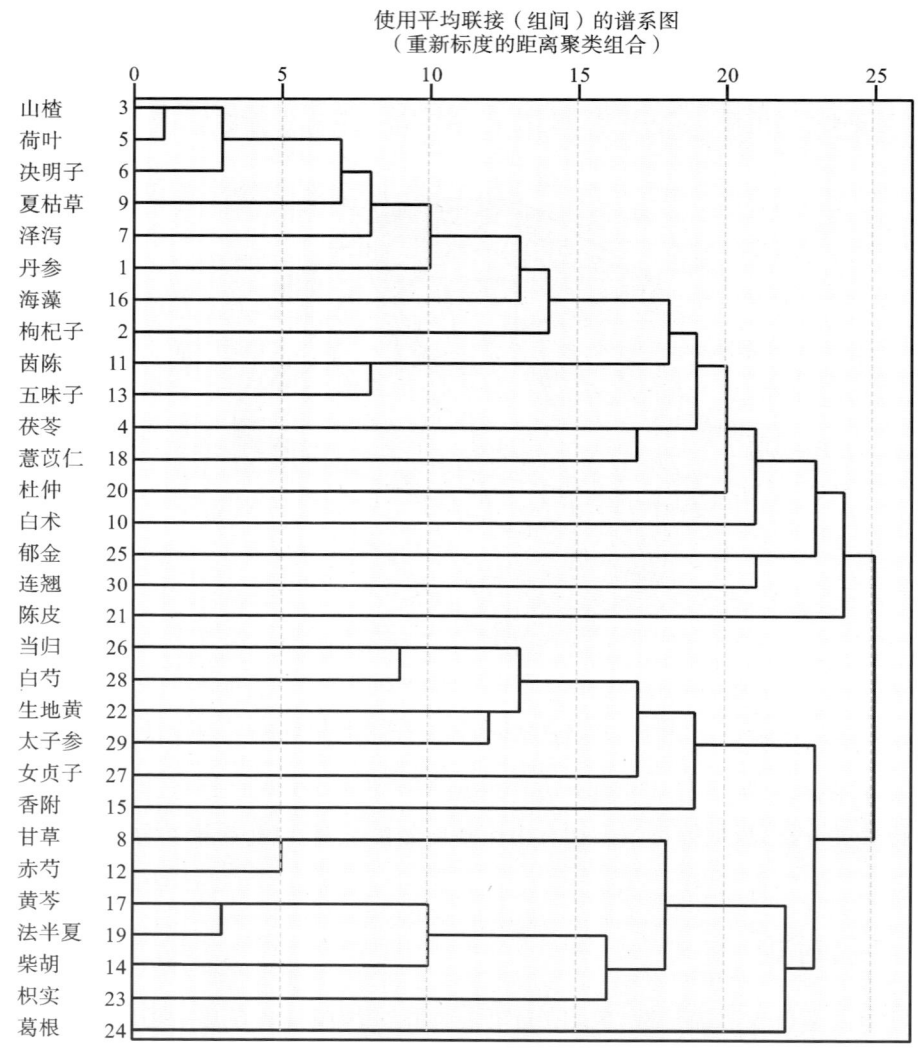

使用平均联接（组间）的谱系图
（重新标度的距离聚类组合）

图 5　治疗 NAFLD 高频药物聚类分析

肝理气类：柴胡、香附、陈皮、枳实。③利湿化痰类：茯苓、泽泻、茵陈、薏苡仁、海藻、法半夏。④清热类：决明子、夏枯草、赤芍、黄芩、生地黄、连翘。⑤健脾消食类：山楂、神曲、荷叶。⑥健脾益气、滋补肝肾类：枸杞子、甘草、白术、杜仲、当归、女贞子、白芍、太子参、五味子。

　　药物性味分析可知，高频药物微寒之品最多，其次为性寒、平、温之品，体现了盛国光教授在遣方用药时强调寒热并用，以平为期的理念。药味分析体现了

NAFLD用药以苦、甘、辛味为主,苦味"能泄、能燥、能坚",具有清热、燥湿、坚阴之功;甘味"能补、能和、能缓",具有补益、和中、调和之效;辛味"能散、能行",具有发散、行气、心血之用,结合 NAFLD 发病的病因病机特点,盛国光教授治疗上以疏肝健脾、燥湿化痰、活血化瘀为主,兼顾清热、滋阴。

药物归经以肝、脾、肺经为主,其次为胃、肾经。如《金匮要略》言"见肝之病,知肝传脾,当先实脾",脾之运化有赖于肝气的条达,肝之疏泄有赖于脾生精微,如《素问·宝命全形论》所云"土得木而达",肝气条达,脾胃运化,气血津液、水谷精微升降如常,则痰瘀无从化生。肺主行水,通调水道,肺有病则水液停聚、生痰生湿,《温病条辨》言"湿久,脾阳消乏,肾阳亦惫",肾阳亏损,气化不足,水液输布障碍而生水湿痰饮。盛国光教授辨治 NAFLD 结合"治未病"思想,注重中医整体观,治疗肝病时注重顾护脾胃、兼调肺肾。

药物关联分析可知,在支持度＞20％,置信度＞90％设定下,关联度较强的药物为丹参、山楂、决明子、泽泻、荷叶等,与复杂网络分析结果相一致,上述药物涵盖盛国光教授治疗 NAFLD 经验方"丹山消脂方"中的主要药物。方中丹参入肝经,为君药,能活血祛瘀、消癥散结,《本草正义》云:"丹参,专入血分,其功在于活血行血,内之达脏腑而化瘀滞,故积聚消而癥瘕破……"山楂行气散瘀、消食健胃、化浊降脂,决明子清肝润肠,共为臣药。泽泻利水渗湿、泄热、化浊降脂,海藻消痰散结、利水消肿,荷叶补脾化脂,共为佐使。利水渗湿、活血化瘀的同时健脾行气,标本兼治,使湿浊痰邪得以消散,肝气条达、脾气健运。

高频药物聚类分析可将高频药物分为 2 大类,第一大类主要是山楂、荷叶、决明子、夏枯草、泽泻、丹参、海藻、枸杞子、茵陈、五味子、茯苓、薏苡仁、杜仲、白术、郁金、连翘、陈皮,囊括解毒、化痰、化瘀、健脾疏肝之品,具有健脾利湿、燥湿化痰、活血行气之功。茵陈、连翘、夏枯草属"毒"类,可清热解毒、祛痰止咳,泽泻、海藻、薏苡仁燥湿化痰,属"湿"类,丹参、郁金可活血祛瘀、清热凉血,属"瘀"类,茯苓、白术、枸杞子可健脾益气、补益脾肾,属"虚"类,由用药可窥见盛国光教授以"毒、痰、瘀、虚"论治 NAFLD 的用药思路,且山楂—决明子—荷叶为健脾消食、化浊降脂常用药对,山楂和决明子为丹山消脂方的重要组成部分,现代研究表明,山楂酸可通过抗炎和抑制氧化应激来减轻 NAFLD 肝组织病变程度;荷叶具有调节脂质代谢、抗脂质过氧化的作用,其有效成分荷叶黄酮可通过降低肝脏甘油三酯水平从而起到治疗 NAFLD 的作用；决明子蒽醌苷可降低肝中 Toll 样受体 4（TLR4）和核因子-κB（NF-κB）表达从而改善 NAFLD 大鼠肝功能并降低血脂。第二大类主要为当归、白芍、生地黄、太子参、女贞子、香附、甘草、赤芍、黄芩、法半夏、柴胡、枳实、葛根，为小柴胡汤、半夏泻心汤加减。小柴胡汤功用为和解少阳，"少阳为枢"，少阳枢机不利，则气滞、水停、血瘀，构成了 NAFLD 的基本病机。现代药理学研究普遍认为小柴胡汤防治 NAFLD 的作用机制与调节脂质代谢、改善肝功能相关。小柴胡汤君药为柴胡，入肝、胆经，可疏肝透邪、条达经气，其有效成分柴胡皂苷 A 可通过改善胰岛素抵抗，从而抑制 NAFLD 小鼠肝脂肪变性，恢复其肝脏脂质代谢及肝功能；黄芩解毒泄热，黄芩素可通过减轻溶酶体损伤，缓解肝脏溶酶体功能紊乱，从而减轻 NAFLD；柴胡升散、黄芩苦泄，构成和解少阳的基础。半夏泻心汤功以寒热平调和其阴阳，辛苦并用调其升降，补泻兼施顾其虚实，对于肝胃不和、湿浊内停为主的 NAFLD 患者，可提高其胰岛素敏感性，调节糖类、脂质代谢，可窥见盛国光教授治疗肝病的"和"法思想。盛国光教授主张辨病辨证结合、分期论治，针对早期 NAFLD 肝郁脾虚、痰湿瘀阻证，常用柴胡、香附疏肝解郁、活血行气；中期痰阻血瘀、湿阻化热，常用葛根、太子参、丹参、赤芍益气清热、活血化瘀，标本兼治、攻补兼施；后期肝肾亏虚，且合并肝纤维化表现时，给予丹参、海藻、牡蛎、女贞子、太子参、生地黄，活血逐瘀、滋补肝肾。由药物聚类分析可知盛国光教授在用药上以"和"法贯穿其中，从"毒、痰、瘀、虚"辨治 NAFLD。

此次研究发现，盛国光教授治疗 NAFLD 用药以疏肝健脾、清热燥湿、活血化瘀药物为主，性味多为微寒、寒、平、温之品，强调"肝脏宜补不宜伐"，虽攻补兼施，但鲜用三棱、莪术等破血攻伐之品。盛国光教授治疗 NAFLD 以"和"法为宗，从"毒、痰、瘀、虚"论治 NAFLD，强调治病求因、病证结合，结合"三因制宜"，指出患者体质不同、所处病程不同，辨证施治随之不同。治疗时亦注重灵活选用"经方"，如小柴胡汤、蒿芩清胆汤、一贯煎等。已有研究表明，饮食控制及运动疗法能有效降低血脂、改善肝脏脂肪堆积。故药物治疗之余，盛国光教授强调综合健康管理，鼓励患者养成良好的生活饮食习惯、保持良好情绪、进行适当锻炼，如《素问·上古天真论》载"上古之人，其知道者，法于阴阳，和于术数，食饮有节，起居有常，不妄作劳，故能形与神俱，而尽终其天年，度百岁乃去"。

引证本文:张佳,李晓东,盛国光,等.基于数据挖掘的盛国光教授治疗非酒精性脂肪性肝病用药规律分析[J].中西医结合肝病杂志,2021,31(2):125-129.

基于数据挖掘探讨盛国光治疗慢性肝病用药规律

我国慢性肝病患者主要以慢性乙型肝炎、肝硬化以及肝癌者居多,肝硬化和肝癌患者中,由乙型肝炎病毒感染引起的比例分别为 60% 和 80%。流行病学研究证明乙型肝炎肝硬化是肝癌的最主要病因。从病毒性肝炎发展到肝硬化、肝癌是肝病领域非常显著的演变过程,中医药在诊治慢性肝病以及延缓肝病发展上具有独特优势。

盛国光教授是湖北中医名师,第五、六批全国老中医药专家学术经验继承工作指导老师,主张从"毒、痰、瘀、虚"理论诊治慢性肝病,在长期临床工作中,积累了诸多经验;本研究通过整理盛国光教授的门诊处方数据,利用数据挖掘技术,探索总结其治疗慢性肝病的用药规律。

一、资料与方法

1. 一般资料　从湖北省中医院信息管理系统导出 2015 年 1 月至 2019 年 12 月盛国光教授的门诊处方数据,共 3944 份。

2. 纳排标准

(1)纳入标准:①纳入明确诊断为慢性乙型肝炎、慢乙肝、慢性乙型病毒性肝炎、慢性迁延性乙肝、乙肝、乙型肝炎的患者;②纳入明确诊断为肝硬化、失代偿期肝硬化、代偿期肝硬化、肝硬变、肝炎后肝硬化、乙肝后肝硬化的患者;③纳入明确诊断为肝癌、肝恶性肿瘤、肝 Ca、肝细胞癌、肝 Ca 术后的患者。

(2)排除标准:①排除仅开西药而无中药处方的患者;②排除处方中仅有 1 味中药的患者。

二、研究方法

1. 中药药名规范化处理　将系统资料导出为 Excel 文件，并以《中药大辞典（第二版）》为标准，由两名研究人员对处方中的中药药名进行规范化处理，如"枸杞"规范为"枸杞子"，"萸肉"规范为"山茱萸"，所有中药药名原则保持一致。

2. 数据挖掘与分析方法

（1）频次统计：利用 Microsoft Excel 2019 软件，对总体用药情况及中药性味归经进行频次统计分析，中药的性味归经数据来源于古今医案云平台，通过导入处方而获得，古今医案云平台由中国中医科学院中医药信息研究所研发，提供方剂、中药属性等数据，以及关联分析、聚类分析、复杂网络分析等多种数据挖掘算法。

（2）关联规则分析：利用 R 语言 arules 包分析中药共现频次，将支持度设为 0.2，置信度设为 0.8，规则内项目数设为 2；通过支持度排序筛选高频药对，并导出频繁项集至 Cytoscape 软件，分别绘制高频药对的共现网络图。

同样利用 R 语言 arules 包进行中药关联分析，因医案各自的数量不同会影响关联分析结果的判断，因此将慢性乙型肝炎用药数据的支持度设为 0.1，置信度设为 0.8，规则内项目数设为 2；肝硬化、肝癌用药数据的支持度设为 0.2，其余不变。根据提升度参数筛选核心药对，关联分析的提升度参数表示在含有 A 的条件下含有 B 的可能性与 B 本身出现率之比，如公式（1）所示：$Lift(A \rightarrow B) = (P(B \mid A))/P(B) = Confidence(A \rightarrow B)/P(B)$（1）。该指标在 Apriori 算法中用于衡量规则的可靠性，是对置信度参数的重要补充，如甘草通常作为使药在大多数处方中均有出现，但经过支持度和置信度筛选后得到的甘草与其他中药的药对规则大多数情况下却毫无意义，应予以剔除，因此根据提升度进行筛选核心药对具有很好的可靠性。

三、结果

1. 总体用药情况　筛选得到盛国光教授治疗慢性乙型肝炎病例 1250 例、

肝硬化504例、肝癌182例,每例均开具中药处方,其中慢性乙型肝炎用药共计248味,肝硬化用药共计231味,肝癌用药共计165味,按频次排序展示前10味中药,如表1所示。

表1 盛国光教授治疗慢性肝病高频用药概表

慢性乙型肝炎			肝硬化			肝癌		
中药	频次	占比/(%)	中药	频次	占比/(%)	中药	频次	占比/(%)
丹参	984	78.72	甘草	476	94.44	甘草	166	91.21
白术	963	77.04	茯苓	448	88.89	茯苓	152	83.52
茯苓	936	74.88	白术	418	82.94	薏苡仁	149	81.87
枸杞子	914	73.12	茵陈	416	82.54	茵陈	142	78.02
甘草	829	66.32	丹参	386	76.59	丹参	140	76.92
赤芍	785	62.8	赤芍	368	73.02	白花蛇舌草	132	72.53
茵陈	715	57.2	枳实	291	57.74	黄芪	129	70.88
香附	639	51.12	鳖甲	243	48.21	鸡内金	117	64.29
白花蛇舌草	535	42.8	枸杞子	241	47.82	白术	116	63.74
薏苡仁	522	41.76	薏苡仁	240	47.62	赤芍	113	62.09

2. 性味归经 盛国光教授治疗慢性乙型肝炎、肝硬化、肝癌的所有用药中,性味归经大致相同,药性上基本以微寒与平为主(图1);药味上以甘、苦、辛为主(图2),归经上以肝经、脾经为主(图3)。

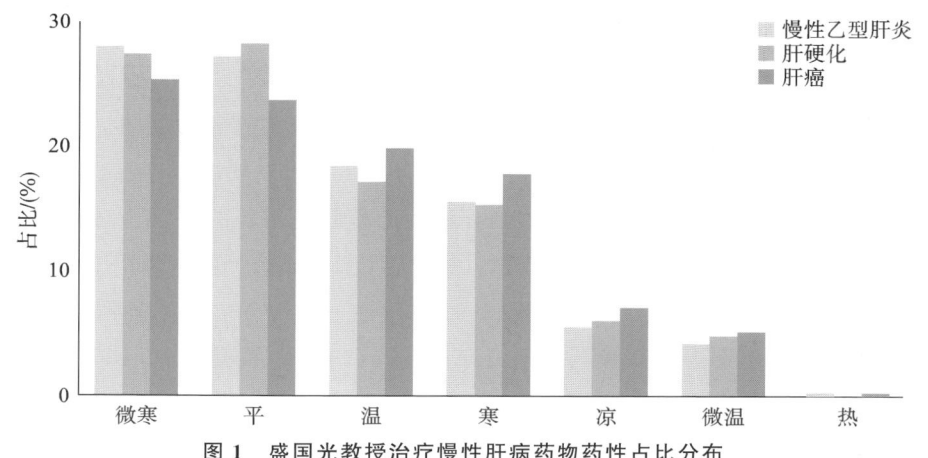

图1 盛国光教授治疗慢性肝病药物药性占比分布

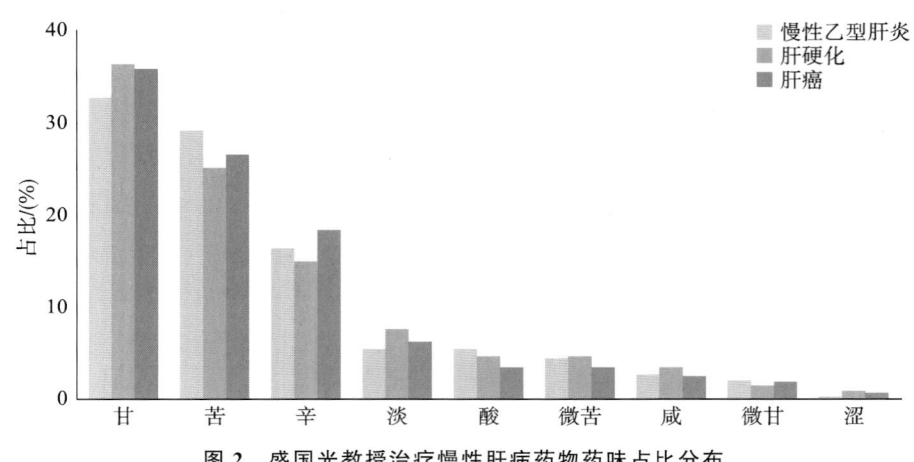

图2 盛国光教授治疗慢性肝病药物药味占比分布

图3 盛国光教授治疗慢性肝病药物归经占比分布

3．共现网络 根据支持度排序筛选得到，盛国光教授治疗慢性乙型肝炎的高频药对共182项、肝硬化共143项、肝癌共120项，以频次排序筛选各自前50项药对，构建中药共现网络；其中治疗慢性乙型肝炎用药的高频药对有丹参-白术（721），丹参-茯苓（717），白术-茯苓（687），丹参-枸杞子（673）等（图4），治疗肝硬化用药的高频药对有甘草-茯苓（399），甘草-白术（377），甘草-茵陈（372）等（图5）；治疗肝癌用药的高频药对有甘草-茯苓（138），甘草-薏苡仁（130），甘草-丹参（123）等（图6）。图中节点颜色越深，代表中药出现频次越高，线条颜色越深，代表药对共现频次越高。

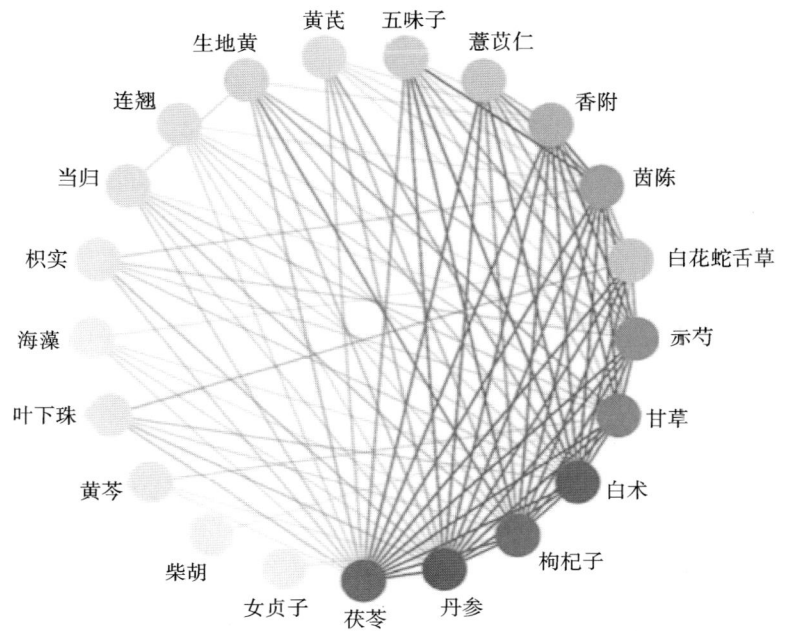

图 4　盛国光教授治疗慢性乙型肝炎高频药对共现网络

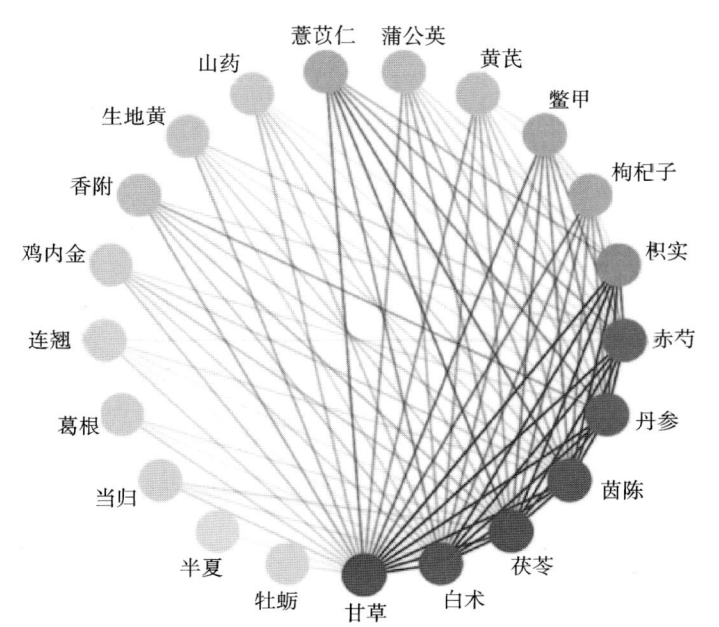

图 5　盛国光教授治疗肝硬化高频药对共现网络

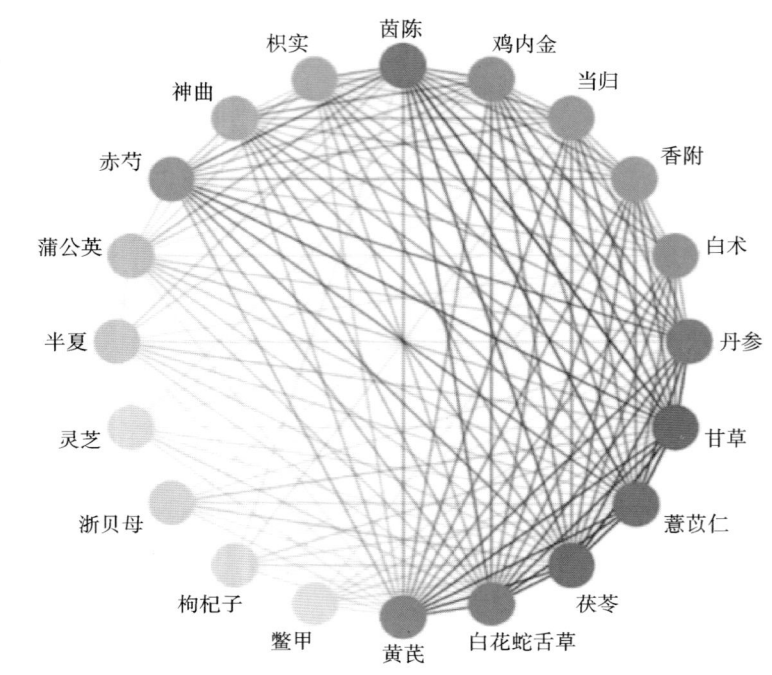

图6　盛国光教授治疗肝癌高频药对共现网络

4. 核心药对　根据提升度排序筛选核心药对,结果得到盛国光教授治疗慢性乙型肝炎核心药对共45项、肝硬化101项、肝癌111项,各选取前十项结果展示,其中治疗慢性乙型肝炎用药中的核心药对有叶下珠-白花蛇舌草,海藻-白花蛇舌草,枳实-茵陈,枳实-赤芍,海藻-茯苓等(表2);治疗肝硬化用药中得到神曲-鸡内金,牡蛎-鳖甲,香附-丹参,牡丹皮-赤芍,泽泻-茵陈等核心药对(表3);在肝癌用药中得到八月札-神曲,鳖甲-香附,枸杞子-当归等核心药对(表4)。

表2　盛国光教授治疗慢性乙型肝炎用药关联规则分析概表

前项	后项	支持度	置信度	提升度
叶下珠	白花蛇舌草	0.2	1	2.5
海藻	白花蛇舌草	0.2	0.9	2.2
枳实	茵陈	0.2	0.8	1.5
枳实	赤芍	0.2	0.8	1.4
海藻	茯苓	0.2	1	1.4
香附	丹参	0.5	1	1.4
叶下珠	茯苓	0.2	1	1.3

前项	后项	支持度	置信度	提升度
白花蛇舌草	茯苓	0.4	1	1.3
鸡内金	甘草	0.1	0.8	1.3
叶下珠	丹参	0.2	1	1.3

表 3 盛国光教授治疗肝硬化用药关联规则分析概表

前项	后项	支持度	置信度	提升度
神曲	鸡内金	0.2	0.9	2.7
牡蛎	鳖甲	0.2	0.8	1.7
香附	丹参	0.4	1	1.3
牡丹皮	赤芍	0.2	0.9	1.3
泽泻	茵陈	0.2	1	1.2
牡蛎	赤芍	0.2	0.9	1.2
薏苡仁	茵陈	0.4	1	1.2
薏苡仁	丹参	0.4	0.9	1.2
连翘	赤芍	0.2	0.8	1.2
泽泻	白术	0.2	0.9	1.2

表 4 盛国光教授治疗肝癌用药关联规则分析概表

前项	后项	支持度	置信度	提升度
八月札	神曲	0.2	0.9	1.7
鳖甲	香附	0.3	0.8	1.4
枸杞子	当归	0.3	0.8	1.4
藤梨根	白花蛇舌草	0.2	1	1.4
灵芝	白花蛇舌草	0.3	1	1.4
八月札	鸡内金	0.2	0.9	1.4
神曲	鸡内金	0.5	0.9	1.4
灵芝	当归	0.3	0.8	1.4
藤梨根	黄芪	0.2	0.9	1.4
灵芝	鸡内金	0.3	0.8	1.3

四、讨论

盛国光教授治疗慢性肝病的用药方面，总体以丹参、白术、茯苓、赤芍、茵陈以及白花蛇舌草等药居多；药性方面，高频药物中以微寒之品最多，其次为性平、温之品；药味方面，整个治疗过程的用药均以甘、苦、辛味为主。寒性可协同苦味而清热燥湿，平性药作用和缓而顾护脾肾之虚；肝硬化、肝癌以甘味药占比最多，慢性乙型肝炎则在苦味之品上占比更多。盛国光教授认为慢性乙型肝炎从"毒、痰、瘀、虚"论治，更多的是体现在"毒"上，故方药大多选择苦寒泄燥之品，如白花蛇舌草、叶下珠、茵陈等，而肝硬化、肝癌则主要体现在"痰""瘀""虚"，特别是到了肝癌阶段，更多的是以扶正化瘀入手，在补助正气的同时，兼顾其痰凝血瘀之证，施以祛痰散结，活血化瘀，如用黄芪、白术等扶正之品配以赤芍、丹参、牡丹皮、鳖甲等化瘀的药物；辛味"能散能行"，辛味药多具有发散、行气、活血之用，在活血化瘀的同时配以香附、八月札等疏肝解郁、理气通络之品气血同调，也能很好地解除患者肝区不适等症状。诸药性味合参、多法同用以达到标本兼治的目的。

药物归经总体上以肝、脾两经为主，如《金匮要略》言"见肝之病，知肝传脾，当先实脾"，肝气的舒畅条达可助脾之运化，同时肝之疏泄也有赖于脾气输布精微，又如《素问·宝命全形论》所云"土得木而达"，肝气条达，脾胃运化，气血津液、水谷精微升降如常，则痰瘀无从化生。盛国光教授辨治慢性肝病注重中医整体观，注重顾护脾胃、兼调肺肾。按阶段划分可以看出，在慢性乙型肝炎阶段则更注重肝、脾二经，此时病情相对尚轻，虽已发病但未过多迁延到其他脏腑，病位主要在肝，因此常用丹参配伍白术、茯苓、枸杞子等药肝脾同治；到肝硬化、肝癌阶段，用药上则更加关注各个脏腑之间的虚实平衡，整体把控。盛国光教授在治疗肝癌的用药中，属肝经的占比最高，缘此时人体正气已虚损不已，邪气壅盛，痰凝毒瘀，虽扶正不可或缺，但若非加用专治肝经之药，则邪壅不去，正气而无以得复。由此可窥得盛国光教授遣方调药精髓之一二。

从核心药对分析的结果可以看出，慢性乙型肝炎用药中的核心药对主要是叶下珠-白花蛇舌草，海藻-白花蛇舌草等，此系海珠益肝胶囊的组成药物，海珠益肝胶囊由海藻、叶下珠、白花蛇舌草、莪术等药物组成，是湖北省中医院肝病研究所研制的院内制剂。结果表明，海珠益肝胶囊治疗慢性乙型肝炎有明显的疗效,白花蛇舌草、叶下珠、海藻等药相伍,共奏清热解毒、活血化湿之效。盛国光教授治疗肝硬化的核心药对有如香附-丹参,牡丹皮-赤芍等,均具有明显的行气活血化瘀的配伍意义,盛国光教授诊疗肝硬化注重从"痰""瘀"等论治,痰既是病理产物,又是致病因素,缘中焦失运,水湿停聚而成痰,因此盛国光教授也常配以神曲、鸡内金等消食健脾之药,使中焦得运,痰湿邪气也得以消散;牡蛎、鳖甲则是专用于治疗胁下积块,实验证实,以鳖甲为主的中药组合具有较好的抗肝纤维化效果,鳖甲与牡蛎相伍再与白术、茯苓、枸杞子等相配,能兼顾患者的久病体虚、不耐攻伐,具有扶正之效,正如《医宗必读·积聚》所言"积之成也,正气不足,而后邪气踞之"。在肝癌患者的用药上,盛国光教授常配伍藤梨根-白花蛇舌草,八月札-鸡内金等药对,藤梨根味微涩,功效清热利湿,解毒消肿,在宏观上可"毒""痰""瘀"同治,在微观上可改善痰饮微环境,进而可以发挥抗肿瘤的作用。八月札乙醇提取物则对H22细胞移植瘤重量有明显减轻效果,以此起到抑制肿瘤组织生长的作用。黄芪、当归、灵芝等药的使用则是注重从"虚"论治,调补脏腑气血阴阳。

从"毒"到"痰""瘀""虚"是疾病的进展过程,中医所言"毒",有内外之分,乙型肝炎病毒具有传染性,兼有六淫之邪过盛与疫毒的特点,当属外毒;外感疫毒久蕴人体,使得肝失疏泄,气行不畅,乃致精血津液郁滞,日久痰浊瘀血互结,积聚乃成。人体受邪后发病与否,与其正气密切相关,正如《黄帝内经》所言"正气存内,邪不可干",慢性肝病患者病程长,毒邪痰浊瘀血又极易耗伤人之正气,致气血阴阳俱损,同时正气愈衰,邪气则愈盛,日久而见肝掌、蜘蛛痣、肌肤甲错、面色黧黑、肝脾大等不同程度的痰瘀互结之见症。若正气久虚,肝肾不足,气化失司,输布失权,则见肝硬化肝癌后期的腹水、下肢水肿等症。可以看到盛国光教授在整个慢性肝病的治疗过程中,始终都基于"毒、痰、瘀、虚"理论基础,在各个阶段的用药皆有规律,不单着眼于某一疾病,而是立足于整体观,辨证施治。

本研究基于真实的医疗记录进行分析,研究结果相对切合真实情况,经盛国光教授本人确认,所挖掘出的用药规律得到了肯定,下一步将结合药物剂量、处方药物的配伍关系如君臣佐使来深入探讨,并利用舌脉、证候、辨证分型等内容与中药处方的关系,开展更有价值的研究,以期更好地服务临床。

引证本文:惠晨阳,李晓东,盛国光,等.基于数据挖掘探讨盛国光治疗慢性肝病用药规律[J].中西医结合肝病杂志,2021,31(8):731-734,738.

荆楚中医药继承与创新出版工程·
荆楚医学流派名家系列（第三辑）

盛国光

验案精选

积聚

案一

刘某,女,55岁,2022年5月19日就诊。

主诉:口干、口苦半个月。

现病史:患者30余年前被确诊为慢性乙型肝炎,未予以药物治疗,2014年诊断为乙型肝炎肝硬化,2016年后开始服用抗病毒药(恩替卡韦),2020年于武汉大学中南医院检查发现肝恶性肿瘤,肿瘤大小0.9～1 mm,住院行左肝叶肿瘤切除术,术后行靶向免疫治疗至今。

刻下症:口干、口苦,眼睛干涩,耳痒,肛门瘙痒,睡眠不佳,二便可,食欲可,无恶心呕吐、腹胀腹痛、心慌胸闷等不适。体检:皮肤巩膜无黄染,腹平软,肝脾肋下未及,舌暗红,有齿痕,苔薄白,脉细。

既往史:有乙型肝炎病史30余年,8年前出现肝硬化,6年前开始服用抗病毒药,2020年于武汉大学中南医院行左肝叶肿瘤切除术,肿瘤大小0.9～1 mm。

辅助检查:2022年3月查血常规示血小板计数(PLT) $61×10^9$/L;肝功能示总胆红素(TBil)21.6 μmol/L;甲胎蛋白(AFP)7.1 ng/ml。

中医诊断:积聚——肝郁脾虚证。

治法:疏肝健脾,宁心安神。

处方:虎杖15 g,生地黄15 g,赤芍15 g,柴胡10 g,黄芩15 g,丹参15 g,百合15 g,当归10 g,知母15 g,牡丹皮10 g,茯神15 g,甘草6 g,酸枣仁20 g,佛手10 g,生牡蛎20 g,生鳖甲20 g,炙远志6 g,益母草12 g,21付,水煎服,日1付。

二诊:21天后,患者诉口干,肩痛,眼痒,睡眠可,情绪可,二便可,纳食可。舌脉:舌淡红,苔薄白,脉细。中药前方去炙远志、益母草,加黄芪20 g、女贞子15 g,7付,水煎服,日1付。

三诊:7天后,患者诉口干、眼痒缓解,睡眠可,情绪可,纳食可,二便调。舌脉:舌淡红,苔薄白,脉细。嘱患者继服二诊方14付。

按语：患者一诊以口干、口苦，眼睛干涩，耳痒为主要临床表现，舌脉见舌暗红，有齿痕，苔薄白，脉细，既往有慢性乙型肝炎、肝硬化病史，四诊合参，当属积聚病范畴，证属肝郁脾虚，兼见阴虚内热之象，治疗当以疏肝健脾，宁心安神为主，辅以养阴清热之法。处方以逍遥散（柴胡、赤芍、茯神、当归、甘草等）合百合地黄汤（生地黄、百合）为基础加减。又因患者总胆红素（TBil）指标偏高，投疏肝解郁、利胆退黄、清热燥湿之佛手、虎杖、黄芩。患者肝病日久，且有过肝叶肿瘤切除病史，久病成瘀，故用丹参、牡丹皮、益母草等药活血祛瘀，舌暗亦可佐之；患者睡眠不佳，用酸枣仁、炙远志、生牡蛎以安神助眠。二诊时患者睡眠好转，舌淡红，去炙远志、益母草；眼痒，加女贞子明目。三诊时患者不适症状得以缓解，效不更方，故继服二诊方巩固疗效。

案二

刘某，女，45岁，2021年4月8日就诊。

主诉：乏力、腹胀6个月余，伴肝区胀痛1个月。

现病史：患者有慢性乙型肝炎病史多年，既往未予特殊治疗，6个月前出现腹胀、乏力等症状，于外院住院予以抗病毒、护肝等对症治疗，好转后出院，1个月前无明显诱因出现肝区胀痛不适，为求中医治疗，遂来诊。

刻下症：肢软乏力，腹胀，肝区胀痛，面色晦暗，纳少，口干，大便稀溏，小便正常，夜寐欠佳。体检：皮肤巩膜无黄染，腹平软，肝肋下未及，脾肋下未及，舌暗，苔白腻，脉弦滑。

既往史：慢性乙型肝炎病史20年，口服恩替卡韦抗病毒治疗，否认高血压、糖尿病、冠心病、心梗病史，否认外伤及输血史。

辅助检查：2021年4月查肝功能示 ALT 186 U/L，AST 95 U/L；HBV-DNA 8.7×10^4 IU/ml。腹部 CT 提示肝硬化。肝脏硬度值为 18.4 kPa；脂肪衰减为 232 dB/m。

中医诊断：积聚——肝郁脾虚证。

治法：疏肝解毒，养血健脾。

处方：叶下珠10 g，香附10 g，白芍10 g，赤芍10 g，丹参15 g，当归12 g，柴胡15 g，黄芩15 g，茯苓15 g，炒白术15 g，甘草6 g，7付，水煎服，日1付。

二诊：7天后，患者诉肝区胀痛频率较前减低，腹胀症状缓解，食欲尚可，仍诉乏力,口干,大便较前改善。前方加麦冬 10 g、北沙参 10 g,7 付,水煎服,日 1 付。

三诊:7 天后,患者诉肝区胀痛明显好转,纳食正常,偶有食后腹胀,口干较前改善,大便正常,睡眠改善。患者肝络血瘀减轻,症状改善,故效不更方。继续治疗 1 个月后,患者肝区胀痛症状基本消失,食欲正常,复查肝功能基本正常。

按语:患者由于慢性乙型肝炎已久,肝脏持续受损,脉络瘀阻。脾胃为气血生化之源,久病脾虚,则气血生化不足。脾主四肢,血虚则肌肉失养,故见肢软乏力,大便稀溏,面色晦暗不荣;肝失疏泄,气机不利,气滞血瘀,故见肝区胀痛,腹胀。首诊以解毒活血健脾。叶下珠清热解毒;柴胡、香附疏肝理气;白芍养血柔肝;赤芍、丹参、当归养肝活血;茯苓、炒白术健脾除湿;甘草调和诸药,缓解止痛。患者二诊时肝区胀痛、腹胀、纳少等症状改善,仍诉口干,加用麦冬、北沙参养阴生津后口干改善。

案三

周某,男,49 岁,2022 年 7 月 15 日就诊。

主诉:腹部胀痛、刺痛 1 周。

现病史:3 年前患者于外院体检时发现乙肝两对半示小三阳,予以恩替卡韦抗病毒治疗。1 周前患者外出运动后出现腹部胀痛、刺痛,今为进一步检查及治疗就诊于我院。

刻下症:腹部胀痛、刺痛,口干、口苦,小便黄,大便次数多,不成形,纳食可,睡眠可。体检:全身皮肤及巩膜无黄染,无肝掌、蜘蛛痣,腹平坦,无压痛、反跳痛,肝脾肋下未及,双下肢无水肿,舌暗,有齿痕,苔薄白,脉滑。

既往史:有血吸虫性肝硬化病史 2 年,未治疗,有痛风病史 2 年,口服非布司他片治疗。

辅助检查:2022 年 7 月肝功能示 ALT 235 U/L,AST 153 U/L;AFP 3.7 ng/ml;HBV-DNA 5.3×10³ IU/ml;肝脏彩超示血吸虫肝硬化。

中医诊断:积聚——气滞血阻证。

治法:理气消积,活血散瘀。

处方:白花蛇舌草 20 g,柴胡 10 g,黄芩 15 g,法半夏 10 g,茯苓 15 g,枳实

15 g，白芍 15 g，浙贝母 10 g，莪术 10 g，白术 15 g，薏苡仁 15 g，大腹皮 15 g，陈皮 10 g，茵陈 30 g，神曲 10 g，生牡蛎（先煎）30 g，炒鸡内金 15 g，甘草 6 g，14付，水煎服，日 1 付。嘱患者继续服用恩替卡韦抗病毒治疗，五酯滴丸护肝降酶治疗。

二诊：14 天后，患者诉偶感腹胀，口干和口苦较前缓解，小便稍黄，大便次数多，不成形，纳食可，睡眠可。舌脉：舌暗，有齿痕，苔薄白，脉滑。前方加砂仁 6 g、醋鳖甲 20 g，改生牡蛎为 20 g，14 付，水煎服，日 1 付。

三诊：14 天后，患者诉腹胀有较大程度改善，口干和口苦好转，小便可，大便次数较前减少，质可，纳食可，睡眠可。舌脉：舌暗，有齿痕，苔薄白，脉滑。复查肝功能示 ALT 96 U/L，AST 67 U/L，守二诊方继服 14 付。

按语：患者一诊以腹部胀痛、刺痛、口干、口苦、小便黄为主要临床表现，既往有血吸虫性肝硬化病史，病属积聚，舌脉见舌暗，有齿痕，苔薄白，脉滑。四诊合参，证属气滞血阻，故在治疗上当以理气消积，活血散瘀为主。本案患者 HBV-DNA 未转阴，合并有血吸虫性肝病，故治疗上加用白花蛇舌草以抗病毒，柴胡、黄芩、法半夏和解少阳，茯苓、白术、枳实、浙贝母合用健脾化痰散结，薏苡仁、大腹皮、陈皮合用行气利水祛湿，白芍养血敛阴，柔肝止痛，莪术行气活血，茵陈清利湿热，神曲、炒鸡内金健脾消食，生牡蛎软坚散结，甘草调和诸药。二诊患者腹胀较前稍有改善，故调整生牡蛎用量，加用醋鳖甲，二者相须为用增强软坚散结之效，大便次数多，质稀，加用砂仁以行气化湿。三诊患者诉腹胀有较大程度改善，大便可，复查肝功能指标有较大程度改善，嘱患者继续巩固治疗，定期复查，不适随诊。

案四

冯某，男，69 岁，2023 年 4 月 23 日就诊。

主诉：腹胀乏力 3 个月余。

现病史：患者有血吸虫性肝病多年，未予特殊治疗，2023 年 1 月因腹胀、乏力至当地血吸虫肝病专科医院就诊，诊断为血吸虫性肝硬化，行杀虫治疗后出院，患者诉出院后反复出现腹胀、乏力等症，为求中医治疗，遂来诊。

刻下症：现腹胀，乏力，偶有双下肢水肿，纳食可，睡眠可，大便可，小便黄。

体检：皮肤巩膜无黄染，腹平软，肝脾肋下未及，舌淡红，有瘀斑，苔薄黄，脉弦。

既往史:既往有血吸虫性肝病病史,近期行杀虫治疗,否认高血压、糖尿病、冠心病、心梗病史,否认外伤及输血史。

中医诊断:积聚——肝郁血瘀证。

治法:疏肝解郁,活血化瘀。

处方:太子参15 g,茯苓15 g,法半夏10 g,黄芩15 g,枳实15 g,丹参15 g,香附15 g,赤芍20 g,浙贝母15 g,陈皮10 g,莪术10 g,茵陈30 g,枸杞子15 g,大腹皮15 g,生白术15 g,甘草6 g,鸡内金15 g,神曲10 g,14付,水煎服,日1付。

二诊:14天后,自觉前症减轻,稍腹胀,口干、口苦。舌脉:舌淡红,有瘀斑,苔薄白,有裂纹,脉弦。前方去生白术,加炒白术15 g、当归15 g、鳖甲20 g、牡蛎20 g,28付,水煎服,日1付。

三诊:28天后,患者诉胸闷不适,头晕短气,足肿,二便调。舌脉:舌淡红,有瘀斑,苔薄白,有裂纹,脉弦。二诊方去莪术,加麦冬15 g、木瓜15 g,28付,水煎服,日1付。

四诊:28天后,患者诉时感右胁不适,双下肢轻度水肿,大便可,小便黄。舌脉:舌淡红,苔薄白,脉弦。三诊方去大腹皮,加花生衣15 g,28付,水煎服,日1付。

按语:本案患者以腹胀,乏力,双下肢水肿为主要临床表现,结合其肝硬化病史,当属中医"积聚"范畴,结合舌脉:舌淡红,有瘀斑,苔薄黄,脉弦,辨证为肝郁血瘀。治拟疏肝解郁,活血化瘀。处方以四君子汤合二陈汤加减化裁。方中太子参益气健脾,茯苓健脾补中,法半夏燥湿祛痰,黄芩清热燥湿,枳实宽中下气,丹参行气活血,香附疏肝解郁,赤芍凉血散瘀,浙贝母化痰散结,陈皮理气健脾,莪术破血行气,茵陈清热利湿,枸杞子补益肝肾,大腹皮利水消肿,生白术燥湿利水,甘草调和诸药,鸡内金、神曲健脾消食。全方肝脾同调,气血兼顾,疏养并施。二诊患者稍感腹胀,口干、口苦,将生白术换炒白术以增强运脾之效,加当归养血活血,鳖甲、牡蛎软坚散结。三诊患者瘀滞之象较前减轻,故去破血逐瘀之莪术,以防矫枉过正,加麦冬清心润肺,木瓜舒筋和胃。四诊患者水肿症状基本好转,故去大腹皮,花生衣有助生血小板之功效,故加用之以防出血。

案五

黄某,男,58岁,2021年5月17日就诊。

主诉：反复乏力 1 年余，伴身目尿黄 20 天。

现病史：患者有慢性乙型肝炎病史 30 余年，既往未予治疗，15 年前因腹胀乏力于外院住院，诊断为乙型肝炎后肝硬化代偿期，予以抗病毒、护肝治疗，近 1 年来患者反复出现乏力，20 天前伴见身目尿黄等症，今为求中医治疗，遂来诊。

刻下症：全身乏力，肝区不适，身目俱黄，腹胀，食后加重，恶心欲吐，口干不欲饮，纳少，腰膝酸软，夜寐差，大便干结难解，小便黄。体检：皮肤巩膜黄染，肝肋下未及，脾肋下可触及，约肋下 3 cm，移动性浊音阴性，舌边尖红，舌下络脉迂曲，少苔，脉弦。

既往史：有乙型肝炎肝硬化病史 15 年，否认高血压、糖尿病、冠心病、心梗病史，否认外伤及输血史。

辅助检查：2021 年 5 月查肝功能示 ALT 109.0 U/L，GGT 294 U/L，ALB 30.3 g/L，TBil 78.6 μmol/L，DBil 38.6 μmol/L；腹部彩超示肝硬化，脾大。

中医诊断：积聚——肝肾阴虚证。

治法：滋养肝肾，扶正解毒化瘀。

处方：生黄芪 25 g，太子参 15 g，白花蛇舌草 15 g，炒枳实 15 g，生地黄 15 g，枸杞子 15 g，丹参 15 g，炒白术 15 g，泽兰 15 g，生牡蛎 30 g，制鳖甲 30 g，茵陈 15 g，鸡内金 10 g，大黄 16 g，炙甘草 6 g，14 付，水煎服，日 1 付。

二诊：14 天后，患者诉乏力及肝区不适好转，腹胀减轻，偶有恶心，目黄变浅，小便颜色较前变浅，大便可，夜寐差。辅助检查：ALT 58.0 U/L，ALB 32.6 g/L，GGT 106.0 U/L，TBil 52.6 μmol/L，DBil 27.6 μmol/L。前方加酸枣仁 15 g、姜半夏 10 g，7 付，水煎服，日 1 付。

三诊：7 天后，患者未诉恶心欲吐，腹胀减轻，精神较前改善，体力尚可，目黄、身黄明显消退，小便稍黄，大便正常，睡眠改善。守二诊方，继服 14 付，服法同前。随访 2 个月患者病情稳定。

按语：本案患者属积聚晚期，肝肾阴虚，故见腰膝酸软，全身乏力，口干，舌红。生地黄、枸杞子养阴补肾；生黄芪、太子参、炒白术等益气扶正补虚；鸡内金健脾消食；丹参、泽兰活血化瘀；生牡蛎、制鳖甲软坚散结。病情后期痰瘀互结，湿热瘀滞肝胆，故见身目尿黄，大便干结难解，茵陈、白花蛇舌草解毒利湿，大黄通腑退黄。

案六

何某,男,39 岁,2022 年 7 月 28 日就诊。

主诉:乏力伴口干、口苦半年。

现病史:患者既往有慢性乙型肝炎病史 20 余年,未予抗病毒治疗,2 年前于外院诊断为乙型肝炎后肝硬化,近半年来出现乏力伴口干、口苦,服用护肝药(具体不详)后症状稍有改善,停药后症状反复出现,今为求中医治疗,遂来诊。

刻下症:乏力,口干、口苦,胃脘烧心感,睡眠不佳,纳食可,小便黄,大便可,无恶心呕吐,无腹痛腹泻,无皮肤瘙痒。体检:皮肤巩膜无黄染,腹平软,肝脾肋下未及,舌边尖稍暗红,有齿痕,苔薄黄,脉细。

既往史:有慢性乙型肝炎病史 20 余年,2 年前确诊肝硬化,服用抗病毒药(替诺福韦)至今。

辅助检查:2022 年 7 月 28 日查肝功能示 ALT 211 U/L,AST 134 U/L,GGT 132 U/L,DBil 5.4 μmol/L;血液分析未见明显异常;甲胎蛋白(AFP)6.7 ng/ml;肝脏彩超示中度脂肪肝。

中医诊断:积聚——肝郁脾虚,痰瘀互结证。

治法:疏肝解郁,健脾和胃,化痰活血。

处方:酒黄芩 10 g,法半夏 10 g,紫苏梗 10 g,炒枳实 15 g,浙贝母 15 g,海螵蛸 15 g,茯苓 15 g,陈皮 10 g,玫瑰花 15 g,醋五味子 10 g,赤芍 10 g,甘草 6 g,茵陈 30 g,枸杞子 15 g,炒鸡内金 15 g,石斛 15 g,21 付,水煎服,日 1 付。

二诊:21 天后,患者诉乏力好转,口干、口苦明显好转,烧心感缓解,睡眠不佳,纳食可,小便黄,大便可。舌脉:舌淡红,有齿痕,苔薄白,脉细。前方加生牡蛎 30 g、煅龙骨 30 g,21 付,水煎服,日 1 付。

三诊:21 天后,患者诉无明显症状,复查肝功能正常;肝脏彩超示轻度脂肪肝。嘱患者继服二诊方 7 天,注意饮食,加强锻炼。

按语:患者既往有乙型肝炎肝硬化病史,肝脏彩超示中度脂肪肝,诊断当以积聚为主,结合舌边尖稍暗红,有齿痕,苔薄黄,脉细的舌脉表现,证属肝郁脾虚,痰瘀互结,治拟疏肝解郁,健脾和胃,化痰活血。一诊时酒黄芩清泄肝胆之热,少佐茵陈增强清热利湿之功;法半夏、紫苏梗、炒枳实、茯苓、陈皮、浙贝母理气运脾化痰;海螵蛸制酸止痛,可用于治疗胃部不适、烧心、呃逆、反酸;玫瑰花疏肝行气解郁,赤芍清热活血凉血,两者皆入肝经,气血同调;醋五味子、石斛益气养阴生津,炒鸡内金健脾和胃,枸杞子滋补肝肾,甘草调和诸药。二诊患者以睡眠不佳症状突出,生牡蛎、煅龙骨同用,既可软坚散结,又可潜镇安神。三诊患者诉无明显症状,继服二诊方巩固治疗。

案七

刘某,男,43 岁,2022 年 1 月 9 日就诊。

主诉:右胁隐痛伴口干、口苦 1 个月。

现病史:患者有乙型肝炎肝硬化病史,已行抗病毒治疗(恩替卡韦),1 个月前无明显诱因出现右胁隐痛,间断发作,为求中医治疗,遂来诊。

刻下症:右胁隐痛,口干、口苦,眼流泪,疲乏,咽中有痰,情绪欠佳,睡眠不佳,小便稍黄,大便可,无皮肤瘙痒。体检:皮肤巩膜无黄染,腹平软,肝脾肋下未及,背后有皮疹,舌红,苔薄黄,脉弦。

既往史:有乙型肝炎肝硬化病史,已行抗病毒治疗(恩替卡韦),否认高血压、糖尿病、脑梗死、冠心病等病史,否认输血、外伤及手术史。

辅助检查:2022 年 1 月查肝功能未见异常;HBV-DNA＜50 IU/ml;AFP 5.3 ng/ml;肝胆胰脾彩超示肝硬化。

中医诊断:积聚——肝郁脾虚,气滞血阻证。

治法:疏肝解郁,理气活血。

处方:柴胡 8 g,黄芩 10 g,法半夏 6 g,茯神 10 g,川芎 10 g,太子参 10 g,枳实 10 g,知母 10 g,陈皮 8 g,赤芍 10 g,郁金 10 g,甘草 6 g,酸枣仁 15 g,玫瑰花 10 g,枸杞子 10 g,茵陈 10 g,14 付,水煎服,日 1 付。

二诊:14 天后,患者诉时感右侧腹部疼痛,仍感口干,疲乏,睡眠稍好转,二便可。舌脉:舌淡红,苔薄白,脉弦细。中药前方去茵陈,加白术 10 g、醋鳖甲 10 g,30 付,水煎服,日 1 付。

三诊:30 天后,患者诉右侧腹部疼痛缓解,仍感口干,疲乏,眼部不适,时身痒,睡眠稍好转,小便黄,大便不成形。舌脉:舌淡红,苔薄白,脉弦。二诊方去郁金、玫瑰花、枳实,加厚朴 10 g、生地黄 10 g、合欢皮 10 g、生牡蛎 20 g,20 付,水煎服,日 1 付。同时加用安络化纤丸。

四诊:20 天后,患者诉右侧腹部疼痛明显缓解,余症状好转,嘱继服三诊方,定期复查。

按语：本案患者症见右胁隐痛，口干、口苦，眼流泪，疲乏，咽中有痰，情绪欠佳，睡眠不佳，小便稍黄，此为乙型肝炎肝硬化早期阶段。诊断为积聚，辨证为肝郁脾虚，气滞血阻之证，治宜疏肝解郁，理气活血。方中蕴含小柴胡汤之义，在用柴胡、黄芩疏理肝胆之气的同时，配用太子参、法半夏、甘草健脾和胃。加用茵陈清热解毒、利湿退黄，用于乙型肝炎活动期效果颇佳。玫瑰花理气疏肝而止痛，川芎活血行气以止痛，二药相合，助柴胡以解肝经之郁滞，佐赤芍、郁金，并增行气活血止痛之功。陈皮、枳实理气行滞。酸枣仁、知母、川芎、甘草合用取酸枣仁汤之义，佐茯神加强宁心安神功效；同时肝病日久，阴津内耗，肝阴不足必盗母气，以致肾元亏虚，可加滋补肝肾之品枸杞子。二诊时，患者仍感口干、疲乏，睡眠稍好转，此时可去茵陈，加用益气健脾之品白术，加醋鳖甲既可软坚散结，又可滋阴潜阳。三诊时，患者大便不成形，减用行气活血之品，故去郁金、玫瑰花、枳实；久病肝郁脾虚，加厚朴健脾消食，生地黄养阴生津，合欢皮解郁安神，生牡蛎软坚散结，与醋鳖甲合用可治疗肝纤维化，疗效甚好。

案八

毛某，女，49岁，现已绝经，2023年3月9日就诊。

主诉：乏力伴睡眠障碍1个月余。

现病史：患者有慢性乙型肝炎病史多年，未予特殊治疗，2022年4月因乏力纳差至某医院就诊，予以抗病毒、护肝等对症治疗后病情好转出院，1个月前无明显诱因出现乏力、失眠等症，遂来诊。

刻下症：乏力，睡眠欠佳，口干，眼睛干涩，耳鸣，偶有肝区不适感，大便不成形，小便黄，无恶心呕吐、腹胀腹痛、心慌胸闷等不适。体检：皮肤巩膜无黄染，腹平软，肝肋下未及，脾肋下4cm，舌红，有瘀斑，苔薄黄，中有裂纹，脉滑。

既往史：有慢性乙型肝炎病史20年（目前服用恩替卡韦行抗病毒治疗），有乙型肝炎肝硬化病史1年，2022年4月于某医院诊断为"乙型肝炎后肝硬化，代偿期"。否认高血压、糖尿病、冠心病、心梗病史，否认外伤及输血史。

辅助检查：2023年3月查肝功能示 ALT 27 U/L，AST 37 U/L，TBil 39 μmol/L；血常规示 PLT 28×10^9/L；AFP 3.58 ng/ml；HBV-DNA＜50 IU/ml；肝脏硬度值为17.5 kPa；肝胆胰脾彩超示肝硬化。

中医诊断：积聚——肝肾阴虚，瘀血内阻证。

治法：滋阴益气，活血化瘀。

处方：生地黄 15 g，当归 12 g，北沙参 15 g，赤芍 15 g，太子参 15 g，丹参 15 g，香附 15 g，麦冬 15 g，川楝子 10 g，枸杞子 15 g，知母 15 g，生牡蛎 30 g，醋鳖甲 30 g，生甘草 6 g，茯神 15 g，酸枣仁 30 g，茵陈 15 g，花生衣 15 g，14 付，水煎服，日 1 付。

二诊：14 天后，患者诉睡眠较前改善，耳鸣，口稍干，偶感乏力，大便不成形，小便黄，无恶心呕吐、腹胀腹痛、心慌胸闷等不适。舌脉：舌淡红，有瘀斑，苔薄黄，脉滑。复查肝功能：ALT 25 U/L，AST 35 U/L，TBil 38 μmol/L，DBil 12.4 μmol/L；肝脏硬度值 12.2 kPa；肝胆胰脾彩超示肝硬化，脾大。前方去川楝子，加川牛膝 15 g、白及 15 g，改茵陈为 30 g，14 付，水煎服，日 1 付。

三诊：14 天后，患者诉偶感右胁下不适，眼睛干涩，稍疲乏，睡眠可，大便不成形，小便稍黄。舌脉：舌淡红，有瘀斑，苔薄白，脉弦。二诊方加黄芪 20 g、桑椹 15 g、菟丝子 15 g，14 付，水煎服，日 1 付。

四诊：14 天后，患者诉上诉诸症皆消，纳食可，大便不成形，小便可。舌脉：舌淡红，有齿痕，有瘀斑，苔薄白，脉弦。三诊方去北沙参、太子参，加鹿角霜 10 g，14 付，水煎服，日 1 付。

按语：患者一诊以乏力、睡眠障碍为主要临床表现，兼有口干、眼睛干涩，耳鸣等表现。患者素体虚弱，感受疫毒，正不胜邪，邪毒内蕴，气机不畅，郁而生湿，久则化痰，故见乏力等症；痰浊内滞，气不化津，津不上承，故见口干、眼睛干涩等症；情志不舒，内郁化火，痰火互结，久成瘀象，故见舌上瘀斑；瘀邪不祛，渐成肝肾阴虚，故见失眠，耳鸣。此亦慢性肝病"毒、痰、瘀、虚"理论。故在治疗上当以滋阴益气，活血化瘀为主，方用一贯煎加减化裁。方中麦冬、生地黄、知母、枸杞子清热滋阴，北沙参、太子参益胃气，养胃阴，乃"实脾"之治；丹参、赤芍、当归养血活血；川楝子、香附疏肝行气；生牡蛎、醋鳖甲软坚散结，酸枣仁、茯神养肝血，安神助眠；茵陈利胆退黄，花生衣预防出血，亦有增加血小板之功效。二诊患者睡眠不佳但较前改善，乏力、口干症状较前改善，情志畅达，系肝郁症状较前减轻，故去川楝子；仍见耳鸣，继予滋养肝肾治疗，加川牛膝 15 g；大便不成形，小便黄，湿热之象较重，故茵陈用量增加至 30 g；患者长期服药，宜增强护胃之力，防止出血，故加白及 15 g。三诊见胁部不适症状，眼睛干涩，故加黄芪 20 g 以益气，桑椹 15 g、菟丝子 15 g 以滋养肝肾之阴，缓急止痛。四诊诉胁痛缓解,故去北沙参、太子参,大便不成形,加鹿角霜 10 g 温肾助阳以实大便。

臌胀

陈某,男,52 岁,2005 年 7 月 15 日就诊。

主诉:反复腹胀半年余。

现病史:患者半年前无明显诱因出现反复腹胀,经多方治疗症状不缓解。近来腹胀加重,继而阴囊坠胀,伴纳差,口干,四肢乏力,腰酸,双下肢水肿,牙龈时有出血,小便量少,色黄,大便 2～3 次/日,质软。

刻下症:腹胀明显,继而阴囊坠胀,伴纳差,口干,四肢乏力,腰酸,双下肢水肿,牙龈时有出血,小便量少,色黄,大便 2～3 次/日,质软。体检:神清,精神可,全身皮肤黏膜及巩膜无明显黄染,腹部稍膨隆,无明显压痛及反跳痛,舌淡红,有瘀斑,苔薄黄,脉弦。

既往史:有乙型肝炎病史 10 余年,未行抗病毒治疗。

辅助检查:2005 年 7 月查肝功能示 ALT 28 U/L,AST 51 U/L;HBV-DNA $5.37×10^2$ IU/ml。

中医诊断:臌胀——脾虚湿盛,阴虚热结证。

治法:健脾利水,理气消胀。

处方:黄芪 20 g,党参 15 g,连皮茯苓 30 g,白术 20 g,炒枳实 10 g,虎杖 15 g,茵陈 24 g,泽泻 20 g,丹参 15 g,大腹皮 15 g,蒲公英 20 g,阿胶(烊化)15 g,牛膝 15 g,猪苓 12 g,紫草 6 g,木瓜 15 g,仙鹤草 15 g,鸡内金 10 g,炒二芽各 10 g,7 付,水煎服,日 1 付。加服用恩替卡韦抗病毒治疗,清淡饮食,调节情绪,戒烟酒,忌咸腥辛燥之品。

二诊:7 天后,患者诉腹胀明显减轻,然阴囊仍觉坠胀,牙龈出血、腰酸、下肢水肿等诸症亦缓解,伴夜寐欠佳,大便 2 次/日,小便量可。舌脉:舌淡红,苔薄黄,脉弦细。从症状及舌脉观,此为湿邪渐去,脾气始健,血热渐退。前方去牛膝,加山药 15 g,升麻 10 g,7 付,水煎服,日 1 付,忌咸腥辛燥之品,医嘱同上。

三诊:7 天后,患者诉腹胀及阴囊坠胀缓解,夜寐欠佳,大便 2 次/日,小便量可,色清。舌脉:舌淡红,苔薄黄,脉弦细。二诊方去升麻,加生牡蛎 24 g,7 付,水煎服,日 1 付,忌咸腥辛燥之品,医嘱同上。

四诊:7 天后,患者无腹胀及阴囊坠胀感,食欲佳,精神可,夜寐欠佳,二便调。舌脉：舌淡红，苔薄黄，脉弦细。复查肝功能指标亦恢复正常。三诊方加制鳖甲 20 g，7 付，水煎服，日 1 付，忌咸腥辛燥之品，医嘱同上。

按语：此患者为湿热毒邪久居于肝，损肝及脾，使肝失疏泄，脾失健运，导致气滞、水停，渐成脾虚湿盛，热结阴伤之证。臌胀为病，古今医家多责之于肝、脾、肾，其中脾失健运为病变的中心环节。患者久罹肝疾，肝郁日久，肝郁脾虚，致气滞、血瘀、水停。脾虚气滞，则见腹胀、纳差、乏力；脾虚水湿不运，停聚于腹，则腹胀渐增；流注于肝之循经部位，则见阴囊坠胀；渗流于下，则双下肢水肿；湿聚生热，湿热为患，则小便量少、色黄；久病血瘀化热伤阴，则齿衄、口干。综合舌淡红，有瘀斑，苔薄黄，脉弦的舌脉表现，判断证属脾虚湿盛，阴虚热结。法取健脾利水为主，方用自拟方。一诊以健脾利水法为主，重用黄芪、党参、连皮茯苓、白术、泽泻健脾化湿，配用仙鹤草、虎杖、紫草、牛膝、阿胶等清热解毒、凉血滋阴之品，立获腹胀及牙龈出血诸症缓解之效；二诊去牛膝下行之品，加山药、升麻增强补中益气之效，遂使阴囊坠胀之症亦消。三诊加入生牡蛎，四诊加入制鳖甲以软坚滋阴固本，此为缓则治其本，且有叶天士"如甘寒之中加入咸寒，务在先安未受邪之地"之义，以求巩固远期疗效。

黄疸

案一

冉某，女，68 岁，2023 年 4 月 20 日就诊。

主诉：肝内胆管癌术后，身目尿黄 2 年余。

现病史：患者 2 年前行肝内胆管癌手术，术后采取放、化疗及免疫、靶向治疗，因不能耐受，2022 年 4 月已停用。

刻下症：现形体消瘦，身目尿黄，身痒，手足抽搐，疲乏，纳差，睡眠可，大便可，小便量可，色黄，双下肢无明显水肿。体检：面部色暗，慢性肝病病容，皮肤巩膜黄染，腹平软，肝脾肋下未及，舌暗红，有瘀斑，苔黄，脉弦。

既往史：患者有慢性乙型肝炎病史多年（目前口服丙酚替诺福韦抗病毒治疗），否认高血压、糖尿病、冠心病、心梗病史。

辅助检查：2023 年 4 月外院查肝功能示 ALT 130 U/L，AST 86 U/L，TBil 83

μmol/L;AFP 265 ng/ml;CT 示肝内胆管细胞癌,腹膜后淋巴结肿大。

中医诊断:黄疸——湿热蕴结证。

治法:利湿退黄,扶正散结。

处方:柴胡10 g,黄芩15 g,法半夏10 g,茯苓15 g,枳实15 g,蒲公英15 g,炒栀子10 g,赤芍30 g,茵陈30 g,制大黄6 g,浙贝母15 g,莪术10 g,郁金15 g,生甘草8 g,金钱草30 g,海金沙30 g,鸡内金15 g,炒麦芽15 g,生白术15 g,陈皮10 g,7付,水煎服,日1付。

二诊:7天后,患者诉身目尿黄较前减轻,身痒缓解,仍有疲劳感,大便稀,频次多,纳食可,小便量可。舌脉:舌暗红,有瘀斑,苔微黄,脉弦。前方去金钱草、海金沙,改炒栀子为6 g、制大黄3 g,加炒白术15 g、砂仁6 g,7付,水煎服,日1付。

三诊:7天后,患者诉身目尿黄、身痒减轻,纳食可,口干、乏力稍有改善,小便淡黄,大便稀。舌脉:舌暗红,苔黄腻,脉弦。二诊方去砂仁,加薏苡仁15 g,改炒栀子为10 g,7付,水煎服,日1付。

四诊:7天后,患者诉口干、乏力症状改善,身目尿黄减轻,纳食改善,大便稀。舌脉:舌暗红,苔薄白,脉滑。复查肝功能:ALT 79 U/L,AST 53 U/L,TBil 48 μmol/L;AFP 121 ng/ml。继服三诊方7付,水煎服,日1付。

按语:患者有肝内胆管癌手术史,一诊以身目尿黄,身痒,手足抽搐,疲乏,纳差为主要临床表现,辨为黄疸病,结合舌脉,四诊合参,证属湿热蕴结。方投小柴胡汤合茵陈蒿汤加减。方中柴胡、黄芩疏肝退热,法半夏化痰散结,茯苓、生白术健脾益气,枳实化痰散痞,蒲公英解毒散结,炒栀子清热利湿,赤芍凉血退黄,茵陈、制大黄利湿退黄,浙贝母清热祛痰,莪术破血行气,郁金行气解郁,生甘草调和诸药,金钱草、海金沙、鸡内金合用是为三金汤利胆退黄,炒麦芽健脾疏肝,陈皮理气健脾。二诊时患者诉身目尿黄较前减轻,身痒缓解,故去金钱草、海金沙,减少炒栀子剂量,仍有疲劳感,大便稀,频次多,故减制大黄为3 g,复加炒白术、砂仁健脾化湿以实大便。三诊时,患者大便稀,小便淡黄,苔黄腻,盖湿热之邪浅出所致,去砂仁,改用薏苡仁配炒栀子利湿清热相合。四诊时独见大便稀,辅助检查结果较前明显好转,效不更方,故守三诊方继续服用。

案二

毛某,女,52 岁,2023 年 5 月 4 日就诊。

主诉:身目尿黄 3 个月余。

现病史:患者 2025 年 2 月无明显诱因出现身目尿黄,乏力厌油,遂至某医院就诊,诊断为肝衰竭,行 7 次人工肝治疗,病情缓解后出院。2 周前出现发热,自行用抗菌相关药物后症状缓解,今为求中医治疗,遂来诊。

刻下症:疲乏,身目轻度黄染,偶感胸闷短气,大便可,小便黄。体检:皮肤巩膜无黄染,腹平软,肝脾肋下未及,舌淡红,有瘀斑,边有齿痕,苔薄白,有裂纹,脉弦。

既往史:既往有银屑病史(用司库奇尤单抗治疗 1 年),否认高血压、糖尿病、冠心病、心梗病史,否认外伤及输血史。

中医诊断:黄疸——湿热蕴结证。

治法:疏肝泄热,利湿退黄。

处方:淡竹叶 15 g,黄芩 15 g,生地黄 15 g,赤芍 30 g,丹参 15 g,香附 15 g,茯苓 15 g,知母 15 g,桔梗 10 g,鱼腥草 20 g,葶苈子 15 g,生甘草 10 g,枳实 15 g,牡丹皮 10 g,茵陈 30 g,瓜蒌 15 g,枸杞子 15 g,鸡内金 15 g,神曲 10 g,太子参 15 g,14 付,水煎服,日 1 付。

二诊:14 天后,患者诉稍感疲乏,身目尿黄较前减轻,纳食可,二便调。舌脉:舌淡红,有瘀斑,苔薄白,有裂纹,脉弦。前方去瓜蒌、葶苈子、牡丹皮,加生黄芪 15 g、炒白术 15 g、生牡蛎 20 g、制鳖甲 20 g,7 付,水煎服,日 1 付。

三诊:7 天后,患者诉除疲乏外上述诸症皆改善,纳食可,小便稍黄,大便可。舌脉:舌淡白,有齿痕,苔薄白,脉弦。二诊方去知母,加杜仲 20 g、续断 15 g,7付,水煎服,日 1 付。

按语:患者一诊以疲乏,身目黄染,胸闷短气为主要临床表现,且属肝衰竭恢复期,辨病为黄疸,结合舌脉及二便,证属湿热蕴结。治当疏肝泄热,利湿退黄。方中淡竹叶泻火除烦,黄芩清热燥湿,生地黄清热凉血,赤芍凉血散瘀退黄,丹参、香附疏肝活血,茯苓健脾补中,知母滋阴泻火,桔梗载药上行,鱼腥草清热解毒,葶苈子泻肺平喘,生甘草调和诸药,枳实宽中下气,牡丹皮清热凉血,茵陈利湿退黄,瓜蒌清热宽胸,枸杞子补益肝肾,鸡内金、神曲健胃消食,太子参益气健脾。二诊时患者诉稍疲乏,身目尿黄较前减轻,前方去瓜蒌、葶苈子、牡丹皮等泻肺祛痰之品,加生黄芪、炒白术健脾益气,生牡蛎、制鳖甲软坚散结。三诊时患者诉上述诸症改善,身体疲乏,去知母,加杜仲、续断补益肝肾,以培根本。

案三

印某,男,47 岁,2022 年 4 月 21 日就诊。

主诉:乏力纳差伴皮肤黄染 2 个月余。

现病史:患者 2 个月前外出在餐馆就餐后出现腹痛、腹泻,于外院住院治疗,诊断为急性戊型肝炎、急性肝衰竭、慢性乙型肝炎等,予以护肝降酶、退黄等对症支持治疗。

刻下症:乏力,纳差,偶有肝区不适感,一般状况尚可,大便不成形,3 次/日,无恶心呕吐、腹胀腹痛、心慌胸闷等不适。体检:面部色暗,慢性肝病病容,皮肤巩膜轻度黄染,腹平软,肝脾肋下未及,舌淡暗,苔薄白,脉细。

既往史:有高血压病史 2 年余,未系统服药,有胆囊切除手术史,有慢性乙型肝炎病史 30 余年,未服用抗病毒药进行治疗,2 个月前因"乏力纳差、皮肤黄染 10 天"入院,入院后确诊为急性戊型肝炎、急性肝衰竭,入院后开始服用抗病毒药物(替诺福韦)治疗至今。

辅助检查:2022 年 1 月 29 日查肝功能示 ALT 4022 U/L,AST 2076 U/L,TBil 274.5 μmol/L,DBil 153.3 μmol/L,ALB 37.4 g/L,GGT 160 U/L,ALP 194 U/L;凝血功能示 PT 26.1 s,PTA 31%。乙肝两对半示小三阳,HCV-RNA 阴性,HEV-IgG、HEV-IgM 阴性;2022 年 4 月查 TBil 55 μmol/L,其余指标基本恢复正常。

中医诊断:黄疸——湿热蕴结证。

治法:活血解毒,清热利湿退黄。

处方:茵陈 30 g,虎杖 15 g,丹参 15 g,赤芍 30 g,香附 15 g,炒白术 15 g,甘草 10 g,枸杞子 12 g,五味子 10 g,鸡内金 15 g,炒麦芽 15 g,神曲 10 g,陈皮 10 g,14 付,水煎服,日 1 付。

二诊:21 天后,患者诉睡前口干、口苦,皮肤瘙痒,后背疖肿,睡眠易醒,大便可。舌脉:舌淡红,苔薄微黄,脉细。复查 TBil 25 μmol/L,基本恢复正常,其他指标均恢复正常，中药前方去陈皮，改枸杞子为 10 g，加生地黄 15 g、砂仁 5 g、连翘 15 g、女贞子 15 g、法半夏 10 g、知母 15 g，14 付，水煎服，日 1 付。

按语：患者就诊时处于急性肝炎导致肝衰竭的恢复期，从辨证角度来看属于瘀胆为主，湿热未尽，治疗上以活血解毒，清热利湿退黄为主。患者一诊时总胆红素仍高，有黄疸的表现，必有湿热留恋，"治黄非利小便不去"，故要利湿退黄。患者面部色暗，有瘀的表现，疾病后期有瘀必兼有虚，久病必伤正气，该病初起"邪气盛"，但"邪之所凑，其气必虚"，或正不胜邪，或失治，外邪缠绵不去，羁留日久伤正，则正气日渐亏虚。因此在活血化瘀的同时还要兼顾扶助正气。该方中茵陈、虎杖解毒退黄，赤芍、丹参、香附疏肝活血，炒白术、枸杞子扶助正气，五味子酸入肝，后期敛阴护肝养肝，五味子与甘草合用酸甘化阴。赤芍与甘草合用亦可酸甘化阴，患者处于肝衰竭后期恢复期，机体肝细胞修复期，此时应该滋补阴液，故用赤芍 30 g、甘草 10 g，两者加大用量，合用酸甘化阴效果更佳。鸡内金、炒麦芽、神曲、陈皮健脾，调理后天之源。

肝着（肝著）

案一

彭某某，男，34 岁，2006 年 5 月 5 日就诊。

主诉：右胁不适 1 年余。

现病史：近 1 年来感右胁不适，因尚能劳动，而未求医问药。

刻下症：近来右胁胀痛症状加重，且感乏力，神疲，纳食不香，睡眠差。体检：皮肤巩膜无黄染，腹平软，肝脾肋下未及，舌红，苔黄腻，脉弦细。

既往史：有乙型肝炎病史 10 余年，未行抗病毒治疗。

辅助检查：2006 年 5 月查肝功能示 ALT 49 U/L，AST 65 U/L，TBil 17.6 μmol/L。

中医诊断：肝着——肝郁脾虚证。

治法：疏肝健脾，利湿化浊。

处方：柴胡 10 g，黄芩 15 g，半夏 10 g，丹参 15 g，茯神 15 g，陈皮 10 g，生薏苡仁 20 g，天花粉 15 g，合欢皮 15 g，生牡蛎 24 g，六一散（包煎）24 g，夜交藤 30

g,7付,水煎服,日1付。三餐前服药,饮食宜清淡,节喜怒,戒烟酒,忌辛辣厚味。

二诊:7天后,患者诉服药后感右胁隐胀不适减轻,睡眠较前好转,纳食可,口中和,大便调。舌脉:舌淡红,苔薄白,脉弦细。从症状及舌脉观,此乃肝气渐疏,气机渐畅,脾气渐复。前方去六一散,加甘草6g,7付,水煎服,日1付。

三诊:7天后,患者诉晨起右胁偶有不适,眼泪多,精神好,纳食香,睡眠可,二便调。舌脉:舌淡红,苔薄白,脉弦细。此为肝郁渐解,气机调畅之象。二诊方去合欢皮、夜交藤,佐加夏枯草10g,菊花10g以清肝疏肝,7付,水煎服,日1付。

四诊:7天后,患者自诉右胁无明显不适,纳香,口中和,睡眠可,二便调。舌脉:舌淡红,苔薄白,脉弦细。复查肝功能:ALT 26 U/L,AST 38 U/L,TBil 13.2 μmol/L。患者临床症状缓解,肝功能恢复正常,守三诊方继服7剂,煎服法及医嘱同上。

按语:患者久患肝疾,肝气郁结,气机失调;同时肝气犯脾,脾失健运,证属肝郁脾虚。法取疏肝健脾,利湿化浊。方用小柴胡汤加减(柴胡、黄芩、半夏)疏肝解郁,以解右胁胀痛之主症;因肝气犯脾,脾虚湿滞,且有化热之象,症见神疲、乏力、纳食不香、苔黄腻,故加用茯神、陈皮、生薏苡仁、六一散健脾清热化湿;肝郁气滞,脾虚湿滞,内扰心神,而影响睡眠,加用合欢皮、夜交藤,与茯神相配养心安神;伍用生牡蛎既能软坚,助小柴胡汤治疗肋胁硬满不适;又有益于潜镇安眠。另加天花粉以防湿邪化热伤津。一诊后症状稍减,舌苔由黄腻转为薄白,此为湿热渐去之象,方去滑石。三诊时见眼泪多,而睡眠可,开郁渐解,以清肝疏肝之品收功,则于二诊方去合欢皮、夜交藤,加夏枯草10g、菊花10g。本案例用小柴胡汤随证加减治疗,遵循张仲景"观其脉证,知犯何逆,随证治之"的辨证思想。终获临床症状、体征好转,肝功能复常之良效。

案二

苏某,女,69岁,2023年6月25日就诊。

主诉:腹胀、口苦1个月余。

现病史:患者有慢性乙型肝炎病史30余年,近1个月来无明显诱因出现腹胀,伴口苦,服用胃肠动力药后无明显改善,今为求中医治疗,遂来诊。

刻下症：腹胀、肠鸣、口苦，胃脘部嘈杂不适，睡眠欠佳，眼睛干涩，大便不爽，纳食可，小便可。体检：皮肤巩膜无黄染，腹平软，肝脾肋下未及，舌暗红，苔薄微黄，脉细滑。

既往史：既往有慢性乙型肝炎病史 30 余年（目前服用恩替卡韦抗病毒治疗），否认高血压、糖尿病、冠心病、心梗病史，否认外伤及输血史。

辅助检查：2023 年 6 月查肝功能示 ALT 68 U/L，AST 72 U/L；HBV-DNA＜50 IU/ml；肝脏彩超示肝脏未见占位性病变。

中医诊断：肝着——肝郁脾虚证。

治法：疏肝健脾，和胃消胀。

处方：法半夏 10 g，陈皮 10 g，黄芩 10 g，黄连 3 g，干姜 3 g，鸡内金 10 g，神曲 10 g，丹参 15 g，白芍 10 g，甘草 6 g，紫苏梗 10 g，枳实 15 g，浙贝母 20 g，海螵蛸 20 g，薏苡仁 15 g，白术 15 g，香附 15 g，茵陈 15 g，生姜 3 g，大枣 10 g，茯神 15 g，太子参 15 g，14 付，水煎服，日 1 付。

二诊：14 天后，患者诉腹胀较前好转，睡眠改善，眼睛干涩，二便调。舌脉：舌红，苔薄微黄，脉滑。复查肝功能正常，守前方继服 14 付，水煎服，日 1 付。

按语：患者有慢性乙型肝炎病史，以腹胀、胃脘部嘈杂不适为主要临床表现，病属中医"肝着"范畴，肝之为病，易乘脾脏，故出现腹胀、嘈杂等消化道症状，结合舌脉，四诊合参，属肝郁脾虚。治疗上当以疏肝健脾，和胃消胀为主。方投生姜泻心汤加减化裁，方中法半夏化痰降逆，陈皮理气健脾，黄芩、黄连清热燥湿，鸡内金、神曲健脾消食，丹参行气活血，白芍养血敛阴，甘草调和诸药，紫苏梗行气和胃，枳实宽中下气，浙贝母、海螵蛸同用降逆制酸，薏苡仁、白术渗湿健脾，香附疏肝解郁，茵陈清热利湿，生姜、干姜同用，乃叶天士师喻嘉言之法，《医门法律·进退黄连汤方论》载，"表里之邪，则用生姜之辛以散之；上下之邪，则用干姜之辣以开之"，生姜、干姜同用散表里、开上下，大枣补益气血，茯神宁心安神，太子参益气健脾。

案三

甘某，男，34 岁，2022 年 7 月 7 日就诊。

主诉：发现肝功能异常 4 个月。

现病史：患者 2022 年 3 月体检发现肝功能异常，口服五酯滴丸治疗，2022

年6月复查各项指标稍有降低,见口干、口苦、疲乏等症,为求中医治疗,遂来诊。

刻下症:口干、口苦,疲乏,易出汗,小便黄,大便可,纳食可,睡眠可,无胁痛,无心慌胸闷,无恶心呕吐等不适。体检:皮肤巩膜无黄染,腹平软,肝脾肋下未及,舌淡红,苔薄白,脉细滑。

既往史:否认高血压、糖尿病、冠心病等病史;否认肝炎等传染病史,既往有饮酒史,量不详,无吸烟史。

辅助检查:2022年6月22日查甲、乙、丙、戊肝抗体阴性,目身免疫性肝病抗体阴性;2022年7月7日查肝功能示 ALT 101 U/L,AST 90 U/L,GGT 363 U/L,ALP 399 U/L,TBil 32.4 μmol/L,DBil 23.9 μmol/L。

中医诊断:肝着——肝郁脾虚证。

治法:疏肝解郁,健脾利湿。

处方:夏枯草20 g,法半夏10 g,太子参15 g,酒黄芩15 g,赤芍30 g,茯苓15 g,葛根15 g,丹参15 g,佛手10 g,甘草10 g,浮小麦15 g,枸杞子15 g,茵陈30 g,炒鸡内金15 g,牡丹皮15 g,神曲10 g,酒女贞子30 g,21付,水煎服,日1付,嘱患者戒酒。

二诊:患者诉口干、口苦明显好转,疲乏,易出汗,小便黄,大便可,纳食可,睡眠可,无胁痛,无心慌胸闷,无恶心呕吐等不适。舌脉:舌淡红,苔薄白,脉细滑,前方加黄芪15 g,21付,水煎服,日1付。

三诊:患者诉无明显症状,复查肝功能:ALT 36 U/L,AST 42 U/L,GGT 130 U/L,ALP 150 U/L,TBil 26.2 μmol/L,DBil 20.1 μmol/L,嘱患者继服二诊方,戒酒,定期复查肝功能。

按语:患者无明显诱因出现肝功能异常,仔细询问病史发现患者既往有饮酒史,就诊时虽已戒酒,但长期饮酒,伤及肝脾,加之工作劳累,诱发痰浊瘀血产生,治宜疏肝解郁,健脾利湿,活血化瘀,兼滋补肝肾,方中夏枯草清肝泻火,酒黄芩、茵陈清热利湿退黄,法半夏、佛手疏肝解郁、燥湿化痰,太子参、茯苓益气健脾,赤芍、丹参、牡丹皮清热活血化瘀,枸杞子、酒女贞子滋补肝肾,炒鸡内金、神曲健脾消食,葛根生津止渴,浮小麦益气固表止汗,甘草调和诸药。二诊时患者症状好转,巩固治疗加黄芪扶正补虚,益气升阳。三诊时症状明显改善,肝功能恢复较好,嘱患者规律作息,调节饮食,继服中药调理可获明显疗效。

案四

李某,女,50 岁,已绝经,2022 年 8 月 1 日就诊。

主诉:口干、口苦伴呃逆反酸半年。

现病史:患者 20 余年前确诊慢性乙型肝炎,未服用抗病毒药,近半年来,患者诉口干、口苦,呃逆,反酸,为求中医治疗,遂来诊。

刻下症:口干、口苦,呃逆,反酸,咽中梗塞,烧心感,纳差,气短心慌,情绪不佳,疲乏,大便不成形,小便可。体检:皮肤巩膜无黄染,腹平软,肝脾肋下未及,舌淡红,苔薄白,有齿痕,脉弦细。

既往史:有慢性乙型肝炎病史 20 余年,既往未行抗病毒治疗;有浅表性胃炎病史,服用奥美拉唑治疗。

辅助检查:2021 年 5 月 26 日胃肠镜示浅表性胃炎,直肠息肉。

中医诊断:肝着——肝郁脾虚证。

治法:疏肝健脾,理气和胃利胆。

处方:法半夏 10 g,黄芩 15 g,竹茹 10 g,枳壳 12 g,陈皮 10 g,厚朴 15 g,太子参 15 g,浙贝母 15 g,海螵蛸 15 g,茯神 15 g,葛根 15 g,石斛 15 g,甘草 6 g,玫瑰花 15 g,旋覆花 15 g,吴茱萸 6 g,黄连 3 g,炒鸡内金 15 g,神曲 10 g,21 付,水煎服,日 1 付。

二诊:21 天后,患者诉口干、口苦好转,仍有呃逆、反酸、咽中梗塞、疲乏等不适,纳食可,情绪可,大便不成形,小便可。舌脉:舌淡红,苔薄白,脉弦细。辅助检查:肝功能示 ALT 25 U/L,AST 27 U/L;HBV-DNA 阳性;AFP 6.5 ng/ml;肝胆脾彩超示肝囊肿。嘱患者行恩替卡韦抗病毒治疗,前方加薄荷 3 g,改吴茱萸为 9 g,21 付,水煎服,日 1 付。

三诊:21 天后,患者诉头晕,睡眠不佳,易醒,视物模糊,现口干、口苦,反酸,咽中梗塞较前好转,仍有呃逆、疲乏、胃脘嘈杂、胸闷等不适,二便可。舌脉:舌淡红,苔薄白,脉弦细。二诊方去黄芩,加石菖蒲 10 g,郁金 10 g,21 付,水煎服,日 1 付。

四诊:21 天后,患者诉现口干、口苦,呃逆,反酸较前明显好转,睡眠改善,时感胃脘嘈杂、疲乏、腰部酸胀、腹胀,情绪可,二便可。舌脉:舌淡暗,苔薄白,脉弦细。三诊方去石斛,加麦冬 15 g,21 付,水煎服,日 1 付。

五诊:患者诉以上诸症较前明显改善,纳食可,二便调,情绪平稳,舌淡红,苔薄白,脉弦细。四诊方加石斛 15 g,21 付,水煎服,日 1 付。

按语:患者一诊主要为肝气郁滞,日久伤及脾胃而致肝郁脾虚。治疗时以疏肝健脾,理气和胃利胆为主,方中含有小柴胡汤(黄芩、法半夏、太子参)和黄连温胆汤(黄连、竹茹、枳壳、法半夏、陈皮)之义。法半夏、厚朴合用,可除咽喉梗阻之疾;海螵蛸、玫瑰花、旋覆花、吴茱萸合用制酸和胃降逆,可解反酸、呃逆之患;炒鸡内金、神曲健胃消食,可增强消化功能,亦有实脾之效。二诊主要为肝郁脾虚,但反酸、呃逆仍不解,治当疏肝利胆,理气和胃降逆,故增加吴茱萸的用量。三诊在肝郁脾虚基础之上,兼见头晕、胸闷症状,盖痰邪蒙蔽清窍,郁结胸中所致,故加石菖蒲、郁金;而上焦热邪已去,故去黄芩。四诊主要为肝郁脾虚,兼有腰部酸胀的症状,故加麦冬;情绪睡眠好转,则去石斛。五诊时,考虑患者仍然存在胃阴不足较甚的情况,故仍然加用石斛以益胃阴,胃和则睡眠不佳症状可缓解。

案五

张某,女,59 岁。2023 年 4 月 27 日就诊。

主诉:口干、口苦 1 个月余。

现病史:患者有慢性乙型肝炎病史多年,行抗病毒治疗,1 个多月前无明显诱因出现口干、口苦等症状,未行治疗,后症状进一步加重,遂来诊。

刻下症:口干、口苦,稍乏力,睡眠欠佳,无腹胀腹痛、恶心呕吐等不适,纳食可,二便调。体检:皮肤巩膜无黄染,腹平软,肝脾肋下未及,舌红,苔黄,中有裂纹,脉弦细。

既往史:既往有高脂血症病史(服用他汀类药物治疗),有慢性乙型肝炎病史(服用恩替卡韦抗病毒治疗),否认高血压、糖尿病、冠心病、心梗病史,否认外伤及输血史。

辅助检查:2023 年 4 月 27 日我院门诊,查血常规未见明显异常。肝功能示 ALT 46 U/L,AST 40 U/L;血脂示 TC 5.24 mmol/L,TG 2.25 mmol/L;乙肝两对半示小三阳;HBV-DNA＜50 IU/ml。肝胆胰脾彩超示轻度脂肪肝,肝囊肿。

中医诊断:肝着——肝阴不足证。

治法:养阴补肝,宁心安神。

处方:柴胡 10 g,黄芩 15 g,太子参 15 g,茯苓 15 g,生地黄 20 g,当归 15 g,赤芍 15 g,白芍 15 g,枸杞子 15 g,五味子 15 g,甘草 10 g,酸枣仁 30 g,益母草 15,白花蛇舌草 15 g,忍冬藤 15 g,续断 15 g,茵陈 15 g,14 付,水煎服,日 1 付。

二诊:14 天后,患者诉乏力、口干、口苦症状稍有改善,喉有少许黏痰,睡眠欠佳,大便可,小便可。舌脉:舌淡红,有齿痕,苔黄,脉弦。前方加黄连 10 g,14 付,水煎服,日 1 付。

三诊:14 天后,患者诉乏力、口干、口苦明显缓解,无咳嗽咳痰,睡眠好转,大便可,小便可。舌脉:舌淡红,有齿痕,苔黄,脉弦。二诊方继服 14 付,水煎服,日 1 付。

按语:患者一诊以口干、口苦,乏力为主要临床表现,有乙肝小三阳病史,未行抗病毒治疗,系外感内伤诸因合而发病,肝气郁滞,郁而化火,肝胆火盛。方投小柴胡汤合四君子汤加减。方中柴胡、黄芩疏肝泄热,太子参益气健脾,茯苓健脾宁心,生地黄清热养阴,当归、益母草活血调经,赤白芍合用清热与滋阴并行,枸杞子滋阴益肾,五味子益气生津,酸枣仁养心益肝,白花蛇舌草、忍冬藤清热解毒,续断补肝肾、调血脉,茵陈清热利胆,甘草调和诸药。二诊患者仍见口干、口苦,睡眠欠佳,结合舌脉,此系心火上炎所致,故加黄连以泻心火。患者服药以后诉夜寐渐安,口干、口苦症状改善。

案六

张某,女,40 岁,2023 年 4 月 27 日就诊。

主诉:乏力伴口干、口苦 2 周。

现病史:患者 2 周前剧烈运动后出现乏力,口干、口苦等症,未行特殊治疗,后症状进一步加重,今为求中医治疗,遂来诊。

刻下症:时感疲乏,口干、口苦,眼睛干涩,睡眠欠佳,大便可,小便黄,月经量少。体检:皮肤巩膜无黄染,腹平软,肝脾肋下未及,舌红,苔薄黄,脉弦。

既往史:既往有慢性乙型肝炎病史(目前服用恩替卡韦抗病毒治疗),否认高血压、糖尿病、冠心病、心梗病史,否认外伤及输血史。

辅助检查:2023 年 4 月 27 日查肝功能示 ALT 128 U/L,AST 167 U/L;血常规未见异常。

中医诊断:肝着——肝血不足证。

治法:疏肝解郁,养血安神。

处方:柴胡 10 g,黄芩 15 g,太子参 15 g,茯神 15 g,生地黄 20 g,当归 15 g,赤白芍各 15 g,枸杞子 15 g,五味子 15 g,生甘草 10 g,酸枣仁 30 g,益母草 15 g,白花蛇舌草 15 g,忍冬藤 15 g,续断 15 g,茵陈 15 g,14 付,水煎服,日 1 付。

二诊:14 天后,患者诉疲乏感较前缓解,睡眠改善,仍觉口干,眼睛干涩,纳食可,大便稀,小便可。舌脉:舌红,苔薄白,脉弦。前方去白花蛇舌草,加知母 15 g、桑椹 15 g、菟丝子 10 g,15 付,水煎服,日 1 付。

三诊:15 天后,患者诉口干,眼稍干涩,偶感胸闷、心悸,二便可,纳食可。舌脉:舌淡红,苔薄白,脉弦。二诊方去柴胡、黄芩,加麦冬 15 g、百合 15 g,7 付,水煎服,日 1 付。

四诊:7 天后,患者诉前症减轻,偶感心慌胸闷,月经可,二便调。舌脉:舌淡红,苔薄白,脉弦。复查肝功能正常,嘱患者继服三诊方 14 付。

按语:患者一诊以疲乏、口干、口苦、眼睛干涩、睡眠欠佳、月经量少为主要临床表现。结合既往慢性乙型肝炎病史,辨为肝着。结合舌红,苔薄白,脉弦的舌脉表现,证属肝血不足,治当疏肝解郁,养血安神。方中柴胡疏肝退热,黄芩清热燥湿,太子参益气健脾,茯神安神宁心,生地黄清热养阴,当归养血活血,赤芍凉血散瘀,白芍养血柔肝,枸杞子补益肝肾,五味子益气生津,生甘草调和诸药,酸枣仁养心益肝、宁心安神,益母草活血调经,白花蛇舌草清热解毒,忍冬藤、续断益肝肾,调经水,茵陈清热利湿。二诊时患者诉疲乏感较前缓解,睡眠改善,仍觉口干,眼睛干涩,故加知母、桑椹滋阴泄热,菟丝子补益肝肾。三诊时患者诉口干,眼稍干涩,偶感胸闷、心悸,以肝肾阴虚之象为主,故去柴胡、黄芩以防疏泄太过伤阴,加麦冬、百合滋阴生津润燥。四诊时患者诉前症减轻,故继服三诊方以固疗效。

案七

金某,女,41 岁,2023 年 5 月 27 日就诊。

主诉:口干、眼睛干涩 1 个月余。

现病史:患者半个月前体检发现肝功能 GGT 偏高,自诉 1 个多月前出现口干、眼睛干涩等症,未予治疗,症状进一步加重,遂来就诊。

刻下症:时觉口干,眼睛干涩,睡眠欠佳,疲乏,健忘,时烦,月经色暗,大便干,小便可。体检:皮肤巩膜无黄染,腹平软,肝脾肋下未及,舌暗红,中有裂纹,少苔,脉弦细。

既往史:既往有高血压病史,有高脂血症病史(目前服药控制可),否认肝炎病史,否认高血压、糖尿病、冠心病、心梗病史,否认外伤及输血史。

辅助检查:2023 年 5 月查肝功能示 ALT 32 U/L,AST 27 U/L,GGT 128 U/L,TBil 16 μmol/L。

中医诊断:肝着——阴虚血瘀证。

治法:滋阴益肾,活血化瘀。

处方:生地黄 15 g,百合 15 g,沙参 15 g,当归 15 g,知母 15 g,牡丹皮 15 g,川芎 10 g,太子参 15 g,枸杞子 15 g,茯神 15 g,赤芍 15 g,甘草 6 g,益母草 15 g,酸枣仁 15 g,柏子仁 15 g,14 付,水煎服,日 1 付。

二诊:14 天后,患者诉口干、眼睛干涩较前好转,睡眠改善,疲乏,健忘,情绪好转,大便干,小便可。舌脉:舌稍暗红,中有裂纹,苔薄微黄,脉弦细。前方加丹参 15 g,川芎改为 6 g,14 付,水煎服,日 1 付。

按语:患者一诊以肝功能异常,口干,眼睛干涩,睡眠欠佳,疲乏,健忘为主要临床表现,结合舌暗红,中有裂纹,少苔,脉弦细的舌脉表现以及月经色暗,时烦,大便干等症,诊断为肝着,阴虚血瘀证。治当滋阴益肾,活血化瘀。方投百合地黄汤合酸枣仁汤加减化裁。方中生地黄滋阴凉血,百合滋阴安神,沙参养阴益胃,当归、益母草活血调经,知母清热滋阴,牡丹皮清热凉血,川芎活血行气,太子参益气健脾,枸杞子补益肝肾,茯神宁心安神,赤芍凉血散瘀,甘草调和诸药,酸枣仁养心补肝,柏子仁润肠通便。二诊时患者诉口干、眼睛干涩较前好转,睡眠改善,疲乏,健忘,情绪好转,舌稍暗红,加丹参行气活血。后随访患者症状改善明显,嘱患者规律作息,定期复查,不适随诊。

案八

汪某,男,50 岁,2023 年 6 月 8 日就诊。

主诉:乏力伴口干、口苦 1 个月余。

现病史:有慢性乙型肝炎病史 10 余年。1 个多月前因饮酒后出现口干、口苦等症,未经特殊治疗,今为求中医治疗,遂来就诊。

刻下症:口干、口苦,疲乏,耳鸣,急躁,睡眠可,纳食正常,大便秘结,小便可。体检:皮肤巩膜无黄染,腹平软,肝脾肋下未及,舌淡红,有瘀斑,苔薄白,脉弦。

既往史:既往有慢性乙型肝炎病史,抗病毒治疗 10 余年,否认高血压、糖尿病、冠心病、心梗病史,否认外伤及输血史。

辅助检查:2023 年 6 月 6 日查肝功能、甲胎蛋白未见异常;HBV-DNA＜50 IU/ml;彩超示肝实质回声,肝囊肿,胆囊壁增厚毛糙。

中医诊断:肝着——肝郁血瘀证。

治法:疏肝健脾,活血化瘀。

处方:柴胡 6 g,黄芩 10 g,太子参 10 g,茯苓 10 g,当归 10 g,赤芍 10 g,枸杞子 10 g,生地黄 10 g,白术 10 g,枳实 10 g,知母 10 g,金钱草 12 g,鸡内金 10 g,酸枣仁 10 g,中药颗粒剂 14 付,开水冲服,日 1 付。

二诊:14 天后,患者诉口干、口苦稍缓解,偶感乏力,耳鸣,情绪急躁,睡眠可,纳食正常,大便干,小便可。舌脉:舌淡红,有瘀斑,苔薄白,脉弦。前方去酸枣仁,加郁金 10 g,菟丝子 10 g,中药颗粒剂 14 付,开水冲服,日 1 付。

三诊:14 天后,患者诉口干、口苦减轻,耳鸣有所改善,情绪较前稳定,睡眠可,纳食正常,大便可,小便可。舌脉:舌淡红,有瘀斑,苔薄白,脉弦。二诊方继服 14 付。

按语:嗜食肥甘、嗜烟酒及素体木火有余之肝病患者,以口干、口苦,疲乏,耳鸣,情绪急躁为主要临床表现,兼见大便秘结等症,此为肝气郁结,日久化火,热毒内蕴,久病入络,浸淫血分,煎熬成瘀,治当疏肝健脾,活血化瘀。方中柴胡、黄芩疏肝泄热,太子参益气健脾,茯苓健脾补中,当归补血活血,赤芍凉血散瘀,枸杞子补益肝肾,生地黄清热凉血,白术健脾益气,枳实宽中下气,知母滋阴泻火,金钱草清热利湿,鸡内金健胃消食,酸枣仁养心补肝,宁心安神。二诊时患者耳鸣、情绪急躁症状明显,余症得减,加郁金以增行气活血之效,加菟丝子养肝益肾,一则以固其根本,二则防疏泄太过,耗伤肝阴。全方疏肝、活血同时不忘健脾、益肾,标本兼顾,颇获殊效。

案九

胡某,男,27 岁,2003 年 5 月 16 日就诊。

主诉：腹胀、小便黄半个月余。

现病史：患者半个多月前无明显诱因出现腹胀，小便黄，纳食欠佳，无明显口干、口苦，无恶心欲呕等症状，大便可。

刻下症：腹胀，小便黄，纳食可，无明显口干、口苦，无恶心欲呕等症状，大便可。体检：神清，精神可，全身皮肤黏膜及巩膜无明显黄染，腹平软，无明显压痛及反跳痛，腹水征阴性，肝脾肋下未及，双下肢不肿，舌淡红，舌中有裂纹，苔薄白，脉弦。

既往史：有慢性乙型肝炎病史 2 年，否认高血压、糖尿病、冠心病、心梗病史，否认外伤及输血史。

辅助检查：2003 年 5 月查肝功能示 ALT 471 U/L，AST 434 U/L，TBil 29.84 μmol/L；HBV-DNA 7.32×10^3 IU/ml。

中医诊断：肝着——肝郁脾虚，湿热内蕴证。

治法：疏肝解郁，清利湿热。

处方：虎杖 15 g，丹参 30 g，赤芍 24 g，牡丹皮 15 g，茵陈 30 g，炒栀子 10 g，枳壳 10 g，陈皮 10 g，泽泻 15 g，车前草 24 g，连翘 15 g，金银花 15 g，制大黄 6 g，白术 15 g，麦冬 15 g，女贞子 30 g，7 付，水煎服，日 1 付。三餐前服药，饮食宜清淡，节喜怒，戒烟酒，忌辛辣厚味。

二诊：7 天后，患者仍觉腹胀，小便黄。舌脉：舌淡红，苔薄白，脉弦。病机未变，治法方药亦不变，继服前方 7 付，水煎服，日 1 付。

三诊：7 天后，患者诉渐感腹胀较前减轻，小便黄染较以前变淡。舌脉：舌淡红，苔薄白，脉弦。从症状及舌脉观，此为肝气渐疏，湿热渐减。二诊方改制大黄为 3 g，丹参为 24 g，赤芍为 15 g，14 付，水煎服，日 1 付。

四诊：14 天后，患者诉服药后已无明显腹胀，小便颜色转淡，大便调，精神好，纳食可。舌脉：舌淡红，苔薄白，脉弦细。复查肝功能示 ALT 36 U/L，AST 42 U/L，TBil 17.2 μmol/L；HBV-DNA＜50 IU/ml。此为脾气健运，肝气得疏，气机调畅之象，守四诊方，处方 14 付，煎服法及医嘱同上。

按语：患者不慎感邪，邪毒踞于肝，肝气失于条达，气机郁结，肝气乘脾，脾失健运，则腹胀、纳食欠佳；脾虚生湿，湿蕴化热，湿热内蕴，下注膀胱则小便黄。中医诊断为肝着，辨证为肝郁脾虚，湿热内蕴。治以疏肝解郁，清利湿热。用茵陈蒿汤加味治疗，此为慢性疾病，方证相合，注意守方治疗；用药取效之后，亦当效不更方，以巩固疗效。慢性乙型肝炎的病因病机较为复杂，在肝郁脾虚的基础上,多有毒侵、痰阻、血瘀的病理变化。故此方在上述辨证采用茵陈蒿汤的基础上,用虎杖、金银花、连翘清热解毒;选陈皮、白术健脾化湿;加丹参、赤芍、牡丹皮活血化瘀。乙型肝炎为疫毒之邪致病,属温病范畴,在其治疗过程中要注意顾护津液。温病学家吴鞠通有训:"留得一分津液,便有一分生机。"况且患者症见舌中有裂纹伤阴之象,此仍湿热内蕴,伤阴耗液,故伍用麦冬、女贞子滋阴补液,该药滋而不腻,且有保肝降酶之效。如此采用辨证与辨病相结合的治疗方法,临床取得症状、体征缓解,肝功能复常,病毒复制指标转阴的满意疗效。

胁痛

验案精选

案一

周某,女,46 岁,2023 年 3 月 9 日就诊。

主诉:肝区不适 1 个月余。

现病史:有慢性乙型肝炎病史多年,未行抗病毒治疗,半年前因乏力、肝区不适至医院就诊,予以抗病毒、护肝等治疗,半个月前患者因频繁熬夜,再次出现乏力,肝区不适,今为求中医治疗,遂来诊。

刻下症:肝区偶有胀痛不适,肩背疼痛,疲乏,呃逆,口干、口苦,时有烦躁,纳食可,睡眠可,大便可,小便黄,月经量少。体检:皮肤巩膜无黄染,腹平软,肝脾肋下未及,舌淡红,有瘀斑,边有齿痕,苔薄白,脉细滑。

既往史:既往有慢性乙型肝炎病史 20 余年,半年前开始服用替诺福韦抗病毒治疗,否认高血压、糖尿病、冠心病、心梗病史,否认外伤及输血史。

辅助检查:2023 年 2 月 14 日某医院查肝功能示 ALT 15 U/L,AST 20 U/L,TBil 7.7 μmol/L,DBil 2.9 μmol/L;乙肝两对半示小三阳;HBV-DNA<50 IU/ml;肝纤维化四项无异常;肝胆胰脾彩超示未见明显异常。

中医诊断:胁痛——肝郁脾虚证。

治法:疏肝健脾,通络止痛。

处方:柴胡 10 g,黄芩 15 g,法半夏 10 g,太子参 15 g,枳实 15 g,茯苓 15 g,白术 15 g,陈皮 10 g,炙甘草 6 g,当归 10 g,枸杞子 15 g,菟丝子 15 g,益母草 15 g,生地黄 15 g,白芍 15 g,14 付,水煎服,日 1 付。

二诊：14 天后，患者诉肝区不适、疲乏症状较前缓解，饭后胃脘部不适，呃逆反酸，口干、口苦，眼睛干涩，纳食不佳，睡眠可，二便调，月经可。舌脉：舌淡红，苔薄白，有齿痕，脉滑。前方去柴胡、枳实、当归、菟丝子，加枳壳 12 g、浙贝母 15 g、海螵蛸 15 g、玫瑰花 15 g、鸡内金 15 g、神曲 10 g，14 付，水煎服，日 1 付。

三诊：14 天后，患者诉口干、口苦，呃逆反酸症状改善，仍觉眼睛干涩，右胁偶有隐痛，症状较轻，肩背疼痛，纳食可，睡眠可，大便可，小便黄。舌脉：舌淡红，苔薄白，有齿痕，脉细滑。二诊方加柴胡 10 g、知母 15 g、菟丝子 15 g，14 付，水煎服，日 1 付。

四诊：14 天后，患者诉胃脘时痛，口干、口苦，呃逆，乏力，视物模糊，睡眠可，大便可，小便黄。舌脉：舌淡红，有齿痕，苔薄微黄，脉细滑。三诊方去知母、生地黄，加郁金 15 g、厚朴 10 g、石斛 15 g，14 付，水煎服，日 1 付。

按语：本案患者症见肝区胀痛不适，肩背疼痛，疲乏，呃逆，口干、口苦等症，病属中医"胁痛"范畴。患者有慢性乙型肝炎病史 20 余年，之前一直未行抗病毒治疗，系感受"疫邪"，邪伏膜原，加之外感、内伤诸因引动伏邪而发病，肝气郁结，失于疏泄，气血瘀滞，阻滞经络，久而气血亏虚。结合舌脉辨为肝郁脾虚证，方投小柴胡汤合六君子汤加减。方中柴胡、黄芩、法半夏疏肝解郁，和解少阳；太子参益气健脾生津，枳实宽中下气降逆，茯苓、白术健脾和胃，陈皮理气健脾，当归补血活血，枸杞子、菟丝子补益肝肾，益母草活血调经，生地黄养阴生津，白芍柔肝敛阴。二诊时患者诉肝区不适症状缓解，故去柴胡，更换枳实为下气较缓的枳壳；舌瘀斑消失，月经较前正常，故去当归、菟丝子；呃逆反酸症状未见缓解，故加乌贝散（浙贝母、海螵蛸）、玫瑰花；纳食不佳，故加鸡内金、神曲。三诊时患者右胁不适偶见，眼睛干涩故加柴胡疏肝解郁，菟丝子、知母滋养肝肾以养睛目。四诊时胃脘不适，结合舌脉，此系湿邪困阻中焦所致，故加厚朴以燥湿下气，郁金行气解郁，石斛益胃生津、滋肾润燥。

案二

王某，男，38 岁，2023 年 5 月 11 日就诊。

主诉：右胁不适 2 个月余。

现病史：患者 2 个多月前无明显诱因出现肝区疼痛不适，自行购买护肝药物服用后，症状稍有改善，1 个月前与朋友聚餐，大量饮酒后再次出现肝区疼痛不适,症状进行性加重,今为求中医治疗,遂来诊。

刻下症:时有右胁不适感,食后明显,口干,易疲乏,呃逆反酸,睡眠可,二便调。体检:皮肤巩膜无黄染,腹平软,肝脾肋下未及,舌淡红,有齿痕,苔薄白,脉滑。

既往史:既往有高脂血症、脂肪肝病史,否认肝炎病史,否认高血压、糖尿病、冠心病、心梗病史,否认外伤及输血史。

中医诊断:胁痛——肝郁脾虚证。

治法:疏肝健脾,和胃降逆。

处方:法半夏 10 g,黄芩 15 g,茯苓 15 g,竹茹 10 g,厚朴 15 g,陈皮 10 g,浙贝母 15 g,乌贼骨 15 g,白术 15 g,玫瑰花 15 g,甘草 6 g,郁金 15 g,石菖蒲 15 g,鸡内金 15 g,神曲 10 g,萆薢 30 g,14 付,水煎服,日 1 付。

二诊:14 天后,患者诉右胁不适感较前稍好转,口干,易疲乏,呃逆反酸,睡眠可,二便调。舌脉:舌淡红,有齿痕,苔薄白,脉滑。前方加麦冬 15 g、吴茱萸 15 g,14 付,水煎服,日 1 付。

三诊:14 天后,患者诉偶感右胁疼痛,较前缓解较多,口干改善,稍疲乏,呃逆反酸好转,睡眠可,二便调。舌脉:舌淡红,有齿痕,苔薄白,脉滑,嘱患者继服二诊方 14 付,水煎服,日 1 付。

按语:患者以右胁不适,口干,疲乏,呃逆反酸为主要临床表现,诊断为胁痛,结合舌脉辨为肝郁脾虚证,其痛者,以肝气郁结,失于条达,气滞络阻多见,不通则痛;呃逆乃胃气不降,厥气上冲所致,故在治疗上当以疏肝健脾,和胃降逆为主,方投二陈汤合乌贝散加减化裁,方中法半夏、黄芩、竹茹燥湿化痰,降逆止呃,茯苓渗湿健脾,厚朴燥湿消痰,陈皮理气健脾,浙贝母、乌贼骨(即海螵蛸)合用制酸止呃,白术健脾益气,玫瑰花、郁金行气解郁,甘草调和诸药,石菖蒲醒神益智、化湿开胃,鸡内金、神曲健胃消食,萆薢利湿泄浊。二诊时患者诉右胁疼痛较前稍好转,仍有口干、呃逆反酸等症,故加麦冬以益胃生津,吴茱萸降逆止呃。三诊时患者诉诸症明显改善,效不更方,嘱患者继服二诊方以固疗效。

案三

江某,男,49 岁,2023 年 6 月 18 日就诊。

主诉:右胁隐痛 2 周。

现病史：患者 2 周前饮酒后出现肝区疼痛不适，自行服用多烯磷脂酰胆碱胶囊后症状得以改善，但仍偶感右胁隐痛伴乏力，今为求中医治疗，遂来诊。

刻下症：时感右胁隐痛，疲乏，口干、口苦，腹胀，纳食可，大便稀，小便黄。

体检：皮肤巩膜无黄染，腹平软，肝脾肋下未及，舌暗红，有齿痕，苔薄白，脉滑。

既往史：既往有脂肪肝病史，否认肝炎病史，否认高血压、糖尿病、冠心病、心梗病史，否认外伤及输血史。

辅助检查：2023 年 6 月 10 日查肝功能示 ALT 58 U/L，AST 92 U/L。

中医诊断：胁痛——肝郁脾虚证。

治法：疏肝止痛，健脾化浊。

处方：法半夏 8 g，荷叶 10 g，丹参 10 g，茯苓 10 g，陈皮 8 g，五味子 10 g，枸杞子 10 g，杜仲 10 g，山楂 10 g，决明子 6 g，白术 10 g，茵陈 10 g，甘草 6 g，赤芍 10 g，垂盆草 10 g，大腹皮 10 g，香附 6 g，中药颗粒剂 14 付，水冲服，日 1 付。

二诊：14 天后，患者诉偶有右胁隐痛，稍感乏力，口干、口苦好转，腹胀减轻，纳食可，大便稀，小便稍黄。舌脉：舌暗红，有齿痕，苔薄白，脉滑。前方加白芍 10 g，中药颗粒剂 14 付，水冲服，日 1 付。

三诊：14 天后，患者诉胁痛好转，偶有乏力，口干、口苦改善，无腹胀，纳食可，大便可，小便稍黄。舌脉：舌暗红，有齿痕，苔薄白，脉滑。复查肝功能：ALT 27 U/L，AST 35 U/L。二诊方继服 14 付，水冲服，日 1 付。

按语：患者既往有脂肪肝病史，一诊以右胁隐痛，疲乏，口干、口苦，腹胀为主要临床表现，结合舌暗红，有齿痕，苔薄白，脉滑的舌脉表现，盖肝气郁结，横逆犯脾，脾失健运所致，四诊合参，属胁痛，肝郁脾虚证。治当疏肝止痛，健脾化浊。方用丹山消脂方合二陈汤加减化裁。法半夏燥湿化痰，荷叶化浊降脂，丹参行气活血，茯苓健脾补中，陈皮理气健脾，五味子益气生津，枸杞子、杜仲补益肝肾，山楂健脾化浊，决明子清肝明目，白术健脾益气，茵陈清热利湿，甘草调和诸药，赤芍凉血散瘀，垂盆草利湿退黄，大腹皮行气宽中，香附疏肝解郁。二诊时患者仍感胁痛，故加白芍以增柔肝止痛之功效。三诊时患者诸症得解，查肝功能恢复正常，嘱其加强运动，继服中药以固疗效，后无明显不适可停药，规律作息，调节饮食，不适随诊。

案四

丁某,男,55岁,2023年6月22日就诊。

主诉:反复肝区疼痛不适1年余。

现病史:患者既往有慢性乙型肝炎病史20余年(目前行抗病毒治疗),近1年反复出现肝区疼痛不适,查肝功能未见异常,今为求中医治疗,遂来诊。

刻下症:偶感肝区疼痛,稍乏力,无头晕头痛、心慌胸闷、恶心呕吐等不适。体检:皮肤巩膜无黄染,腹平软,肝脾肋下未及,舌淡红,有齿痕,苔白厚,脉滑。

既往史:患者既往有慢性乙型肝炎病史20余年(目前口服恩替卡韦抗病毒治疗),否认高血压、糖尿病、冠心病、心梗病史,否认外伤及输血史。

辅助检查:2023年6月查肝功能、血常规未见明显异常;AFP 5.6 ng/ml;HBV-DNA<50 IU/ml;彩超示胆囊结石,肝囊肿。

中医诊断:胁痛——肝郁脾虚证。

治法:疏肝行气,健脾祛湿。

处方:党参15 g,茯苓15 g,法半夏10 g,黄芩15 g,厚朴15 g,浙贝母15 g,海螵蛸15 g,白术15 g,陈皮10 g,玫瑰花15 g,柴胡10 g,甘草6 g,紫苏梗10 g,14付,水煎服,日1付。

二诊:14天后,患者诉肝区疼痛较前缓解,乏力好转。舌脉:舌淡红,有齿痕,苔白厚,脉滑。前方加苍术15 g,14付,水煎服,日1付。

三诊:14天后,患者诉肝区不适、乏力改善。舌脉:舌淡红,有齿痕,苔白,脉滑。继服二诊方14付,水煎服,日1付。

按语:肝脾两脏关系十分密切。生理情况下,肝木需脾胃之气以培之;病理情况下,肝病最易传脾。患者以肝区疼痛,乏力为主要症状,既往有慢性乙型肝炎病史,舌淡红,有齿痕,苔白厚,脉滑。四诊合参,证属肝郁脾虚,湿象较重。此时应疏肝行气,健脾祛湿。治肝从脾,若盲目补肝,迭进柔腻之品,极易加剧水留湿著,土壅侮木。相反若重视健脾醒脾,脾得健运,元气旺盛,湿浊不生,水谷精微充养肝木生生之气,自能保肝祛痰。方投四君子汤合二陈汤加减化裁。方中党参健脾益肺,茯苓健脾补中,法半夏燥湿化痰,黄芩清热燥湿,厚朴燥湿消痰,浙贝母祛痰散结,同海螵蛸合用有和胃制酸之效,白术健脾益气,陈皮理气健脾,玫瑰花行气解郁,柴胡疏肝退热,甘草调和诸药,紫苏梗行气和胃。二诊时患者前症缓解，湿邪仍重，故加苍术 15 g，以增强运脾化湿之效。苍白术二味补运结合，苦温燥湿，辛甘化阳。三诊时患者前症得解，故守方以固其效。

案五

周某，男，42 岁，2023 年 4 月 13 日就诊。

主诉：右胁隐痛 1 个月余。

现病史：患者既往有脂肪肝病史，近 2 个月来生活作息不规律，起居无常，1个多月前出现胁痛症状，因工作繁忙未予重视，后症状进行性加重，遂来诊。

刻下症：时感右胁隐痛，易疲乏，无腹胀腹痛、头晕头痛、心慌胸闷，无口干、口苦等不适，纳食尚可，睡眠可，大便不成形，小便可。体检：皮肤巩膜无黄染，腹平软，肝脾肋下未及，舌暗红，边有齿痕，苔黄腻，中有裂纹，脉滑。

既往史：有脂肪肝病史，否认肝炎病史，否认高血压、糖尿病、冠心病、心梗病史，否认外伤及输血史。

辅助检查：2023 年 4 月 13 日查肝功能示 ALT 86 U/L，AST 74 U/L，TBil 63 μmol/L；彩超示轻度脂肪肝。

中医诊断：胁痛——脾虚湿热证。

治法：健脾益气，清热利湿。

处方：法半夏 10 g，茯苓 20 g，党参 15 g，炒白术 15 g，丹参 20 g，荷叶 15 g，陈皮 10 g，山楂 15 g，薏苡仁 15 g，厚朴 15 g，甘草 10 g，香附 15 g，枸杞子 15 g，赤芍 15 g，茵陈 15 g，神曲 10 g，郁金 15 g，14 付，水煎服，日 1 付。

二诊：14 天后，患者诉疲乏症状较前缓解，时感右胁隐痛，大便不成形，小便可。舌脉：舌暗红，苔薄黄，脉细滑。前方加生牡蛎 20 g，14 付，水煎服，日 1 付。

三诊：14 天后，患者诉时感右胁隐痛，乏力，纳食可，睡眠可，大便不成形，小便可。舌脉：舌紫暗，苔薄白，脉细滑。二诊方改薏苡仁为 20 g、生牡蛎为 30 g，加杜仲 15 g，20 付，水煎服，日 1 付。

四诊：20 天后，患者诉右胁隐痛症状较前改善，乏力，大便黏，小便可。舌脉：舌暗红，苔薄白，中有裂纹，脉滑。复查肝功能示 ALT 38 U/L，AST 24 U/L，TBil 32 μmol/L，三诊方改赤芍为 30 g，14 付，水煎服，日 1 付。

按语：患者一诊以右胁隐痛、疲乏为主要临床表现，结合舌暗红、边有齿痕、苔黄腻，中有裂纹，脉滑的舌脉表现以及大便不成形等症，四诊合参，诊断为胁痛,脾虚湿热证。治当健脾益气,清热利湿。方投四君子汤合丹山消脂方加减化裁。法半夏燥湿化痰,茯苓健脾补中,党参补脾益肺,炒白术健脾益气,丹参行气活血,荷叶化浊降脂,陈皮理气健脾,山楂健脾化浊,薏苡仁利水渗健脾,厚朴消痰下气,甘草调和诸药,香附疏肝解郁,枸杞子补益肝肾,赤芍清热凉血,茵陈利湿退黄,神曲健脾消食,郁金活血行气。二诊时患者诉疲乏症状较前缓解,时感右胁隐痛,故加生牡蛎以软坚散结止痛。三诊时患者诉时感右胁隐痛,大便不成形,小便可。故增加薏苡仁用量渗湿健脾以实大便,加杜仲补益肝肾。四诊时患者诸症改善较为明显,舌暗红,以瘀为主,复查肝功能胆红素(TBil)轻度异常,在三诊方基础上加大赤芍用量以凉血散瘀兼能退黄,后复诊患者收效良好。

案六

邹某,男,53 岁,2023 年 6 月 25 日就诊。

主诉:胸胁胀痛 1 年余。

现病史:有慢性乙型肝炎病史,近 1 年因劳累过度出现胸胁胀痛不适,未经特殊治疗,症状反复出现,今为求中医治疗,遂来诊。

刻下症:胸胁胀痛,服胃药后症状缓解,肝区疼痛不适,痛引后背,形体消瘦,面色晦暗,神疲乏力,大便稀,小便黄。体检:皮肤巩膜无黄染,腹平软,肝脾肋下未及,舌暗红,苔黄微腻,脉滑。

既往史:有慢性乙型肝炎病史,6 年前开始服用恩替卡韦抗病毒治疗,1 年前行胆管结石手术,否认高血压、糖尿病、冠心病、心梗病史,否认外伤及输血史。

辅助检查:2023 年 6 月查肝功能示 ALT 124 U/L,AST 72 U/L,TBil 16 μmol/L;HBV-DNA<50 IU/ml。

中医诊断:胁痛——肝郁湿热证。

治法:疏肝理气,清热祛湿。

处方:柴胡 10 g,黄芩 15 g,法半夏 10 g,蒲公英 15 g,紫苏梗 10 g,茯苓 15 g,枳实 15 g,白术 15 g,丹参 15 g,香附 15 g,陈皮 10 g,佩兰 15 g,浙贝母 15 g,海螵蛸 15 g,甘草 6 g,生牡蛎 20 g,金钱草 30 g,鸡内金 15 g,炒麦芽 15 g,14付,水煎服,日 1 付。

二诊：14 天后，患者诉肝区不适症状较前缓解，偶感乏力，大便稀，小便黄。余无明显异常。舌脉：舌暗红，苔薄黄，脉滑。前方加车前子 15 g，14 付，水煎服，日 1 付。

三诊：14 天后，患者诉肝区不适症状改善，乏力好转，大便稍软，小便黄。舌脉：舌暗红，苔薄白，脉滑。复查肝功能：ALT 56 U/L，AST 37 U/L，TBil 11.4 μmol/L。嘱患者继服二诊方 14 付，清淡饮食，定期复查肝功能，不适随诊。

按语：患者既往有胆结石手术史，中医古籍虽无胆石症之名，但有不少类似症状的记载，如《景岳全书》："胁痛之病本属肝胆二经，以二经之脉皆循胁肋故也。"患者嗜食肥甘厚味，脾失运化，加之有慢性乙型肝炎病史，毒、痰、瘀邪互结，湿热蕴积，煎熬胆汁，熬炼成石，石阻脉络，络气不和，遂成胁痛。四诊合参，属肝郁湿热证。治当疏肝理气，清热祛湿。方投小柴胡汤合二陈汤加减化裁。方中柴胡疏肝解郁，和解少阳，黄芩清热燥湿，法半夏、陈皮行气燥湿祛痰，蒲公英清热解毒，紫苏梗行气和胃，茯苓、白术健脾补中，枳实宽中下气，丹参、香附疏肝活血，佩兰芳香化湿，浙贝母清热化痰，与海螵蛸配伍有和胃消痞之妙用，甘草调和诸药，生牡蛎散结止痛，金钱草利湿退黄，配鸡内金助利胆排石，炒麦芽疏肝健胃。二诊时患者诉肝区不适症状较前缓解，偶感乏力，大便稀，故加车前子 15 g 以利小便实大便。三诊时患者肝功能接近正常，症状皆得改善，方药收效甚好，继服以固疗效。

案七

雷某，男，62 岁，2023 年 6 月 29 日就诊。

主诉：右胁疼痛 3 个月余。

现病史：患者既往有纵隔手术史，术后反复出现右胁疼痛不适，今为求中医治疗，遂来诊。

刻下症：时觉右胁疼痛，呈针刺样疼痛，无心慌胸闷、头晕乏力、腹胀腹痛等不适，纳食可，睡眠可，二便调。体检：皮肤巩膜无黄染，腹平软，肝脾肋下未及，舌淡红，有瘀斑，苔微黄，脉细滑。

既往史：患者既往有纵隔手术史（具体不详），有脂肪肝病史，否认肝炎，否认高血压、糖尿病、冠心病、心梗病史，否认外伤及输血史。

辅助检查：2023 年 6 月 22 日查肝功能示 ALT 27 U/L，AST 26 U/L，GGT

39 U/L;肝脏彩超示轻度脂肪肝。

中医诊断:胁痛——肝郁血瘀证。

治法:疏肝解郁,活血化瘀。

处方:柴胡10 g,黄芩15 g,法半夏10 g,茯苓15 g,荷叶15 g,浙贝母15 g,海螵蛸15 g,玫瑰花15 g,白术15 g,山楂10 g,陈皮10 g,甘草6 g,丹参15 g,决明子10 g,厚朴10 g,萆薢15 g,14付,水煎服,日1付。

二诊:14天后,患者诉口苦、胁痛症状较前缓解,余无明显不适。舌脉:舌暗,有齿痕,苔薄黄,脉细涩。前方加赤芍15 g,14付,水煎服,日1付。

三诊:14天后,患者诉口苦、胁痛症状明显改善。舌脉:舌暗,有齿痕,苔薄白,脉细涩。继服二诊方14付,水煎服,日1付。

按语:足厥阴肝经布两胁,患者诉胁痛,疼痛呈针刺样,结合舌脉等表现,四诊合参,辨证为肝郁血瘀。治当疏肝解郁,活血化瘀。方投小柴胡汤合丹山消脂方加减化裁。方中柴胡疏肝解郁,和解少阳,黄芩清中焦热,法半夏燥湿祛痰,茯苓、白术健运中州,荷叶、山楂化浊降脂,浙贝母配伍海螵蛸降逆制酸,玫瑰花行气解郁,陈皮理气健脾,甘草调和诸药,一味丹参,功同四物,有养血活血之效,决明子清肝泻肝,厚朴消痰下气,萆薢利湿祛浊。二诊时患者口苦、胁痛症状缓解,辨其舌脉,加用赤芍15 g以清热凉血散瘀。三诊时患者诉口苦、胁痛症状明显改善,守方治疗。全方疏肝行气、活血化浊并举,针对肝郁血瘀之证自然收效。

案八

李某,男,57岁,2023年5月28日就诊。

主诉:右胁胀痛1年余。

现病史:患者有慢性乙型肝炎病史20余年,抗病毒治疗1年。近1年来反复胃脘部胀痛不适,食后尤甚,服用胃药后症状未改善,今为求中医治疗,遂来诊。

刻下症:时感右胁下胀痛,无腹胀腹痛,无心慌胸闷、恶心呕吐等不适。纳食可,睡眠可,二便调。体检:皮肤巩膜无黄染,腹平软,肝脾肋下未及,舌稍暗红,有齿痕,苔薄白,脉弦。

既往史:患者既往有慢性乙型肝炎病史(一直服用恩替卡韦抗病毒治疗,

HBV-DNA 阴性），否认高血压、糖尿病、冠心病、心梗病史，否认外伤及输血史。

个人史：有饮酒史。

中医诊断：胁痛——肝郁气滞证。

治法：疏肝解郁，理气止痛。

处方：柴胡 10 g，黄芩 15 g，太子参 15 g，茯苓 15 g，丹参 15 g，香附 15 g，当归 15 g，白芍 15 g，佛手 10 g，甘草 6 g，枸杞子 15 g，枳实 15 g，杜仲 15 g，鸡内金 15 g，神曲 10 g，14 付，水煎服，日 1 付。

二诊：14 天后，患者诉胁下胀痛稍缓解，无其他不适。舌脉：舌稍暗红，有齿痕，苔薄微黄，脉弦，前方加白术 15 g，14 付，水煎服，日 1 付。

三诊：14 天后，患者诉胁下胀痛改善，无其他不适。舌脉：舌稍暗红，有齿痕，苔薄白，脉弦，继服二诊方 14 付，水煎服，日 1 付。

按语：胁痛致病因素有肝气郁结、瘀血停着、肝胆湿热、肝阴不足等。其病变主要在肝胆。其病因病机，除气滞血瘀，直伤肝胆外，还与脾胃、肾有关。本案患者以胁下胀痛为主要临床表现，结合舌脉，四诊合参，证属肝郁气滞。治当疏肝解郁，理气止痛。方中柴胡疏肝理气，黄芩清热燥湿，太子参、茯苓益气健脾，丹参、香附疏肝活血，佛手行气解郁，当归补血活血，白芍柔肝止痛，甘草调和诸药，枸杞子、杜仲补益肝肾，枳实宽中下气，鸡内金、神曲健胃消食。二诊时胁痛缓解，仍见舌有齿痕，故加白术 15 g 以助健脾祛湿。脾胃健运则气机畅达，肝气得疏。三诊时患者症状明显改善，守方治疗。胁痛一证主病之脏在肝，总属肝气失于疏泄所致，当按"通则不痛"的原则进行治疗。

肝癌

案一

李某，男，58 岁，2019 年 6 月 9 日就诊。

主诉：反复腹胀 6 个月。

现病史：患者有慢性乙型肝炎病史 20 余年，2018 年 12 月出现腹胀，饮食减少。在外医院行 CT 检查提示肝右叶占位性病变，AFP 2124 ng/ml。诊断为"原发性肝癌"，行肝癌介入治疗 1 次。

刻下症:腹胀,肝区隐痛,精神倦怠,乏力,面色晦暗,食少,大便溏。体检:皮肤巩膜黄染,肝肋下 3 cm,表面凸凹不平,舌暗淡,边有瘀点,苔薄白,脉弦细。

既往史:有慢性乙型肝炎病史 20 余年(目前口服恩替卡韦亢病毒治疗),否认高血压、糖尿病、冠心病、心梗病史,否认外伤及输血史。

辅助检查:2019 年 6 月查肝功能示 ALT 112 U/L,AST 79 U/L,TBil 28 μmol/L;AFP 1514 ng/ml。

中医诊断:肝癌——脾虚痰阻,瘀毒凝结证。

治法:解毒化瘀,健脾扶正。

处方:太子参 15 g,白芍 12 g,丹参 15 g,甘草 6 g,白术 15 g,八月札 15 g,灵芝 15 g,金刚藤 15 g,延胡索 10 g,薏苡仁 20 g,半枝莲 15 g,茯苓 15 g,制鳖甲(先煎)30 g,生龙牡(先煎)各 30 g,7 付,水煎服,日 1 付。

二诊:7 天后,患者诉腹胀,大便稀,乏力。舌脉:舌暗淡,边有瘀点,苔薄白,脉弦细。守前方,加黄芪 20 g,炒二芽各 10 g,7 付,水煎服,日 1 付。

三诊:7 天后,患者诉纳食好转,乏力、腹胀减轻,情绪低落,大便成形。舌脉:舌暗,苔薄白,脉弦细。守二诊方,加郁金 15 g,14 付,水煎服,日 1 付。

按语:肝癌多由正气内虚、阴阳失调,复因感受邪毒、情志郁结、饮食损伤、宿有旧疾等损伤人体正气,使脏腑功能失调,气血津液运行失常,产生气滞、血瘀、痰凝、湿浊、热毒等蕴结于肝脏,相互搏结,日久积渐成块如岩所致。病机在于正虚邪实、虚实夹杂。扶正祛邪是肝癌的治疗总则。初期扶正与祛邪并重;中晚期以扶正为主,祛邪为辅。扶正虽有气血阴阳之不同,但调理脾胃是关键,脾胃为气血生化之源。本案患者以腹胀、肝区隐痛、精神倦怠、乏力、面色晦暗、食少、大便溏为主要临床症状,证属脾虚痰阻,瘀毒凝结,方中太子参、白术健脾扶正,半枝莲清热解毒,八月札疏肝理气散结,金刚藤解毒散结止痛,薏苡仁、茯苓健脾利湿,制鳖甲、生龙牡软坚散结,共奏解毒化瘀,健脾扶正之功。益气扶正是基于肝癌为一种标实而本虚的全身性疾病而确立的治疗,通过提高机体抗癌能力、充分调动机体抗癌因素,以补助攻,达到驱除癌瘤的目的。肝癌病位虽在肝,其本在脾,治疗肝癌当从调理肝脾入手。

案二

刘某,男,56 岁,2014 年 10 月 9 日就诊。

主诉:肝区不适 3 个月余。

现病史:患者有慢性乙型肝炎病史 20 余年,一直未行抗病毒治疗,3 个多月前无明显诱因出现肝区疼痛不适,遂来院就诊。

刻下症:肝区不适,面色晦暗发黄,纳差,口淡,乏力,消瘦,小便黄,大便溏薄。体检:皮肤巩膜黄染,肝肋下 3 cm,表面凸凹不平,质硬,舌淡,苔薄白,脉弦细。

既往史:患者有慢性乙型肝炎病史 20 余年,否认高血压、糖尿病、冠心病、心梗病史。

辅助检查:CT 提示肝右叶占位性病变,原发性肝癌,门静脉癌栓形成,腹膜后淋巴结肿大;AFP 256 μg/L;肝功能示 ALT 112 U/L,AST 79 U/L,TBil 30 μmol/L;HBV-DNA 7.9×10^8 IU/ml。

中医诊断:肝癌——正虚邪结证。

治法:扶正祛邪,软坚散结。

处方:太子参 30 g,当归 10 g,山药 10 g,灵芝 15 g,丹参 20 g,制鳖甲(先煎)30 g,黄芪 20 g,白术 15 g,茯苓 15 g,炒二芽各 10 g,白花蛇舌草 30 g,半枝莲 30 g,14 付,水煎服,日 1 付。

二诊:14 天后,肝区不适稍缓解,食欲好转,精神较前好转,大便成形。舌脉:舌淡,苔薄白,脉弦细。守前方,去当归,加茵陈 30 g,14 付,水煎服,日 1 付。

三诊:14 天后,诉食纳好转,偶有肝区不适,精神复常,体力恢复,尿黄转淡,大便正常。舌脉:舌淡,苔薄白,脉弦细。辅助检查:ALT 92 U/L,AST 57 U/L,TBil 21 μmol/L。守二诊方,加薏苡仁 20 g、生牡蛎 20 g,14 付,水煎服,日 1 付。

四诊:14 天后,患者自觉临床症状基本消失,饮食基本正常,二便如常,皮肤巩膜黄染消失。后以三诊方依法加减,继续治疗。

按语:肝癌发生多与感受湿热邪毒、长期饮食不节、嗜酒过度及七情内伤等一系列因素引起机体阴阳失衡有关。气血亏虚是肝癌形成和发展的根本,而脏腑功能失调则是肝癌发生的内在因素,正虚邪恋,本虚标实。应根据疾病的发展进程、正邪之盛衰辨证施治。本案患者为肝癌晚期,出现纳差,口淡,乏力,消瘦,大便溏薄,皆说明脾虚。脾虚是发病机制中的关键,脾虚导致正气亏损,同时肝癌邪毒更易耗伤人体正气,加重脾虚,如此恶性循环,则病势凶险。宜健脾益气,扶正祛邪,软坚散结。待正气渐复,方可攻击。辅以清热利湿解毒,活血化瘀，软坚散结治法，自然收效。

肝癖

案一

郑某，男，18岁，2023年5月11日就诊。

主诉：口干、口苦1周。

现病史：患者1周前因连续熬夜玩游戏后出现口干、口苦，稍感乏力等症，未行特殊治疗，后症状进一步加重，今为求治疗，遂来诊。

刻下症：口干、口苦，呃逆，无反酸，稍感乏力，情绪不稳定，纳食可，睡眠欠佳，大便干，小便黄。体检：皮肤巩膜无黄染，腹平软，肝脾肋下未及，舌淡红，苔薄白，脉弦。

既往史：既往有脂肪肝病史，否认肝炎病史，否认高血压、糖尿病、冠心病、心梗病史，否认外伤及输血史。

辅助检查：2023年5月11日查肝功能未见异常；肝脏彩超示轻度脂肪肝，肝囊肿。

中医诊断：肝癖——肝郁脾虚证。

治法：疏肝健脾，化浊降脂。

处方：柴胡10 g，黄芩15 g，法半夏10 g，竹茹10 g，枳壳15 g，茯神15 g，太子参15 g，知母15 g，川芎10 g，酸枣仁30 g，枸杞子15 g，百合15 g，生地黄15 g，佛手10 g，生甘草10 g，赤芍15 g，14付，水煎服，日1付。

二诊：14天后，患者诉口干、口苦，呃逆较前缓解，稍感乏力，情绪不稳定，纳食可，睡眠欠佳，大便干，小便黄。舌脉：舌淡红，苔薄白，脉弦。前方酸枣仁改为15 g，加柏子仁15 g、香附15 g，14付，水煎服，日1付。

三诊：14天后，患者诉口干、口苦，呃逆明显改善，乏力减轻，情绪好转，纳食可，睡眠好转，大便干，小便黄。舌脉：舌淡红，苔薄白，脉弦。守二诊方继服14付，水煎服，日1付。

按语：肝癖的病因病机主要是肝气郁结，疏泄失常，以致气机阻滞，肝病传脾，脾失运化。本案患者一诊以口干、口苦，呃逆，乏力为主要临床表现，兼见睡眠欠佳,大便干,小便黄等症状,舌淡红,苔薄白,脉弦,证属肝郁脾虚,治当疏肝健脾,化浊降脂,佐以宁心安神。投小柴胡汤、温胆汤合酸枣仁汤加减。方中柴胡、黄芩疏肝泄热,法半夏燥湿降逆,竹茹降逆止呃,枳壳宽中下气,茯神宁心安神,太子参益气健脾,知母清热泻火,川芎活血行气,酸枣仁养心益肝,枸杞子补益肝肾,百合清心安神,生地黄清热凉血,佛手疏肝行气,生甘草调和诸药,赤芍清热凉血。二诊时患者诉口干、口苦,情绪不稳定,睡眠欠佳,大便干,故加用柏子仁 15 g,与酸枣仁合用以增养心补肝、安神定志之效力,加香附以助疏肝解郁之功。三诊时患者症状改善显著,守方治疗。

案二

周某,男,38 岁,2023 年 6 月 1 日就诊。

主诉:腹胀乏力 1 个月余。

现病史:患者 1 个多月前因过食生冷食物后出现腹痛、泄泻,于外院治疗后好转出院,后进食后即出现腹胀,服用健胃消食片效果欠佳,今为求中医治疗,遂来就诊。

刻下症:腹胀、疲乏,眼睛干涩,睡眠可,纳食可,大便稀,小便可。体检:皮肤巩膜无黄染,腹平软,肝脾肋下未及,舌红,有齿痕,苔薄白,脉弦。

既往史:否认肝炎病史,否认高血压、糖尿病、冠心病、心梗病史,否认外伤及输血史。

辅助检查:2023 年 6 月 1 日查肝功能示 ALT 39 U/L,AST 21 U/L,GGT 75 U/L;肝脏彩超示轻度脂肪肝;肝脏硬度值为 8.5 kPa。

中医诊断:肝癖——肝郁脾虚证。

治法:疏肝健脾,化浊降脂。

处方:党参 15 g,茯苓 15 g,荷叶 15 g,丹参 15 g,法半夏 10 g,陈皮 10 g,枸杞子 15 g,山楂 15 g,赤芍 15 g,浙贝母 15 g,甘草 8 g,大腹皮 15 g,神曲 15 g,生牡蛎 15 g,15 付,水煎服,日 1 付。

二诊:15 天后,患者诉腹胀较前缓解,稍乏力,眼睛干涩,睡眠可,纳食可,大便稀,小便可。舌脉:舌红,有齿痕,苔薄白,脉弦。前方加决明子 15 g、白芍 15 g,14 付,水煎服,日 1 付。

三诊:14 天后,患者诉腹胀、乏力改善,眼睛稍干,睡眠可,纳食可,大便软,小便可。舌脉:舌淡红,苔薄白,脉弦。复查肝功能正常,肝脏硬度值为 7.2 kPa,继服二诊方 14 付,水煎服,日 1 付。

按语:脂浊困脾,脾失健运,水谷精微不归正化,而引起肝脏脂肪病变,以腹胀、疲乏、眼睛干涩为主要表现,结合舌红,有齿痕,苔薄白,脉弦的舌脉表现,四诊合参,证属肝郁脾虚,治当疏肝健脾,化浊降脂,方用丹山消脂方加减化裁。方中党参健脾益肺,茯苓健脾补中,荷叶化浊降脂,丹参行气活血,以防聚痰化瘀,法半夏燥湿化痰,陈皮理气健脾,枸杞子补益肝肾,山楂、神曲消食化浊,赤芍凉血散瘀,浙贝母化痰散结,甘草调和诸药,大腹皮行气宽中,生牡蛎软坚散结。二诊时患者前症好转,以眼睛干涩为主要临床表现,故加决明子 15 g,一则取丹山消脂方原方之义,二则决明子有清肝明目之效,加白芍养肝柔肝。三诊时,效果明显,患者肝脏硬度值正常,故守方治疗。

案三

何某,女,63 岁,2023 年 5 月 11 日就诊。

主诉:胸闷、气短 1 个月余。

现病史:患者 1 个多月前无明显诱因出现腹胀、纳差,自行购买胃药服用症状无改善,后进一步出现胸闷、气短等症状,今为求中医治疗,遂来诊。

刻下症:胸闷,气短,偶感乏力,腹胀,情绪急躁,汗出多,睡眠可,纳食一般,大便可,小便黄。体检:皮肤巩膜无黄染,腹平软,肝脾肋下未及,舌淡红,有齿痕,苔薄白,脉滑。

既往史:既往有高脂血症、脂肪肝病史,否认肝炎病史,否认高血压、糖尿病、冠心病、心梗病史,否认外伤及输血史。

辅助检查:2023 年 5 月 11 日查肝功能示转氨酶轻度升高;肝脏彩超示中度脂肪肝。

中医诊断:肝癖——脾虚湿蕴证。

治法:疏肝健脾,化浊降脂。

处方:茯苓 15 g,法半夏 10 g,荷叶 15 g,白术 15 g,厚朴 15 g,陈皮 10 g,丹参 15 g,泽泻 10 g,薏苡仁 15 g,杜仲 15 g,枸杞子 15 g,山楂 15 g,大腹皮 15 g,生甘草 6 g,益母草 15 g,神曲 10 g,14 付,水煎服,日 1 付。

二诊:14 天后,患者诉胸闷、气短症状较前好转,纳食可,二便调。舌脉:舌淡红,有齿痕,苔薄白,脉滑,守前方继服 14 付,水煎服,日 1 付,嘱患者清淡饮食,加强运动。

按语:患者有脂肪肝病史,长期少动,嗜食肥甘厚味,损伤脾胃,水谷运化失司,痰湿积聚于肝体,肝失条达,肝络郁滞不通。以胸闷、气短、乏力、腹胀、情绪急躁、汗出多为主要临床表现,辨为肝癖病,结合舌脉,证属脾虚湿蕴,故治疗上当以疏肝健脾、化浊降脂为主,方投六君子汤合丹山消脂方加减。方中茯苓、薏苡仁健脾渗湿,法半夏、厚朴燥湿化痰,荷叶、山楂、泽泻化浊降脂,白术健脾益气,陈皮理气健脾,丹参行气活血,杜仲、枸杞子补益肝肾、固本培元,大腹皮行气宽中,益母草活血调经,神曲健脾和胃、消食调中,生甘草调和诸药。二诊时患者诸症好转,候其舌脉,见脾虚之象渐轻,效不更方,故继服前方以巩固疗效。

案四

邵某,男,42 岁,2022 年 3 月 24 日就诊。

主诉:体检发现血脂升高半年。

现病史:患者半年前体检发现血脂偏高,未予以药物治疗,伴见口干、眼睛干涩、乏力等症,为求系统治疗,遂来诊。

刻下症:口干,眼睛干涩,稍乏力,睡眠不佳。体检:皮肤巩膜无黄染,腹平软,肝脾肋下未及,舌淡红,有齿痕,苔白滑,脉细滑。

既往史:半年前体检发现血脂升高,有脂肪肝病史多年,未用药,有慢性乙型肝炎病史多年,已行抗病毒治疗(恩替卡韦)。否认饮酒史,否认手术、外伤及输血史。

辅助检查:2022 年 3 月查肝功能未见异常;查血脂示 TC 5.24 mmol/L,TG 1.42 mmol/L,HDL 1.04 mmol/L,LDL 3.72 mmol/L;彩超示轻度脂肪肝。

中医诊断:肝癖——脾虚湿蕴证。

治法:健脾除湿,化浊降脂。

处方:茯苓 15 g,法半夏 15 g,荷叶 15 g,陈皮 8 g,丹参 15 g,枸杞子 15 g,焦山楂 15 g,甘草 6 g,薏苡仁 15 g,炒白术 8 g,杜仲 15 g,女贞子 15 g,醋香附 15 g,山药 15 g,酸枣仁 15 g,墨旱莲 15 g,30 付,水煎服,日 1 付。

二诊:30 天后,患者诉眼稍干涩,余无明显症状。舌脉:舌稍淡暗,有齿痕,苔薄白,脉细滑,前方去墨旱莲,加决明子 6 g、神曲 6 g,30 付,水煎服,日 1 付。

三诊:30 天后,患者复查肝胆胰脾彩超正常,血脂正常。嘱患者清淡饮食,戒烟戒酒,调情志,加强运动。

按语:本案患者平素饮食不节,嗜食肥甘厚腻之品,日久脾失健运,水谷精微不化,聚而化湿生痰,形成脾虚湿蕴证,治宜健脾除湿,化浊降脂,以二陈汤合丹山消脂方加减。法半夏、茯苓、炒白术、薏苡仁、陈皮健脾,使脾健湿自化;荷叶、焦山楂化浊降脂;脂肪肝早期的病机多伴有肝郁脾虚、痰瘀互结,故用丹参、醋香附配伍以疏肝活血;后期的病机则多伴有湿郁化热、肝肾不足,故用枸杞子、女贞子、杜仲、山药、墨旱莲补益肝肾;酸枣仁宁心安神,甘草调和诸药。二诊时患者眼稍干涩,加决明子养肝明目,神曲健脾和胃。三诊时患者各项检查均正常,嘱患者控制饮食,适当运动,巩固治疗。

案五

罗某,男,24 岁,2023 年 6 月 14 日就诊。

主诉:乏力 1 个月余。

现病史:患者 1 个多月前与朋友聚会,大量饮酒后出现肝区不适伴乏力,于外院住院诊断为肝功能不全、脂肪肝,予护肝降酶等对症治疗后出院,后仍感乏力,今为求中医治疗,遂来诊。

刻下症:乏力,大便稀,小便可,纳食可,睡眠正常。体检:皮肤巩膜无黄染,腹平软,肝脾肋下未及,舌淡红,有瘀斑,苔薄,微黄,有裂纹,脉沉细。

既往史:既往有脂肪肝病史,否认肝炎病史,否认高血压、糖尿病、冠心病、心梗病史,否认外伤及输血史。

辅助检查:2023 年 6 月 14 日查肝功能示 ALT 168 U/L,AST 87 U/L,GGT 87 U/L;尿酸(UA)452 μmol/L。

中医诊断:肝癖——脾虚夹瘀证。

治法:疏肝健脾,化瘀降浊。

处方:荷叶 15 g,丹参 15 g,茯苓 10 g,党参 15 g,白术 20 g,法半夏 10 g,陈皮 10 g,枸杞子 15 g,五味子 15 g,赤芍 15 g,甘草 10 g,茵陈 15 g,山楂 15 g,垂盆草 10 g,杜仲 15 g,14 付,水煎服,日 1 付。

二诊:14 天后,患者诉仍觉乏力,大便不成形,小便黄。舌脉:舌淡红,有瘀斑,苔薄,微黄,有剥苔,脉细滑。前方加黄芪 20 g,砂仁 6 g,14 付,水煎服,日 1 付。

三诊:14 天后,患者诉乏力较前缓解,大便可,小便黄。舌脉:舌淡红,有瘀斑,苔薄,微黄,有剥苔,脉细滑。复查肝功能:ALT 75 U/L,AST 34 U/L,GGT 42 U/L,继服二诊方 14 付,水煎服,日 1 付。

按语:患者一诊以乏力,大便稀为主要临床表现,结合病史,舌脉,四诊合参,诊断为肝癖,脾虚夹瘀证。治当疏肝健脾,化瘀降浊,方用六君子汤合丹山消脂方加减化裁。方中荷叶化浊降脂,丹参行气活血,茯苓健脾补中,党参补脾益肺,白术健脾益气,法半夏燥湿化痰,陈皮理气健脾,枸杞子补益肝肾,五味子益气生津,赤芍凉血散瘀,甘草调和诸药,茵陈、垂盆草利湿退黄,山楂健胃消食,杜仲益肝肾、强腰膝。二诊时患者大便较前好转,但仍不成形,乏力,加黄芪增补益肺脾之气,加砂仁温中化湿。三诊以后诸症渐愈,守方治疗,效果显然。

案六

陈某,男,45 岁,2023 年 5 月 11 日就诊。

主诉:乏力伴口干、口苦半个月。

现病史:患者半个月前因频繁熬夜加班,出现乏力,口干,口苦等症,今为求中医治疗,遂来诊。

刻下症:时觉口干、口苦,乏力,眼睛干涩、昏暗,呃逆,矢气,睡眠可,纳食正常,小便稍黄,大便可。体检:皮肤巩膜无黄染,腹平软,肝脾肋下未及,舌稍紫暗,有齿痕,苔薄白,脉弦。

既往史:既往有脂肪肝病史,否认肝炎病史,否认高血压、糖尿病、冠心病、心梗病史,否认外伤及输血史。

中医诊断:肝癖——肝胃不和证。

治法:疏肝健脾,和胃降逆。

处方:柴胡 10 g,黄芩 15 g,法半夏 10 g,茯苓 15 g,丹参 20 g,太子参 15 g,香附 15 g,荷叶 15 g,枳实 15 g,白术 15 g,枸杞子 15 g,大腹皮 15 g,陈皮 10 g,山楂 15 g,赤芍 15 g,决明子 10 g,生甘草 10 g,神曲 10 g,14 付,水煎服,日 1 付。

二诊:14 天后,患者诉口干、口苦,眼睛干涩,疲乏,呃逆,纳食欠佳,睡眠一般,大便可,小便黄。舌脉:舌紫暗,有齿痕,苔黄腻,脉弦。前方去太子参、柴胡,加薏苡仁 15 g、垂盆草 15 g、茵陈 15 g,14 付,水煎服,日 1 付。

三诊:14 天后,患者诉进食后稍感腹胀,口干、口苦,眼睛干涩、昏暗,呃逆、纳食欠佳,二便可。舌脉:舌暗红,有裂纹,有齿痕,苔薄白,脉弦。二诊方加制鳖甲 20 g、砂仁 6 g,14 付,水煎服,日 1 付。

四诊:14 天后,患者诉腹胀明显缓解,口干、口苦好转,仍觉眼睛干涩、昏暗,呃逆改善,纳食可,二便可。舌脉:舌红,有裂纹,有齿痕,苔薄白,脉弦,继服三诊方 14 付,水煎服,日 1 付。

按语:患者一诊以口干、口苦,乏力,眼睛干涩、昏暗,呃逆、矢气为主要临床表现,既往有脂肪肝病史,辨为肝癖病,结合舌脉,四诊合参,证属肝胃不和。治当疏肝健脾,和胃降逆,方用小柴胡汤合丹山消脂方加减。方中柴胡、黄芩、法半夏疏肝泄热、化痰降逆,茯苓、白术健脾补中,丹参行气活血,太子参益气健脾,香附疏肝解郁,荷叶、山楂化浊降脂,枳实破气消积,枸杞子补益肝肾,大腹皮行气宽中,陈皮健脾燥湿,赤芍凉血散瘀,决明子清肝明目,生甘草调和诸药,神曲健脾消食。二诊时患者诉口干、口苦,眼睛干涩,疲乏,呃逆,纳食欠佳,舌紫暗,有齿痕,苔黄腻,脉弦。易太子参、柴胡为薏苡仁以渗湿健脾,加垂盆草、茵陈清利湿热。三诊时患者诉进食后稍感腹胀,口干、口苦,眼睛干涩、昏暗,呃逆,纳食欠佳,舌暗红,有裂纹,有齿痕,苔薄白,脉弦。腹胀久聚不消,当以软坚治之,故加制鳖甲软坚消痞,加砂仁化湿行气。患者服药后四诊,腹胀症状好转,口干、口苦等症改善,嘱其继服三诊方以固疗效。

案七

张某,男,58 岁,2023 年 6 月 29 日就诊。

主诉:腹胀乏力 1 个月余。

现病史:患者有脂肪肝病史,1 个多月前无明显诱因出现腹胀,未经特殊治疗,后症状进一步加重,伴乏力,口干、口苦等症,今为求中医治疗,遂来诊。

刻下症:时觉腹胀,疲乏,口干、口苦,大便不成形,小便可,睡眠可,纳食一般。体检:皮肤巩膜无黄染,腹平软,肝脾肋下未及,舌暗红,苔黄腻,脉滑。

既往史:患者既往有脂肪肝病史,否认肝炎,否认高血压、糖尿病、冠心病、心梗病史,否认外伤及输血史。

个人史:有嗜酒史(现已戒酒)。

辅助检查：2023 年 6 月查肝功能示 ALT 27 U/L，AST 35 U/L，TBil 38 μmol/L；彩超示中度脂肪肝。

中医诊断：肝癖——脾虚湿热证。

治法：健脾益气，清热祛湿。

处方：茯苓 15 g，荷叶 15 g，法半夏 12 g，丹参 15 g，枳实 15 g，赤芍 15 g，决明子 15 g，白术 15 g，陈皮 10 g，薏苡仁 15 g，大腹皮 15 g，山楂 15 g，枸杞子 15 g，葛根 15 g，浙贝母 10 g，杜仲 15 g，生牡蛎 20 g，六一散 20 g，14 付，水煎服，日 1 付。

二诊：14 天后，患者诉时觉腹胀症状缓解，偶感疲乏，大便不成形，小便可，睡眠可，纳食可。舌脉：舌暗红，苔黄，脉滑，继服前方 14 付，水煎服，日 1 付，清淡饮食，加强运动，定期复查，不适随诊。

按语：脂肪肝多由过食肥甘厚味，或情志失调，或久病体虚，引起肝失疏泄、脾失健运，致湿邪、痰浊、瘀血等病理因素瘀积于肝所致。属中医"肝癖"范畴，本患者以腹胀、疲乏，口干、口苦为主要临床表现，兼见大便不成形等症，结合舌脉等表现，四诊合参，证属脾虚湿热。治疗当以健脾益气，清热祛湿为主。方投荷丹消脂方合六一散加减化裁。《本草正义》："丹参，专入血分，其功在于活血行血，内之达脏腑而化瘀滞，故积聚清而癥瘕破。"决明子甘、苦、咸、微寒，归肝、大肠经，功效为清肝、润肠通便。山楂酸、甘、微温，归脾、胃、肝经，功擅活血化瘀化积消食。丹参与山楂配伍功在活血、化瘀、行气。《医学衷中参西录》："山楂，味至酸微甘，性平。皮赤肉红黄，故善入血分，为化瘀血之要药……若以甘药佐之，化瘀血而不伤新血，开郁气而不伤正气，其性尤和平也。"茯苓、白术健脾补中，法半夏燥湿祛痰，枳实、大腹皮宽中下气，赤芍凉血散瘀，陈皮理气健脾，薏苡仁健脾以实大便，枸杞子补益肝肾，葛根生津止渴，浙贝母化痰散结，杜仲温助肾阳，生牡蛎软解散结，六一散清热利湿。

案八

熊某，男，63 岁，2021 年 12 月 13 日就诊。

主诉：腹胀 10 天。

现病史：患者既往有脂肪肝，10 天前饮酒后出现腹胀，两胁疼痛不适，口干、口苦等症，未予治疗，后症状进行性加重，遂来诊。

刻下症:腹胀,两胁疼痛不适,口干、口苦,纳少,睡眠可,大便偶有黑色,小便可,无恶心呕吐,无皮肤瘙痒。体检:皮肤巩膜无黄染,腹平软,肝脾肋下未及,腹部无压痛及反跳痛,舌淡红,苔黄,脉滑。

既往史:有脂肪肝病史 2 年,饮酒史多年(具体不详),否认高血压、糖尿病、冠心病等病史。

辅助检查:2021 年 12 月 13 日查肝功能示 ALT 56.2 U/L,AST 76 U/L,GGT 235 U/L;查血脂示 TC 6.29 mmol/L,TG 2.06 mmol/L。

中医诊断:肝癖——湿热内蕴,痰瘀互结证。

治法:清热利湿,化痰消瘀。

处方:夏枯草 15 g,茯苓 15 g,法半夏 15 g,陈皮 10 g,黄芩 15 g,厚朴 15 g,薏苡仁 15 g,荷叶 15 g,生山楂 15 g,大腹皮 15 g,茵陈 15 g,丹参 15 g,葛根 15 g,郁金 15 g,赤芍 10 g,甘草 6 g,14 付,水煎服,日 1 付。嘱患者清淡饮食,戒烟酒,调情志,加强运动。

二诊:14 天后,患者诉腹胀、两胁疼痛好转,偶口干、口苦,纳少,睡眠可,大便可,小便可,无恶心呕吐,无皮肤瘙痒。舌脉:舌淡红,苔薄黄,脉滑,前方加决明子 15 g、泽泻 15 g,14 付,水煎服,日 1 付。

三诊:患者无腹胀,无胁痛,无口干、口苦。舌脉:舌淡红,苔薄白,脉滑。复查血脂正常。嘱患者长期清淡饮食,戒烟酒,调情志,适运动。

按语:肝主疏泄失常,气机不得舒畅,日久痰湿瘀内停,郁而化热,本案患者辨证属于湿热内蕴,痰瘀互结证,方中夏枯草清肝泻火,茯苓、薏苡仁健脾利湿,法半夏、陈皮、厚朴燥湿化痰,大腹皮行气宽中、利水,黄芩、茵陈配伍增强清热利湿泻火之功,荷叶、生山楂化浊降脂,此外,生山楂兼能活血化瘀,丹参、郁金、赤芍清热活血,葛根生津止渴,甘草调和诸药,全方共奏清热利湿,化痰消瘀之功。二诊时患者有些许热郁之象,加决明子清肝泻火,泽泻利湿兼化浊降脂,方中蕴含三味小方"丹山消脂方"之义。

胆石症

余某,女,50 岁,现已绝经。2023 年 4 月 13 日就诊。

主诉:右上腹胀痛不适半年余。

现病史:患者半年前因晚上吃烧烤后出现右上腹疼痛不适,遂至医院诊断为"胆囊结石"，予以对症治疗后症状缓解出院，后反复出现疼痛不适，为求中医治疗，遂来诊。

刻下症：偶感右上腹胀痛不适，痛引后背及肩部，口干、口苦、呃逆、时有反酸，乏力，睡眠欠佳，纳差，二便调。体检：皮肤巩膜无黄染，腹平软，肝脾肋下未及，舌淡红，苔薄白，脉滑。

既往史：否认肝炎病史，否认高血压、糖尿病、冠心病、心梗病史，否认外伤及输血史。

辅助检查：2023 年 3 月 30 日外院查肝功能未见明显异常；肝胆胰脾彩超示胆囊多发结石。

中医诊断：胆石症——肝郁气滞证。

治法：疏肝理气，利胆化石。

处方：柴胡 10 g，黄芩 15 g，法半夏 10 g，蒲公英 15 g，枳实 15 g，茯苓 15 g，浙贝母 15 g，海螵蛸 15 g，丹参 15 g，赤芍 15 g，香附 15 g，陈皮 10 g，郁金 15 g，金钱草 30 g，鸡内金 15 g，生甘草 6 g，海金沙 30 g，太子参 15 g，神曲 10 g，14 付，水煎服，日 1 付。

二诊：14 天后，患者诉腹胀症状较前改善，口干、口苦缓解，偶有呃逆，睡眠可，纳食可，二便调。舌脉：舌淡红，苔薄白，脉滑。前方继服 14 付，水煎服，日 1 付，定期复诊。

按语：患者症见右上腹胀痛，痛引后背及肩部，口干、口苦、呃逆反酸，疲乏等症，病属中医"胆石症"。饥饱无度，脾胃运化失司，脾胃气滞，从而导致肝胆失于疏泄，胆汁排泄失于节律，胆道瘀滞，胆汁熬煎为石；情志不畅，肝气郁结，郁久化热，胆气不舒，湿气不泄，日久湿热煎熬化为胆石。胆气不舒则见右上腹胀痛不适，胆在气机升降中亦有重要作用，枢机不利，升降失常，开合不畅而诸症百出，克犯中土则呃逆反酸、纳呆、口苦。患者热象不显，结合舌脉辨证为肝郁气滞证。方投小柴胡汤合三金汤加减化裁。方中柴胡、黄芩、法半夏和解少阳，调畅少阳枢机；蒲公英解毒消肿散结；枳实宽中下气；茯苓健脾；浙贝母、海螵蛸合用制酸止呕；丹参活血通经以促排石，赤芍活血止痛，香附疏肝解郁，理气止痛，陈皮理气健脾；郁金活血止痛，行气解郁；金钱草、海金沙、鸡内金合用是为利胆排石之"三金汤"，其中金钱草、海金沙用量倍于鸡内金。太子参益气健脾;神曲健脾消食;生甘草调和诸药。

虚劳

案一

周某,女,62 岁,2023 年 4 月 6 日就诊。

主诉:乏力 4 个月余。

现病史:患者 4 个多月前感染新型冠状病毒恢复后,反复出现感冒,咳嗽,身体疲乏。在外院就诊后,未见明显改善,今为求中医治疗,遂来诊。

刻下症:患者诉感染新型冠状病毒后身体疲乏无力,动辄汗出,反复感冒,时觉心慌胸闷气短,口干,睡眠欠佳,纳食可,二便调。体检:皮肤巩膜无黄染,腹平软,肝脾肋下未及,舌暗红,边有齿痕,苔薄白,脉细滑。

既往史:既往有慢性乙型肝炎病史 10 余年(目前口服恩替卡韦抗病毒治疗),否认高血压、糖尿病、冠心病、心梗病史,否认外伤及输血史。

辅助检查:2023 年 4 月 6 日查乙肝两对半示小三阳;HBV-DNA ＜ 50 IU/ml;肝功能未见明显异常。

中医诊断:虚劳——肺脾气虚证。

治法:健脾益肺,养血安神。

处方:党参 15 g,炙黄芪 20 g,茯苓 15 g,茯神 15 g,桔梗 10 g,厚朴 15 g,沙参 15 g,麦冬 15 g,浮小麦 15 g,知母 15 g,川芎 10 g,山药 20 g,酸枣仁 30 g,枸杞子 15 g,炙甘草 6 g,14 付,水煎服,日 1 付。

二诊:14 天后,患者诉疲乏无力较前好转,汗出较少,仍偶感心慌胸闷气短,口干改善,睡眠好转,纳食可,二便调。舌脉:舌暗红,边有齿痕,苔薄白,脉滑。前方加白术 15 g、炒麦芽 15 g,14 付,水煎服,日 1 付。

按语:患者一诊以疲乏无力,动辄汗出,反复感冒,心慌胸闷气短为主要临床表现,系感染新型冠状病毒后引起的虚劳诸证,反复出现,迁延难愈,辨病为虚劳病,患者既往有慢性乙型肝炎病史,服用抗病毒药物,病毒控制可,感染新型冠状病毒损伤人体正气,结合舌脉,辨为肺脾气虚证。方中党参补益肺脾之气,直达病所,炙黄芪益气升阳,茯苓入肺,其气先升后降,功专益脾宁心,茯神宁心安神以助眠,桔梗载药上浮,厚朴祛湿下气,沙参、麦冬养阴益胃,属气阴并补,浮小麦固表止汗,知母滋阴降火,川芎善行气,使诸药补而不滞,山药健脾养阴,酸枣仁安神助眠,枸杞子益肾养阴,炙甘草调和诸药。二诊时,患者气虚症状改善,但仍需固护脾胃以使气血生化有源,故加白术以健脾益气,补而不行,易使气滞,加炒麦芽行气健脾,消食化积。《理虚元鉴》曰:"治虚有三本,肺、脾、肾是也。"本方从健脾益肺入手,兼顾益肾,收效甚好。

案二

邹某,女,86 岁,2023 年 6 月 29 日就诊。

主诉:眼睛干涩 1 年余。

现病史:患者既往有全身多发性结节病史,近 1 年因劳累过度出现胸胁胀痛不适,未经特殊治疗,症状反复出现,今为求中医治疗,遂来诊。

刻下症:时觉眼睛干涩、痛、痒、口干、口苦、易疲乏,纳食可,睡眠可,二便可。舌脉:舌紫暗,有齿痕,少苔,有裂纹,脉细涩。

既往史:患者既往有甲状腺结节,肺结节,乳腺结节病史。否认肝炎病史,否认高血压、糖尿病、冠心病、心梗病史,否认外伤及输血史。

辅助检查:2023 年 4 月 23 日查肝功能未见明显异常,血脂、AFP 稍高。

中医诊断:虚劳——气郁痰瘀证。

治法:理气解郁,化痰散瘀。

处方:太子参 15 g,茯苓 15 g,生地黄 15 g,丹参 15 g,赤白芍各 15 g,当归 15 g,香附 15 g,知母 15 g,枸杞子 15 g,佛手 10 g,浙贝母 15 g,莪术 10 g,山楂 10 g,甘草 6 g,菟丝子 15 g,女贞子 15 g,制鳖甲 30 g,14 付,水煎服,日 1 付。

二诊:14 天后,患者诉口苦,眼睛干涩稍改善,时心慌,气喘,午后足肿,大便质软。舌脉:舌稍暗红,有齿痕,苔薄白,中有裂纹,脉细涩。前方去山楂,加茯苓皮 15 g,麦冬 15 g,酸枣仁 10 g,14 付,水煎服,日 1 付。嘱患者清淡饮食,定期复查血脂、AFP 等指标,不适随诊。

按语:患者系老年女性,既往有全身多发性结节病史,中医学虽无结节之病名,但该病与气郁、痰凝、血瘀密切相关。立足气、痰、瘀三因素进行病因病机分析,是论治结节病的基本指导思想。患者以疲乏,眼睛干涩,口干、口苦为主要临床表现,结合舌脉,四诊合参,诊断为虚劳,证属气郁痰瘀。治疗上当以理气解郁,化痰散瘀为主,方中太子参益气健脾,茯苓健脾补中,生地黄滋阴凉血,丹参、赤芍合用凉血散瘀,白芍养血敛阴,赤白芍同用再加当归,养血活血兼施,香附疏肝解郁,知母滋阴润燥,枸杞子、菟丝子、女贞子补益肝肾以培根本,佛手行气燥湿化痰,浙贝母、莪术化痰散结,山楂化浊降脂,甘草调和诸药,制鳖甲软坚散结。二诊时患者口苦,眼睛干涩稍改善,去山楂;出现水肿,加用茯苓皮 15 g;出现心慌,气喘,系心阴不足,肝失所养,故加麦冬 15 g,酸枣仁 10 g,麦冬养阴润肺,清心除烦,酸枣仁养心补肝。本案一诊,以邪实为主,祛邪的同时兼顾扶正,服药后患者诸症缓解,收效显著。

呃逆

邓某,女,53 岁,2023 年 4 月 27 日就诊。

主诉:呃逆反酸 1 个月余。

现病史:患者 1 个多月前因过量饮酒后出现腹胀,乏力,纳差等症,在外院行护肝、护胃等治疗后好转,但见频繁呃逆反酸,今为求中医治疗,遂来诊。

刻下症:呃逆反酸,口干、口苦,纳食正常,睡眠欠佳,大便稀,小便黄。体检:皮肤巩膜无黄染,腹平软,肝脾肋下未及,舌暗红,有齿痕,苔微黄,脉弦。

既往史:既往有脂肪肝病史,否认肝炎病史,否认高血压、糖尿病、冠心病、心梗病史,否认外伤及输血史。

中医诊断:呃逆——肝胃不和证。

治法:疏肝健脾,和胃降逆。

处方:法半夏 10 g,枳壳 12 g,竹茹 10 g,茯苓 15 g,丹参 15 g,香附 15 g,陈皮 10 g,浙贝母 15 g,海螵蛸 20 g,山楂 10 g,枸杞子 15 g,五味子 12 g,白术 15 g,甘草 6 g,鸡内金 15 g,神曲 10 g,赤芍 15 g,酸枣仁 30 g,茵陈 15 g,党参 15 g,煅瓦楞子 20 g,14 付,水煎服,日 1 付。

二诊:14 天后,患者诉口气重,呃逆反酸、矢气频转,口干改善,纳食可,睡眠改善,大便稀,小便黄。舌脉:舌暗红,有齿痕,苔薄白,脉弦。前方去五味子,酸枣仁改为 15 g、丹参改为 20 g,加生牡蛎 20 g,14 付,水煎服,日 1 付。

三诊:14 天后,患者诉呃逆反酸好转,口干改善,睡眠可,大便稀,小便可。舌脉:舌暗,有齿痕,苔薄白,脉弦。守二诊方继服 14 付,水煎服,日

1付。

按语:患者一诊以呃逆反酸,口干、口苦,睡眠欠佳为主要临床表现,既往有脂肪肝病史,未行特殊治疗。结合舌暗红,有齿痕,苔微黄,脉弦的舌脉表现以及呃逆反酸等症,辨为呃逆,肝胃不和证。治当疏肝健脾,和胃降逆,方用温胆汤加减。方中法半夏降逆化痰;枳壳宽中下气;竹茹清热化痰止呕;茯苓健脾补中;丹参为血中气药;香附疏肝解郁;陈皮理气健脾;浙贝母、海螵蛸合用是为乌贝散;山楂健胃消食,化浊降脂;枸杞子补益肝肾;五味子益气生津;白术益气健脾;甘草调和诸药;鸡内金、神曲健胃消食;赤芍凉血散瘀;酸枣仁养心补肝,宁心安神;茵陈清热利湿;党参健脾益肺;煅瓦楞子消痰散瘀。二诊时患者诉睡眠改善,故减酸枣仁用量;口干改善,去五味子;仍见瘀滞之象,故加大丹参用量,呃逆之症仍在且频,故加生牡蛎以重镇降逆。患者服药14付之后三诊时诉呃逆反酸之象好转,嘱再服二诊方以巩固疗效。

胃痞

案一

马某,男,46岁,2023年5月25日就诊。

主诉:腹胀乏力1个月余。

现病史:患者形体较盛,有脂肪肝病史,1个月前因过量食用油腻食物后出现腹胀、乏力等症,未行特殊治疗,后症状反复出现,今为求治疗,遂来诊。

刻下症:肝功能轻度异常,偶感腹胀,易疲乏,无腹痛,无口干、口苦,无心慌胸闷、恶心呕吐、头晕头痛等不适,纳食尚可,二便调。体检:皮肤巩膜无黄染,腹平软,肝脾肋下未及,舌暗红,有齿痕,苔薄黄,脉细滑。

既往史:既往有脂肪肝病史,否认肝炎病史,否认高血压、糖尿病、冠心病、心梗病史,否认外伤及输血史。

中医诊断:胃痞——肝郁脾虚证。

治法:疏肝健脾,化浊降脂。

处方:荷叶15g,丹参15g,法半夏10g,茯苓15g,陈皮10g,泽泻10g,山楂15g,杜仲15g,枸杞子15g,决明子15g,白术15g,神曲10g,大腹皮15g,

赤芍 15 g,甘草 6 g,14 付,水煎服,日 1 付。

二诊:14 天后,患者诉前症得缓解,腹胀、疲乏减轻,余无异常。舌脉:舌淡红,有瘀斑,有齿痕,苔黄微腻,脉细滑。前方去大腹皮,加垂盆草 15 g,14 付,水煎服,日 1 付。

三诊:14 天后,患者诉腹胀、疲乏明显改善,余无不适。舌脉:舌淡红,有齿痕,苔薄白,脉细滑,守二诊方继服 14 付,水煎服,日 1 付。

按语:患者一诊以腹胀、疲乏为主要临床表现,结合脂肪肝病史及舌暗红,有齿痕,苔薄黄,脉细滑的舌脉表现,四诊合参,诊断为胃痞,肝郁脾虚证。治当疏肝健脾,化浊降脂。方投二陈汤合丹山消脂方加减化裁。方中荷叶化浊降脂,丹参行气活血,法半夏燥湿化痰,茯苓健脾补中,陈皮理气健脾,泽泻利水渗湿,化浊降脂,山楂消食化浊,杜仲、枸杞子补肝肾,强腰膝,决明子清肝明目,白术健脾益气,神曲健胃消食,大腹皮行气宽中,赤芍凉血散瘀,甘草调和诸药。二诊患者诉腹胀较前缓解,故去大腹皮,苔黄而微腻,酌加垂盆草以清热利湿。后复诊,患者症状明显改善,守方进行巩固治疗,未见复发。

案二

曾某,男,50 岁,2023 年 5 月 25 日就诊。

主诉:腹胀 2 周。

现病史:患者 2 周前无明显诱因出现腹胀,食后加重,自行购买健胃消食片服用后症状缓解,2 天前因吃火锅后进一步出现腹胀,口干、口苦等症,今为求治疗,遂来诊。

刻下症:腹胀,口干、口苦,偶有反酸,乏力,性欲减退,房事不力,纳食可,二便调。体检:皮肤巩膜无黄染,腹平软,肝脾肋下未及,舌淡红,苔白厚,脉弦滑。

既往史:既往有脂肪肝病史,否认肝炎病史,否认高血压、糖尿病、冠心病、心梗病史,否认外伤及输血史。

中医诊断:胃痞——脾肾两虚证。

治法:疏肝健脾,益肾助阳。

处方:柴胡 8 g,黄芩 10 g,法半夏 8 g,茯苓 10 g,枳实 10 g,炒白术 10 g,浙贝母 10 g,丹参 10 g,赤芍 10 g,大腹皮 10 g,山楂 10 g,荷叶 10 g,枸杞子 10 g,神曲 6 g,甘草 6 g,陈皮 8 g,茵陈 10 g,杜仲 10 g,中药颗粒剂 14 付,开水冲服,

日1付。

二诊:14天后,患者诉腹胀减轻,口干,无口苦,偶反酸,乏力改善,纳食可,二便调。舌脉:舌淡红,苔白,脉弦滑。前方加海螵蛸10g、肉苁蓉10g,中药颗粒剂14付,开水冲服,日1付。

三诊:14天后,患者诉腹胀、口干、反酸症状好转,乏力改善,纳食可,二便调。舌脉:舌淡红,苔白,脉弦滑。守二诊方继服中药颗粒剂14付,开水冲服,日1付。

按语:患者一诊以腹胀,口干、口苦,反酸,乏力,性欲减退为主要临床表现,且既往有脂肪肝病史,辨为胃痞。结合舌脉,辨为脾肾两虚证。治当疏肝健脾,益肾助阳。方投小柴胡汤合丹山消脂方加减化裁。柴胡、黄芩疏肝泄热,法半夏化痰降逆,茯苓、炒白术健脾补中,枳实宽中下气,浙贝母化痰散结,丹参行气活血,赤芍凉血散瘀,大腹皮行气宽中,山楂、荷叶化浊降脂,枸杞子补益肝肾,神曲健胃消食,甘草调和诸药,陈皮理气健脾,茵陈清胆利湿,杜仲益肝肾、强腰膝。二诊时患者仍见反酸,故加海螵蛸以收敛制酸,加肉苁蓉以温助肾阳,固本培元。三诊时患者收效明显,诸症得解,守方治疗。

案三

乐某,女,51岁,2023年3月24日就诊。

主诉:胃脘不适1年余。

现病史:患者有慢性乙型肝炎病史20余年,抗病毒治疗1年。近1年来反复胃脘部胀痛不适,食后尤甚,服用胃药效果欠佳,今为求中医治疗,遂来诊。

刻下症:胃脘嘈杂,偶感腹胀,口干,疲乏,呃逆反酸,纳差,睡眠可,二便调。体检:皮肤巩膜无黄染,腹平软,肝脾肋下未及,舌淡红,有齿痕,苔薄白,脉弦细。

既往史:患者既往有慢性乙型肝炎病史20余年(现服用恩替卡韦抗病毒治疗1年),否认高血压、糖尿病、冠心病、心梗病史,否认外伤及输血史。

辅助检查:2023年3月查肝功能示 ALT 34 U/L,AST 29 U/L;HBV-DNA<50 IU/ml;彩超示肝脏未见占位性病变。

中医诊断:胃痞——肝胃不和证。

治法:疏肝健脾,和胃降逆。

处方:法半夏 8 g,黄芩 10 g,竹茹 8 g,枳壳 10 g,茯苓 10 g,浙贝母 10 g,海螵蛸 10 g,陈皮 8 g,太子参 10 g,白术 10 g,玫瑰花 10 g,大腹反 10 g,神曲 8 g,甘草 6 g,鸡内金 10 g,麦冬 10 g,佛手 10 g,14 付,水煎服,日 1 付。

二诊:14 天后,患者诉前症减轻,仍感胃脘嘈杂,口干。舌脉:舌淡红,有齿痕,苔薄白,脉弦细。前方海螵蛸改为 20 g,加丹参 15 g,14 付,水煎服,日 1 付。

三诊:14 天后,患者诉胃脘嘈杂缓解,口干改善。舌脉:舌淡红,有齿痕,苔薄白,脉弦细。继服二诊方 14 付,水煎服,日 1 付。

按语:本案患者既往有慢性乙型肝炎病史多年,邪毒蕴结,导致肝气郁结,同时肝气犯脾,导致脾气亏虚,脾失健运,胃腑受纳功能减退。肝气乘脾,脾胃失健,肝胃不和。治疗上当以疏肝健脾,和胃降逆为主。方投温胆汤加减化裁。方中法半夏燥湿化痰,黄芩清热燥湿,竹茹降逆止呃,枳壳、大腹皮宽中下气,茯苓健脾补中,乌贝散(海螵蛸、浙贝母)和胃降逆制酸,陈皮理气健脾,太子参、白术益气健脾,玫瑰花疏肝和中,神曲、鸡内金健脾消食,甘草调和诸药,麦冬润肺清心,佛手疏肝祛痰。二诊时患者仍有嘈杂不适,故加大海螵蛸用量,加丹参以活血散瘀。三诊时患者诉疗效颇好,守方继续治疗。

不寐

案一

徐某,男,48 岁,2023 年 6 月 18 日就诊。

主诉:睡眠障碍 1 个月余。

现病史:患者既往有慢性乙型肝炎病史,1 个多月前无明显诱因出现失眠,今为求中医治疗,遂来诊。

刻下症:睡眠欠佳,疲乏,口干,眼睛干涩,头上红疹,纳食可,二便调。舌脉:舌稍暗红,有齿痕,苔薄白,脉弦细。

既往史:既往有慢性乙型肝炎病史(现服用替诺福韦抗病毒治疗),否认高血压、糖尿病、冠心病、心梗病史,否认外伤及输血史。

中医诊断:不寐——肝郁脾虚证。

治法:疏肝健脾,宁心安神。

处方:炒白术 10 g,鸡内金 15 g,酸枣仁 20 g,甘草 10 g,茯苓 15 g,山药 15 g,女贞子 15 g,生地黄 15 g,太子参 15 g,生牡蛎 20 g,党参 15 g,枸杞子 15 g,玫瑰花 15 g,丹参 15 g,香附 15 g,醋鳖甲 20 g,当归 15 g,赤芍 15 g,忍冬藤 15 g,连翘 15 g,14 付,水煎服,日 1 付。

二诊:14 天后,患者诉头上起红疹,口干,眼睛干涩,睡眠欠佳,易疲乏,大便可,小便黄。舌脉:舌稍暗红,有齿痕,苔薄微黄,脉弦。前方去党参,加知母 15 g,14 付,水煎服,日 1 付。

三诊:14 天后,患者诉头上起的红疹消散,口干和眼睛干涩改善,睡眠好转,稍疲乏,大便可,小便黄。舌脉:舌稍暗红,有齿痕,苔薄微黄,脉弦。二诊方去连翘,14 付,水煎服,日 1 付。

按语:慢性乙型肝炎病位主要在肝脾,肝气郁结为主要病机,理应疏肝,但疏之不应者可从调理脾胃入手,每有良效。本案患者以睡眠欠佳为主要临床表现,《黄帝内经》曰"胃不和则卧不安",患者属肝郁脾虚,治当疏肝健脾,宁心安神。方中炒白术健脾益气,鸡内金健胃消食,酸枣仁养心补肝,甘草调和诸药,茯苓健脾补中,山药补脾养胃,女贞子、枸杞子补益肝肾,生地黄清热凉血,太子参益气生津,生牡蛎潜阳补阴,党参健脾益肺,玫瑰花行气解郁,丹参、香附相伍有疏肝活血之效,醋鳖甲软坚散结,当归补血活血,赤芍凉血散瘀,忍冬藤清热通络,连翘清热解毒。二诊时患者疲乏症状缓解,故去党参,仍见口干,眼睛干涩,苔微黄,故加知母以泻火滋阴,生津润燥。三诊时患者红疹消散,故去连翘,守二诊方以巩固疗效,后复诊,夜寐渐安。

案二

叶某,男,37 岁,2023 年 3 月 21 日就诊。

主诉:失眠 3 个月余。

现病史:患者近 3 个多月来无明显诱因出现睡眠障碍,自行服用助眠药物后效果不佳,今为求中医治疗,遂来诊。

刻下症:睡眠欠佳,疲乏,情志不畅,口干,胸闷,纳食可,二便调。舌脉:舌淡红,有齿痕,苔薄白,中有裂纹,脉滑。

既往史:患者既往有脂肪肝病史,否认肝炎病史,否认高血压、糖尿病、冠心病、心梗病史,否认外伤及输血史。

辅助检查:2023 年 3 月 21 日查肝功能示 ALT 172 U/L,AST 61 U/L,GGT 126 U/L;尿酸(UA)492 μmol/L;彩超示轻中度脂肪肝。

中医诊断:不寐——肝郁脾虚证。

治法:疏肝解郁,宁心安神。

处方:法半夏 8 g,茯苓 10 g,荷叶 10 g,川芎 6 g,郁金 10 g,白术 10 g,丹参 10 g,香附 10 g,陈皮 8 g,海藻 10 g,厚朴 10 g,知母 10 g,酸枣仁 15 g,枸杞子 10 g,山楂 10 g,茵陈 10 g,神曲 8 g,赤芍 10 g,中药颗粒剂 14 付,开水冲服,日 1 付。

二诊:14 天后,患者诉口干,疲乏症状较前好转,睡眠差,情绪欠佳。舌脉:舌淡红,有齿痕,苔薄白,中有裂纹,脉细滑。前方加远志 5 g、合欢皮 10 g、五味子 10 g,中药颗粒剂 14 付,开水冲服,日 1 付。

三诊:14 天后,患者诉睡眠欠佳,胸闷,疲乏,大便稀。舌脉:舌淡红,有齿痕,苔薄微黄腻,中有裂纹,脉细滑。二诊方去知母、赤芍,加薏苡仁 10 g、垂盆草 10 g,中药颗粒剂 14 付,开水冲服,日 1 付。

四诊:14 天后,患者诉睡眠好转。舌脉:舌淡红,有齿痕,苔薄白,脉细滑。三诊方加玫瑰花 10 g,中药颗粒剂 14 付,开水冲服,日 1 付。

五诊:14 天后,患者诉睡眠可,稍感疲乏。舌脉:舌稍暗红,有齿痕,苔薄白,中有裂纹,脉细滑。四诊方加党参 10 g,中药颗粒剂 14 付,开水冲服,日 1 付。

六诊:14 天后,患者诉前症较大程度改善。舌脉:舌稍暗红,有齿痕,苔薄白,中有裂纹,脉细滑。守五诊方继服中药颗粒剂 14 付,开水冲服,日 1 付。

按语:患者一诊以睡眠欠佳,疲乏,情志不畅,口干,胸闷为主要临床表现,结合病史及舌淡红,有齿痕,苔薄白,中有裂纹,脉滑的舌脉表现,四诊合参,诊断为不寐,肝郁脾虚证。治当疏肝解郁,宁心安神。方中法半夏燥湿化痰,茯苓健脾补中,荷叶化浊降脂,川芎活血行气,郁金行气解郁,白术健脾益气,丹参、香附疏肝活血,陈皮理气健脾,海藻消痰散结,厚朴燥湿消痰,知母滋阴泻火,酸枣仁养心补肝,枸杞子补益肝肾,山楂消食化浊,茵陈清热利湿,神曲健胃消食,赤芍凉血散瘀。二诊时患者诉口干,疲乏较前好转,睡眠差,舌中有裂纹。故加远志、合欢皮以安神益智,五味子益气生津。三诊时诉睡眠欠佳,胸闷,疲乏,大便稀,苔薄微黄腻,脉细滑。去知母、赤芍,改用薏苡仁渗湿健脾以实大便,垂盆草以清热利湿。四诊时患者诉睡眠好转,苔薄白,脉细滑,三诊方加玫瑰花以增强疏肝之效。五诊时患者仅诉稍感疲乏,故加党参以健肺脾之气。六诊时患者诸多症状得以改善,嘱继服五诊方以巩固疗效。

案三

欧阳某,男,50岁,2023年4月2日就诊。

主诉:失眠1年余。

现病史:患者既往有慢性乙型肝炎病史30余年,长期未服用抗病毒药,近1年来无明显诱因出现睡眠障碍,睡后易醒,今为求中医治疗,遂来诊。

刻下症:睡眠欠佳,睡后易醒,无头晕头痛,腹胀腹痛,心慌胸闷,口干、口苦等不适。体检:皮肤巩膜无黄染,腹平软,肝脾肋下未及,舌稍红,有齿痕,苔薄白,脉滑。

既往史:患者既往有慢性乙型肝炎病史30余年(目前服用恩替卡韦抗病毒治疗1周),否认高血压、糖尿病、冠心病、心梗病史,否认外伤及输血史。

中医诊断:不寐——肝郁脾虚证。

治法:疏肝解郁,宁心安神。

处方:柴胡10 g,黄芩15 g,法半夏10 g,茯苓15 g,赤芍15 g,枸杞子15 g,丹参15 g,厚朴15 g,知母15 g,太子参15 g,陈皮10 g,甘草6 g,茵陈15 g,酸枣仁30 g,神曲10 g,14付,水煎服,日1付。

二诊:14天后,患者诉睡眠较前好转,余无不适。舌脉:舌淡红,有齿痕,苔薄白,脉滑。前方去柴胡、黄芩,加炒白术15 g、合欢皮15 g、夜交藤15 g、茯神15 g、川芎6 g,14付,水煎服,日1付。

三诊:14天后,患者诉睡眠好转,大便不成形。舌脉:舌淡红,有齿痕,苔薄白,脉滑。二诊方去赤芍、知母,加砂仁6 g,14付,水煎服,日1付。

四诊:14天后,患者刻下无明显症状。舌脉:舌暗红,有齿痕,苔薄黄,脉细滑。嘱患者继服三诊方14付,水煎服,日1付。

按语:本案患者失眠的特点主要为睡后易醒,不伴口干、口苦等症,结合舌稍红,有齿痕,苔薄白,脉滑的舌脉表现,四诊合参,证属肝郁脾虚。以小柴胡汤合六君子汤加减化裁,方中柴胡、黄芩疏肝泄热,和解少阳,法半夏、厚朴燥湿化痰,茯苓健脾补中,赤芍凉血散瘀,枸杞子补益肝肾,丹参行气活血,知母泻火滋阴,太子参益气健脾,陈皮理气健脾,甘草调和诸药,茵陈清热利湿,酸枣仁养心补肝,神曲健脾消食。二诊时患者诉睡眠较前好转,结合舌脉,太阴证较少阳证明显,故去柴胡、黄芩,加炒白术以健脾益气,加合欢皮、夜交藤、茯神三药相须为用以增强宁心安神之功,加川芎活血行气,使诸药补而不滞。三诊时患者诉睡眠好转,大便不成形。故去赤芍、知母等寒凉泻下之品,加砂仁以助化湿行气。四诊时患者诉刻下无明显症状。效不更方,嘱其继服三诊方巩固疗效。

案四

王某,女,51岁,2022年4月28日就诊。

主诉:睡眠不佳10余年。

现病史:患者近10多年来反复出现睡眠欠佳,睡后易醒,长期服用助眠药物方能入睡,停药后症状反复,今为求中医治疗,遂来就诊。

刻下症:睡眠不佳,口苦,眼睛干涩,疲乏,健忘,夜尿次数多,大便可。体检:皮肤巩膜无黄染,腹平软,肝脾肋下未及。舌淡红,有齿痕,苔薄白,脉细。

既往史:有甲状腺结节病史多年(未系统治疗),有血脂异常病史(未服药)。否认高血压、糖尿病、冠心病、心梗病史,否认外伤及输血史。

中医诊断:不寐——肝血不足证。

治法:柔肝养血,宁心安神。

处方:生地黄10 g,百合10 g,沙参10 g,丹参10 g,香附8 g,茯神10 g,当归8 g,枸杞子10 g,赤芍10 g,甘草6 g,知母10 g,太子参8 g,酸枣仁15 g,益母草10 g,山楂10 g,荷叶10 g,忍冬藤10 g,陈皮10 g,14付,水煎服,日1付。

二诊:14天后,偶有口苦,尿频,大便时干时稀,怕冷,其余症状好转。舌脉:舌淡红,有齿痕,苔薄白,脉弦细。前方去太子参、酸枣仁,加山药10 g、鹿角霜10 g,14付,水煎服,日1付。

三诊:14天后,口苦和尿频好转,精神明显好转。舌脉:舌淡红,有齿痕,苔薄白,脉细。继服二诊方14付,水煎服,日1付。

按语:患者初起为肝血及肝阴不足之证,虽有口苦,但舌淡红,有齿痕,苔薄白,不像有热郁之象,考虑为虚热。治疗应当以扶正补益为主,滋阴为主兼以健脾,柔肝养血;睡眠不佳,用酸枣仁、茯神等安神之药。二诊时患者出现怕冷症状,舌有齿痕,说明此时病变波及肾,多为脾肾不足,所以加用山药和鹿角霜,鹿角霜味咸、涩,性温,归肾、肝经,具有补肾助阳、收敛止血、收涩治痢、秘精坚髓补虚等功效,用于治疗出现肝肾不足症状的女性效果非常好,另外也有现代药理研究发现,鹿角霜具有抗疲劳的作用。鹿角霜与山药合用为经典药对,"脾气耗伤在先,肾元虚损在后",这两味药同用,共奏补脾益肾之功,效果颇佳。患者睡眠好转,则去酸枣仁;疲乏、健忘症状好转,则健脾之药也可以适当减少,故去太子参。后复诊,患者症状改善,疗效甚佳。

案五

高某,女,63 岁,已绝经,2021 年 11 月 11 日就诊。

主诉:睡眠不佳 30 余年。

现病史:患者既往有慢性乙型肝炎病史 30 余年,自 4 年前于外院诊断为乙型肝炎后肝硬化才开始抗病毒治疗。30 年来反复有睡眠障碍,服用助眠药物效果欠佳,今为求系统治疗,遂来院就诊。

刻下症:睡眠不佳,时感疲乏气短,口干,汗出过多,健忘,眼乏,咽中作梗,呃逆,二便可。体检:皮肤巩膜无黄染,腹平软,肝脾肋下未及,舌稍暗红,有齿痕,苔薄微黄,脉细。

既往史:既往有慢性乙型肝炎病史 30 余年,乙型肝炎后肝硬化病史 4 年,服用恩替卡韦抗病毒治疗 4 年,间断服用过安络化纤丸。因睡眠不佳服用过舒乐安定类药物,自述服用后睡眠稍好转。否认高血压、糖尿病、冠心病病史,否认外伤及输血史。

辅助检查:2017 月 3 月 31 日查 HBV-DNA $6.72×10^6$ IU/ml。2017 年 4 月 6 日查肝脏硬度值为 13.2 kPa;肝胆胰脾彩超示肝硬化肝内实质性小病灶(再生结节可能),脾稍大。2019 年 9 月 13 日查肝脏硬度值为 10.7 kPa;HBV-DNA 阴性。2020 年 9 月 29 日查肝脏硬度值为 12.2 kPa;肝胆胰脾彩超示肝硬化、肝内实质性小病灶(再生结节可能)。

中医诊断:不寐——肝肾不足证。

治法:健脾补肾,养血柔肝安神。

处方:党参 15 g,茯苓 15 g,炒白术 15 g,法半夏 15 g,厚朴 15 g,紫苏梗 10 g,陈皮 10 g,炒麦芽 15 g,丹参 15 g,香附 15 g,泽泻 12 g,枸杞子 15 g,菟丝子 15 g,知母 15 g,甘草 6 g,酸枣仁 30 g,益母草 15 g,煅珍珠母(布包煎)30 g,鸡内金 30 g,7 付,水煎服,日 1 付。

二诊:7 天后,患者诉睡眠仍差,语声低微,疲乏,口干,眼乏,健忘,咽中异物感较前缓解,二便可。舌脉:舌暗红,有齿痕,苔黄微腻,脉细。辅助检查:2021年11月17日肝胆胰脾彩超示肝硬化肝内实质性病灶(再生结节可能)。肝功能、血常规、AFP检查基本正常;HBV-DNA<50 IU/ml。前方去法半夏、厚朴、紫苏梗,加大腹皮15 g、黄芪15 g、莪术10 g、浙贝母10 g、枳实15 g、生牡蛎15 g、鳖甲15 g,14付,水煎服,日1付。

三诊:14天后,患者睡眠好转,稍疲乏,腰膝酸软,纳食可,二便可。舌脉:舌淡红,苔微黄,脉细。二诊方去大腹皮,加薏苡仁15 g、续断15 g,14付,水煎服,日1付。

按语:患者一诊时睡眠不佳,时感疲乏气短,口干,汗出过多,健忘,眼乏,咽中作梗,呃逆,二便可,舌稍暗红,有齿痕,苔薄微黄,脉细。观察患者症状,脾虚表现十分明显,此病主要为脾肾不足证,故治疗上着重健脾补肾、利湿、酌加安神之药。此方中蕴含有半夏厚朴汤、四君子汤、酸枣仁汤之义,半夏厚朴汤治疗患者咽中作梗不适之感;四君子汤益气健脾补虚,从脾治失眠;酸枣仁汤清心除烦,养血安神。丹参清心除烦,用于心悸失眠等症;香附疏肝解郁,主入肝经,肝为女性先天之本,行气效果良好;酸枣仁养心安神,煅珍珠母重镇安神;炒麦芽、鸡内金增强消食健脾功效;泽泻利水渗湿,益母草利水消肿,陈皮理气健脾,共奏健脾利湿功效;知母滋阴润燥,解决患者口干,汗出过多,略微阴虚之象;枸杞子、菟丝子补益肝肾,明目,缓解患者眼乏。二诊时患者咽中不适感较前缓解,故处方中去法半夏、厚朴、紫苏梗,患者诉睡眠仍差,且症状分析,患者气虚比较明显,故处方中加黄芪补气升阳,生牡蛎重镇安神,因有齿痕,加大腹皮利水,莪术与枳实合用气血同治,浙贝母、鳖甲软坚散结。现代药理证实,鳖甲有抗病毒作用,可促进肝细胞合成白蛋白,纠正白蛋白/球蛋白倒置,有抗肝纤维化作用。三诊时患者稍疲乏,腰膝酸软,故加薏苡仁健脾,续断补肝肾,强筋骨。

案六

刘某,男,36岁,2023年6月1日就诊。

主诉:睡眠障碍10余年,加重半年。

现病史:患者10多年来反复出现睡眠欠佳,难以入睡,长期服用助眠药物方能入睡,停药后症状反复,近半年来失眠症状尤为严重,每夜仅睡3~4 h,今为求中医治疗,遂来就诊。

刻下症：难以入睡，且寐而易醒，易出汗，眼睛干涩，耳鸣，小便稍黄，大便稀，纳食可。体检：皮肤巩膜无黄染，腹平软，肝脾肋下未及，舌暗红，有齿痕，苔黄腻，脉细。

既往史：否认肝炎病史，否认高血压、糖尿病、冠心病、心梗病史，否认外伤及输血史。

中医诊断：不寐——心肾不交证。

治法：宁心安神，交通心肾。

处方：太子参 15 g，茯神 15 g，生地黄 15 g，川芎 10 g，知母 15 g，浮小麦 15 g，茯苓 15 g，炒白术 15 g，法半夏 10 g，丹参 15 g，香附 15 g，枸杞子 15 g，酸枣仁 15 g，甘草 6 g，陈皮 10 g，夜交藤 15 g，珍珠母 30 g，杜仲 20 g，7 付，水煎服，日 1 付。

二诊：7 天后，患者诉睡眠较前改善，寐而易醒，汗出减少，眼睛干涩，耳鸣，小便稍黄，大便稀，纳食可。舌脉：舌暗红，有齿痕，苔黄，脉细。前方珍珠母改为 15 g，加桑椹 15 g，14 付，水煎服，日 1 付。

三诊：14 天后，患者诉睡眠好转，少量汗出，眼睛干涩缓解，偶有耳鸣，小便可，大便偏软，纳食可。舌脉：舌暗红，有齿痕，苔稍黄，脉细。守二诊方继服 14 付，水煎服，日 1 付。

按语：患者一诊以难以入睡，且寐而易醒，易出汗，眼睛干涩，耳鸣为主要临床表现，结合舌脉，四诊合参，诊断为不寐病，心肾不交证。治当宁心安神，交通心肾。方中太子参益气健脾，茯神宁心安神，生地黄清热凉血，川芎活血行气，知母泄热滋阴，浮小麦敛阴止汗，茯苓、炒白术健脾补中，法半夏燥湿化痰，丹参、香附疏肝活血，枸杞子补益肝肾，酸枣仁养心补肝，甘草调和诸药，陈皮理气健脾，夜交藤养心安神，珍珠母平肝安神，杜仲益肝肾，强筋骨。二诊时患者睡眠好转，但见眼睛干涩、耳鸣等症，故减少珍珠母用量，加桑椹以益肾生津润燥。三诊时患者诸症皆得缓解，嘱继服二诊方以巩固疗效。

案七

袁某，男，48 岁，2023 年 6 月 8 日就诊。

主诉：失眠半个月余。

现病史：患者半个多月来无明显诱因出现睡眠障碍，难以入睡，自行服用助眠药物后症状改善欠佳,今为求中医治疗,遂来诊。

刻下症:睡眠不好半个月余,伴疲乏,口干,眼睛干涩,健忘,纳食可,二便调。体检:皮肤巩膜无黄染,腹平软,肝脾肋下未及,舌淡红,中有裂纹,苔薄微黄,脉弦。

既往史:既往有脂肪肝病史,否认肝炎病史,否认高血压、糖尿病、冠心病、心梗病史,否认外伤及输血史。

中医诊断:不寐——肝肾阴虚证。

治法:滋阴益肾,养心安神。

处方:生地黄 15 g,川芎 10 g,茯神 15 g,太子参 15 g,知母 15 g,丹参 15 g,香附 15 g,枸杞子 15 g,酸枣仁 20 g,甘草 6 g,山楂 10 g,神曲 10 g,合欢皮 15 g,白术 15 g,14 付,水煎服,日 1 付。

二诊:14 天后,患者诉睡眠改善,稍感疲乏,眼睛干涩,健忘,纳食可,二便调。舌脉:舌淡红,中有裂纹,苔薄黄,脉弦。前方酸枣仁改为 15 g,加桑椹 15 g,杜仲 15 g,14 付,水煎服,日 1 付。

三诊:14 天后,患者诉睡眠改善,疲乏,眼睛干涩缓解,健忘,纳食可,二便调。舌脉:舌淡红,中有裂纹,苔薄黄,脉弦。继服二诊方 14 付,水煎服,日 1 付。

按语:"阴虚生内热",虚热伤津,故见口干,舌生裂纹。肝开窍于目,肾之府为腰,肝肾阴虚,不能上奉,故见眼睛干涩,健忘;"阴虚故目不瞑",肾阴不足,水亏不能上济心火,入夜则阳不能入于阴,目不能合而失眠。治当滋阴益肾,养心安神。方中生地黄清热凉血,川芎活血行气,茯神宁心安神,太子参益气健脾,知母滋阴降火,丹参行气活血,香附疏肝解郁,枸杞子补益肝肾,酸枣仁养心补肝,甘草调和诸药,山楂、神曲健胃消食,合欢皮解郁安神,白术健脾益气。二诊时患者睡眠改善,以眼睛干涩,健忘为主要临床表现,此时当生津润燥,益肾固精,故加用桑椹、杜仲。三诊时患者失眠、眼睛干涩之症改善明显,守方继续治疗,全方从肝肾阴虚立论,滋水济火而治失眠,收效显著。

案八

徐某,男,56 岁,2023 年 6 月 8 日就诊。

主诉:乏力伴睡眠障碍 2 个月余。

现病史：患者既往有慢性乙型肝炎病史，2个多月前因情绪波动（具体原因不详）出现睡眠障碍，难以入睡，服用助眠药物疗效欠佳，今为求中医治疗，遂来诊。

刻下症：时觉疲乏，睡眠欠佳，眼睛干涩，纳食可，二便调。体检：皮肤巩膜无黄染，腹平软，肝脾肋下未及，舌淡红，有瘀斑，有齿痕，苔薄白，脉弦。

既往史：既往有慢性乙型肝炎病史（现服用恩替卡韦抗病毒治疗），否认高血压、糖尿病、冠心病、心梗病史，否认外伤及输血史。

中医诊断：不寐——肝郁血瘀证。

治法：疏肝解郁，活血化瘀。

处方：茯苓15 g，陈皮10 g，枸杞子10 g，醋鳖甲15 g，浙贝母15 g，炒白术10 g，党参15 g，砂仁10 g，合欢花10 g，菟丝子15 g，鸡内金15 g，炒麦芽15 g，当归10 g，酸枣仁15 g，白花蛇舌草15 g，丹参15 g，香附10 g，法半夏8 g，山药15 g，海藻15 g，薏苡仁15 g，14付，水煎服，日1付。

二诊：14天后，患者诉睡眠依然欠佳，偶感疲乏，眼睛干涩，纳食可，二便调。舌脉：舌暗红，有齿痕，苔薄白，脉弦。前方去醋鳖甲，加煅龙牡各15 g，14付，水煎服，日1付。

三诊：14天后，患者诉睡眠好转，眼睛干涩缓解，纳食可，二便调。舌脉：舌暗红，有齿痕，苔薄白，脉弦，守二诊方继服14付，水煎服，日1付。

按语：患者一诊以疲乏、睡眠欠佳、眼睛干涩为主要临床表现，舌淡红，有瘀斑，有齿痕，苔薄白，脉滑，四诊合参，诊断为不寐，证属肝郁血瘀，治当疏肝解郁，活血化瘀。方中茯苓健脾补中，陈皮理气健脾，枸杞子、菟丝子补益肝肾，醋鳖甲软解散结，浙贝母化痰散结，炒白术健脾益气，党参补脾益肺，砂仁化湿开胃，合欢花解郁安神，鸡内金健胃消食，炒麦芽健脾开胃，当归补血活血，酸枣仁养心补肝，白花蛇舌草清热解毒，丹参行气活血，香附疏肝解郁，法半夏燥湿化痰，山药补脾养胃，海藻消痰软坚，薏苡仁渗湿健脾。二诊时，患者睡眠依然欠佳，血瘀之象较前缓解，故去醋鳖甲，加煅龙牡以潜镇安神。三诊时患者睡眠、眼睛干涩症状有较大程度改善，效不更方，守二诊方继服以巩固疗效。

案九

吕某，女，68岁，2021年9月23日就诊。

主诉：睡眠不佳10余年。

现病史:患者10多年来反复出现睡眠障碍,服用助眠药物后可安静入睡,但睡眠质量较差,易醒,停药后症状反复,难以入睡,今为求中医治疗,遂来诊。

刻下症:入睡困难,睡眠短浅易醒,略口干、口苦,疲乏,面色淡白,食欲不佳,大便略干。体检:皮肤巩膜无黄染,腹平软,肝脾肋下未及,舌暗红,苔黄白,脉弦细。

既往史:否认肝炎病史,否认高血压、糖尿病、冠心病、心梗病史,否认外伤及输血史。

中医诊断:不寐——肝郁血虚,脾失健运证。

治法:疏肝健脾,养血安神。

处方:柴胡 15 g,黄芩 15 g,法半夏 10 g,茯苓 15 g,白芍 15 g,陈皮 10 g,白术 15 g,薄荷 6 g,甘草 6 g,厚朴 15 g,丹参 15 g,香附 15 g,芦根 15 g,茯神 15 g,炙远志 6 g,酸枣仁 30 g,合欢皮 15 g,首乌藤 15 g,14 付,水煎服,日 1 付。

二诊:14 天后,患者诉口干、口苦及睡眠不佳好转,疲乏,食欲欠佳,时易汗出,心中烦躁,二便正常,舌边尖暗红,苔薄白,脉弦细。前方去芦根,加川芎 10 g、知母 15 g、煅珍珠母 30 g,7 付,水煎服,日 1 付。

三诊:7 天后,患者诉睡眠明显好转,略口苦,二便正常,舌边尖稍暗红,苔薄白,脉弦细。二诊方去首乌藤,加玫瑰花 15 g,7 付,水煎服,日 1 付。后门诊随诊,患者睡眠明显好转,诸症皆除。

按语:该患者难以入睡长达10余年之久,属于顽固性失眠,故辨病为不寐。一诊时,患者口干、口苦,加之舌脉,明显为肝郁之证;疲乏,食欲不佳,是脾虚运化无力之故;肝血亏虚,可使肠道失荣,故大便干结难下。此外,面色淡白、舌暗红、脉弦细等均为肝血亏虚之证,故辨为肝郁血虚,脾失健运证。应用小柴胡汤合逍遥散加减化裁以达疏肝健脾,养血安神之效。柴胡、黄芩、法半夏即为小柴胡汤之义,可疏肝解郁,和解少阳;逍遥散中,柴胡、白芍各 15 g,意在以养血之品养肝体,疏肝之药顺其性,则肝血充,肝气条达,少阳枢机通畅,佐茯神、炙远志、酸枣仁、合欢皮、首乌藤宁心,养血安神。另外,"久病入络",血虚日久易致血行不畅,脉络瘀阻,故顽固性失眠多伴有血瘀,加一味丹参以活血行血,诸药合用,睡眠得以显著改善。二诊时,患者舌苔转变,湿象减轻,芦根利尿,使湿从小便而去,故可去除,此时汗出心烦,辨为肝血不足,虚热内扰证,加知母、川芎、煅珍珠母,取酸枣仁汤之义。重用酸枣仁养血安神,配伍调气疏肝的川芎,酸收辛散并用,再加上知母清虚热除烦,煅珍珠母潜镇安神,共奏柔肝养血,清心安神之妙。三诊时患者睡眠明显好转,去首乌藤,因为首乌藤含有马兜铃酸,长期使用可能会对人体产生一定的毒性。此时观患者舌脉,仍有些许肝郁气滞表现,故加玫瑰花以行气解郁。《金匮要略》:"虚劳虚烦不得眠,酸枣汤主之。"本案前期以逍遥散合小柴胡汤加减,后予以酸枣仁汤加减,根据患者病情变化调整用方,方证相合,行之有效。

案十

邱某,男,72岁,2022年9月29日就诊。

主诉:睡眠不佳3年。

现病史:患者近3年来无明显诱因出现睡眠障碍,睡后易醒,梦多,自行服用助眠药物后稍有改善,今为求中医治疗,遂来诊。

刻下症:现难以入睡,多梦易醒,口干、口苦,时烦,时有手足抽动,无心慌胸闷、头晕头痛等不适。体检:皮肤巩膜无黄染,腹平软,肝脾肋下未及,舌暗红,苔微黄腻,脉弦滑。

既往史:否认高血压、糖尿病、脑梗死、冠心病等病史,否认肝炎等传染病史,否认输血、外伤及手术史。

中医诊断:不寐——痰热内扰,心神不安证。

治法:清热化痰,安神定惊。

处方:黄芩15 g,法半夏10 g,竹茹10 g,茯神15 g,炒枳实12 g,陈皮15 g,丹参15 g,知母15 g,薏苡仁15 g,麦冬15 g,酸枣仁30 g,瓜蒌皮10 g,炙远志6 g,生龙骨30 g,生牡蛎30 g,合欢皮15 g,14付,水煎服,日1付。

二诊:14天后,患者诉睡眠状况较前好转,能够深度睡眠,口干、口苦有所改善,纳食可,二便调。舌脉:舌淡红,有齿痕,苔薄白,中后部稍厚,脉弦细。前方去瓜蒌皮、竹茹,加川芎6 g、太子参15 g,7付,水煎服,日1付。

三诊:睡眠状况明显好转,继服二诊方。

按语:本案患者失眠特点主要为多梦易醒,同时伴有口干、口苦,手足抽动,舌暗红,苔微黄腻,脉弦滑等痰热内蕴之象,故辨证属痰热内扰,心神不安证,以温胆汤加黄芩清化痰热,佐以酸枣仁、炙远志、生龙骨、生牡蛎、合欢皮等药镇心安神以助眠;"久病、怪病皆可从瘀论治",故加丹参以活血祛瘀。瓜蒌皮、薏苡仁祛湿消痰,同时知母、麦冬合用,清热滋阴并行,可防热药耗阴太过。二诊时,患者失眠及口干、口苦等症状均有所改善,察舌诊脉发现一诊时的痰热症状有所好转,故去瓜蒌皮、竹茹;顽固性失眠患者多兼有肝血不足,故加川芎、太子参,取酸枣仁汤"养血安神、清热除烦"之效。三诊时患者症状明显好转,可见上诊处方适对病机,故嘱患者继服此方调理。

白涩症

胡某,男,41 岁,2022 年 3 月 31 日就诊。

主诉:眼睛干涩 10 余天。

现病史:患者 10 天前无明显诱因出现眼睛干涩,用眼药水后症状未缓解,遂来诊。

刻下症:眼睛干涩,视物模糊,晨起口臭,咽干,口干,二便可,睡眠可,无恶心呕吐等不适。体检:皮肤巩膜无黄染,腹平软,肝脾肋下未及,舌淡红,舌尖红,点刺,苔白滑,脉弦细。

既往史:否认高血压、糖尿病、脑梗死、冠心病等病史,否认肝炎等传染病史,否认输血、外伤及手术史。

中医诊断:白涩症——心肝阴虚火旺证。

治法:清心养阴,疏肝清热。

处方:柴胡 10 g,黄芩 15 g,法半夏 10 g,赤芍 15 g,生地黄 15 g,茯苓 15 g,枸杞子 15 g,枳实 15 g 茵陈 15 g,薏苡仁 15 g,甘草 6 g,女贞子 15 g,牡丹皮 15 g,14 付,水煎服,日 1 付。

二诊:14 天后,患者诉眼睛干涩、视物模糊症状缓解,仍有少许咽干、口干,余未诉其他不适。舌脉:舌淡红,舌尖红,苔白滑,脉弦细。前方加石斛 15 g、葛根 15 g,14 付,水煎服,日 1 付。

按语:本案患者一诊时舌尖红明显,综合分析其为阴虚火旺的证型,主要以心火旺和肝火旺为主,其次肝郁症状也很明显。患者心火旺,方中蕴含导赤散之义,清心火,使湿热从小便而走,导热下行;其次用小柴胡汤加减,疏肝清热,加用茵陈清利湿热;枸杞子、女贞子养肝明目,缓解患者眼部不适症状;患者苔白滑,故用薏苡仁祛湿。二诊时患者眼睛干涩症状明显好转,仍有少许咽干、口干,加葛根生津止渴,石斛益胃养阴。

口疮

江某,男,37岁,2022年5月19日就诊。

主诉:口腔溃疡半个月余。

现病史:患者近半个多月无明显诱因出现口腔溃疡,自行服用维生素片后,症状未缓解,遂来诊。

刻下症:易口腔溃疡,睡眠不佳,疲乏,眼睛干涩,二便可,无口干、口苦,无皮肤瘙痒。体检:皮肤巩膜无黄染,腹平软,肝脾肋下未及,舌淡红,有齿痕,苔薄白,脉弦细。

既往史:有慢性乙型肝炎病史1年,现已抗病毒治疗1个半月(恩替卡韦)。

辅助检查:2022年5月查肝功能示 ALT 25 U/L,AST 35 U/L,TBil 16 μmol/L;AFP 3.55 ng/ml;HBV-DNA<50 IU/ml;彩超未见明显异常。

中医诊断:口疮——肝肾阴虚,肝血不足证。

治法:滋阴养血,柔肝疏郁。

处方:生地黄10 g,玄参10 g,麦冬10 g,太子参10 g,当归10 g,炒白芍10 g,川芎10 g,知母10 g,甘草6 g,酸枣仁15 g,枸杞子15 g,菟丝子15 g,女贞子15 g,茯神10 g,14付,水煎服,日1付。

二诊:14天后,口腔溃疡好转,睡眠不佳,眼睛微干涩,眼痒。舌脉:舌淡红,有齿痕,苔薄白,脉弦细。前方去当归、川芎,加石斛10 g、菊花10 g、桔梗10 g、金银花15 g、炙远志6 g,14付,水煎服,日1付。

按语:患者一诊时主症为口腔溃疡,睡眠不佳,考虑疾病病机以肝肾阴虚,肝血不足为主,采用滋阴养血,柔肝疏郁治法,以一贯煎加酸枣仁汤加减组方,重用生地黄滋阴养血、补益肝肾,内寓滋水涵木之义。当归、枸杞子养血滋阴柔肝;太子参、麦冬滋养肺胃,养阴生津,意在佐金平木,扶土制木;川芎、知母、酸枣仁合用柔肝养血安神。二诊时患者出现眼痒的症状,肝阳化热,故去当归,加用菊花、金银花清热解毒、清肝明目,加桔梗,桔梗配伍甘草为常用药对,治疗口腔溃疡。口腔溃疡频发多为体内有虚。

瘿病

鄂某,女,57岁,已绝经,2021年10月15日就诊。

主诉:体检发现甲状腺结节1年。

现病史:患者1年前体检发现甲状腺结节,未口服药物治疗,现患者出现口干、口苦,眼睛干涩等症,为求中医治疗,遂来诊。

刻下症:口干、口苦,眼睛干涩,味觉减退,无腹胀腹痛、恶心呕吐、呃逆反酸等症,睡眠可,纳食可。体检:皮肤巩膜无黄染,腹平软,肝脾肋下未及,舌淡暗,有齿痕,苔白,脉细。

既往史:有甲状腺结节病史,未治疗,否认脑梗死、高血压、冠心病等病史,否认肝炎等传染病史。

中医诊断:瘿病——气郁痰阻证。

治法:理气舒郁,化痰消瘿。

处方:柴胡10 g,黄芩15 g,法半夏10 g,枳实15 g,赤芍15 g,生地黄15 g,茯苓15 g,当归15 g,甘草6 g,太子参15 g,益母草15 g,枸杞子15 g,菟丝子15 g,女贞子15 g,忍冬藤15 g,14付,水煎服,日1付。

二诊:14天后,患者诉口干、口苦好转,仍眼睛干涩、味觉减退,平素易烦躁,睡眠可,纳食可。舌脉:舌淡暗,有齿痕,苔白,脉细。前方加决明子15 g、夏枯草15 g,14付,水煎服,日1付。

三诊:患者口干、口苦,眼睛干涩不适症状好转,情绪平稳,余未诉其他不适,嘱患者继服二诊方7付,定期复查甲状腺功能及彩超,不适随诊。

按语:本案患者既往有甲状腺结节病史,现口干、口苦,眼睛干涩,情绪易烦躁,诊断为瘿病,气郁痰阻证,治宜理气舒郁,化痰消瘿,其主要病理基础为气、痰、瘀三气壅结,方投小柴胡汤加减,同时配伍当归、赤芍、益母草等活血化瘀之品,茯苓、太子参益气健脾、扶正补虚,枳实行气化痰散结,枸杞子、菟丝子、女贞子、生地黄等滋补肝肾,阴阳双补。二诊时患者眼睛干涩及情绪症状明显,加决明子清肝明目,夏枯草消肿散结。三诊时患者症状好转,可见二诊方对症,效不更方。

不孕症

案一

石某,女,27 岁,2016 年 9 月 17 日就诊。

主诉:结婚 2 年未孕。

现病史:患者结婚 2 年一直未孕,为求中医治疗,遂来诊。

刻下症:月经推迟 2～3 天,末次月经于 2016 年 9 月 7 日来潮,5 天干净,量少,色红,伴有腹痛,乳房胀痛,纳食可,二便调。舌脉:舌稍暗红,苔薄白,脉弦。

既往史:否认高血压、糖尿病、脑梗死、冠心病等病史,否认肝炎等传染病史,否认输血、外伤及手术史。

中医诊断:原发性不孕——肾虚肝郁证。

治法:补肾益气,调理冲任,疏肝理气。

处方:干地黄 15 g,白芍 15 g,当归 15 g,川芎 6 g,茯苓 15 g,白术 15 g,枸杞子 15 g,菟丝子 15 g,覆盆子 15 g,太子参 15 g,杜仲 15 g,丹参 15 g,香附 15 g,女贞子 15 g,淫羊藿 15 g,枳壳 10 g,20 付,水煎服,日 1 付。

二诊:30 天后,患者诉末次月经于 2016 年 10 月 11 日来潮,4 天干净,量偏少,伴腹痛,带下稍黄,豆腐渣样,伴阴痒,口稍干,脸上长斑疹,纳食可,二便调。舌脉:舌淡红,苔薄微黄,脉弦细。子宫输卵管造影提示:输卵管左侧不通。前方去淫羊藿、覆盆子、太子参、菟丝子,加土茯苓 15 g、车前草 15 g、黄柏 15 g、红藤 15 g、败酱草 15 g、山药 15 g、地肤子 15 g、连翘 15 g、皂角刺 15 g,20 付,水煎服,日 1 付。

三诊:20 天后,患者诉带下量少,色偏黄,脸上斑疹稍退。舌脉:舌淡红,苔薄黄,脉弦细。处方:生地黄 15 g,当归 15 g,白芍 15 g,川芎 6 g,太子参 15 g,茯苓 15 g,白术 15 g,丹参 15 g,香附 15 g,甘草 6 g,连翘 15 g,益母草 15 g,黄柏 15 g,车前草 15 g,土茯苓 15 g,忍冬藤 15 g,杜仲 15 g,续断 15 g,皂角刺 15 g,柴胡 10 g,20 付,水煎服,日 1 付。

四诊:20 天后,患者诉末次月经于 2016 年 11 月 14 日来潮,6 天干净,量正常,色稍暗红,带下颜色好转,乳头时痒,口稍干,二便调。舌脉:舌淡红,苔薄微黄,脉细滑。三诊方去柴胡,加薏苡仁 15 g,20 付,水煎服,日 1 付。

五诊:2017 年 3 月 2 日。患者停经 43 天,自测早孕,无明显不适。舌脉:舌淡红,苔白,脉细滑。处方:干地黄 15 g,白芍 15 g,白术 15 g,甘草 6 g,黄芩 10 g,桑寄生 15 g,太子参 15 g,枸杞子 15 g,菟丝子 15 g,桑椹 15 g,杜仲 15 g,阿胶 15 g,山药 15 g,10 付,水煎服,日 1 付。

按语:肾者,先天之本,藏精系胞,若先天禀赋不足,肾精不充,冲任脉虚,胞脉失养,则难以摄精成孕;肝者,藏血主疏泄,若肝失条达,气机郁滞,疏泄失常,则气滞血瘀,胞脉不畅,亦难以摄精成孕。本案患者婚久不孕,以月经推迟,量少,伴有腹痛,乳房胀痛为主要临床表现,舌脉可见舌稍暗红,苔薄白,脉弦,当循不孕症之肾虚肝郁型论治,治当补肾益气,调理冲任,疏肝理气。方投自拟中周Ⅰ号方加减化裁。方中干地黄、枸杞子、菟丝子、覆盆子、女贞子、淫羊藿、杜仲诸药相伍以补肾之阴阳,白芍、当归养血调经,川芎、丹参活血行气,使诸药补而不滞,茯苓、白术健运中州,太子参益气生血,香附疏肝理气,枳壳宽中下气,畅通气机。二诊时患者诉月经量偏少,带下稍黄,伴阴痒,口稍干,脸上长斑疹,结合舌脉,治疗上不宜补益太过,而当辅以清热解毒,活血散瘀之法,故去淫羊藿、覆盆子、太子参、菟丝子,加连翘、土茯苓、黄柏、地肤子、皂角刺清热解毒,散结除湿,车前草利尿通淋,红藤、败酱草相伍以活血散瘀止痛,山药补而不腻。三诊时患者诉带下量少,色偏黄,舌淡红,苔薄黄,脉弦细。治疗上当以清热解毒,养血调经为要,方用八珍汤加减化裁,方中八珍汤加丹参、益母草益气养血活血,香附、柴胡疏肝理气,连翘、忍冬藤、土茯苓、黄柏、皂角刺清热解毒散结除湿,车前草利尿通淋,杜仲、续断补肝肾,调经血。四诊时患者诉月经量正常,色稍暗红,带下颜色好转,乳头时痒,故加薏苡仁以增清热排脓之效。后患者直至 2017 年 3 月 2 日来诊,诉月经逾期六至,自测早孕,改用安胎方,后顺利产子。

案二

谢某,女,32 岁,2019 年 3 月 16 日就诊。

主诉:结婚 6 年未孕。

现病史:患者结婚 6 年未孕,2015 年诊断为子宫内膜异位症,后至某医院行试管未成功,今为求中医治疗,遂来诊。

刻下症：现月经周期正常，末次月经 2019 年 2 月 20 日来潮，5 天干净，量偏少，色红，伴轻微腹痛，肢冷，带下正常，纳食可，睡眠可，二便调。舌脉：舌淡红，有齿痕，苔薄白，脉细。

既往史：否认高血压、糖尿病、脑梗死、冠心病等病史，否认肝炎等传染病史，否认输血、外伤及手术史。

中医诊断：原发性不孕——脾肾两虚证。

治法：补肾助阳，健脾益气。

处方：生地黄 15 g，当归 15 g，赤芍 15 g，川芎 6 g，党参 15 g，茯苓 15 g，白术 15 g，丹参 15 g，香附 15 g，枸杞子 15 g，菟丝子 15 g，蒲公英 15 g，鹿角霜 15 g，益母草 15 g，柴胡 10 g，皂角刺 15 g，忍冬藤 15 g，甘草 6 g，14 付，水煎服，日 1 付。

二诊：14 天后，患者未诉明显不适，末次月经 2019 年 3 月 20 日来潮，5 天干净。舌脉：舌淡红，苔薄白，脉细滑。前方去鹿角霜、蒲公英、党参、益母草、柴胡，加薏苡仁 15 g、桃仁 10 g、莪术 10 g、浙贝母 10 g、黄芪 15 g，14 付，水煎服，日 1 付。

三诊：14 天后，患者诉肢冷，腰酸乏力，口干，纳食可，二便调。舌脉：舌淡红，苔薄白，脉细滑。二诊方加淫羊藿 15 g，10 付，水煎服，日 1 付。

四诊：2019 年 6 月 22 日，患者诉末次月经 2019 年 6 月 7 日来潮，5 天干净，量可，时感腰酸乏力，口干，眼睛干涩。舌脉：舌淡红，有齿痕，苔薄白，脉细。三诊方加续断 15 g，10 付，水煎服，日 1 付。

五诊：10 天后，患者诉偶感轻微腹痛，疲乏，大便可，带下正常。舌脉：舌淡红，苔白，脉细。处方：生地黄 15 g，当归 15 g，赤芍 15 g，川芎 6 g，太子参 15 g，茯苓 15 g，白术 15 g，丹参 15 g，香附 15 g，甘草 6 g，益母草 15 g，枸杞子 15 g，菟丝子 15 g，忍冬藤 15 g，续断 15 g，柴胡 6 g，10 付，水煎服，日 1 付。

六诊：2019 年 8 月 31 日，患者诉怀孕 8 周，最近感冒咳嗽，痰白清稀，咽喉疼痛，体温正常，口干。舌脉：舌淡红，有齿痕，苔薄白，脉滑。处方：甘草 6 g，桔梗 10 g，金银花 15 g，连翘 10 g，白术 15 g，黄芩 10 g，陈皮 6 g，薄荷 6 g，沙参 15 g，前胡 10 g，桑寄生 15 g，板蓝根 10 g，麦冬 10 g，10 付，水煎服，日 1 付。

按语：先天肾气不足，素体阳虚，或房劳伤肾，大病久病伤阳，则肾阳不足，冲任亏虚，致胞宫寒冷，不能摄精成孕；脾元虚损，气血生化不足，则冲任血虚，胞脉失养，亦难成孕。本案患者结婚 6 年未孕，以月经量偏少，伴轻微腹痛，肢冷为主要临床表现,舌脉见舌淡红,有齿痕,苔薄白,脉细,证属脾肾两虚。治当以补肾助阳,健脾益气为主,方用八珍汤加减化裁。方中八珍汤加丹参、益母草益气养血、活血调经,香附、柴胡疏肝理气,枸杞子、菟丝子、鹿角霜补肾助阳,蒲公英、皂角刺、忍冬藤清热解毒散结。二诊时患者未诉明显不适,舌淡红,苔薄白,脉细滑。考虑久病当从"瘀"入手,故加薏苡仁、桃仁、莪术、浙贝母以解毒散结化瘀,加黄芪可祛邪而不伤正。三诊、四诊时患者诉腰酸乏力,故分别加淫羊藿、续断以补益肝肾。五诊时患者诉月经量可,伴腹痛,疲乏,舌淡红,苔白,脉细。治疗当继续补肾助阳,健脾益气。六诊时患者诉8月月经迟迟未至,自测早孕,近期出现感冒症状,遂在安胎方基础上加用解表类药,后回访,胎产顺利。

案三

王某,女,29岁,2016年7月30日就诊。

主诉:继发4年余未孕。

现病史:患者结婚后2个月受孕,1个月后无明显诱因自然流产,后性生活正常,4年来一直未受孕,寻求多方治疗未果,今为求中医治疗,遂来诊。

刻下症:月经推迟,最长5个月未至,末次月经2016年7月11日来潮,5天干净,量少,色暗红,纳食可,二便调。舌脉:舌淡红,苔薄白,脉弦。

既往史:有多囊卵巢综合征病史,否认高血压、糖尿病、脑梗死、冠心病等病史,否认肝炎等传染病史,否认输血、外伤及手术史。

中医诊断:继发性不孕——肾虚肝郁证。

治法:补肾益气,疏肝解郁。

处方:生地黄15 g、当归15 g、白术15 g、白芍15 g、丹参15 g、香附15 g、川芎6 g、益母草15 g、法半夏10 g、陈皮10 g、茯苓15 g、甘草6 g、枸杞子15 g、菟丝子15 g、山茱萸15 g、杜仲15 g,10付,水煎服,日1付。

二诊:10天后,患者诉口唇生疮,大便干结。舌脉:舌淡红,苔白,脉沉细。前方去法半夏、菟丝子、杜仲、川芎,加牡丹皮10 g、浙贝母10 g、生山楂15 g、连翘10 g、金银花15 g,7付,水煎服,日1付。

三诊:7天后,患者月经30余天未至,诉面部长痘,余无不适。舌脉:舌淡红,苔白,脉沉细。处方:干地黄15 g、赤芍15 g、茯苓15 g、白术15 g、陈皮10 g、丹参15 g、香附15 g、续断15 g、浙贝母15 g、连翘10 g、甘草6 g、玫瑰花15 g、金银花 15 g,川芎 6 g,10 付,水煎服,日 1 付。

四诊:10 天后,患者月经 40 余天未至,查血 HCG(＋),早孕,精神欠佳,大便干结。舌脉:舌淡红,苔白,脉细滑。改用安胎方:干地黄 15 g,白芍 15 g,甘草 6 g,太子参 15 g,黄芩 10 g,桑寄生 15 g,女贞子 15 g,枸杞子 15 g,菟丝子 15 g,白术 15 g,山药 15 g,杜仲 15 g,续断 15 g,10 付,水煎服,日 1 付。

按语:本案患者一诊以月经推迟,月经量少,色暗红为主要临床表现,舌淡红,苔薄白,脉弦。既往受孕 1 胎,自然流产,后多年未再受孕,盖先天不足,肾精不充,胞脉失养所致,加之累年不孕,情绪欠佳而成此证,故在治疗上以补肾益气,疏肝解郁为主。方用八珍汤合中周Ⅰ号方加减化裁,方中八珍汤加丹参、益母草益气养血、活血调经,香附疏肝理气,法半夏、陈皮理气燥湿,枸杞子、菟丝子、山茱萸、杜仲补益肝肾。二诊时患者诉口唇生疮,大便干结,舌淡红,苔白,脉沉细。故不可过用补涩之品,当加清热解毒,凉血散结之品,故前方去法半夏、菟丝子、杜仲、川芎,加用牡丹皮、浙贝母、生山楂、连翘、金银花。三诊时患者诉月经 30 余天未至,面部长痘,舌淡红,苔白,脉沉细。方投清热解毒,理气散结之剂,方中茯苓、白术、陈皮理气健脾,丹参、赤芍凉血散瘀,香附、玫瑰花疏肝理气,干地黄、续断益肾调经,浙贝母、连翘、金银花清热解毒散结,甘草调和诸药,川芎活血行气。四诊时患者月经 40 余天未至,查血提示早孕,改服安胎方,后胎产顺利。

案四

王某,女,28 岁,2016 年 8 月 1 日就诊。

主诉:继发 1 年余未孕。

现病史:患者结婚 4 年,于 2015 年过期流产 1 胎,后至今一直未孕,寻求多方治疗未果,今来诊。

刻下症:目前月经正常,末次月经 2016 年 7 月 5 日来潮,6 天干净,大便干结,纳食可,睡眠可。舌脉:舌淡红,苔白,脉细。

既往史:曾行输卵管通液术,诊断为输卵管通而不畅。否认高血压、糖尿病、脑梗死、冠心病等病史,否认肝炎等传染病史,否认输血、外伤及手术史。

中医诊断:继发性不孕——肾虚不固,气血亏虚证。

治法:补肾益气,调摄冲任。

处方:干地黄 15 g,白芍 15 g,当归 15 g,川芎 6 g,茯苓 15 g,白术 15 g,枸杞子 15 g,菟丝子 15 g,覆盆子 15 g,太子参 15 g,续断 15 g,杜仲 15 g,丹参 15 g,香附 15 g,甘草 6 g,浙贝母 15 g,10 付,水煎服,日 1 付。

二诊:2016 年 9 月 10 日,患者诉末次月经 2016 年 8 月 29 日来潮,7 天干净,量多,色红伴腹痛,腰部胀痛,畏冷,大便可。舌脉:舌淡红,苔薄白,脉细滑。前方加淫羊藿 15 g、黄芪 15 g,14 付,水煎服,日 1 付。

三诊:14 天后,患者诉时有头痛,面部起红疹。舌脉:舌淡红,苔白,脉弦。处方:干地黄 15 g,赤芍 15 g,茯苓 15 g,白术 15 g,甘草 6 g,钩藤 15 g,泽泻 15 g,黄芩 10 g,连翘 10 g,金银花 15 g,菊花 15 g,皂角刺 15 g,益母草 15 g,延胡索 15 g,牡丹皮 10 g,14 付,水煎服,日 1 付。

四诊:14 天后,患者月经约 40 天未至,时有小腹疼痛,乳房胀痛,舌脉:舌淡红,苔白,脉弦。处方:干地黄 15 g,白芍 15 g,茯苓 15 g,白术 15 g,甘草 6 g,柴胡 10 g,续断 15 g,杜仲 15 g,丹参 15 g,香附 15 g,菟丝子 15 g,川芎 6 g,连翘 10 g,黄芩 10 g,金银花 15 g,7 付,水煎服,日 1 付。

五诊:2017 年 11 月 4 日。患者诉 2016 年 10 月怀孕后产一男婴,现疲乏腰酸,头晕,脱发,月经周期正常,量正常,时感腹部隐痛,畏冷,带下正常。舌脉:舌淡红,苔薄白,脉沉细。处方:熟地黄 15 g,当归 15 g,白芍 15 g,川芎 6 g,党参 15 g,茯苓 15 g,白术 15 g,甘草 6 g,黄芪 15 g,山药 15 g,枸杞子 15 g,菟丝子 15 g,覆盆子 15 g,吴茱萸 6 g,杜仲 15 g,续断 15 g,淫羊藿 15 g,柴胡 10 g,10 付,水煎服,日 1 付。

按语:本案患者既往有输卵管通而不畅病史,月经正常,大便干结,舌淡红,苔白,脉细。既往有受孕史,过期流产后,1 年余未再受孕,四诊合参,当属肾虚不固,气血亏虚证,故在治疗上当以补肾益气,调摄冲任为主。方用八珍汤加减化裁,枸杞子、菟丝子、覆盆子、杜仲、续断补益肾气,太子参益气养血,香附疏肝理气,浙贝母化痰散结。二诊时患者诉月经量多,伴腹痛,腰部胀痛,畏冷,舌淡红,苔薄白,脉细滑,当增强益气固摄,补肾壮阳之功,故加淫羊藿、黄芪。三诊时患者诉时有头痛,面部起红疹,舌淡红,苔白,脉弦。治疗当以清热解毒,散结止痛为主。方中用钩藤平肝息风,泽泻、黄芩清热利湿,连翘、金银花、菊花、皂角刺清热解毒散结,延胡索活血行气止痛。四诊时患者诉月经约 40 天未至,时有小腹疼痛,乳房胀痛,舌淡红,苔白,脉弦。故减少前方清热解毒,散结止痛之品,加用柴胡、香附以疏肝行气。五诊时隔 1 年有余,诉四诊时已经有孕在身,后顺产一男婴。

案五

熊某,女,30岁,2018年1月29日就诊。

主诉:继发2年余未孕。

现病史:患者2016年10月行巧克力囊肿切除手术后怀孕2个月胎停,后一直未孕。今为求中医治疗,遂来诊。

刻下症:现月经周期提前4～8天,末次月经2018年1月15日来潮,5天干净,量正常,色红,睡眠欠佳,白带正常,情绪欠佳,大便秘结,疲乏。舌脉:舌暗红,有齿痕,苔薄白,脉弦细。

既往史:有巧克力囊肿切除手术史,否认高血压、糖尿病、脑梗死、冠心病等病史,否认肝炎等传染病史,否认输血、外伤史。

辅助检查:2017年12月24日,抗米勒管激素0.68 ng/ml;2016年3月9日,检查示双侧输卵管通畅不良可能;盆腔粘连可能。

中医诊断:继发性不孕——肾虚不固,气滞血瘀证。

治法:益肾固摄,理气化瘀。

处方:生地黄15 g,百合15 g,当归15 g,白芍15 g,茯苓15 g,白术15 g,丹参15 g,香附15 g,郁金15 g,甘草6 g,枸杞子15 g,菟丝子15 g,忍冬藤15 g,蒲公英15 g,皂角刺15 g,续断15 g,鹿角霜15 g,桃仁10 g,14付,水煎服,日1付。

二诊:14天后,月经今日来潮,伴腹痛不适,睡眠好转,情绪欠佳,大便可。舌脉:舌淡红,有齿痕,苔薄白,脉弦细。前方去蒲公英、鹿角霜,加益母草15 g、杜仲15 g,14付,水煎服,日1付。

三诊:40天后,月经周期正常,情绪欠佳,口中和,疲乏,睡眠可,大便可。舌脉:舌淡红,苔薄白,脉弦。二诊方加淫羊藿15 g,10付,水煎服,日1付。

四诊:10天后,患者诉月经30天未至,检测提示早孕,时觉乳房胀痛,无恶心呕吐,小便次数多。舌脉:舌淡红,有齿痕,苔薄白,脉弦细。改用安胎方:生地黄15 g,白术15 g,白芍15 g,枸杞子15 g,续断15 g,杜仲15 g,太子参15 g,甘草6 g,郁金10 g,桑寄生15 g,菟丝子15 g,7付,水煎服,日1付。

按语:本案患者一诊临床症见月经不调,睡眠欠佳,情绪欠佳,大便秘结,疲乏,舌暗红,有齿痕,苔薄白,脉弦细。既往有巧克力囊肿切除三术史,治疗上当以益肾固摄,理气化瘀为要,方用中周Ⅱ号方加减化裁,方中生地黄、百合养阴清热,当归、白芍养血活血,茯苓、白术健脾益气,香附、郁金行气解郁,甘草调和诸药,枸杞子、菟丝子、鹿角霜、续断补益肾中阴阳,忍冬藤、蒲公英、皂角刺清热解毒散结,丹参、桃仁活血散瘀。二诊时患者诉经期伴腹痛不适,二诊、三诊时患者睡眠好转,情绪欠佳。舌淡红,苔薄白,脉弦细。应加强益肾调经之效,故加益母草、杜仲、淫羊藿。四诊时患者诉月经逾期未至,自测早孕,改用安胎方以固胎元,后复诊,胎产顺利。

绝经前后诸证

案一

葛某,女,53岁,2022年3月24日就诊。

主诉:烘热汗出1年,发现肝功能异常1个月余。

现病史:患者2021年绝经后出现烘热汗出,夜间醒后汗多,活动后和情绪变动后加剧,曾于外院服用中药调理后稍好转,现又反复,1个多月前患者自觉症状加重,伴口干、口苦等不适,查肝功能异常,未予以特殊处理,遂来诊。

刻下症:易出汗,口干、口苦,眼睛干涩,疲劳,烦躁,失眠健忘,腰背酸痛,腹胀不舒,胃部不适,食寒凉食物后加重,偶可见稀水样便。体检:皮肤巩膜无黄染,腹平软,肝脾肋下未及,舌暗红,苔白厚腻,脉滑数。

既往史:否认高血压、糖尿病、脑梗死、冠心病等病史,否认肝炎等传染病史,否认输血、外伤及手术史。

辅助检查:2022年2月查肝功能示GGT 296 U/L,ALP 403 U/L;AFP 2.87 ng/ml;嗜肝病毒全套及非嗜肝病毒全套阴性;自身免疫性肝病全套阴性。

中医诊断:绝经前后诸证——肝肾阴虚证。

治法:滋补肝肾,养阴清热。

处方:生地黄15 g,砂仁6 g,黄连6 g,吴茱萸10 g,茯苓15 g,葛根15 g,炒白芍15 g,玫瑰花15 g,川芎10 g,知母15 g,太子参15 g,浮小麦15 g,甘草6 g,酸枣仁20 g,百合15 g,益母草15 g,浙贝母15 g,女贞子30 g,7付,水煎服,日1付。

二诊：7天后，汗出及情绪症状明显改善，睡眠好转，余症同前，二便可。舌脉：舌暗红，苔白，脉滑数。方药同前，14付，水煎服，日1付。后电话随访患者诉一般无汗出，睡眠较前明显改善。在情绪激动、活动、劳累及进食热食后稍有汗出，夜间易醒，醒后稍有汗出，易疲倦，纳食可，二便调，舌淡红，苔白，脉滑数。

按语：患者处于绝经前后，易出现汗出，疲劳，烦躁，失眠健忘，腰背酸痛等症状，常为肝肾阴虚的表现，百合地黄汤（百合、生地黄）养阴清热，加知母、炒白芍加强其滋阴功效，同时为防止一派滋阴之药太过滋腻，加砂仁行气；患者兼有口干、口苦，眼睛干涩，胃部不适，脉滑数等肝胃不和的表现，左金丸（黄连、吴茱萸）疏肝泻火，玫瑰花、川芎疏肝行气解郁，葛根生津止渴；肝郁日久及脾，出现疲劳，汗出，稀水样便，用茯苓、太子参、浮小麦益气健脾，固表止汗。

案二

刘某，女，48岁，现已绝经，2023年3月9日就诊。

主诉：睡眠欠佳1年。

现病史：患者2022年绝经前后出现睡眠欠佳，情绪波动较大等症状，未予以特殊处理，后症状进一步加重，遂来诊。

刻下症：睡眠欠佳，情绪易激惹，口干、口苦，疲乏，肢冷，无头晕头痛、心慌胸闷、腹胀腹痛、恶寒发热等不适，纳差，大便干，小便可。体检：皮肤巩膜无黄染，腹平软，肝脾肋下未及，舌淡红，边有齿痕，苔薄白，脉滑。

既往史：否认肝炎病史，否认高血压、糖尿病、冠心病、心梗病史，否认外伤及输血史。

辅助检查：2023年3月9日查肝功能、乙肝两对半、甲胎蛋白、血常规均未见明显异常；查肝胆胰脾彩超未见占位性病变。

中医诊断：绝经前后诸证——肝郁血瘀，肝肾阴虚证。

治法：滋养肝肾，疏肝泻火，活血化瘀。

处方：柴胡10 g，黄芩15 g，法半夏10 g，太子参15 g，茯苓15 g，丹参15 g，香附15 g，生地黄15 g，当归15 g，赤芍15 g，益母草15 g，枸杞子15 g，菟丝子15 g，忍冬藤15 g，佛手10 g，甘草6 g，14付，水煎服，日1付。

二诊：14天后，患者诉胃脘不适，偶有胀痛，口苦，睡眠欠佳，疲乏，肢冷症状较前缓解,情绪较前稳定,无头晕头痛、恶心呕吐、心慌胸闷等不适,纳食一般,大便不成形,小便可。舌脉:舌淡红,边有齿痕,苔薄白,中部稍厚,脉滑。前方去生地黄、柴胡、当归、枸杞子、菟丝子,加厚朴 15 g、白术 15 g、浙贝母 15 g、薏苡仁 20 g、白豆蔻 10 g、陈皮 15 g、玫瑰花 15 g、杜仲 15 g、续断 15 g,14 付,水煎服,日 1 付。

按语:本案患者一诊症见睡眠欠佳,口干、口苦,疲乏等,属中医"绝经前后诸证"。患者情志不遂,肝气郁结,气机疏泄失常,肝气横逆犯脾,纳运失健,故见食欲不振;气郁日久化热,邪热内扰心神,故见失眠,邪热上炎,故见口干、口苦;邪热久羁于内,耗伤气阴,加之患者已近七七之年,天癸渐竭,精血衰少,冲任失调,气虚肢体失养,故见肢冷、疲乏等症;结合舌脉,辨为肝郁血瘀,肝肾阴虚之证。治以滋养肝肾,疏肝泻火,活血化瘀,方投小柴胡汤加减。方中柴胡疏肝散邪,透达肝经郁热,疏泄气机;黄芩清热泻火,清泄肝胆之热;法半夏降逆和胃,太子参益气健脾生津;茯苓健脾补中,以助脾胃运化;患者舌象见有瘀点,故用丹参行气兼能活血;生地黄、赤芍、当归,此寓四物汤养血活血之功效,因患者为阴虚证,不可擅用滋腻之药,故改熟地黄为生地黄,改白芍为赤芍,增强活血之功;香附乃"气病之总司,女科之主帅",有疏肝解郁,调经止痛之效;益母草活血调经;枸杞子、菟丝子合用,乃有滋养肝肾之阴之义;藤类药物,质地刚柔相济,得地之阴气滋养,天之阳气濡润,能屈能伸,最善痛经疏络,故除脉络瘀积最擅,《医学真传》称"夫银花之藤,乃宣通经脉之药也",用忍冬藤调畅气血;佛手疏肝理气;甘草调和诸药。二诊时患者表现为脾虚痰湿之证。情绪较前好转,故去柴胡,舌苔热象、阴虚之象、瘀滞之象改善,故去生地黄、当归、枸杞子、菟丝子;苔中部稍厚,故加厚朴、白术、浙贝母燥湿健脾;加薏苡仁、白豆蔻健脾化湿开胃;陈皮理气健脾,玫瑰花行气解郁,杜仲、续断合用补肝肾、强筋骨,从根源上解决疲乏无力等症状。

带下病

余某,女,35 岁,2023 年 5 月 25 日就诊。

主诉:反复左少腹疼痛 2 年余。

现病史:患者近 2 年多来出现月经减少,腹部周期性疼痛,2 个月前于外院诊断为"宫腔粘连",并行手术治疗,术后仍觉左少腹疼痛,遇寒加重,今为求中医治疗,遂来诊。

刻下症: 子宫宫腔粘连术后,左少腹时痛,月经量少,白带色偏黄,异味重,纳食可,大便干结,小便可。舌脉:舌边尖稍红,苔薄白,脉细滑。

既往史: 否认肝炎病史,否认高血压、糖尿病、冠心病、心梗病史,否认外伤及输血史。

中医诊断: 带下病——肝郁血瘀证。

治法: 疏肝健脾,活血化瘀。

处方: 生地黄 15 g,赤芍 15 g,当归 15 g,川芎 10 g,茯苓 15 g,白术 15 g,丹参 15 g,香附 15 g,川楝子 10 g,延胡索 15 g,益母草 15 g,红藤 15 g,败酱草 15 g,皂角刺 15 g,鹿角霜 15 g,7 付,水煎服,日 1 付。

二诊: 7 天后,患者诉左少腹时痛,余无明显不适。舌脉:舌边稍暗红,苔薄白,脉细滑。前方加桃仁 15 g、红花 15 g、乌药 15 g,10 付,水煎服,日 1 付。

三诊: 10 天后,患者诉左少腹疼痛较前减轻,月经量少,大便可。舌脉:舌淡红,苔薄白,脉细滑。二诊方加川牛膝 15 g,14 付,水煎服,日 1 付。

按语: 患者一诊以左少腹时痛,月经量少,白带色偏黄,异味重为主要临床表现,既往有宫腔粘连病史,已行手术治疗,结合舌脉,四诊合参,诊断为带下病,证属肝郁血瘀。治当疏肝健脾,活血化瘀。方投八珍汤合金铃子散加减化裁。方中生地黄清热凉血,赤芍凉血散瘀,当归活血调经,川芎、延胡索行气止痛,茯苓、白术健脾益气,丹参行气活血,香附解郁调经,川楝子疏肝泄热,益母草活血调经,红藤、败酱草二药合用有活血化瘀,缓急止痛之效,皂角刺散结消肿,鹿角霜益肾阳,调冲任。二诊时患者诉左少腹时痛,舌边稍暗红,苔薄白,脉细滑。考虑瘀滞之象仍重,故加桃仁、红花以增强活血化瘀之功,加乌药以行气止痛。三诊时少腹疼痛较前减轻,月经量少,舌淡红,苔薄白,脉细滑。考虑患者血瘀之象较前明显好转,酌加川牛膝以补益肝肾,引血下行。后回访患者诉诸症明显缓解,嘱忌食冷饮、辛辣之物,定期复诊,不适随诊。

痛经

何某,女,26 岁,2019 年 8 月 13 日就诊。

主诉: 痛经多年。

现病史: 患者自月经初潮以来,每次月经来潮前及月经期间下腹部胀痛不适,为求中医治疗,遂来诊。

刻下症:末次月经 2019 年 8 月 5 日来潮,3 天干净,量少,色红,经前下腹部胀痛,月经第一天、第二天腹痛,第三天后痛减。月经周期正常,纳食可,二便调。舌脉:舌暗红,苔薄,脉弦。

既往史:否认高血压、糖尿病、脑梗死、冠心病等病史,否认肝炎等传染病史,否认输血、外伤及手术史。

中医诊断:痛经——气滞血瘀证。

治法:理气行滞,化瘀止痛。

处方:当归 15 g,赤白芍各 15 g,干地黄 15 g,茯苓 15 g,白术 15 g,甘草 6 g,延胡索 15 g,桃仁 10 g,桂枝 6 g,吴茱萸 6 g,丹参 15 g,香附 15 g,牡丹皮 15 g,川芎 6 g,续断 15 g,薏苡仁 15 g,枳壳 10 g,川楝子 10 g,太子参 15 g,10 付,水煎服,日 1 付。

二诊:2019 年 9 月 3 日,末次月经 2019 年 9 月 1 日,尚未干净,痛经较前减轻,口干,纳食可,二便调。舌脉:舌淡红,苔薄白,脉弦。前方去桂枝、吴茱萸、桃仁,加山茱萸 15 g,忍冬藤 15 g,益母草 15 g,10 付,水煎服,日 1 付。

三诊:2019 年 10 月 3 日,末次月经 2019 年 9 月 29 日来潮,今天干净,月经周期正常,情绪欠佳,口中和,疲乏,睡眠可,大便可。舌脉:舌淡红,苔薄白,脉弦。二诊方加淫羊藿 15 g,10 付,水煎服,日 1 付。

四诊:2019 年 10 月 19 日,痛经程度减轻,睡眠可,纳食可,二便调。舌脉:舌淡红,苔薄白,脉弦。守三诊方继服 10 付。

按语:本案患者之痛经基本病机当属"不通则痛",经前气血下注冲任,胞宫藏而不泄,因气滞血瘀,精血不循常道,离经之血蓄积。有曰:"凡经水将行,腰胀腹痛者,此气滞血实也。"患者症见月经量少,经前下腹部胀痛,舌暗红,苔薄,脉弦。治疗当以理气行滞,化瘀止痛为主,方用膈下逐瘀汤合桂枝茯苓丸加减化裁,方中当归、川芎、赤芍、桃仁、丹参行气活血,白芍、甘草柔肝缓急止痛,茯苓、白术健脾益气,延胡索散瘀止痛,桂枝助阳化气,吴茱萸温中补虚,香附疏肝解郁,干地黄、牡丹皮凉血活血,续断补益肝肾,薏苡仁渗湿健脾,枳壳宽中下气,川楝子疏肝泄热,太子参益气养血。二诊时患者诉月经来潮时疼痛较前减轻,口干;三诊时月经周期正常。瘀滞之象较前减轻,当加强益肾调经之法,故去桂枝、吴茱萸、桃仁,加山茱萸、忍冬藤、益母草、淫羊藿。四诊时患者痛经有较大改善,效不更方,继服三诊方巩固疗效。

崩漏

案一

张某,女,12 岁,2018 年 11 月 10 日就诊。

主诉:阴道不规则出血 1 个月余。

现病史:患者 1 个多月前月经初潮来潮,后一直淋漓未净,反复出现阴道出血,于外院治疗后效果不显,为求中医治疗,遂来诊。

刻下症:现出血量少,色暗红,纳食一般,二便正常。舌脉:舌淡红,苔薄白,脉细。

既往史:否认高血压、糖尿病、脑梗死、冠心病等病史,否认肝炎等传染病史,否认输血、外伤及手术史。

中医诊断:崩漏——肾虚不固证。

治法:补肾益肝,固冲摄血。

处方:地黄炭 30 g,白芍 15 g,茯神 15 g,白术 15 g,甘草 6 g,太子参 15 g,女贞子 15 g,墨旱莲 30 g,仙鹤草 15 g,阿胶 10 g,枸杞子 15 g,续断 15 g,海螵蛸 20 g,当归身 10 g,艾叶炭 6 g,7 付,水煎服,日 1 付。

二诊:7 天后,阴道出血量减少。舌脉:舌淡红,苔薄黄,脉弦细。前方去当归身、艾叶炭,加地榆炭 15 g、忍冬藤 10 g、蒲公英 15 g,7 付,水煎服,日 1 付。

三诊:7 天后,阴道出血渐止,纳食可,口干,睡眠可。舌脉:舌稍红,苔薄白,脉细。二诊方去海螵蛸、仙鹤草,加当归 15 g、黄芪 15 g、山茱萸 15 g、艾叶炭 6 g,7 付,水煎服,日 1 付。

按语:崩漏之病的发病机制主要是冲任损伤,不能制约经血,故经血从胞宫非时妄行。常见病因有肾虚、脾虚、血热、血瘀等,不同年龄阶段发生月经淋漓不尽的原因也各不相同。本案患者将近二七之年,但少女先天肾气不足,肾气稚弱,天癸初至、冲任不固,导致经血不能自止,月经淋漓不尽。《临证指南医案》指出:"女子以肝为先天。"故在治疗上当予补肾益肝,固冲摄血之法,方用二至丸加减化裁,方中女贞子、墨旱莲两药合用,为二至丸,有补益肝肾,滋阴止血之妙用,地黄炭补肾益肝,补血养血,白芍养血柔肝,茯神宁心安神,白术健脾益气,甘草调和诸药,太子参益气生血,仙鹤草、阿胶、海螵蛸补虚芳、收敛止血,枸杞子与当归身配伍养血滋阴柔肝,续断益肝肾、止崩漏,艾叶炭温经止血。二诊时,患者诉阴道出血量减少。舌淡红,苔薄黄,脉弦细。稍见热象,故应减少温热之药,辅以清热解毒之法,故去当归身、艾叶炭,加地榆炭、忍冬藤、蒲公英。三诊时,患者阴道出血渐止。舌稍红,苔薄白,脉细。为增强养血培元,以固根本之效,故加当归、黄芪、山茱萸。治崩之法,当遵"塞流、澄源、复旧"之原则,循序渐进,收效自然显著。

案二

冯某,女,37 岁,2017 年 5 月 9 日就诊。

主诉:月经不调 3 年余。

现病史:患者月经不调 3 年余,2～3 个月一行,经量适中,持续时间长,每次用止血药月经方净,为求中医治疗,遂来诊。

刻下症:末次月经 2017 年 4 月 29 日来潮,至今未净,腰背酸痛,大便干结,2 日一行。舌脉:舌淡红,苔薄白,脉弦细。

既往史:否认高血压、糖尿病、脑梗死、冠心病等病史,否认肝炎等传染病史,否认输血、外伤及手术史。

中医诊断:崩漏——肝肾两虚证。

治法:补肝益肾,养血调经。

处方:地黄炭 30 g,白芍 15 g,茯苓 15 g,白术 15 g,甘草 6 g,太子参 15 g,女贞子 15 g,墨旱莲 30 g,仙鹤草 15 g,续断 15 g,枸杞子 15 g,莲房炭 15 g,忍冬藤 15 g,金刚藤 15 g,当归 15 g,海螵蛸 12 g,10 付,水煎服,日 1 付。

二诊:2017 年 6 月 5 日,患者诉月经今日来潮,量适中,伴腰痛,疲乏,心烦,口干,大便时干,睡眠可。舌脉:舌淡红,苔薄白,脉弦细。先服:生地黄 15 g,当归 15 g,白芍 15 g,川芎 6 g,益母草 15 g,太子参 15 g,丹参 15 g,香附 15 g,甘草 6 g,续断 15 g,杜仲 15 g,忍冬藤 15 g,3 付,水煎服,日 1 付。后服:一诊方加三七末 10 g,10 付,水煎服,日 1 付。

三诊:14 天后,患者诉月经 1 周干净,心烦,口干。舌脉:舌尖稍暗红,苔薄白,脉弦细。二诊先服方加枸杞子 15 g、百合 15 g、茯苓 15 g、白术 15 g,7 付,水煎服,日 1 付。

按语:本案患者以月经不调为主要临床表现,月经周期延长,月经来潮淋漓不尽,腰背酸痛,舌脉见舌淡红,苔薄白,脉弦细。证属肝肾两虚,治当补肝益肾,养血调经。方用八珍汤合二至丸加减化裁,方中地黄炭、白芍补肾柔肝,补血养血,茯苓、白术健脾补中,甘草、太子参益气养血,二至丸补益肝肾,滋阴止血,仙鹤草、海螵蛸收敛止血,续断、枸杞子补益肝肾、固崩止漏,莲房炭散瘀止血,为治疗子宫出血之专药,忍冬藤、金刚藤祛风除湿止痛,当归养血活血。患者近 1 个月后前来二诊,诉月经当日来潮,量适中,伴腰痛,疲乏,心烦,口干,大便时干。舌淡红,苔薄白,脉弦细。考虑患者正值月经刚至,不宜过用收涩之品,故先服四物汤配伍补益肝肾、行气活血之剂以促行经,后服一诊方加三七末。三诊时,患者诉经期基本正常,症见心烦,口干。舌尖稍暗红,苔薄白,脉弦细。故在二诊先服方基础上,加枸杞子、百合以滋阴润肺,茯苓、白术健脾益胃,方药收效明显。

不育症

陈某,男,28 岁,2018 年 12 月 1 日就诊。

主诉:婚后不育 3 年余。

现病史:患者结婚 3 年,妻子一直未孕,于外院检查提示精子活力欠佳,液化时间延长(＞60 min),予以西医治疗后,效果不显,今为求中医诊治,遂来诊。

刻下症:性功能欠佳,时感腰酸,易出汗,睡眠多梦,纳食可,二便调。舌脉:舌淡红,有齿痕,苔薄白,脉弦。

既往史:否认高血压、糖尿病、脑梗死、冠心病等病史,否认肝炎等传染病史,否认输血、外伤及手术史。

中医诊断:不育症——肾精亏损证。

治法:补肾填精,益气扶元。

处方:熟地黄 15 g,山药 15 g,山茱萸 15 g,茯苓 15 g,泽泻 10 g,牡丹皮 10 g,怀牛膝 15 g,车前草 15 g,黄芪 15 g,浮小麦 15 g,枸杞子 15 g,菟丝子 15 g,党参 15 g,黄柏 10 g,甘草 6 g,14 付,水煎服,日 1 付。

二诊:14 天后,患者诉睡眠欠佳,性功能不好,易出汗。舌脉:舌稍暗红,有齿痕,苔薄白,脉弦。前方去泽泻、牡丹皮,加白术 15 g、桑寄生 15 g、当归 15 g,10 付,水煎服,日 1 付。

三诊:2019 年 3 月 2 日,自觉服药以后症状好转,小便刺癃,色黄。舌脉:舌淡红,苔薄白,脉弦。二诊方去熟地黄、当归,加生地黄 15 g、蒲公英 15 g、忍冬藤 15 g、泽泻 15 g,黄柏改为 15 g,14 付,水煎服,日 1 付。

四诊:2019 年 3 月 24 日,患者诉复查精子活力增加,液化时间仍大于 60 min,腰酸,小便好转,大便稀。舌脉:舌稍暗红,有齿痕,苔薄白,脉弦。处方:熟地黄 15 g,茯苓 15 g,泽泻 10 g,赤芍 15 g,怀牛膝 15 g,车前草 15 g,黄柏 15 g,蒲公英 15 g,鹿角霜 15 g,萆薢 20 g,丹参 15 g,香附 15 g,忍冬藤 15 g,枸杞子 15 g,菟丝子 15 g,覆盆子 15 g,桑寄生 15 g,苍术 10 g,甘草 6 g,14 付,水煎服,日 1 付。

五诊:2019 年 4 月 13 日,偶感小便刺痛,大便稀,腰酸乏力。舌脉:舌淡红,苔薄白,脉弦。四诊方加党参 15 g,14 付,水煎服,日 1 付。

六诊:2019 年 5 月 4 日,腰酸,汗出,大便稀。舌脉:舌淡红,有齿痕,苔薄白,脉滑。2019 年 4 月 22 日复查精子液化时间为 20 min,精子活力 A＋B＝60％,五诊方去蒲公英,黄柏改为 10 g,加黄芪 15 g,当归 10 g,14 付,水煎服,日 1 付。

按语:男性不育的病因病机可归为虚实二类,虚者责之于肝肾精血不足,实者则多由痰瘀阻络所致。最常见的男性不育病因有以下几点:一为肾精亏损,治当补肾益精。二为肾阳虚,命门火衰,治宜温补肾阳。三为痰湿阻络,治宜泄湿浊。四为血瘀阻络,治当活血通络,滋补肝肾。在治疗上,重视补肾益精,佐以疏肝通络,祛痰化瘀,同时加强言语开导,缓解焦虑、自卑之感。本案患者一诊以多年不育,性功能欠佳,精子液化时间过长,精子活力欠佳,腰酸,易出汗,睡眠多梦为主要临床表现,候其舌脉见舌淡红,有齿痕,苔薄白,脉弦。证属肾精亏损,治疗当以补肾填精,益气扶元为要。方用六味地黄丸加减,方中熟地黄滋阴补肾、填精益髓,山茱萸、怀牛膝补养肝肾而涩精,山药补益脾阴而固精,配以茯苓淡渗脾湿,并助山药益脾之功,泽泻、黄柏清泄肾火,并防熟地黄之滋腻,牡丹皮清泄肝火,车前草利尿通淋,黄芪、党参补气升阳,浮小麦固表止汗,枸杞子与菟丝子相配,一补肝阴,一益肾阴,相得益彰,甘草调和诸药。二诊时患者诉睡眠欠佳,性功能不好,易出汗。舌稍暗红,有齿痕,苔薄白,脉弦。治疗上当增补肝肾,益气血之效,故加白术、桑寄生、当归,去泽泻、牡丹皮。三诊时患者自觉服药以后症状好转，小便刺痛，色黄。治宜清利，不宜滋腻，故去当归，易熟地黄为生地黄，加蒲公英、忍冬藤、泽泻，加大黄柏剂量以清热解毒，通淋利下。四诊时患者诉复查精子活力增加，液化时间仍欠佳，腰酸，舌稍暗红，有齿痕，苔薄白，脉弦。继予补肾益精之方，辅以清热解毒、疏肝活血之法。五诊、六诊患者症状改善明显，复查精子活力及液化时间正常，疗效显著。

荆楚中医药继承与创新出版工程·
荆楚医学流派名家系列（第三辑）

盛国光

创新成果

（1）海珠益肝胶囊治疗慢性乙型肝炎的研究。1996年5月，国家科学技术委员会（科委），国家"九五"科技攻关课题，课题负责人，2002年湖北省科技厅组织专家鉴定达国内领先成果水平；2002年获湖北省科技进步奖二等奖，排名第一。

（2）治疗慢性乙型肝炎的中药复方制剂及制备方法。2003年11月，国家发明专利，第一发明人，专利号：ZL01106436.6。

（3）中医证型及多法联用与慢性乙型肝炎HBV前C区基因突变的相关性研究。1995年10月，国家中医药管理局重点课题，课题负责人，2002年湖北省科技厅组织专家鉴定达国内领先成果水平，部分成果达国际先进水平；2004年获湖北省科技进步奖三等奖，排名第一。

（4）富硒珍珠茶抗HBV及对人肝癌细胞株诱导分化的研究。1999年10月，湖北省教委课题，排名第二，1999年获湖北省科技进步奖三等奖。

（5）中医药治疗慢性活动性乙型肝炎及其肝纤维化的研究。1986年10月，国家科委，国家"七五"科技攻关课题，排名第五；1993年获湖北省卫生厅科技进步奖三等奖；1994年获湖北省科技进步奖二等奖，排名第五。

（6）乙肝六号方治疗慢性乙型肝炎的临床及实验研究。1986年10月，国家科委，国家"七五"科技攻关课题，排名第五；1995年度国家中医药管理局科技进步奖三等奖。

（7）肝瘀血证客观化指标的研究。1991年3月，湖北省卫生厅课题，排名第五，1993年获湖北省卫生厅科技进步奖二等奖。

（8）中医中药治疗慢性乙型肝炎及其肝纤维化的研究。1991年5月，国家科委，国家"八五"科技攻关课题，课题秘书长，排名第二；1996年2月通过国家验收，鉴定为国内领先水平。

（9）从调节免疫和细胞凋亡入手探讨海珠益肝胶囊疗效机制。2003年5月，湖北省自然科学基金课题，课题负责人，2006年湖北省科技厅组织专家鉴定达国内领先成果水平，部分成果达国际先进水平。

（10）从"毒痰瘀虚"论治慢性乙型肝炎的证治规律研究及临床应用，课题负责人，排名第一，2012年获湖北省科技进步奖二等奖。

（11）从痰湿瘀虚论治非酒精性脂肪性肝病的作用机理、方案构建与应用，分课题负责人，2013年获中华中医药学会科学技术奖二等奖。

（12）慢性丙型肝炎的中医证候规律及中西医结合治疗方案干预的临床研究，课题参与者，2013年获中国中西医结合学会科学技术奖三等奖。

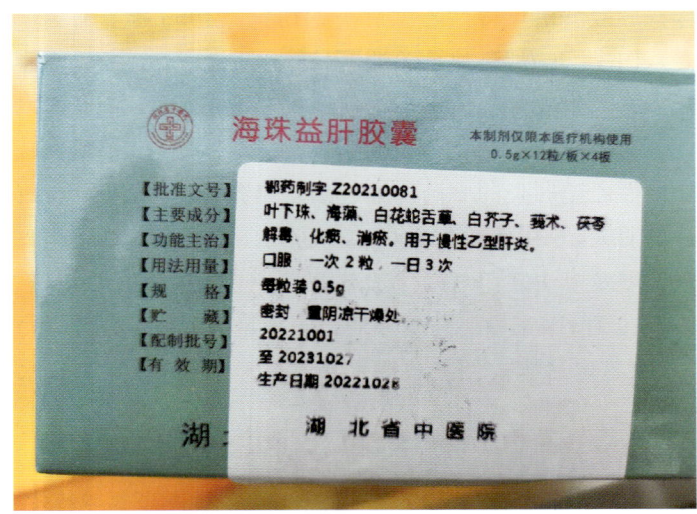

院内制剂海珠益肝胶囊

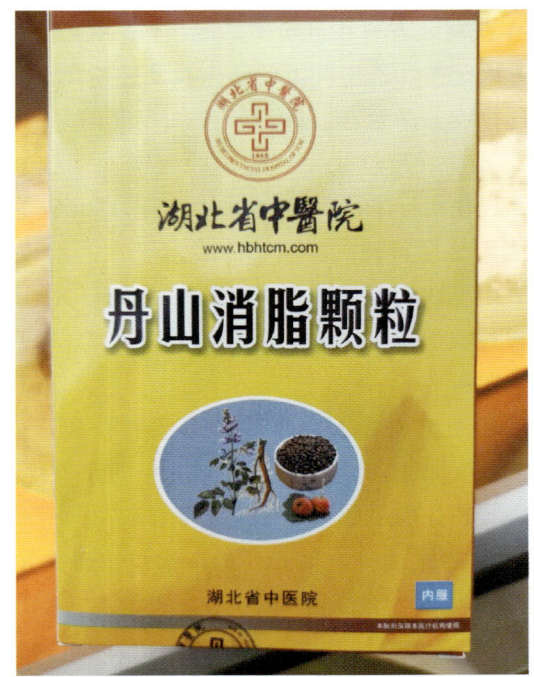

院内制剂丹山消脂颗粒

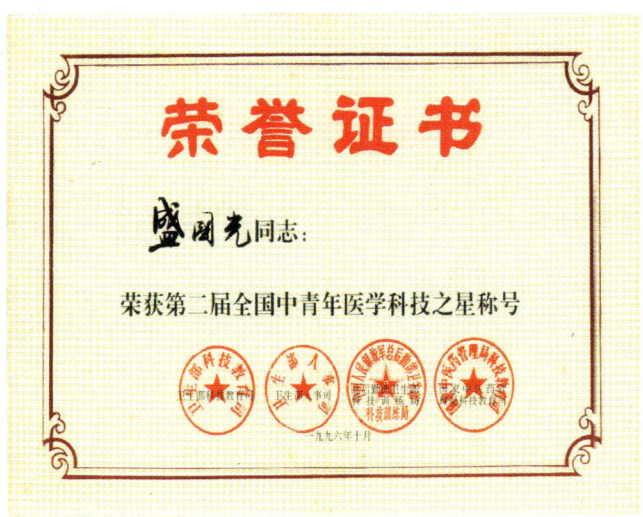

1996 年获第二届全国中青年医学科技之星

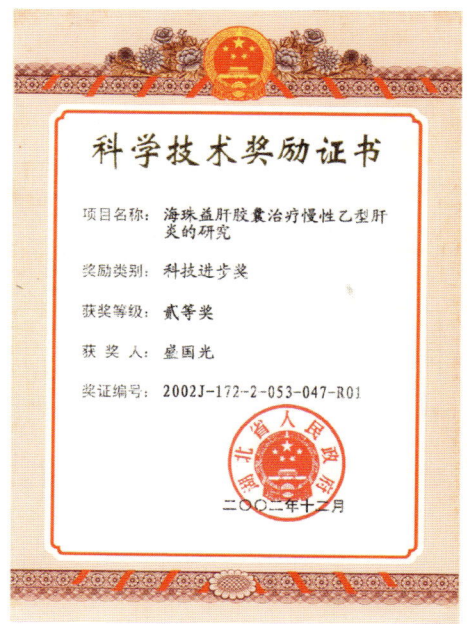

2002 年获湖北省科技进步奖二等奖

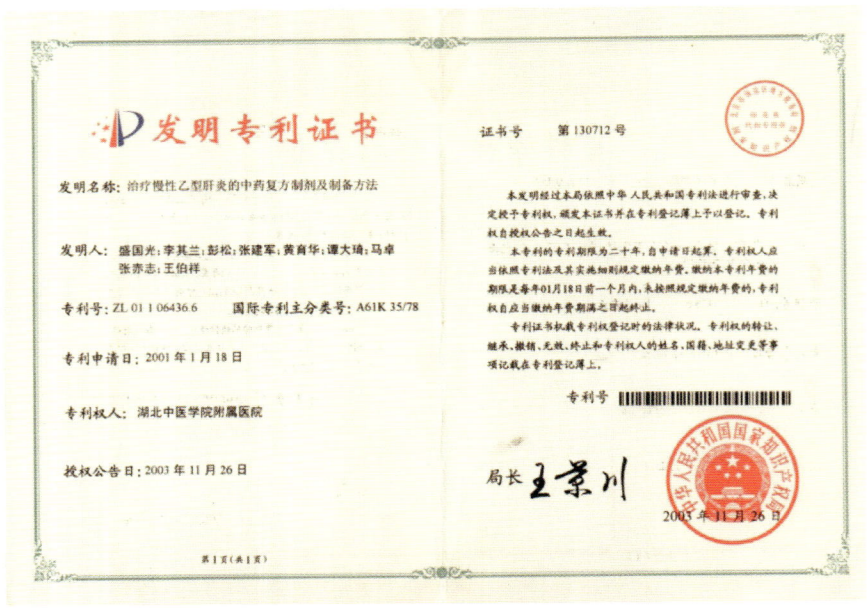

2002 年获湖北省重大科技成果

2003 年取得发明专利证书

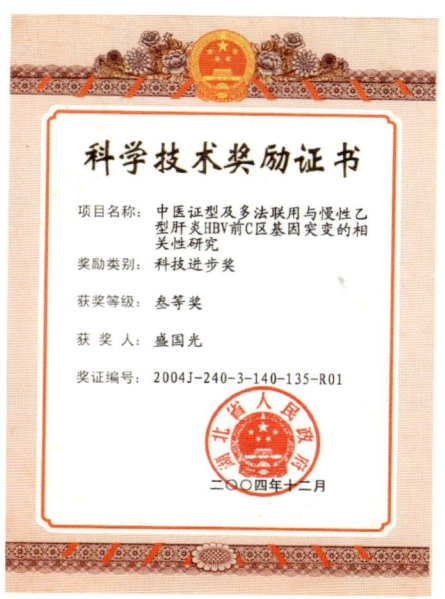

2004 年获湖北省科技进步奖三等奖

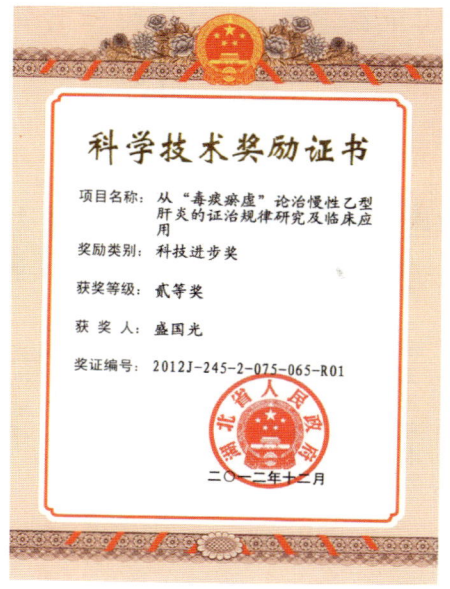

2012 年获湖北省科技进步奖二等奖

中华中医药学会科学技术奖

证 书

项目名称：从痰湿瘀虚论治非酒精性脂肪性肝病
的作用机理、方案构建与应用

奖励等级：二 等

获奖者：盛国光

获奖年度：二〇一三年

证书号：201302-11 LC-36-R-09

中华中医药学会

二〇一三年十一月

2013 年获中华中医药学会科学技术奖二等奖

中国中西医结合学会科学技术奖

证 书

为表彰中国中西医结合学会科学技术奖获得者，特颁发此证书

项目名称：慢性丙型肝炎的中医证候规律及中西医结合治疗方
干预的临床研究

获奖等级：三 等

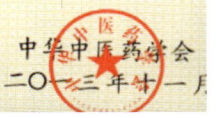

获奖者：陈建杰、聂红明、龚启明、盛国光、尹常健、王成
王立福、江宇泳、毛德文、吴其恺、周胜生、扈晓
汪晓军、池晓玲、邱源旺、薛博瑜、谭善忠、林国
赵文霞、陈晓蓉、凌琪华、吕 桦、陈逸云、董慧
李运东、张 斌

证书号：20134301B

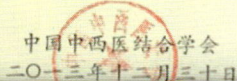

中国中西医结合学会

二〇一三年十二月三十日

2013 年获中国中西医结合学会科学技术奖三等奖

大事记

1953 年出生于湖北省鄂城县中医世家。

1955 年因祖父调入湖北省中医进修学校,全家移居武汉。

1960 年在武汉市武昌区张之洞路小学上学。

1961 年在武汉市武昌区首义路小学上学。

1962 年加入中国少年先锋队。

1966 年小学毕业,升至武汉市紫阳湖中学读初中。

1970 年升学进入武汉华中师范大学第一附属中学(华师一附中)读高中。

1971 年加入中国共产主义青年团。

1972 年高中毕业,下放到武汉市洪山区九峰公社新新大队上庄张生产队插队。

1975 年招工到湖北省电力局第一工程处当工人。

1977 年高考,以第一志愿录取到湖北中医学院。

1982 年毕业留校,在湖北中医学院附属医院中医外科工作。

1986 年调入湖北中医学院附属医院肝病科工作。

1987 年湖北中医学院脏象肝病研究所成立,参与国家"七五""八五"中医药防治乙型肝炎攻关课题。

1988 年晋升主治医师。

1993 年晋升副主任医师,国家"七五"科技攻关课题——中至药治疗慢性活动性乙型肝炎及某肝纤维化的研究,获湖北省卫生厅科技进步奖三等奖。

1994 年国家"七五"科技攻关课题——中医药治疗慢性活动性乙型肝炎及其肝纤维化的研究,获湖北省科技进步奖二等奖,排名第五;率领医院医疗队赴洪湖抗洪救灾。

1995 年被评为"全国青年中医百杰";国家"七五"科技攻关课题——乙肝六号方治疗慢性乙型肝炎的临床及实验研究,获国家中医药管理局科技进步奖三等奖,排名第五。

1996 年开始主持国家"九五"中医药防治乙型肝炎攻关课题;荣获第二届

"全国中青年医学科技之星"称号,同年获湖北省政府专项津贴。

1997年光荣加入中国共产党;破格晋升主任医师;在武汉大学师资培训中心英语培训班学习。

1998年被聘为教授。

1999年湖北省教委课题——富硒珍珠茶抗HBV及对人肝癌细胞株诱导分化的研究,获湖北省科技进步奖三等奖,排名第二。

2001年担任博士研究生导师。

2002年承担的国家"九五"科技攻关课题——海珠益肝胶囊治疗慢性乙型肝炎的研究,获湖北省科技进步奖二等奖。

2004年承担的国家中医药管理局重点课题——中医证型及多法联用与慢性乙型肝炎HBV前C区基因突变的相关性研究,获湖北省科技进步奖三等奖。

2005年担任湖北省中医院感染性疾病科主任,脏象肝病研究所所长;作为客座教授应邀到台湾高雄长庚纪念医院讲学。

2006年国家中医药管理局"十五"重点肝病专科通过国家验收,被评为"优秀重点专科";获"湖北省有突出贡献中青年专家"称号。

2007年担任湖北中医学院省级重点二级学科"中西医结合临床学科"带头人;获"全国优秀中医临床人才"称号。

2008年任湖北省中医肝病医学临床研究中心主任,并担任国家中医药管理局中医肝病重点研究室主任。

2009年担任国家中医药管理局中医肝胆病重点学科带头人。

2012年晋升二级主任医师,获"全国卫生系统先进工作者"荣誉称号;担任国家中医肝病临床研究基地(湖北)重点病种研究首席专家;担任全国老中医药专家学术经验继承指导老师;承担的从"毒痰瘀虚"论治慢性乙型肝炎的证治规律研究及临床应用课题,获湖北省科技进步奖二等奖,排名第一。

2013年获国务院政府特殊津贴;赴新加坡南洋管理学院学习;获中华中医药学会科学技术奖二等奖;获中国中西医结合学会科学技术奖三等奖。

2016年湖北省中医院成为国家中医肝病临床研究基地入选湖北年度"十大科技事件";被聘为湖北省委保健委员会医疗保健专家。

2018年获湖北中医名师荣誉称号;全国名老中医专家盛国光传承工作室成立;担任《中西医结合肝病杂志》主编。

2021年全国名老中医专家盛国光传承工作室通过验收。

2023年作为杂志社主编出席《中西医结合肝病杂志》期刊发展研讨会。